权威·前沿·原创

皮书系列为
"十二五""十三五"国家重点图书出版规划项目

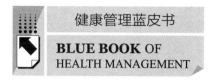

健康管理蓝皮书

BLUE BOOK OF
HEALTH MANAGEMENT

中国健康管理与健康产业发展报告 *No.2*（2019）

ANNUAL REPORT ON DEVELOPMENT OF HEALTH MANAGEMENT
AND HEALTH INDUSTRY IN CHINA No.2 (2019)

健康服务业发展新趋势
New Trends of Health Services

编　者／中关村新智源健康管理研究院
　　　　中南大学健康管理研究中心
主　编／武留信
副主编／朱　玲　陈志恒　曹　霞

社会科学文献出版社
SOCIAL SCIENCES ACADEMIC PRESS（CHINA）

图书在版编目（CIP）数据

中国健康管理与健康产业发展报告：健康服务业发
展新趋势. No.2：2019 / 武留信主编. -- 北京：社会
科学文献出版社，2019.4
　（健康管理蓝皮书）
　ISBN 978 - 7 - 5201 - 4531 - 2

　Ⅰ.①中…　Ⅱ.①武…　Ⅲ.①医疗保健事业 - 医药卫
生管理 - 研究报告 - 中国②医疗保健事业 - 产业发展 - 研
究报告 - 中国　Ⅳ.①R199.2

　中国版本图书馆 CIP 数据核字（2019）第 048460 号

健康管理蓝皮书

中国健康管理与健康产业发展报告 No.2（2019）
——健康服务业发展新趋势

编　　者／中关村新智源健康管理研究院
　　　　　中南大学健康管理研究中心
主　　编／武留信
副主编／朱　玲　陈志恒　曹　霞

出 版 人／谢寿光
项目统筹／桂　芳　邓泳红
责任编辑／陈　颖　薛铭洁　桂　芳

出　　版／社会科学文献出版社·皮书出版分社（010）59367127
　　　　　地址：北京市北三环中路甲 29 号院华龙大厦　邮编：100029
　　　　　网址：www. ssap. com. cn
发　　行／市场营销中心（010）59367081　59367083
印　　装／三河市东方印刷有限公司

规　　格／开本：787mm×1092mm　1/16
　　　　　印张：36.25　字数：544 千字
版　　次／2019 年 4 月第 1 版　2019 年 4 月第 1 次印刷
书　　号／ISBN 978 - 7 - 5201 - 4531 - 2
定　　价／198.00 元

健康管理蓝皮书专家委员会

主编简介

武留信　空军航空医学研究所研究员，中华医学会健康管理学分会前任主任委员、中关村新智源健康管理研究院院长，中国中小企业协会健康管理分会会长。受聘为中南大学、武汉大学、东北大学、解放军总医院和杭州师范大学等高校、医院的兼职教授和博士研究生导师。从事心血管病临床、军事飞行人员医学选拔与健康鉴定、亚健康与健康管理及健康产业理论政策研究工作。主持完成了"健康管理概念与学科体系的中国专家共识"、中国"健康体检基本项目专家共识"、中国"体检人群心血管病风险筛查与管理专家共识"、中国"体检人群颈动脉超声检查规范"、中国"健康体检人群听力损失筛查专家共识"等项目。共承担和参与完成国家及军队科研课题20余项，获军队科技进步二等奖3项；发表论文150余篇，主编《中华健康管理学》和社区、军队及体检方向健康管理师国家职业技能培训教材。作为首席科学家领衔主持完成了"十二五"国家支撑计划重点项目——"慢性病风险因素监测与综合干预示范研究"重点项目。是国家科技部科技评审专家。作为我国著名的健康科普教育专家，先后在北京人民大会堂、全国政协礼堂等做军内外健康讲座百余场，出版科普著作5部。

朱　玲　北京医院主任医师，中华医学会健康管理学分会副主任委员、慢病管理学组组长，首批中华医学会健康管理专家会员，中关村新智源健康管理研究院副院长、研究员，中国健康促进基金会理事，中国中小企业协会健康管理分会副会长兼秘书长，《中华健康管理学杂志》等编委，北京市医学会健康管理分会常委，"中国慢病健康管理与大健康产业峰会"主要发起人和大会执行主席。从事内科临床、干部保健工作与健康管理（体检），以及健康产业政策与行业发展等方面的研究及实践近 40 年。在预防保健与健康管理、糖尿病早期筛查与数据分析、慢病健康管理内涵与实践等方面具有较深造诣。作为主要成员参与和组织完成了《中华健康管理学》、国家健康管理师社区方向和体检方向系列教材（担任副主编），并参与中华医学会健康管理学分会发布的一系列共识、指南与规范的编写工作，曾连续三届担任"中国健康服务业大会暨中华医学会健康管理学术会议"秘书长。共发表学术论文 50 余篇，在全国性及省市级健康管理学术会议上做报告百余场，是我国健康管理与慢病健康管理学术领域领衔专家之一，是著名健康管理与健康产业智库专家。

陈志恒 中南大学湘雅三医院健康管理科学科主任、健康管理学教研室常务副主任，中南大学健康管理研究中心执行副主任。国家级体检质控与管理中心专家委员、健康管理标准化建设与论证委员会委员、中华医学会健康管理学分会委员兼慢病管理学组副组长，中关村新智源健康管理研究院副院长及研究员，《中华健康管理学杂志》编委，中国健康管理协会常务理事，湖南省健康管理质量控制中心主任，湖南省健康管理学会功能医学专业委员会主任委员、"中国慢病健康管理与大健康产业峰会"主要发起人和分论坛负责人。从事健康体检、健康管理以及健康产业政策与行业发展等方面的研究及实践近 20 年。研究方向为慢病健康管理、功能医学抗衰老等。作为主要成员参与完成了《中华健康管理学》、中华医学会健康管理学分会发布的一系列共识、指南与规范的编写工作；主参编国家首批健康管理信息团体标准 4 项、主持参与国家级和省级科研项目 16 项，主参编论著十余部，发表科研论文 100 余篇（其中 SCI 30 篇），在全国性及省市级健康管理学术会议上作报告百余场，是我国健康管理与慢病健康管理学术领域领衔专家之一，是著名健康管理与健康产业智库专家。

曹 霞 临床医学博士，中南大学湘雅三医院健康管理科副主任。中国健康管理协会理事，湖南省健康管理质量控制中心委员兼秘书，湖南省医学会健康管理学专业委员会委员。主要研究方向：慢病健康管理、健康管理服务评价。主持国家自然科学基金及省级自然科学基金课题各 1 项，参与国家级和省级科研课题 6 项，副主编 3 部著作，参编 3 部著作，发表国内外专业论文 40 余篇。

摘　要

当前，中国正处于经济社会转型升级的关键阶段，宏观环境的变革为促进健康服务业发展创造了有利条件。加快发展健康服务业，是深化医药卫生体制改革、改善民生福祉和提高全民健康素质的必然要求，是推动经济结构优化调整的重要举措，对实现全面建成小康社会的百年奋斗目标和中华民族伟大复兴的"中国梦"具有非凡意义。为了及时呈现当今我国健康管理与健康服务业发展新趋势与新业态，中关村新智源健康管理研究院与中南大学健康管理研究中心联合发起和组织全国相关领域的专家学者共同撰写了《中国健康管理与健康产业发展报告（2019）》。该蓝皮书是继2018年首部"健康管理蓝皮书"发布之后的第二部，主要围绕我国健康服务业发展面临的新趋势与新业态、新问题与新挑战、新策略与新对策三个方面进行策划和组稿。本书共设置了总报告、区域报告、调查报告、综合报告、新业态报告和热点报告。从健康管理视角全面、系统、深入地报告了我国健康服务业的发展现状、存在的主要问题与挑战，并据此提出应对策略及建议。

"总报告"作为本书的核心及统领内容，全面系统地报告了自2013年国务院发布《关于促进健康服务业发展的若干意见》以来，特别是2018年以来，在党的十九大确定的新时代卫生健康工作方针的指引下，我国健康服务业发展和进步的基本趋势：总体向着更广覆盖、更高水平、更优质量的方向迈进；健康服务业相关支撑技术、产品与产业向着更加创新、更加智能、更加智慧的高度提升；呈现六大发展新趋势和十余个新业态；并直面存在的主要问题与挑战提出针对性的对策建议。

"区域报告"是本书首次设置的内容板块。报告选取天津、浙江、湖北、宁夏、海南五个健康服务业发展各具特色的省份，紧紧围绕省份特点与

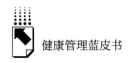
区域优势，系统深入地分析总结了区域健康服务业以及相关支撑产业近年来的发展新趋势、新变化、新业态、新模式与新经验。

"调查报告"则通过首次对我国三级医院健康管理（体检）机构服务质量与品质和竞争力的客观调查与评价、健康管理（体检）机构与行业发展现况调查以及体检人群健康素养和健康相关行为因素调查等实地调研，基于第一手调查数据与大数据分析，立体呈现了我国健康管理（体检）机构与行业的发展现状、存在的问题、竞争力评价排行百强榜等。用调查数据和事实说话是"健康管理蓝皮书"的最大亮点之一。

"综合报告"重点勾勒出了我国当前社会办医、医疗康复、中医"治未病"、全科医学、商业健康保险以及健康科技服务等健康服务业相关领域的发展新趋势及面临的挑战，可为政府政策完善、行业标准研制、机构与企业发展谋划等提供新的理念和参考。

"新业态报告"和"热点报告"分别从前沿视角关注了中医健康状态管理、健康零售业、健康旅游服务、生殖健康、睡眠健康、口腔健康、骨健康、体重健康管理服务等行业创新和投融资热点，对当下中国健康服务业寻求差异化发展道路具有一定借鉴意义。

关键词：健康服务业　健康管理　新业态

前　言

2018 年，自国务院《关于促进健康服务业发展的若干意见》吹响挺进号角，中国健康服务业走过了波澜壮阔的五年。

五年来，从官方文件鲜有提及到政策红利持续释放，从行业分类统计中的术语名词到学术专著频现的热词，从部分细分领域的专业概念到万众创业的焦点话题，从尚待开垦的处女地到各方资本逐鹿的热土，健康服务业无疑成为深化医药卫生体制改革、促进经济结构优化调整的重要推动力。总体向着更广覆盖、更高水平、更优质量的方向迈进；健康服务业相关支撑技术、产品与产业向着更加创新、更加智能、更加智慧的高度提升。

在国家发展进入新常态、经济社会转型升级的关键阶段，健康服务业作为国民经济新兴支柱产业，其全面兴起见证了"健康中国"建设的快速发展和不断创新，更折射了近年来我国大健康产业羽翼渐丰的蜕变轨迹和路径。然而，在其快速奔跑过程中，"曾踏足山巅，也曾进入低谷"，和任何新兴产业前期发展一样，健康服务业相关领域的跋涉之路并非坦途。因此，为了全面、及时呈现我国健康管理与健康服务业发展新趋势与新业态，中关村新智源健康管理研究院、中南大学健康管理研究中心联合组织撰写了健康管理蓝皮书：《中国健康管理与健康产业发展报告 No. 2（2019）》。

本书包括总报告和五个分报告，共计 25 篇报告。2018 年，首部蓝皮书从时效性、权威性及实证性层面系统全面呈现了 2017～2018 年我国健康管理及相关产业的新变化、新趋势、新挑战和新对策，发布之后可谓吸睛无数，成为我国健康管理学科发展史上填补有关智库研究空白的里程碑之作。而今迈步从头越，为了恪守研创初衷，今年我们在第二部蓝皮书的策划和编

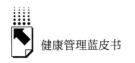

写中，力求实现以下几方面的突破和优化。

第一，总报告作为统领内容，在界定健康服务业的边界和分类基础上，着重就五年来，特别是党的十九大以来我国健康服务业发展的重点领域、热点区域及新业态进行系统梳理，对其总体发展趋势和呈现的六大发展新趋势及十余个新业态进行提炼总结，提出的相关对策建议可为政府完善政策措施、行业发布标准规范、企业优化运营管理和百姓获取健康咨询提供参考。

第二，丰富主题案例及挖掘深层价值。"区域报告"作为首次设置的内容板块，与我们遴选的健康服务业新业态实例点面结合，深入剖析。

第三，坚持用数据说话，重视调查研究。作为本部皮书的最大亮点之一，"调查报告"纳入的几大重磅调研结果，为分析解读我国当前以健康管理（体检）机构为代表的健康服务业概貌和受众特点提供了翔实的数据支持。

第四，扩大视野，俯视产业全貌。"综合报告"从社会办医、医疗康复、中医"治未病"、全科医学、商业健康保险以及健康科技服务等的发展趋势入手，勾勒出了当前我国健康服务业重点支撑领域的整体发展态势及面临的挑战。

第五，捕捉产业新风口，追踪市场新热点。不同于首部蓝皮书的"娓娓道来"，此次"新业态报告"和"热点报告"则从行业创新和投融资新锐视角直击健康服务业新业态和热点，对当下中国健康服务业寻求差异化发展道路具有一定借鉴意义。

在两年研创"健康管理蓝皮书"的过程中，让我们获益匪浅的是，无论该书的读者、参编人员还是出版社资深专家，均对我们的"初生牛犊"爱护有加，提出了许多很具价值的修订建议并对后续选题建言献策。尽管如此，我们团队仍是参与皮书研创的新生力量，难免存在问题与不足，恳请读者批评指正。

2019年，又将迎来健康服务业发展的重要关口，在相关领域"破与立"之间，我们将在明年的报告中重点关注健康管理非医学服务，梳理相关服务体系模式、技术产品和典型案例。敬请相关专家和有识之士多提宝贵建议和意见。

中国健康服务业正如一位朝气蓬勃的少年,面庞鲜活、意气风发、前程似锦,让我们共同见证,共同祝愿!

本皮书的撰写与出版得到了社会科学文献出版社与中国人口福利基金会美生健康服务基金的支持,在此一并表示感谢!

武留信

2019 年 2 月 28 日

目 录

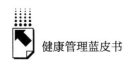
Ⅲ 调查报告

Ⅳ 综合报告

Ⅴ 新业态报告

Ⅵ　热点报告

Ⅶ　附录

皮书数据库阅读**使用指南**

总 报 告

General Report

B.1

中国健康服务业发展新趋势与新业态

武留信 曹霞 朱玲 陈志恒*

摘 要： 本文从中国健康服务业的整体发展入手，全面系统地梳理了自2013年国务院发布《关于促进健康服务业发展的若干意见》以来，特别是2018年以来，健康服务业呈现的六大发展新趋势和十余个新业态。六大发展新趋势：政策更完善，服务更系统，业态更成熟，模式更创新，产品更智能，技术更精准。十余个新业态：多点执医（医生）集团化，健康促进医院化，健康体检定制化，健康旅游时尚化，中医健康服

* 武留信，中关村新智源健康管理研究院院长，长期从事心血管病临床、军事飞行人员医学选拔与健康鉴定、亚健康与健康管理科研工作；朱玲，北京医院主任医师，从事内科临床、干部保健工作与健康管理（体检），以及健康产业政策与行业发展等方面的研究及实践近40年；陈志恒，主任技师，中南大学湘雅三医院健康管理科学科主任，主要研究方向为慢病健康管理、功能医学等；曹霞，临床医学博士，主治医师，中南大学湘雅三医院健康管理科副主任，主要研究方向为慢病健康管理、健康管理服务评价。

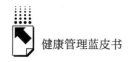
务智能化，健康养老智慧化，慢病健康管理专业化，社会办医（办健康）多样化，医疗健康零售国际化，健康管理（体检）信息服务标准化，康复医疗保障化，"互联网＋医疗健康"服务普及化。然而，诸如医联体"虹吸"基层病人现象突出、多点执医实施举步维艰、健康科技创新成果少、医疗零售业缺国家政策、健康体检行业乱象不断、医疗健康信息孤岛多、健康管理人才短缺成瓶颈、商业健康保险存在壁垒等新的问题也逐渐显现。应对的主要对策建议：一是完善服务体系，促进协同发展；二是加强科技创新，推动新业态发展；三是搭建多元平台，实现共享发展；四是加快成果转化，推动市场化发展；五是强化标准规范，实现高质量发展。

关键词： 健康服务业　健康管理　新业态

物质文化生活水平的提高，必然催生新的服务消费需求。世界主要发达国家和地区及新兴经济体竞相将健康服务业作为战略性新兴产业进行大力扶持培育。而在中国人均 GDP 逼近 10000 美元大关、服务业已成为拉动我国经济增长第一大产业的背景下，加速推进的城市化和日益严峻的老龄化背后是人民群众日益增长和多元化的健康服务需求。2013 年 9 月，《关于促进健康服务业发展的若干意见》（国发〔2013〕40 号）（以下简称"40 号文件"）作为重要的里程碑，标志着以维护和促进人民群众身心健康为目标的健康服务业从此进入发展快车道。本报告围绕"40 号文件"的部署要求，在界定健康服务业的边界和分类基础上，着重就五年来，特别是党的十九大以来我国健康服务业发展的重点领域、热点区域及新业态行业进行系统梳理，洞悉发展变化、剖析热点问题、预测行业趋势、提炼对策建议，为政府完善政策措施、行业发布标准规范、企业优化运营管理和百姓获取健康咨询提供参考。

一 概述

健康服务业是统筹基本医疗卫生服务和非基本医疗卫生服务，为人民群众提供医疗服务、健康管理与促进服务、健康保险服务及相关支撑保障服务，满足个体或群体明确和隐含的健康服务需求的现代服务业及健康产业的重要组成部分。

（一）概念界定

目前，学界对于健康服务业（Health Service Industry）的产业边界，尚未形成统一概念。综合来看，学界层面关于健康服务业的界定无论是以何种方式表述，都是将其定位基于大健康的理念，即以人的健康为中心、面向全人群或全体消费人群、覆盖全生命周期的健康服务活动。

作为我国首个关于健康服务业的指导文件——国务院"40号文件"则从官方层面定义了健康服务业的基本概念与范畴："健康服务业以维护和促进人民群众身心健康为目标，主要包括医疗服务、健康管理与促进、健康保险以及相关服务，涉及药品、医疗器械、保健用品、保健食品、健身产品等相关支撑产业。"这一定义，明确了健康服务的业态特征——现代服务业；确立了健康服务业的任务——维护和促进人民群众身心健康；界定了健康服务业行业内涵——医疗服务、健康管理与促进、健康保险三大行业支柱体系；及其外延——行业所依托和链接的医药保健器械材料等诸多支撑产业。2014年，国家统计局发布《健康服务业分类（试行）》（国统字〔2014〕18号），将健康服务业分类范围确定为与改善人类健康状况、预防疾病发生等紧密相关的服务业。本书遵循国务院"40号文件"定义的健康服务业基本概念与范畴。

健康服务业新业态的内涵："业态"一词最早出现在20世纪60年代日

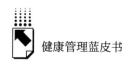

本关于零售业的研究中。1998年6月原国家国内贸易局颁布的《零售业态分类规范意见（试行）》将"业态"定义为"零售企业为满足不同的消费需求进行相应的要素组合而形成的不同经营形态"。尽管目前关于"业态"没有形成一个明确的定义，但学界普遍认为"业态"是指企业提供产品和服务的经营形态。而"新业态"是指基于不同产业间的组合，企业内部价值链和外部产业链环节的分化、融合，行业跨界整合以及嫁接信息及互联网技术所形成的新型企业、商业乃至产业的组织形态。它是区别于第一、第二、第三产业而表现出来的业态，是一种极具创新性的业态表现形式和经营模式。

目前，我国学者对于健康服务业新业态的研究较少，大部分相关研究主要集中在某一具体的新业态上，尚未形成完整体系。参考有关学者对"服务业新业态"内涵的界定①，我们认为健康服务业新业态的内涵包括"随着现代科学技术的发展和居民健康消费需求升级，运用新的技术或经营理念把健康服务业生产经营所涉及的多元化要素进行融合整合，而衍生形成的产品或服务、经营方式和经营组织形式等的新形态"。

《"健康中国2030"规划纲要》首次明确提出了十大健康服务新业态，包括：①互联网健康服务；②母婴照料服务；③健康文化产业和体育医疗康复产业；④健康医疗旅游产业；⑤中医药健康旅游；⑥健康服务产业集群；⑦第三方独立医疗机构；⑧第三方医疗服务评价、健康管理服务评价，以及健康市场调查和咨询服务；⑨社会力量提供食品药品检测服务；⑩专业化、市场化医药科技成果转化服务。

（二）健康服务业、健康产业与现代服务业的关系

界定健康服务业，健康产业和现代服务业是绕不过的两个概念，有必要厘清三者之间的内在关联。国际著名经济学家保罗·皮尔兹（Paul Pilzer）

---

① 张磊、刘长庚：《供给侧改革背景下服务业新业态与消费升级》，《经济学家》2017年第11期。

在其著作《财富第五波》中提出"在继土地革命、工业革命、商业革命和信息网络革命之后，保健革命带来的健康产业将成为第五波席卷全球的朝阳产业"。白书忠将健康产业概括为以维护、改善、促进与管理健康，预防疾病为目的，提供产、学、研与相关健康服务的行业总称[①]。还有学者从健康消费需求和服务模式角度，把健康产业分为医疗性和非医疗性两大类，并归纳为医疗产业、医药产业、传统保健品产业和健康管理服务产业等四大基本产业集群[②]。总的来说，健康产业并非单一产业，而是一个多产业、行业的集合概念，只要与健康相关，有利于建立健康的生活方式，促进身心健康的商品、服务、商业模式，都属于健康产业范畴。

世界贸易组织（WTO）关于服务业的分类标准中，界定了现代服务业的九大分类，其中包括"健康与社会服务"。在我国，1997 年 9 月发布的党的"十五大"报告中首次提及"现代服务业"。而根据 2012 年国家科技部"70 号文件"，现代服务业是指"以现代科学技术特别是信息网络技术为主要支持，建立在新的商业模式、服务方式和管理方法基础上的服务产业"。

健康服务业与健康产业、现代服务业紧密相关。2013 年国务院"40 号文件"明确提出，健康服务业属性为现代服务业，范畴属于健康产业。因此，健康服务业作为健康产业的组成部分，只有与健康产业领域的其他行业协同融合，才能形成共生共荣的发展优势。同时，作为现代服务业的重要构成，健康服务业又是其中最具市场潜力的新兴产业，没有任何一种服务业能像健康服务业一样具有广泛的服务对象（全体人民）、长远的服务时程（人生全程）、无尽的服务需求（多层次、多样化）；健康服务业的发展同样依赖于现代服务业大环境的支持和保障[③]。

---

① 白书忠：《中国健康产业体系与健康管理学科发展》，《中华健康管理学杂志》2007 年第 1 卷第 2 期。

② 陈建勋、马良才、于文龙等：《"健康管理"的理念和实践》，《中国公共卫生管理》2006 年第 22 卷第 1 期。

③ 白书忠、武留信、丁立等：《我国健康服务业与健康管理的创新发展》，《中华健康管理学杂志》2015 年第 2 期。

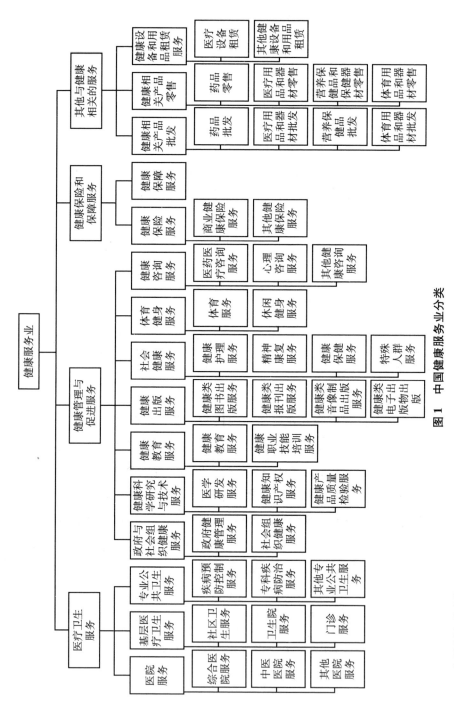

图 1　中国健康服务业分类

资料来源：编者整理。

（三）健康服务业的分类

2014 年发布的《国家统计局关于印发健康服务业分类（试行）的通知》（国统字〔2014〕18 号），是目前开展健康服务业统计监测的主要依据，其以 2013 年国务院"40 号文件"、《国民经济行业分类》（GB/T4754—2011）、《卫生核算体系（2011）》中对健康服务的定义和方法为基础。该分类将健康服务业划分为四部分，其中医疗卫生服务、健康管理与促进服务以及健康保险和保障服务是健康服务业的核心内容；而其他与健康相关的服务，包括了健康相关产品的批发、零售和租赁服务，则是健康服务业的重要支撑。

二 中国健康服务业的兴起

2013 年，以我国首个健康服务业指导性文件——国务院"40 号文件"为标志，中国吹响大力发展健康服务业的号角。因国情不同，与欧美等发达国家相比，中国健康服务业在产业成长历程中的特征表现具有显著差异。回顾中国健康服务业的兴起及其助力因素，有助于探索中国特色的健康服务业发展模式，同时也是对世界健康服务业发展历程的补充和拓展。

（一）中国健康服务业的兴起过程

从全球视角看，随着人类社会进程的推进，健康服务业三大支柱体系的发展轨迹大致是按照医疗卫生服务、健康保险和保障服务以及健康管理与促进服务的阶段顺序形成的。生存和健康是人类发展的基本需求，纵观历史，长期以来人类的健康和生命面临各种疾病和灾难的威胁，这迫使人们不断加深对生命与疾病的认知并寻求解决之道，从而推动了医疗卫生服务的形成与发展。20 世纪上半叶，西方部分国家社会动荡、经济萧条，普通民众对罹患疾病特别是重大疾病的经济支付能力显著下降，在此背景下医疗保险得以问世，并伴随社会经济发展逐渐形成包括大病保险、长期康复护理保险等在

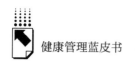

内的健康保险服务。而在 20 世纪 50 年代美国，各类慢性病发病率高导致医疗保险赔付压力日益加剧，医疗保险机构逐渐意识到对投保者实施慢性病的早防早治是减少保险赔付的有效途径，由此催生了健康管理与促进服务。健康管理服务实践的不断深入并取得显著成效，推动了整体健康服务业的兴起。

整体而言，中国健康服务业的兴起大致经历了以下四个阶段：①改革开放以前，健康服务以医疗卫生服务为主，由政府部门直接提供；②改革开放之后，随着社会经济发展，有限的医疗卫生服务供给与人民群众日益增长的健康服务需求之间的矛盾日益显现，基于政府规范化的市场机制和多元投资主体的加入，逐步形成政府和社会办健康服务产品共同供给的局面；③2009年新医改后，政府出台一系列刺激政策，鼓励和引导社会力量进入健康服务业市场，并借助我国大力发展服务业的契机，带动了健康服务业的发展；④2013 年至今，以我国首个健康服务业指导性文件——国务院"40 号文件"为标志，中国健康服务业步入全面兴起之路，催生了一系列健康服务相关新产业、新产品、新业态和新模式。

（二）中国健康服务业兴起的动力机制

中国健康服务业是在推动经济转型升级、新一轮医药卫生体制改革取得阶段性成果的背景下，政府对民营资本进入健康服务市场准入放开、鼓励健康医疗保险发展中得以全面兴起的。在此过程中，城市化和老龄化进程加速带来的内在需求变化是原动力，市场主体多元化和各行业协同是驱动力，相关政策规划则起到指导及引领作用。

1. 国民健康需求拉动产业创新

随着城市化推进和老龄化加剧，消费升级、生活方式转变、慢性病及其高风险人群占比飙升及医疗卫生负担的持续加重，是我国民众健康需求向多元化、多层次发展的重要原因并驱动整个大健康产业向纵深发展，进而拉动健康服务技术产品、商业模式和制度机制等多层面创新。国际经验显示，人均 GDP 超过 4000 美元将进入中等偏上收入国家行列，会导致消费需求层次上升，带来健康服务产业的迅猛发展。2013年，我国人均GDP超过6000美元，拉动我国进入健康服务业发展的黄金期。《2018年国民经济和社会发展统计公报》显示，我国人均GDP接近1万美元，人均医疗保健消费支出1685元，增长16.1%，占人均消费支出的比重为8.5%，全国医疗卫生机构总诊疗人次达84.2亿，同比增长3.95%（见图2）。

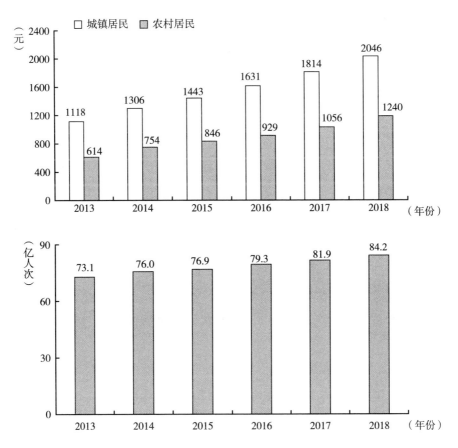

图2 2013～2018年中国居民人均医疗保健支出和总诊疗人次情况

资料来源：编者整理。

2. 多元市场主体优化供给

随着医疗卫生体制改革不断深化，我国已形成医疗服务供给主体多元化、投资方式多样化格局，政府责任回归以保证基本医疗服务的公平性和可

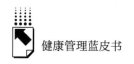
及性，而社会力量的引入则可提升医疗服务供给的质量和效率。2009年，《中共中央国务院关于深化医药卫生体制改革的意见》（中发〔2009〕6号）发布，正式启动了第三轮医改，提出在实现基本医疗保障制度全覆盖的基础上，加快发展商业健康保险。与此同时，政策也鼓励社会力量参与包括健康养老服务在内的多元化多层次健康服务业的发展。

3. 社会组织助推产业发展

作为联系政府行政部门和专业行业之间的桥梁纽带，新时代社会建设的重要主体——各种学会、行业协会等社会组织在健康服务业发展中起到了独特和关键作用，主要组织有中华医学会、中华预防医学会、中国医师协会、中国健康促进基金会、中国健康保险协会等。一方面，社会组织在达成共识、推动行业发展方面起到了重要的中介组织和平台组织作用。中华医学会健康管理学分会和中关村新智源健康管理研究院等在健康管理与健康服务业发展相关理念的引入、宣传推广、理论研究及实践推动上都做出了重要贡献。"中国健康服务业大会"和"中国慢病健康管理与大健康产业峰会（五湖健康大会）"充分发挥了学术引领作用，已成为健康服务业领域内最具影响力的品牌会议。另一方面，学会、行业协会之间的合作推动了产业之间的融合发展。例如中国医师协会成立了健康管理与医师健康保险专业委员会，定期组织健康体检与健康保险的高峰论坛和专业研讨。

4. 政策规划重塑融资机制

我国医疗卫生服务支出主要由居民个人和基本医保承担，其中城镇职工医疗保险筹资主要来源于单位机构和个人，城镇居民和农村居民筹资则采取国家、地方政府和个人三方共同筹资的方式，政府是基本公共卫生服务的主体。新一轮医改以来，我国已逐步形成"基本医疗保险＋补充医疗保险＋医疗救助"的多层次、多元化医疗保障服务体系，建立全球最大的全民基本医保网。

目前，我国三项基本医保制度（城镇职工基本医保、城镇居民基本医保、新农合）参保人数超过13亿人，覆盖面稳定在95%以上，保障水平稳步提升①。2013～2017 年，中国卫生总费用占 GDP 的比重从 5.6% 增长到 6.2%，居民个人现金卫生支出占健康卫生总支出的比例逐年降低（见表 1）。

表 1　2013～2017 年中国卫生费用变化情况

年份	卫生总费用（亿元）	健康卫生总支出占 GDP 比重（%）	个人现金卫生支出（亿元）	个人现金卫生支出占健康卫生总支出比重（%）
2013	31669.0	5.6	10729.34	33.9
2014	35378.9	5.6	11295.41	33.2
2015	40974.6	6.0	11992.65	29.3
2016	46344.9	6.2	13337.90	28.8
2017	51598.8	6.2	15133.60	28.8

资料来源：编者整理。

（三）国际比较

目前，健康服务业已成为现代服务业中的新兴支柱产业，在一些发达国家和地区，产生了显著的经济和社会效益。世界银行的统计数据显示，美国健康相关产业占 GDP 的比重已超过 17%，其他经济合作与发展组织（Organization for Economic Co-operation and Development，OECD）经济体该比重一般在 10% 左右，而中国的该项比重仅为 6%，上升潜力和空间巨大。为跨区域横向比较中国健康卫生支出在全球所处水平，我们利用 OECD 国家面板数据和国内相关官方统计数据，以 OECD 经济体中的美国、德国、英国、墨西哥、日本、韩国作为比对，比较各国健康卫生总支出占本国 GDP 比重。结果显示，中国在 2008～2017 年健康卫生总支出占本国 GDP 比重平均为 5.5%，在对比的国家中位列最低，低于对比的 OECD 经济体中处于底位的墨西哥（5.8%），而在同一时期，选取的 OECD 经济体的平均比重为

---

① 国家卫生和计划生育委员会：《中国卫生和计划生育统计年鉴》，中国协和医科大学出版社，2017。

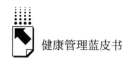

9.8%。这其中，美国位列第一，平均比重为 16.5%；德国位列第二，平均
比重为 11.3%；中国的平均比重虽低于墨西哥，但从 2015 年开始超越墨西
哥并逐渐追赶韩国，具有较大提升空间（见图 3）。

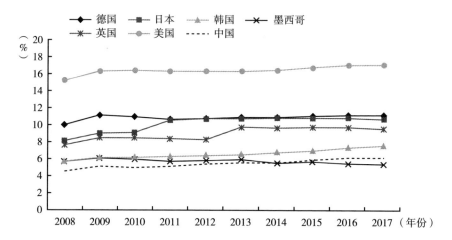

图 3　中国与 OECD 国家 2008～2017 年健康卫生总支出占 GDP 比重比较

资料来源：编者整理。

三　中国健康服务业五年发展成就与经验

自 2013 年起，我国健康服务业从蹒跚起步到日益成为社会经济持续发
展的重要推动力；随着医疗卫生体制改革的不断深化，市场体制壁垒已被打
破，产业升级向纵深推进；健康服务业与多产业融合迈进，新业态、新模式
不断涌现，焕发新的活力。

（一）中国健康服务业五年发展成就

1. 政策红利持续释放，产业路径日益清晰

健康服务业关系民生福祉，关系经济发展。首先，在国家层面，随着
"健康中国"战略的持续推进，健康服务业已逐渐占据政策规划顶层设计的
重要位置。2013 年 10 月，国务院发布的"40 号文件"意义非凡，不仅首

次明确了健康服务业的内涵外延，而且进一步明确了市场和政府的边界，"非禁即入"体现了以市场配置为杠杆，以减少行政审批关卡为突破口，向社会资本全面、平等开放的变革思路。此后，国家陆续出台一系列利好政策，在"保基本、兜底线"的基础上，推进社会力量在"非基本"的健康服务业领域唱主角。其次，在区域层面，各省份也以此为契机先后发布了地方促进健康服务业发展的规划及政策举措，延续政策核心并逐步细化实施内容（见表2）。

表2　2013年以来国内健康服务业部分代表性政策汇总

时间	发文机构	政策规划
2013.9	国务院	关于促进健康服务业发展的若干意见
2014.10	国务院办公厅	关于加快发展商业健康保险的若干意见
2015.4	国务院办公厅	中医药健康服务发展规划（2015～2020年）
2015.9	国务院办公厅	关于推进分级诊疗制度建设的指导意见
2015.11	国家卫计委、民政部、发展改革委、财政部等	关于推进医疗卫生与养老服务相结合的指导意见
2016.6	国务院办公厅	关于促进和规范健康医疗大数据应用发展的指导意见
2016.10	中共中央、国务院	"健康中国2030"规划纲要
2017.2	国务院办公厅	中国防治慢性病中长期规划（2017～2025年）
2017.5	国务院办公厅	关于支持社会力量提供多层次多样化医疗服务的意见
2017.5	科技部、发改委、工信部、卫计委等	"十三五"健康产业科技创新专项规划
2017.5	国家卫计委、发改委、财政部、旅游局等	关于促进健康旅游发展的指导意见
2018.4	国务院办公厅	关于促进"互联网＋医疗健康"发展的意见
2015.7	广东省政府	广东省促进健康服务业行动计划（2015～2020年）
2016.12	浙江省委、省政府	健康浙江2030行动纲要
2018.7	上海市政府	上海市人民政府关于推进健康服务业高质量发展、加快建设一流医学中心城市的若干意见

资料来源：编者整理。

2. 医疗卫生服务覆盖面扩大，重心下沉渐成趋势

随着人民群众医疗服务需求持续释放和新医改、分级诊疗制度的不断推动，来自供需双方的驱动促使我国医疗服务体系不断完善和下沉；与此同时，政策机制创新和技术创新带动医疗卫生服务产业链加速重整和优化，民营医院、医生集团、互联网医疗等新业态不断涌现，并催生出医联体、新零售及互联网医院等更为丰富的应用场景；而精准医学、智慧医疗、再生医学、转化医学、协同医疗等领域的科技创新也在不断颠覆传统医疗卫生服务方式（见图4）。

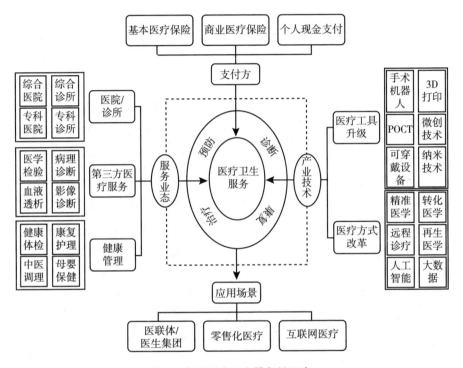

图4　中国医疗卫生服务链示意

资料来源：编者整理。

3. 健康管理与促进服务产业链初步形成

健康管理与促进服务是健康服务业增量的重要主体之一，并由此衍生出多种新兴业态。经过10余年的探索与实践，我国健康管理服务市场初具规模、相关产业链逐步建立，主要由医疗服务机构、健康管理服务机构和健康支撑产业相关企业、健康保险服务机构等组成[①]（见图5）。①健康促进医

---

① 武留信、曾强：《中华健康管理学》，人民卫生出版社，2016。

院是创造健康促进支持性环境的重要抓手之一，在中央有关项目支持下，截至 2017 年，全国超过 3000 家医院已开展健康促进医院试点建设工作。②国家基本公共卫生服务项目拓展至 14 大类 51 项，人均经费补助标准提高至 55 元，进一步推进了基本公共卫生服务均等化和提升居民获得感；③健康体检机构作为产业链中承上启下的重要环节和服务主体，近年来市场扩容明显，2017 年健康体检人次近 5 亿人次，市场容量超过 1300 亿元，近五年市场容量年均复合增长率为 25% 左右。④移动互联网、大数据及可穿戴设备等创新科技应用为优化健康管理服务模式提供了更便捷途径，数字化驱动的"互联网 + 健康管理"时代已悄然来临，2018 年互联网健康管理产业规模超

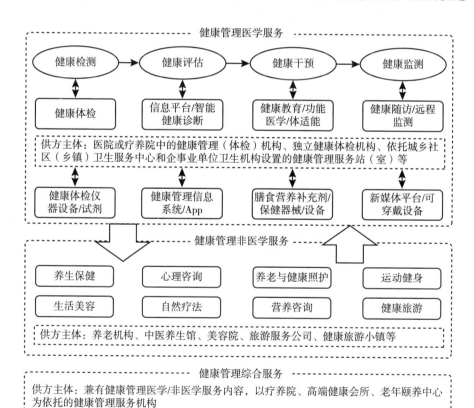

图 5　健康管理服务产业群示意

资料来源：编者整理。

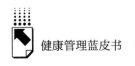
过900亿元。⑤2017年8月，国家卫计委批准新增包括健康体检中心在内的5类独立设置医疗机构类别，相关数据显示，2017年全国健康体检市场中社会办健康体检占比约为10%，过去5年中增长了近4倍。

4.商业健康险市场规模持续增长

新医改方案进一步明确了商业健康保险可涉足基本医疗保障。近五年，商业健康保险随社会医疗保险的发展而快速发展，两者相互依赖、共同发展。根据中国保险行业协会发布的相关数据，2018年，商业健康保险原保费收入突破5000亿元，商业健康险占全行业保费收入比重超过12.0%；统计区域内常住人口平均保险费金额超过300元/人。2012~2017年商业健康险保费收入五年复合增长率达38%（见图6），而同期财产险年均增速不足10%，商业健康保险已明显成为商业保险发展新的重要增长点。

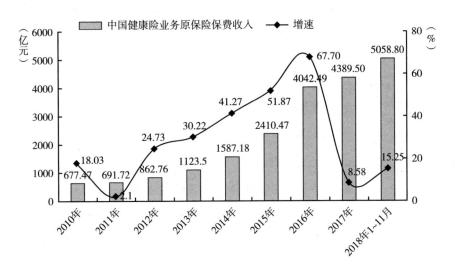

图6 2010年至2018年1~11月中国健康险业务原保险保费收入统计及增长情况

资料来源：编者整理。

5.融合发展纵深推进，幸福产业焕发活力

随着消费结构升级步伐加快，旅游、文化、体育、康养、养老"五大幸福产业"快速发展，民生改善持续推进，民众获得感和幸福感不断增强。作为其中的重要组成部分，健康产业与各产业逐步进入深度融合、协同发展的新阶段，"健康＋旅游""健康＋养老""健康＋体育"等新业态不断涌现。①2015 年 11 月，国家旅游局和国家中医药管理局联合下发了《关于促进中医药健康旅游发展的指导意见》，首次正式提出了"中医药健康旅游"的概念；2017 年 5 月，国家卫计委、国家旅游局、国家发改委、财政部、国家中医药局五部委联合发布的《关于促进健康旅游发展的指导意见》，则首次提出了"健康旅游"的概念，它作为健康服务和旅游融合发展的明星业态，近年来备受市场和资本高度关注，诸如健康城镇类的健康旅游项目开展得如火如荼。2017 年 6 月，五部委联合公布了首批 13 家健康旅游示范基地名单。尽管近期相关政策审批有收紧趋势，但有机构预测健康旅游市场规模将在 2020 年达到 1000 亿元水平。②我国已逼近深度老龄化社会，截至 2017 年底，60 周岁及以上老龄人数达到 2.41 亿人，占总人口的比重为 17.3%，其中 65 周岁及以上老龄人口 1.58 亿人，占总人口的比重为 11.4%。从 2013 年起政策上开始鼓励民间资本参与，中国健康养老产业的政策主题先后经历"跨界产业融合""医养结合＋金融支持＋智慧养老""十三五规划年"，以及"质量提升年"的变迁①，五年来出台相关政策约 138 个，政策体系逐渐细化落地。国务院新闻办发布的《改革开放 40 年中国人权事业的发展进步》白皮书中提到，截至 2017 年，全国有养老机构、社区养老服务设施、互助型养老设施等各类养老服务机构 15.5 万个，床位 744.8 万张（见图 7）。整体而言，从提速到提质，中国健康养老产业开始进入重质时代。③伴随政策优惠、科技创新和消费升级三重利好加持，中医药健康产业迎来绝佳发展契机。首先，政策导向上，对设立中医诊所和中医人才考核降低了门槛限制；其次，智慧化辅助诊疗系统、智慧中药房、智能中医设备等新技术应用，助力中医健康管理服务模式变革；另外，随着国民收入提高和消费升级，中医药大健康产业市场规模持续保持两位数的高速增长，2017 年已达 17500 亿元，同比增长 21.1%。

---

① 和君健康养老研究中心：《中国养老健康全产业链发展报告（2018）主旨报告》，https：//www.sohu.com/a/238380912_561855。

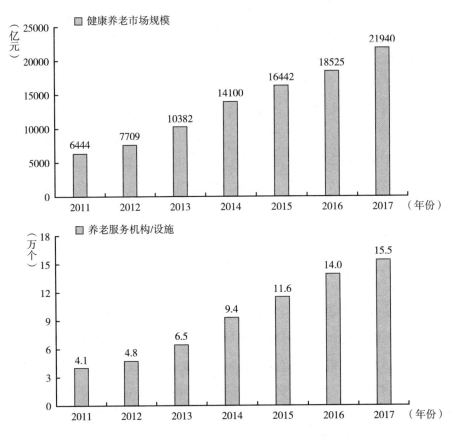

图7　2011～2017年中国健康养老市场规模和养老服务机构/设施数量

资料来源：编者整理。

6. 区域健康服务业高地初显，示范效应良好

当前，大力发展健康服务业在全国各地已呈燎原之势。部分地区因地制宜，依托自身优势特色，在积极探索下逐步形成了若干经济和社会效益良好、有较强市场竞争力和影响力的健康服务业发展模式，在传统医疗服务转型升级、创新发展、融合集聚、新业态培育等方面积累了一定实践成果和典型经验，示范效应初露端倪。见微知著，我们选取以下几个健康服务业发展较好、具有代表性的省份，分析其各自发展规划思路和现状，把握当下中国健康服务业的强劲脉搏。

（1）上海"先"在抓顶层设计：上海由于占据医疗健康科技资源优势和人才优势，成为我国最早规划发展健康服务业的省份之一。从 2011 年至今先后发布了《上海市健康促进规划（2011～2020 年）》、《上海市中医药健康服务发展规划（2016～2020 年)》以及《关于推进健康服务业高质量发展、加快建设一流医学中心城市的若干意见》（外界简称上海"健康服务业 50 条"），分别从个人和场所健康、中医药健康服务以及整个健康服务业三个层次进行顶层设计，旨在打造亚洲一流医学中心城市，建成与卓越全球城市定位相匹配的健康服务业发展体系。2017 年上海地区孕产妇死亡率、婴儿死亡率均明显低于全国平均水平，达到发达国家先进水平，临床医学等 14 个学科位于全国前列。

（2）浙江"胜"在抓平台建设：健康产业正成为支撑该省经济社会发展的重要支柱产业。杭州市养老服务业综合改革试点、温州社会办医（国家）联系点、舟山健康旅游先行区试点等一批国家综合医改试点持续推进。17 个省级特色小镇建设富有成效，产业基金投资规模超千亿元，健康产业"四个一批"重点培育清单编制发布，健康产业交流活跃。2017 年，全省健康服务业总产值达 4255 亿元，健康小镇产业投资达 75 亿元，占当年投资额的 80%。

（3）海南"优"在抓生态支持环境：作为先行探路者，海南省将健康产业纳入全省 12 个主导产业，利用生态环境优势和国际旅游岛政策优势，以多元化社会办医、特色中医药等为重要抓手，积极探索"健康＋养老""健康＋旅游"的深度融合，健康产业发展在全国率先取得阶段性突破。2017 年，全省健康产业增加值达 121 亿元，相关产值占全省 GDP 的比重已超过 10%，高出全国平均水平一倍。

（4）天津、湖北和宁夏三省份各具特色：天津市健康服务业借力京津冀协同发展政策及规划优势，着力打造"固基本、强社区、优评价"的城市健康服务业新模式；湖北省健康服务业支持政策力度大，规划先行，黄陂区域健康管理服务成为国家示范；宁夏凭借内陆开放型经济试验区"先行先试"政策优势，将健康服务与智慧城市建设相融合，开启了"互联网＋

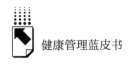
医疗健康协同服务”的新途径。

从以上不难看出，区域健康服务业发展的可行路径主要在于：①针对当地相关薄弱环节出台相应扶持政策；②因地制宜制定与当地整体发展目标和自然资源匹配的健康服务业发展目标；③产业集群化带动健康服务业发展。

（二）中国健康服务业五年发展新经验

自 2013 年以来，我国健康服务业发展取得了重要进展，主要表现为基本医疗保障服务实现全覆盖、基本公共卫生服务均等化取得积极成效、公立医院改革实现新突破、健康管理与促进服务产业链条初步形成、商业险规模持续扩大、社会办医发展迅速、医养结合积极推进等。这些成就可圈可点，且来之不易。回顾近五年的发展历程和部分区域典型案例，除了宏观环境变化、内在需求拉动、政策支持和机制创新提供了一系列有利条件和支撑外，取得的阶段性成就背后尚有几点具共性的经验，可归纳为"新理念""新业态""新模式"三方面。

1. 以"大健康"新理念，定调健康服务业顶层设计

随着时代的发展、社会需求和疾病谱变迁，"大健康"理念已渐成社会共识。国家层面已确立"以促进健康为中心"的大健康观、大卫生观，并将健康服务业作为战略性新兴产业，就其定位、目标、布局和重点策略等进行了系统顶层设计。

2016 年 8 月，21 世纪第一次全国卫生与健康大会上，习总书记号召"要把人民健康放在优先发展的战略地位，努力全方位全周期保障人民健康"，顺应民众关切，全面部署健康中国建设。同年 10 月印发的《"健康中国 2030"规划纲要》，提出将"大健康"理念融入公共政策制定实施全过程，立足全方位和全生命周期两个着力点，以普及健康生活、优化健康服务、完善健康保障、建设健康环境、发展健康产业为重点，提供公平可及、系统连续的健康服务，实现更高水平的全民健康。

2017 年 10 月，作为党的十九大报告的突出亮点之一，实施健康中国战略被纳入国家发展的基本方略，是加快健康服务业发展的重要战略思想。此

后陆续出台的相关系列政策规划，如国务院办公厅印发的《国民营养计划（2017~2030年）》《中国防治慢性病中长期规划（2017~2025年)》，均将全方位全生命周期健康管理纳入指导思想或基本工作理念。

2. 以多元多层次健康需求为导向，着力发展健康服务新业态

进入"十三五"以来，我国城乡居民消费结构正在由物质型消费向服务型消费、由传统型消费向新型消费升级，特别是老龄人口显著增加和慢性病负担不断加重，加速释放养老、养生保健、康复、康养等健康服务型消费需求。健康服务业兴起之初，虽经过前期医改，已初步形成相对完整的产业体系，但规模仍较小，产业链仍较短，资源仍主要集中于传统医疗服务，产业集群效益和规模经济效益尚未显现，难以满足人民群众日益增长的多元化健康需求。

2013年国务院"40号文件""非禁即入"的定调，鼓励社会力量进入健康服务业领域，在有效保障基本医疗和健康服务的前提下，进行供给侧改革和发展模式的创新，促进基本和非基本健康服务二者协调发展。作为政策延伸，2015年11月国务院发布《关于积极发挥新消费引领作用，加快培育形成新供给新动力的指导意见》，其中将健康管理、体育健身、高端医疗、生物医药等健康消费细分领域定为消费升级的重点方向。

与此同时，科技创新驱动和商业模式变革，也在潜移默化加速传统医疗健康服务的蜕变。各方合力催生了涉及产业链上中下游的十大健康服务新业态，包括多点执医、医疗零售商贸、智能健康养老、慢病健康管理、社会办医、医疗健康旅游、生殖健康与产后康复、自然健康服务、生物健康医疗服务、中医/民族特色医疗服务。由此，健康服务业形成了多元组合、产业共融、业态相生的产业发展综合模式，对于推动供给侧改革、促进产业结构调整具有积极作用。

3. 以创新为动力，构建健康服务新模式

在健康服务业产业链的加速分解和重组创新下，传统的公立医院医疗卫生服务"一枝独大"的状态被突破，诸如医联体、零售化医疗及互联网医院等更为丰富的应用场景应运而生。

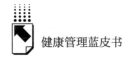
医疗资源固化及失衡是困扰我国医疗服务质量提升的"痼疾"，为纠正"小病大治""大病久治"等无序就医乱象，建立优质医疗资源流通机制，区域医联体应运而生。2016 年 8 月，原国家卫计委发布的《关于推进分级诊疗试点工作的通知》中明确了医联体在分级诊疗中的重要地位，是提升基层服务能力和"急慢分治"的必需载体。2017 年 4 月，国务院办公厅印发的《关于推进医疗联合体建设和发展的指导意见》，成为医联体全面建设的纲领性文件，明确规定所有三级公立医院、二级公立医院和政府办基层医疗卫生机构全部参与医联体。2018 年全国"两会"政府工作报告中也提出加快推进分级诊疗和医联体建设，足见中央高层对其的重视程度。截至2017 年底，全国已建设各类型医联体 5000 家，江苏、重庆、四川、陕西等8 个省份超过九成的三级医院参与组建了医联体。

零售化场景已成为健康服务业发展的重要方向，旨在为受众提供消费购物与医疗服务的多维体验。作为"医疗 + 零售"的主流模式，Medical Mall（医疗商城）是专科门诊服务与商业服务相结合的混合体，诞生于 20 世纪80 年代的美国。目前在美国、日本、新加坡、阿联酋等一些发达国家和地区，因其便利轻松的就诊环境、低运营成本等优势，Medical Mall 已成为购物中心的必备业态，在国外健康服务业市场得到广泛认可。而随着健康服务消费升级，以轻医疗、非公医疗范畴为主的口腔连锁、体检中心、中医养生、妇幼保健、医疗美容等业态则已悄然入驻全国多家购物中心。全国各地已掀起医疗零售化发展的热潮，上海、重庆、成都、武汉、北京、深圳、南京、福州等多地均有医疗零售项目上马。

互联网医院的诞生乃是顺应信息技术发展趋势，转变传统医疗健康服务模式，提升线上线下一体化服务能力，改善就诊体验的健康服务模式创新。继 2015 年 12 月全国首个互联网医院——乌镇互联网医院掀起一阵浪潮之后，2017 年在银川集体爆发并获得空前关注。然而，随后因政策遇冷、投资下滑，互联网医院曾在低谷徘徊近一年。2018 年 4 月，国务院办公厅发布的《关于促进"互联网 + 医疗健康"发展的意见》，为一度低迷的"互联网 + 医疗健康"正名并让其重拾信心。9 月 14 日，国家卫生健康委员会和国家中医药管理局联合出台了《互联网诊疗管理办法（试行）》《互联网医院管理办法（试行）》以及《远程医疗服务管理规范（试行）》三份配套文件，标志着互联网医院进入落地实操阶段。据不完全统计，截至2018年11月，全国落地运营的互联网医院接近120家，分布于全国25个省份，并持续快速增长。

（三）中国健康服务业发展新趋势及新挑战

在中央和地方一系列促进健康服务业发展的政策规划推动下，近五年来产业总体发展势头良好，发展潜力巨大。特别是党的十九大以来，随着国家经济结构转型升级和科技日新月异，健康服务业所涉及的产业结构、技术方向、市场形态都在发生深刻变革，增速加快、整合加剧，新趋势与新挑战凸显。

1. 中国健康服务业发展新趋势

2018年以来，在党的十九大确定的新时代卫生健康工作方针的指引下，在人民群众日益增长的医疗健康需求牵引下，在国家及地方政府一系列支持政策及规划的主导下，在科技创新支撑与资本市场的有力推动下，我国健康服务业呈现新的六大发展新趋势。

（1）政策更完善：健康服务业近年来政策暖风频吹，已上升到国家发展战略的高度。为了保障健康服务业高质量、可持续发展，在有效保障基本医疗和健康服务的前提下，既要进一步深化"放管服"改革，建立更为公开透明的市场准入机制和高效便捷的服务体系，又要针对各方需求拿出一系列对症管用的实质性举措，满足社会迫切需求。可以预见，在支持社会力量提供多层次多样化医疗健康服务的政策导向下，未来将不断优化健康服务业发展支持政策体系和运行环境。

（2）服务更系统：尽管自2013年以来，我国健康服务业发展迅速，但总体来看，医疗服务仍"一枝独大"，健康管理与促进服务"小"、商业健康保险"弱"的局面并没有改变。在国家大力推进分级诊疗体制和医联体建设、鼓励社会办医等一系列政策的支持下，多元化办医健康格局正在形成。

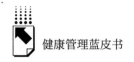

（3）业态更成熟：作为扩大健康服务供给，满足人民群众个性化健康服务需求的重要举措，相关扶持政策和保障措施的落地，已成为健康产业投融资的风向标，各新业态将在加快尝试、不断升级中走向成熟，并引领新的健康消费潮流。

（4）模式更创新：健康产业横跨三大产业，覆盖面广、产业链长、融合性强。随着生活方式转变、消费升级和产业跨界融合发展，来自科技、零售、地产等其他行业的新兴市场参与者与传统医疗健康服务市场参与者的跨界合作不断深化，构建多元化应用场景，大力推进了"健康+养老""健康+旅游""健康+体育""健康+互联网"等产业融合发展，催生出许多新型的健康服务商业模式，产业生态圈得以不断扩张。

（5）产品更智能：在数字化浪潮的大趋势下，近年来国家出台了一系列政策鼓励健康产业向数字化、信息化和智能化发展。以云计算、大数据、移动互联网等为代表的数字化信息技术已渗透至健康服务业的各个领域。人工智能技术在健康产业的应用领域非常广泛，包括手术机器人、医学影像智能化诊断、临床决策支持系统、个性化就诊体验、语音交互诊疗、新药模拟、健康信息数据挖掘等。

（6）技术更精准：作为受政策影响深刻的细分领域，近年来精准医学乘着健康中国和创新驱动两大国家战略春风，尽享政策红利。随着基因组学和基因检测技术的飞速发展，精准医疗时代已经来临，不再停留在概念阶段，而开始真正实现个体化、差异化治疗，并逐步深入疾病早筛、癌症诊疗等领域。

2. 我国健康服务业发展面临的新问题与新挑战

（1）我国健康服务业发展面临的新问题

①医联体"虹吸"基层病人现象突出：推进医联体建设无疑是医疗领域的重大供给侧改革。然而，目前建设中的部分医联体仅停留在表面结盟上，内部并未形成激励共享机制。各类医联体中主流模式是上级医院的医生定期或不定期去合作医院坐诊和查房，并不能系统解决专业人才储备、诊疗能力提升和硬件设备升级等诸多现实问题，反而演变成牵头的大医院通过医联体在基层

"跑马圈地",患者、医生都被大医院"虹吸",导致基层医疗机构更加萎缩。

②多点执医实施举步维艰：探索注册医师多点执业旨在有效缓解看病难，然而这项被视为新医改方案一大"亮点"的政策，却面临诸多困境。首先，多点执业并未得到医生青睐，全国多地遇冷，广东试点一年多时间中仅有100余名医生登记，处于"叫好不叫座"的尴尬局面；其次，长期以来医院一直视医生为自己的资产，多点执业的实施让医院面临核心竞争力分流的风险，多数公立医院对多点执业采取回避态度；最后，由于未普及医疗责任险，多点执业的医疗风险也不容忽视。

③健康科技创新难成果少：健康领域的科技创新是引领健康服务业发展的原动力，是促进健康产业发展的关键举措。但目前我国健康科技创新整体能力和发展水平与满足人民健康需求及国家战略需求相比仍有较大差距。究其原因，一方面是健康科技创新生态不完善，国家科技研发投入总量不足与结构不优，科研经费的审计、监督和管理与科技创新规律严重不符，知识产权保护力度不够，现行相关财税政策以及科技金融服务政策对科技创新支持缺乏应有力度；另一方面是科技成果转化存在较大障碍，目前相应利益机制设计及配套法规不到位，成果转化不能充分尊重和维护创新人员的智慧贡献与知识产权，影响创新人员与企业积极性和转化效率。

④医疗零售业缺国家政策：对比国外，即使受到资本关注，中国的医疗零售化仍处于初级阶段，面临以下几个问题亟待解决。多点执业政策落地困难；医保体系尚未打通，大部分医疗分享活动尚未纳入社会基本医疗保险体系；政策法规亟待完善，现有的管理规定大多按照传统医疗机构的要求设置，在执业类型、资质审批、医疗规范和技术要求等方面的一些规定不适用于医疗零售化新业态。

⑤健康体检行业乱象不断：随着健康体检行业的持续快速发展和民营健康体检机构的集团化扩张，新体检设备技术不断更新或更替，专业技术、技能人才短缺与国家体检质量监测管理相对滞后，加之大多数体检机构仍以价格套餐趋利竞争，导致体检行业"质量问题乱象"不断被媒体曝光，使得健康体检公信力与信誉受到损害，成为2018年媒体曝光最多、负面影响最

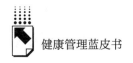

广的医疗健康行业之一。

⑥医疗健康信息孤岛多：由于缺乏国家层面的顶层设计和宏观管理，目前我国健康医疗大数据存在"信息孤岛"问题，大数据、云计算等新技术推广应用面临诸多困难，健康服务信息标准化和网络化建设严重滞后。

⑦健康管理人才短缺成瓶颈：与我国健康服务业前景广阔的市场相比，健康管理人才面临巨大缺口。统计显示，我国每15万人才配有1名健康管理人员，与发达国家每10人就有6～7人享有健康管理服务存在巨大差距，专业人才供需缺口接近2000万人。但目前健康管理服务人力资源供求矛盾突出，健康管理服务人才学历教育、继续教育、职业教育和岗位能力培训体系尚未建立，健康管理师培训规范性和实效性差，健康管理非医学服务职业培训严重不足。

⑧商业健康保险存在壁垒：2018年6月中国保险行业协会发布的《2018中国商业健康保险发展指数报告》显示，目前我国商业健康保险整体仍处于发展初期，覆盖率不足10%，"叫好不叫座"的尴尬局面犹在。究其原因，一方面，目前国内医疗保险依国情特点存在相应的制度管制，但其中部分规则一定程度上掣肘了商业健康险的市场化；另一方面，由于覆盖面有限，保险机构与医疗机构在诊疗数据共享合作上举步维艰，因而无法进行较为精准的产品设计及赔付管理，导致相关险种亏损风险高；另外，由于商业健康保险在我国整体医疗保障体系中仍为辅助角色（占比不到5%），因此保险机构在与利益相关者（医疗机构，特别是公立医院）的对接中"话语权"较少，无法形成风险共担、利益共享的共赢局面。

（2）我国健康服务业发展面临的新挑战

①医疗服务只大不强：经过长期发展，我国已建立由医院、基层医疗卫生机构、专业公共卫生机构等组成的覆盖城乡的医疗卫生服务体系。截至2017年底，我国有医疗卫生机构98.66万个，其中医院3.11万个，基层医疗卫生机构93.30万个，专业公共卫生机构1.99万个；卫生人员1174.9万名，其中卫生技术人员898.8万名；床位794万张。每千常住人口拥有医疗卫生机构床位5.72张、执业（助理）医师2.44名、注册护士2.74名。

2013～2017 年，全国医疗卫生机构总诊疗人次由每年 73.1 亿人次增加到 81.8 亿人次，年均增长 3.52%，住院人数由每年 1.92 亿人增加到 2.44 亿人，年均增长 5.42%[1]。

但是，医疗卫生资源总量不足、质量不高、结构与布局不合理、服务体系碎片化等问题依然突出。其一，与经济社会发展和人民群众日益增长的服务需求相比，医疗卫生资源总量相对不足，质量有待提高。每千人口执业（助理）医师数、护士数、床位数相对较低。卫生技术人员中，大学本科及以上学历者占比仅为 34%。其二，资源布局结构不合理，影响医疗卫生服务提供的公平与效率。西部地区医疗卫生资源质量较低。基层医疗卫生机构服务能力不足，利用效率不高。中西医发展不协调，中医药（含民族医药）特色优势尚未得到充分发挥。公共卫生服务体系发展相对滞后。公立医疗机构所占比重过大，床位占比近 80%。资源要素之间配置结构失衡，医护比仅为 1∶1，护士配备严重不足。专科医院发展相对较慢，儿科、精神卫生、康复、老年护理等领域服务能力较为薄弱。其三，医疗卫生服务体系碎片化的问题比较突出。公共卫生机构、医疗机构分工协作机制不健全，缺乏联通共享，各级各类医疗卫生机构合作不够、协同性不强，服务体系难以有效应对日益严重的慢性病高发等健康问题。

②健康管理与促进服务不大不强：作为健康服务业增量的重点领域，经过十余年的探索与实践，我国健康管理服务市场初具规模、相关产业链逐步建立，尤其是以健康体检为主的健康管理医学服务机构数量和规模快速增长，2016 年健康体检行业规模已超过 1100 亿元。部分地区进一步引导健康管理服务向专业化、规模化方向发展，如发展连锁体检、独立健康管理机构、第三方评价机构、健康咨询服务机构、"互联网＋"健康管理机构等。

然而，目前健康管理医学服务总体水平有待提高、服务提供单一、质量参差不齐的问题不容忽视。大部分健康体检机构仍以单纯体检为主，较少涉

---

① 中华人民共和国国家卫生健康委员会：《2017 年我国卫生健康事业发展统计公报》，http://www.nhfpc.gov.cn/guihuaxxs/s10743/201806/44e3cdfe11fa4c7f928c879d435b6a18.shtml.（2018－06－12）。

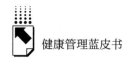

及检后服务，地区间、机构间服务内容和质量存在明显差异；部分社会办和公立健康体检机构重盈利轻质量，媒体曝光下的个别机构负面新闻令整个行业蒙尘；健康管理适宜技术与产品开发及集成应用明显不足，影响了健康管理服务质量和水平的提高；规范的健康管理医学服务模式和路径尚未建立。而较易衍生健康服务新兴业态的健康管理非医学服务（主要包括养生保健、运动健身、生活美容与按摩、营养指导、健康旅游、养老与健康照护等服务）目前则仍处于起步探索阶段，相关产业尚未呈现明显的规模效应和集群效应。

③健康保险服务发展仍是"小脚迈步"：随着我国人口老龄化加剧、城镇化的加速发展，居民个性化和多样化的健康和保障需求也在快速增长。居民对医疗、护理、失能等方面的健康保险和健康管理服务有巨大需求，而我国商业健康保险发展却存在与之不匹配、不平衡的现象。首先，在国民医疗保障体系中发挥的作用仍不明显，2017 年商业健康保险业务赔款与给付支出 1294.77 亿元，在我国卫生总费用中的占比仅为 2%；其次，商业健康保险产品供给与居民需求之间不平衡，日趋严重的人口老龄化和慢性病高发导致居民对长期护理保险的需求日益增大，然而目前市场上长期护理保险与失能保险的供给严重不足，无法满足老龄化及失能人群的庞大需求。另外，商业健康保险发展与医疗服务、健康管理与促进服务等相关产业之间的纽带不紧密，尚未形成"产品 + 支付 + 服务"产业链生态圈。

④健康服务业相关支撑产业缺少核心竞争力：随着医改向纵深推进，"两票制""营改增""医保控费"等重磅政策不断出台，我国已从仿制药大国向创新药大国转变；自 2014 年以来，医疗设备市场已成为全球第二大市场；保健品市场规模已超过 2000 亿元，是仅次于美国的第二大保健品市场。

然而，以上对健康服务业发挥重要支撑作用的产业，自主创新和研发能力不足，缺乏核心竞争力和核心技术，对国际产品依赖程度较高。首先，由于我国医疗设备产业起点低，绝大多数企业均为中小企业，核心竞争力构建过程中存在诸多问题，加之进入市场时间短，市场培育缺乏积淀，目前高端医疗设备市场60%～80%份额仍为外资企业占据①。其次，对比全球，中国的医药研发投入占比较低（仅占营业收入的不足3%），体现出中国药企创新意识较弱。另外，中国保健品市场竞争分散，行业集中度较低；企业产品品牌影响力薄弱，以及产品研发能力欠缺。2015年中国保健品市场前五强的总市场占有率约34%，前二十名约占60%的市场份额，在末端则聚集了众多品牌影响力不足、技术薄弱的小型地方企业。

另外，2018年以来保健品行业暴雷不止，让整个行业和以直销为主的营销模式站到舆论的风口浪尖。

四　中国健康服务业新业态与新对策

"健康中国"已上升为国家战略，大力发展健康服务业是实现经济转型升级和保障高质量民生的内在要求。健康服务业的发展选择更科学的路径、更合适的模式和更新的业态是必然趋势。在此情势下，分析健康服务业新业态发展的动态趋向，厘清其目前存在的问题，并结合整体产业发展的新趋势和新挑战提出相应对策，对于加快健康服务业新业态发展、改善居民健康消费和生活质量具有重大意义。

（一）发展健康服务业新业态的战略意义

1. 有利于加快产业升级，提高我国健康服务业国际竞争力

人民健康是民族昌盛和国家富强的重要标志。健康产业是关系到国计民生的朝阳产业，影响一个国家和民族的综合竞争力。随着经济全球化的不断深入，世界各国包括我国都把健康产业发展提升到国家战略高度。发展健康服务业新业态，有利于充分利用信息化手段优化产业格局，创新推进云计算、移动"互联网＋"、大数据、生物技术等开发与应用，加快培育新业态和新产业，扩大就业和创业空间，抢占国际竞争制高点。

---

① 中国医学装备协会：《中国医学装备发展状况与趋势2018》。

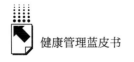
2. 有利于刺激居民消费，培育新的经济增长点

近年来，随着我国居民消费结构不断向服务型消费特别是健康服务型消费转变，健康服务业新业态异军突起，健康服务消费差异化、个性化趋势愈加明显。目前中国健康产业增加值占 GDP 的比重约 10%，成为经济增长的新动力。同时，从居民医疗保健消费率看，我国健康服务业增加值还有较大提升空间，2017 年我国居民医疗保健消费率仅为 7.9%，而美国居民医疗保健消费率超过 20%。因此，大力发展健康服务业新业态对扩大服务消费、促进消费升级具有重要意义。

3. 有利于强化改革创新驱动，推动经济结构战略性调整

加快发展新业态，有利于健康服务业的"提质扩容"。通过科技创新和产业融合促进健康、旅游、文化、体育和养老等第三产业快速发展，为传统产业和制造业发展搭建平台，培育和发展战略性新兴产业、科技研发产业和互联网增值服务产业，成为推动经济结构战略性调整的新动能。

4. 有利于提升服务能力，满足居民日益增长的多元化健康需求

积极发展健康服务业新业态，增加有效供给和高端供给，有利于提升健康服务能力，满足居民日益增长的多元化健康需求，提升居民健康消费的满意度与获得感。

5. 有利于扩大就业，推进"大众创业、万众创新"

健康服务业本身就具有吸纳就业人数多、拉动消费作用大、辐射带动产业广的特点，而其新业态则具有高知识密集、高技术含量、高附加值、高带动能力等特点。积极发展健康服务业新业态，无疑是新常态下推进"大众创业、万众创新"战略的强大动力。

（二）我国健康服务业新业态发展趋势

近年来，中国健康服务业新业态得以快速发展，成为促进居民消费、产业升级和区域经济增长的重要推动力，其背后离不开新一代信息技术与生命科学技术驱动、产业链条整合以及相关产业之间的跨界融合。根据本书子报告和相关信息，我们撷取部分新业态的发展形式，梳理近年来相关领域取得

的进展和特色亮点。

1. 医疗健康零售国际化

所谓的医疗零售化，指的是引入零售业态的手法来提供医疗服务，从而提升医疗服务整体的服务能力。医疗零售结合的形式主要有以下几种：诊所集群、零售诊所、Medical Mall 和普通写字楼和商场中的个体诊所。随着社会办医的发展，中国的医疗零售化也在近年开始起步，一部分公立医院和民营医院在技术含量较低的"轻医疗"领域（如中医、健康体检、医美、口腔等便捷的消费类医疗服务）进行了以 Medical Mall 为主的零售化探索（见表3）。2017 年底，全国首家医疗商城——杭州 501 广场落地运营，以邵逸夫国际医疗中心为形象店，目前有十余家专科连锁品牌医疗机构进驻，提供零售药房、医学检验和影像、日间手术室等共享服务试点，打造各主体间互补互推、合作共赢的运营模式。2018 年 6 月，由新加坡鹏瑞利置地集团在中国打造的首家 Medical Mall 落户成都并正式起航，目前已入驻八大品牌医疗健康机构：成都百汇医院、鹏瑞利锦绣中医院、四川省中西结合医院国际部、鹏瑞利国际名医馆、华大鹏瑞利健康中心、顾连康复医院、圣丹福整形美容医院以及爱帝宫（成都）月子中心。

2. 多点执医（医生）集团化

随着新医改深化，商业保险发展、个性化诊疗需求增长、互联网技术发展等，为优质医生资源合理配置创造了条件，组建医生集团是大势所趋。医生集团可以满足医生自由执业的患者来源、品牌构建、风险控制和运用管理需求，一般由至少两名执业医生为主体组成独立法人。国内医生集团发展方兴未艾，涌现了多种模式先行者（如张强医生集团、万峰医生集团等）。据不完全统计，目前国内医生集团数量已逼近 700 家，其中 29 家已完成投融资。

3. 社会办医多样化

新一轮医改启动以来，在一系列鼓励政策的激励下，社会办医的热情空前高涨，作为政府办医的有益补充，已经成为我国健康服务体系的重要组成部分。2017 年民营医院占医院总数的 60.4%（比 2016 年提高 4.0%），民营医院床位占医院床位总数的 24.3%（比 2016 年提高 2.6%），民营医院住

表3 国内部分医疗综合体基本情况

名称	时间	地域	面积	总投资	投资方	板块	功能	使用情况
全程医疗	2015年	浙江省	20000m²	1000万元	杭州解百集团股份有限公司、浙江迪安诊断技术股份有限公司、百大集团股份有限公司	高端医疗和现代服务业	医疗商业综合体	已使用
北京健康智谷	2015年	北京市	37386m²	5亿元	上海天亿弘方企业管理有限公司	精准医疗、健康大数据、人工智能	医疗商业综合体＋孵化器	已使用
甘肃众友健康城	2010年	甘肃省	8000m²	不明确	甘肃众友健康股份有限公司	连锁药店	医疗商业综合体	已使用
杭州健康智谷	2016年	浙江省	3000m²	5000万元	上海天亿弘方企业管理有限公司	医疗＋互联网	医疗商业综合体＋孵化器	已使用
江苏南中医丰盛健康城	2010年	江苏省	20000m²	不明确	南京丰盛集团、南京中医药大学	中医＋健康管理＋服务业	医疗商业综合体	已使用
量力健康城	2014年	四川省	760000m²	28亿元	成都量力集团	独立第三方医药商业与技术服务平台	医疗商业综合体	已使用
上海健康智谷	2015年	上海市	38000m²	5亿元	上海天亿弘方企业管理有限公司	大健康产业集群	医疗商业综合体＋孵化器	已使用
西安众信赛好医药健康城	2005年	陕西省	2600m²	2000万元	陕西众信医药超市有限公司	医药超市	医疗商业综合体	已使用
重庆健康智谷	2017年	重庆市	28000m²	2.5亿元	上海天亿弘方企业管理有限公司	医疗服务模式创新	医疗商业综合体＋孵化器	已使用

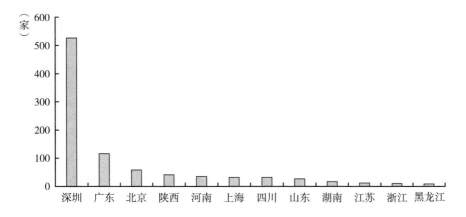

图8 目前国内各省市成立医生集团数量

资料来源：编者整理。

院量占比由 2016 年的 15.8% 提高到 2017 年的 17.6%。当下社会办医呈现"四个增长"：机构数增长、床位数增长、在岗职工数增长和服务量增长。

4. 中医健康服务智能化

根据国务院新闻办发布的《中国的中医药》白皮书，至 2020 年，我国中医药大健康产业将突破 3 万亿元，年均复合增长率将保持在 20%。互联网、大数据、人工智能成为颠覆各个产业的技术力量，中医药产业也在本次技术浪潮的冲击下，发生了革命性的变化。智慧中医是按照中医自身的发展规律，充分利用大数据、物联网、人工智能以及云计算的理念和技术，建立数据支撑的个体化智能辨证论治体系和系统，重构中医诊疗过程和改变中医服务业态。主要应用场景包括：智慧化辅助诊疗系统、智慧中药方、智能中医设备、智能化学习系统等。

5. 医疗康复保障化

随着我国医疗卫生体制改革不断深化，近年来中央不断推出利好政策，拉开康复医疗发展大幕，未来市场规模不少于上千亿元。2010 年颁布的《关于将部分康复项目纳入基本医疗保障范围的通知》首次将九项康复项目纳入医保支付范围，标志着康复医疗正式得到政府支持；2011 年颁布的

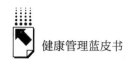
《关于开展建立完善康复医疗服务体系试点工作的通知》则明确提出我国要建立完善的三级康复医疗体系：①急性期——综合医院；②康复期——康复医院；③长期随访期——社区医院。随着医保支付格局不断下沉，即通过缩减综合大医院急性临床治疗之外的报销额度，提高下级康复医院的报销比例，部分地区医保对康复治疗的实际报销比例达到85%～95%。

6. 健康体检定制化

《中国卫生统计年鉴》显示，2016年我国的健康体检达到4.52亿人次，相比2015年上涨17.4%。随着健康体检行业规范化发展，个性化体检与跟踪管理服务逐渐成为业内共识。除了基本项目之外，其余项目都是基于循证医学的证据给出推荐。在项目的具体设置方面，2014年由中华医学会健康管理学分会发布的《健康体检基本项目专家共识》在行业内提供了规范参考，"共识"包括了健康体检基本项目目录，它采用"1＋X"的体系框架，"1"为基本体检项目，包括健康体检自测问卷、体格检查、实验室检查、辅助检查、体检报告首页等5个部分。"X"为备选项目，包括主要慢性非传染性疾病风险筛查及健康体适能检查项目，它给出了每个专项检查的适宜人群和年龄范围。

7. 慢病健康管理专业化

慢病健康管理成为解决新时代医疗健康领域新矛盾的重要策略与途径，是《"健康中国2030"规划纲要》的重要目标和任务。随着新一代生物和信息技术进步，慢病健康管理服务模式和管理内容也发生深刻转变，愈来愈强调专业内涵和创新性。国务院印发的《"十三五"国家科技创新规划》明确提出，发展健康促进关键技术，以定量监测、精准干预为方向，围绕健康状态辨识、健康风险预警、健康自主干预等环节，重点攻克无创检测、穿戴式监测、生物传感、健康物联网、健康危险因素干预等关键技术和产品。构建健康大数据云平台，加快主动健康关键技术突破和健康闭环管理服务研究；发展健康服务技术，推动信息技术与医疗健康服务融合创新，建立基于信息共享、知识集成、多学科协同的集成式、连续性疾病诊疗和健康管理服务模式，如糖尿病健康管理服务、高血压健康管理服务等。

8. 健康促进医院化

20 世纪 90 年代中期，由世界卫生组织倡导的健康促进医院概念引入中国，随后在北京、上海等地开展探索工作。建设健康促进医院就是要把健康促进的理论、理念和策略应用到医疗机构当中去。2013 年，国家卫生健康委在中央补助地方健康素养促进行动项目中，设立健康促进医院试点项目，每年由各省份遴选一定数量的医院，开展健康促进医院试点建设工作。截至 2017 年，在中央补助地方健康素养促进行动项目的支持下，全国共有 3000 余家医院已经开展健康促进医院试点建设工作。

9. 健康管理（体检）信息服务标准化

发展健康管理必须有信息标准和大数据作为支撑。健康管理信息团体标准和健康管理（体检）数据是国家卫生信息团体标准及医疗健康大数据体系的重要组成部分，是优先发展的重点领域与重点关注的方面。2016 年，依据国家标准化改革方案及发展团体标准规划，中国卫生信息学会率先制定发布了"中国卫生信息团体标准管理办法"，健康管理信息团体标准作为国家卫生信息首批团体标准得以批准立项。2018 年 10 月 19 日，中国卫生信息与健康医疗大数据学会发布首批国家健康管理卫生信息团体标准，"健康体检基本项目目录""健康体检报告首页""健康体检自测问卷"和"健康体检颈动脉超声检查"四个信息标准正式发布。

10. 医疗健康旅游康养服务时尚化

《"健康中国 2030"规划纲要》首次提出支持发展健康医疗旅游新业态。健康医疗旅游涵盖医疗旅游和健康旅游，多为"轻医疗"项目，包括抗衰老、医治、美容、康养、保健、体检等。作为"五大幸福产业"的重要组成，健康旅游迎来融合发展的战略机遇期。2017 年，中国医疗旅游市场容量达到 1286 亿元，预计未来五年年均复合增长率约为 19.3%。2017 年 6 月，原国家卫生计生委会同国家发改委、财政部、国家旅游局、国家中医药管理局，公布第一批健康旅游示范基地。2017 年 9 月 5 日，国家中医药管理局公布 15 家中医药健康旅游示范区创建单位。"健康小镇"作为健康医疗旅游中的"明星业态"，近年来的发展备受市场关注，目前全国有 17

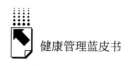

个地区建设了健康小镇，其中 47% 涉及高端医疗，64.7% 已投入使用，总投资超过 2000 亿元。

11. 健康地产服务市场化

近年来，我国房地产市场库存高企，竞争激烈，传统地产销售额增速下滑，地产商纷纷谋求转型以找寻增值途径。《"健康中国"2030 规划》发布后，多数地方将大健康产业规划为带动地方经济高质量发展的主导产业，与之相对应的是，健康地产受到政府和各路资本的广泛关注，或是炒作概念，或是真金投入，"健康地产"成为地产界的热词。超过 100 家上市公司都曾提出转型的口号或战略，其中超过 1/3 的转型实践集中在了医疗健康产业，万达集团、恒大集团、深天地、宜华健康等十余家地产商累计投资金额超过 5 亿元，主要聚焦医院投资运营、医养结合、社区医疗、非诊疗服务领域四大板块，产业升级方向主要包括养老康复地产（如上海天地健康城）、养生旅游地产（如三亚恒大养生谷）、健康服务地产（如绿城西溪诚园）和医疗健康产业城（如燕达国际健康城）等。

12. 健康园区服务聚集化

在政策、市场、科技和投资的共同导向下，所有的风正朝着健康医疗汇聚，大健康产业身处风暴中心。作为健康服务业发展的重要载体，健康园区建设在全国各地的蓬勃发展，极大推进了我国健康产业的健康发展。相关类型包括生产型、综合型或专业孵化器等，从地域分布来看基本上集中在发达省份如广东省、江苏省、浙江省。另外，河南省、宁夏回族自治区、安徽省均落地了相关项目。目前，在基地规划、运营管理、经济效益等方面表现较优秀的基地主要有：中山国家健康科技产业基地、广州大学城健康产业产学研孵化基地、三生健康产业园和千金女性健康产业基地等。

13. "互联网 + 医疗健康"服务普及化

因传统医疗行业资源分布不均衡、信息不透明等痛点长期存在，旨在优化资源配置、创新服务模式、提高服务效率、降低服务成本的"互联网 + 医疗健康"服务应运而生。自 2014 年以来，国家出台了系列政策力促线上三医（医疗、医药、医保）联动模式建设和发展，2018 年 4 月《国务院办公厅关于促进"互联网医疗健康"发展的意见》的出台，更是将其踟蹰不前的步伐整体又向前推进了一大步。互联网预约挂号、"检查检验结果云端化""空中药房"、移动终端医疗费用结算、远程急救、医联体、远程医疗、智能化慢病管理平台和"人工智能＋医疗"等正在助力服务模式和就医体验发生深刻变革。其中，以举办世界互联网大会而惊艳全球的浙江水乡乌镇更是以其互联网医院为核心的具体实践成为典型代表。自2015年底启动，经过三年发展，乌镇互联网医院已形成十余个专病远程会诊中心，采用远程会诊、电子处方等方式，日均为5万人次提供线上挂号、会诊、咨询等服务。

（三）中国健康服务业新业态发展新对策

健康服务业新业态有助于完善健康产业的组织管理结构、拓展产业链、开拓商业运营模式和促进资源的创新整合。针对当前发展面临的短板和问题，发展健康服务业需要不断拓展思路，运用先进的科技手段、完善的组织机制，带动整个健康服务业新业态不断创新，并获得持续的、稳定的科学发展。

1. 完善服务体系，促进协同发展

应用全链条顶层设计，引导健康服务业新业态快速、规范发展。通过推进"放管服"改革，在普及基本医疗卫生服务的基础上发展多种新业态，以满足多元化需求；同时，开拓高端健康服务市场以满足高层次健康需求，构建多层次协同发展的健康服务产业体系；统筹推进与其他产业的融合发展，协同推进大健康产业全方位布局。

2. 加大科技创新力度，推动新业态发展

以保障全人群、全生命周期的健康需求为核心，重点发展创新药物、医疗器械、健康产品等三类产品，引领发展以"精准化、数字化、智能化、一体化"为方向的新型医疗健康服务模式，着力打造科技创新平台、公共服务云平台等支撑平台，构建全链条、竞争力强的产业科技支撑体系，建设一批健康产业专业化园区和综合示范区，培育一批具有国际竞争力的健康产业优势品牌企业，助推健康服务业创新发展。

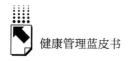

3. 搭建多元平台，实现共享发展

建设"健康中国"战略的主题是"共建共享、全民健康"，明确将"共建共享"作为"建设健康中国的基本路径"。健康中国要由无数"健康细胞"组成，每一个家庭、单位、村镇、社区、城市等，都应该积极参与到建设中来，共建共享。这就需要从普及健康生活、优化健康服务、完善健康保障、建设健康环境、发展健康产业等方面进行全面部署，把健康融入所有政策，加快转变健康领域发展方式，全方位、全周期维护和保障人民健康，大幅提高健康水平，显著改善健康公平。

4. 加快成果转化，推动市场化发展

科技成果转移转化是卫生与健康科技创新的重要内容，是加强科技创新和发展健康产业紧密结合的关键环节。紧扣发展健康服务业需求，以满足人民群众多元化健康需要和解决阻碍科技成果转移转化的关键问题为导向，建立符合健康产业特点和市场经济规律的科技成果转移转化体系；加强重点领域和关键环节的系统部署，推动中央与地方、不同部门、不同创新主体之间的协同；完善科技成果转移转化政策环境，充分调动各方推动科技成果转移转化的积极性；促进技术、资本、人才、服务等创新资源深度融合与优化配置，推动健康服务业发展。

5. 强化标准规范，实现高质量发展

行业标准和行业规范缺失，严重影响我国健康服务业健康持续发展。新常态下，引入行业标准这一适应市场化需求的国际通行的方法和手段，健全信用体系，加强健康服务业自律和诚信建设，规范行业市场秩序。通过制定和推进健康服务标准应用，明确健康服务企业等级评定的相关评判细则与管理办法，制定健康服务的效果评估与评价细则，为政府监管行业提供技术保障和支撑。

区 域 报 告

Regional Reports

B.2

天津市健康服务业发展报告

苏海燕 张 卿*

摘 要: 天津市委市政府高度重视发展健康服务业,深入推进健康产
业规划,建立健全组织管理体系,不断健全社会保障制度。
本文探讨了天津市健康服务业发展的整体状况,包括医疗服
务、健康管理(体检)服务、商业健康保险服务、健康养老
服务、"互联网+"健康服务及中医健康服务等。重点阐述
了天津市健康管理行业的发展状况,从制度建设、人才培养、
学科建设、学术研究以及健康管理的实施状况等方面加以阐
述。天津市健康管理行业在天津医学会健康管理学分会及天
津市健康管理协会的引领下、在天津市健康体检医疗质量控

* 苏海燕,博士,天津医科大学总医院健康管理中心,副主任医师,主要从事健康管理(体
检)、慢病防控与内科临床;张卿,硕士,天津医科大学总医院健康管理中心主任,主任医
师,主要从事健康管理(体检)、慢病筛查与防控、内科临床以及全科医生培养。

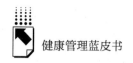

制指导中心的规范和监督之下，积极推动健康管理服务全方位地务实发展。

关键词： 天津市　健康服务　健康管理

一　天津市医疗服务发展状况①

医疗卫生资源是衡量一个地区医疗卫生服务承载力的重要指标，包括医疗卫生机构、医疗卫生人员和卫生经费。

2017 年，全市卫生机构数量为 5538 个，其中医院 426 个（三级医院 42 个，二级医院 73 个，一级医院及未定级医院 311 个），基层医疗卫生机构 4959 个，专业公共卫生机构 97 个，其他卫生机构 56 个。全市医院实有床位数为 60158 张，见表 1。

表 1　天津市公立及社会办医疗卫生机构状况对比

单位：个，张

机构	合计	医院	床位数	基层医疗卫生机构	床位数	专业公共卫生机构	床位数	其他卫生机构	床位数
卫生机构	5538	426	60158	4959	7097	97	708	56	—
公立医疗机构	3380	148	47033	3091	7072	97	708	44	230
社会办医医疗机构	2158	278	13125	1868	25	—	—	12	—

资料来源：天津市卫生和计划生育委员会《天津市卫生计生统计资料（2017）》，2017。

2017 年，全市每千户籍人口拥有卫生技术人员数量为 9.61 人，执业（助理）医师 3.92 人，注册护士 3.64 人，医疗机构床位 6.49 张。

---

① 天津市卫生和计划生育委员会：《天津市卫生计生统计资料（2017）》，2017。

表2 天津市公立及社会办医疗卫生机构在岗人员对比

单位：人

机构	在岗人员	执业（助理）医师	注册护士
公立医疗机构	79184	30293	31265
社会办医机构	21765	10834	6940

资料来源：天津市卫生和计划生育委员会《天津市卫生计生统计资料（2017）》，2017。

2017年，全市医疗机构总诊疗人数1.22亿人次，全市居民（按常住人口计算）到医疗机构人均就诊7.8次。与上年比较，医院诊疗人数减少887.7万人，基层医疗机构增加430.2万人。2017年，全市医疗卫生机构入院158.1万人次，比上年减少4万人次，减少2.5%。每百名居民入院10.2人次（按常住人口计算）。医院出院患者人均住院日为10.1日。

2016年，人均卫生费用5294.21元，其中社会支出占43.7%，个人支出占30.7%，政府支出占25.6%；卫生总费用占GDP的4.6%。2017年，医院门诊病人次均医药费用316.8元，住院病人人均医药费用16526.7元，较上年均有所上升[1]。

2017年天津市居民的期望寿命为81.68岁，其中男性为79.72岁，女性为83.72岁，女性高于男性4.00岁，已经达到发达国家或地区水平[2]，见图1。2017年国家卫生计生委公布的全国数据显示，全国孕产妇死亡率为十万分之19.6，婴儿死亡率为6.8‰，5岁以下儿童死亡率为9.1‰。同年，天津市孕产妇死亡率为十万分之5.9，婴儿死亡率为3.6‰，5岁以下儿童死亡率为4.2‰，均远低于全国平均水平。

（一）公立医疗服务发展状况

2017年，全市共有公立医疗机构3380个，其中医院为148个，实有床

---

[1] 中华人民共和国国家统计局编《中国统计年鉴2017》，中国统计出版社，2017。

[2] 天津市卫生和计划生育委员会：《天津市居民健康状况报告（2017年度）》，2018年9月4日。

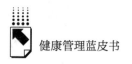

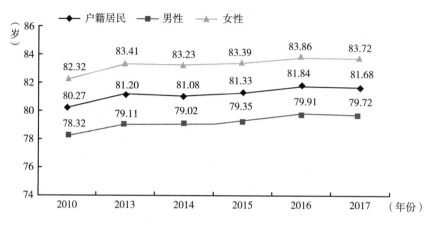

图1　天津市户籍居民期望寿命比较

资料来源：《天津市居民健康状况报告（2015～2017年度）》，《天津市居民慢性非传染性疾病流行状况报告（2014年度）》。

位数为47033张；基层医疗卫生机构3091个，实有床位数为7072张。专业公共卫生机构97个，实有床位数为708张；其他卫生机构44个，实有床位数为230张。全市公立医疗机构在岗人员79184人，其中执业（助理）医师30293人，注册护士31265人。

（二）社会办医服务发展情况

2017年，全市共有社会办医医疗机构2158个，其中医院为278个，实有床位数为13150张；基层医疗卫生机构1868个，实有床位数为25张；其他卫生机构12个。全市社会办医机构在岗人员21765人，其中执业（助理）医师10834人，注册护士6940人。

由上文可以看出，天津市共有公立医院148个，社会办医278个，社会办医医院比例达到65.5%，但其规模及人员配置等医疗服务能力远不及政府办卫生机构，例如床位数21.9% vs 78.2%，卫生技术人员17.8% vs 82.2%，这与全国的状况相似。2017年，全市医院病床使用率78.1%，其中公立医院为85.6%。因此，民营医院在现阶段的发展现状可以概括为"多而不强",即在数量上多于公立医院,而在规模、整体技术等医疗服务能力上无法与公立医院相比,总体仍处于被边缘化的地位。

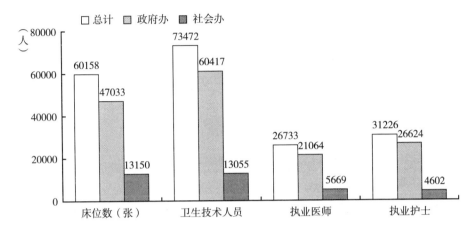

图2 2017年天津市政府办及社会办医院床位数及卫生技术人员比较

资料来源:《天津市卫生计生统计资料(2017)》。

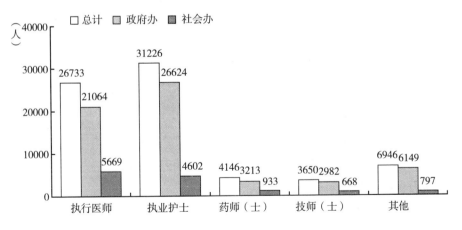

图3 2017年天津市政府办及社会办医院中卫生技术人员分布

资料来源:《天津市卫生计生统计资料(2017)》。

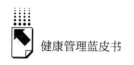

二 天津市健康管理（体检）行业组织及机构发展状况

（一）健康管理行业协会与学术组织建设

1. 天津市健康管理协会

天津市健康管理协会成立于 2009 年 9 月 15 日，协会成立至今共设立四个工作委员会和九个专业委员会。四个工作委员会包括组织工作委员会、学术工作委员会、健康管理与健康产业工作委员会、健康科普工作委员会；九个专业委员会包括体检评估专业委员会、孕婴专业委员会、中老年专业委员会、音乐治疗专业委员会、中医治未病专业委员会、慢性疾病管理专业委员会、护理专业委员会、运动与健康专业委员会、营养与健康促进专业委员会。委员会由医疗、教育、媒体等领域专家百余人组成。目前，会员单位由成立初期的 50 个发展为 128 个，会员单位涉及教育、科研、媒体、保险、医疗等领域，聚集健康管理相关领域专家300 余人。

2. 天津市医学会健康管理学分会

2008 年 3 月 22 日，天津市医学会第一届健康管理学分会成立大会暨首届健康管理论坛召开，旨在提高天津市民健康素质，促进健康管理学科的发展。健康管理学分会主要作用是积极组织天津市健康管理（体检）的学术交流、推进学科建设和人才培养、提升健康管理人才的专业素质、推动健康产业不断发展和提升天津市健康管理行业的影响力。

3. 开展的主要工作

为提高天津市民健康素养水平，推动天津市健康管理（体检）行业有序、专业、高效发展，天津市健康管理学会、协会（统称学协会，下文同）根据天津市健康管理（体检）机构发展现状，不断完善管理体系、规范专业标准、加强队伍能力建设、促进学术交流、推进学科发展、推动健康体检机构整体水平的提升。

（1）努力加强制度建设

为加强健康管理各专业领域的建设，学协会组织专家制定了各种规范标准：《天津市健康管理协会会员单位管理办法》《月子护理机构服务规范》《天津市健康管理协会健康管理示范基地建设管理办法》，制定了办事机构内部管理的各项规章制度和工作流程。协会组织制定的《月子护理机构服务规范》被天津市技术质量监督局批准为地方标准，并于 2013 年 12 月 25 日正式实施。天津市健康管理学会、天津医科大学总医院健康管理中心受中华医学会健康管理学分会委托，承担了撰写《健康体检重要异常结果管理专家共识（试行版)》的任务，并参与国家《健康管理卫生信息团体标准》的制定。

（2）高度重视人才培养及学术交流

自 2011 年开始，学协会每年都组织专家撰写健康管理系列丛书，截至目前已编辑印刷了《健康管理手册系列教育丛书》一至五册，向基层医疗单位和有关人员发放近万册。制作发放了耳保健操光盘、血脂健康教育光盘千余张。

学协会组织开展多项国家级继续教育项目及省市级继续教育项目，2014年被天津市卫计委审批为"继续医学教育基地"。同年，卫生部人才交流服务中心及中国健康促进基金会开展"健康管理人才试点培养项目"，确定天津作为全国首批五个开展健康管理师培养试点省市之一，天津市健康管理协会受市卫生局委托负责组织此项工作。2015 年开始举办"天津市健康管理师培训班"，共培训学员 670 人，学员均为天津市区/县社区卫生服务中心、疾病预防控制系统专业人员，及三甲医院健康管理中心专业人员和医学院校学生等；在此基础上，学协会继续开展健康管理相关培训 3350 人次。

学协会在全市范围内开展了多项健康管理人员资质及慢病管理专业培训。"健康管理社区行——全科医生公益性培训"已经持续多年，共培训社区医生 34716 人次；体检机构主任培训班、主总检医师培训班、护士长培训班、《基于社区医院的健康管理模式与健康服务发展》高级研修班、京津冀（华北）地区第十六届精研会心理健康管理分论坛、2018 首届体医融合·运动是良医——运动处方培训班、2018 年基层医疗卫生机构运动指导技能培训班等，旨在提高天津市的健康管理行业的领军人物及整体水平。

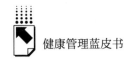

自 2010 年开始，学协会每年定期召开天津市健康管理学术年会，组织学术交流，评选优秀论文。2018 年成功承办了"第二届全国健康体检质量控制年会"、全国继续教育培训班"基于社区医院的健康管理工作的开展"，主办了天津市人力资源和社会保障局课题"基于社区健康管理模式和健康管理服务暨天津市体检机构主任培训班"；协办了"天津市健康体检质量控制年会暨天津市健康体检主总检医师、护士长培训班"；其中承办的"基于社区健康管理模式和健康管理服务暨天津市体检机构主任培训班"，学员满意度达 85% 以上。

学协会委员多次在国际及国内会议上做主旨及大会发言，全年在国际及国内学术会议上发言达 10 余次。

（3）天津市成为京津冀健康促进行业联盟的重要支撑之一

京津冀健康促进行业联盟成立后每年进行学术交流，有力地推动了三地健康服务业的发展；由北京市健康管理协会牵头，行业联盟共同完成"心理健康"调研；2018 年，由天津市健康管理协会牵头，京津冀三地协会、北京新智源健康管理研究院共同完成《健康管理服务技术规范（通则）》《健康管理服务评价体系》和《健康管理标准化培训与认证规则》。《健康管理服务技术规范（通则）》《健康管理服务评价体系》已经在国家认监委成功备案，并在全国认证认可信息公共服务平台公布，为开展健康管理服务认证工作奠定了基础。

（二）天津市健康管理（体检）机构的发展状况

截至 2017 年，天津市健康管理（体检）机构共有 97 家，公立健康管理（体检）机构 57 家（占 58.76%），其中三级医院 33 家，二级医院 24 家；民营体检中心 40 家（占 41.24%）。

天津市健康管理学会共有 9 家会员单位被中国健康促进会及中华医学会健康管理学分会授予"全国健康管理示范基地"称号，分别为天津医科大学总医院、天津市人民医院、中国人民解放军联勤保障部队天津康复疗养中心、天津海滨人民医院、天津市天津医院、天津市武清区中医医院、天津市第一中心医院、天津市第五中心医院、天津市北辰医院等。其中，天津医科大学总医院健康管理中心被评为"全国健康管理示范基地旗舰单位"。有11家会员单位被评为天津市健康管理示范基地。天津公立健康管理（体检）机构在天津健康体检行业起到了领头人的作用。

2013年9月，为加强健康体检医疗质量管理与控制，进一步健全天津市质量控制网络，天津市卫生局决定成立天津市健康体检质量控制指导中心，这是继北京、河北、上海之后全国第四家省级体检质控中心。中心旨在提高天津市健康体检机构管理质量，规范健康体检机构的医学服务行为，促进天津健康体检行业有序、可持续发展。

在成立之初，天津市健康体检质量控制中心首先制定了质控中心管理制度、委员及秘书岗位职责等相关规定。2014年制定了第一册《天津市健康体检机构质量控制标准》（以下简称《质控标准》），填补了天津市体检行业标准的空白。2017年，质控中心组织专家对《质控标准》进行改版，从健康体检机构的机构管理、质量控制、院感管理、服务管理等四方面对天津市健康体检机构进行规范化要求，并据此制定《天津市健康体检机构质量控制评审表》，有分值、有内容，逐项设立评分标准。天津市健康体检质控中心结合每年度工作计划，年初开始对本市健康体检机构开展摸底调查工作，对上一年度督察存在问题较多的健康体检机构进行重复督察，采取飞行检查、联合检查、现场检查等方式核实整改情况；后半年，联合市卫生健康委综合监督部门、市临床检验质量控制中心，对全市社会办及公立健康体检机构先后开展联合及全覆盖式督察。

天津市健康体检质控中心自主研发"天津市健康体检质控中心"官方网站，设立专有健康体检质控邮箱，建立质控委员和健康体检机构主任微信群，做到实时传达及交流最新的政策和消息。

天津市健康体检质控中心定期召开质控中心工作会议，主办京津冀健康体检质控研讨会，及天津市健康体检质量控制年会及健康体检机构科主任培训班，主（总）检医师、护士长培训班等专题培训。2018年，第二届全国健康体检质量控制大会在天津召开，由天津市健康体检质量控制中心承办，参会人数达千余人。会议期间，全国知名健康体检质控等方面专家，就包括

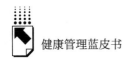

《健康体检质量控制指南》在内的多个健康管理指南和共识等进行深度解读，围绕健康体检质量控制举办讲座，并与参会代表进行深入讨论。

（三）天津市健康管理（体检）服务实施状况

1. 健康体检服务

截至 2017 年，天津市接受健康体检的总人次逐年上升，仅 2015 年略有下降，2017 年健康体检的受检数量达到了历史最高，为 241.7 万人次（见图 4）。其中，三级医院健康体检机构的受检者数量在 2014 年达到最高峰，为 82.1 万人次，2015～2017 年体检人次呈现相对稳定的状态；二级医院健康体检机构的受检者数量呈曲折上升的趋势；社会办健康体检机构受检者人次逐年上升，而且 2017 年比 2015 年增长了 1 倍多，比 2012 年增长了 2 倍多。

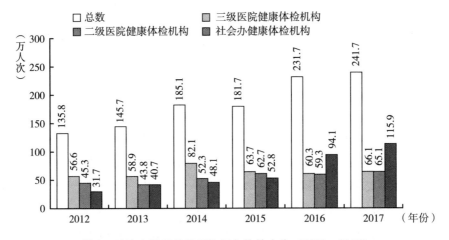

图 4　天津市健康体检机构历年体检人次（2012～2017）

数据来源：天津市健康体检质量控制中心。

2. 慢病健康管理服务

（1）大力开展公益性健康教育活动

为引导天津市民养成良好的生活方式，增强健康意识和自我保健能力，提高市民的健康素养，学协会通过多种途径开展公益性健康教育，包括专题讲座、公益性健康咨询及健康监测、开设健康管理咨询热线等。学协会多次与天津电视台、天津广播电台、天津网、《天津日报》等多家媒体共同举办健康大讲堂活动，参与筹划并录制天津电视台《百医百顺》栏目之健康体检系列节目，积极与多种报刊、其他媒体合作推出健康科普文章及视频。先后开展健康教育共计600余场，使十万余人受益。通过多种途径开展的健康教育活动，使居民树立慢病预防为先的理念，提升慢病预防与控制的能力。

（2）积极推进健康管理服务务实发展

天津市健康管理（体检）机构、学协会及其各个分会依托自身优势，开展了不同形式、各具特色的健康管理服务。

天津市健康管理行业在天津市的疾病防控工作中努力发挥专业优势，率先在健康体检人群中开展了健康管理和慢病防控工作，包括重大疾病筛查、慢病防控及健康管理等。天津医科大学总医院率先开展了针对重要异常结果的分层管理，开展了多学科会诊及绿色通道转诊、健康管理中心医生团队的定期随访、慢病危险因素的干预和生活方式管理、专病人群的随访管理等。具体的手段包括风险评估、健康教育、膳食指导、运动指导、心理指导、行为指导、中医治未病等。社会办健康管理机构依据自身的特点也开展了各具特色的健康体检、健康教育、健康调理等健康管理工作以及体重管理和高血压、糖尿病等慢病管理工作。

天津市各企事业单位也努力为内部职工开展健康管理服务。国家电网天津市电力公司职工健康管理服务中心，建立职工健康管理服务体系，开展了身心一体化健康管理工作。结合历年职工体检数据，构建监测评估体系，以信息化平台为载体进行健康信息整合，实现实时监控与有效跟踪；通过举办健康大讲堂、编写健康手册等方式对员工进行健康教育；通过穿戴设备、风险监测仪器等工具，对员工身心健康状况进行监测、分析，提出健康管理的干预建议；开展心理评估，运用心理咨询、心理沙盘、心理援助等手段进行心理干预；开展了健康饮食的专项工作，包括专业化的健康饮食指导、营养教育、个体化食谱制定以及健康食堂的建设、融合信息化的健康饮食管理。该企业健康管理中心还开展了高血压、代谢病、颈椎病、睡眠质量改善等慢病管理项目，不断提高企业员工的健康管理工作水平。

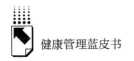

天津市的健康管理机构为本市多家企事业单位开展了基本健康管理服务，包括制订健康体检方案、慢病风险因素评估干预、开展健康讲座、义诊咨询、发放健康宣传手册等。学协会多次组织健康管理领域专家，走进企事业单位，如天津经济技术开发区、天津市农业银行、天津市政府采购中心、京津冀审计署、天津市房地产市场管理中心、天津市科委等单位进行健康咨询及科普讲座，受惠人群达上万人次；2010～2012 年为天津市政协委员建立健康档案、免费体检、进行健康评估和健康管理，共计 2452 人次；为市级离退休副省（部）长级领导进行健康管理服务 500 余人次；为老年院举办公益性健康讲座及提供健康咨询、膳食指导，约 500 名老年人受益；为专业人员和老人院院长进行营养专业培训达 80 人次，受益老人院达 20 个。

（3）健康管理（体检）科研工作

2013 年学协会与天津医科大学总医院共同组织临床医学、公共卫生、中医学等相关专家编写了《健康管理与慢病防控》一书，共计 33 万余字，该书为从事健康管理的人员和机构提供了系统的理论和方法。2015 年 4 月由人民卫生出版社正式出版，已 3 次印刷共计 6000 册向全国发行，目前已完成再版发行工作。2016 年学协会受天津市卫计委疾控处委托，编写发放了《社区医生健康管理手册》，以帮助广大社区医生提升健康管理业务水平。

为促进健康管理学科发展，学协会开展了多项健康管理的科学研究，包括天津市卫生局引进新技术项目两项——"人群基本健康管理的应用"和"糖尿病患者健康管理应用"，市科委支撑重点项目"社区糖尿病高危人群预警与健康管理体系建设"；协会与企事业单位合作，推进音乐治疗项目发展、癌症早期筛查、心血管风险评估以及对血脂、骨质疏松、超重/肥胖、睡眠障碍、心理问题、动脉硬化等慢病及慢病危险因素干预效果观察的项目研究，并取得了显著的社会及科研成果。

在慢病管理的过程中，天津医科大学总医院健康管理中心依托自身优势，联合天津医科大学公共卫生学院，自 2013 年开始，进行天津成年人预测模型的构建和评估，建立了"天津人群慢性炎症与健康队列研究"。通过队列研究对人群健康和疾病状况进行持续追踪、随访调查以及相关研究，了解人群健康状况和疾病随社会经济改变而发生的变化以及相关影响因素，为慢病防控提供了科学证据。

3. 其他健康管理服务

在天津市委、市政府的高度重视和大力支持下，自 2008 年开始，以"走向健康，共创和谐"为主题宣布了天津市全民健康生活方式行动的启动，自此全民健康生活方式行动在天津市全面开展。

天津市通过多途径、多渠道开展全民健康生活方式行动知识宣传和各项健身活动，构建全民健身公共服务体系，预防慢性病。建立完善控烟履职考核和责任追究机制，推动控烟执法；开展居民烟草危害暴露调查，评估二手烟危害及控制效果；全市开展"减盐，预防心脑血管疾病"主题系列宣传，宣传运动与健康理念；会同天津市教委等部门联合印发了《天津市全民健康生活方式行动方案（2017~2025 年）》，举办了天津市全民健康生活方式行动第二阶段启动仪式；会同天津市体育局印发了《天津市体医融合普及全民健康生活方式暨"减脂增肌，健康体重"专项行动实施方案》，促进基本公共卫生服务与基本公共体育服务相结合，形成了全市联动的健康运动氛围；创建健康支持性环境，营造健康的社会氛围。

通过倡导健康生活方式，调动整个社会的积极性，创造条件采取行动来改善健康、预防控制慢性病，天津市有效地利用有限的资源来达到最大的健康效果。

三　天津市商业健康保险服务业发展状况

数据显示[①]，2016 年天津市保险机构共 855 家，其中保险公司机构 662 家，专业保险中介机构 192 家，较 2014 年、2015 年稳步增加；资产管理公司 1 家，与前两年相同。

---

① 天津市统计局、国家统计局天津调查总队编《天津统计年鉴 2017》，中国统计出版社，2018。

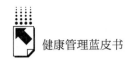

随着民众保险意识增强，健康险的发展十分迅速。从 2007 年开始，天津市人身险的保费收入大幅度增加，自 2013 年开始逐年递增，尤其是在 2016 年，人身险保费更是增长迅猛。

从保险业务主要指标看，2016 年天津市整体的保险金额为 155543.42 亿元，其中财产保险占 60.42%，人身保险占 39.58%，见图 5；保费为 529.49 亿元，财产保险 127.56 亿元（机动车辆保险 98.29 亿元），人寿保险占 66.02%，人身意外伤害保险占 1.45%，健康保险占 8.44%，见图 6。不论是保险金额还是保费均较 2014 年及 2015 年大幅度增加，其中人身险保费较 2014 年增加了 92.42%，较 2015 年增加了 44.55%。

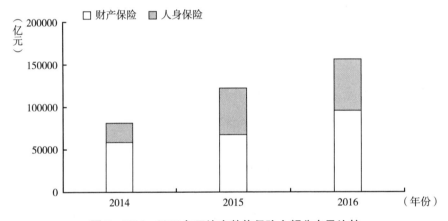

图 5 2014~2016 年天津市整体保险金额分布及比较

资料来源：天津市统计局、国家统计局天津调查总队编《天津统计年鉴 2017》，中国统计出版社，2018。

四　其他健康服务业态

（一）健康养老服务

与全国其他城市一样，天津市老年人口比例逐年上升[①]。2016 年，80

[①]　中华人民共和国国家统计局编《中国统计年鉴》（历年），中国统计出版社，历年。

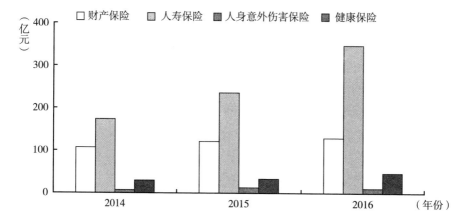

图6　2014～2016年天津市保费分布及比较

资料来源：天津市统计局、国家统计局天津调查总队编《天津统计年鉴2017》，中国统计出版社，2018。

岁及以上人口数为31.24万人，占户籍总人口的3.02%。65岁及以上人口的比例明显增加，除2010年外均高于同期全国平均水平，2016年抽样调查结果为11.36%，高于10.8%的全国平均水平。天津市2013年老年人口抚养比为14.81%（全国平均水平为13.10%），2016年为14.62%（全国平均水平为14.96%），进一步说明天津市总体在不断加快进入老龄化社会。

截至2016年①，天津提供住宿的养老服务机构共247家，工作人员5965人，床位数45523张；不提供住宿的养老服务机构13家，工作人员51人；社区服务机构2952家，工作人员13381人。随着人口老龄化问题的日益加剧，传统的养老模式已经无法应对日益增长的深层次化养老需求，迫切需要创新型的养老养生模式。

2017年7月，《天津市智慧健康养老产业发展实施意见（2018～2020年）》② 明确指出了天津市智慧健康养老产业发展的基本思路为"居家为基

---

① 天津市统计局、国家统计局天津调查总队编《天津统计年鉴2017》，中国统计出版社，2018年9月30日。

② 天津市工业和信息化委、天津市民政局、天津市卫生计生委：《天津市智慧健康养老产业发展实施意见（2018～2020年）》，2017年7月10日。

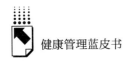
础，社区为依托，机构为补充"，提出以开发具有天津特色的智慧健康养老产业模式、逐步建立智慧健康养老应用示范基地、培育行业领军企业和智能健康养老服务产品、着力打造智慧健康养老服务品牌为工作目标。同时积极发展中医药健康养老服务，加强中医药特色养老机构建设，探索具有中医特色的"医养结合"服务模式。各基层医疗卫生机构，每年为 60 周岁（含）以上老年人免费体检；面向辖区内常住的 65 岁及以上老年人普遍建立健康档案，开展老年人中医药健康管理服务，老年人每人每年免费享受 1 次；加大医养结合力度，家庭医生为居家老年人提供上门服务的医疗服务项目，符合天津市医疗保险规定的，纳入医疗保险支付范围。

2018 年 10 月 20 日，由北京师范大学中国公益研究院和厚智健康产业集团有限公司联合研发的《中国老年人政策进步指数省级政策创新报告》显示，2017 年中国老年人政策省级创新指数排名中，天津位居第六。

（二）"互联网＋"健康服务

2018 年，天津市推出"互联网＋医疗健康"，包括智慧门诊、智慧区域医疗以及新型医疗健康服务等多种形式。各级医疗机构也积极采用各具特色的"互联网＋医疗健康"服务模式，改善患者的就医感受。

通过区域智慧医疗体系建设，一些医疗卫生机构可向群众提供多种智能服务，如智能导诊、预约挂号、在线缴费、打印检查检验报告、跨院打印影像类胶片等，以方便就医，开展健康宣传、健康档案查询、满意度评价等便捷的健康管理工作。截至 2018 年 9 月，天津市将近 90%（38/43）的三级医院，都上线了智慧门诊，基本实现了预约挂号、缴费、取药等的自助网上办理。预约挂号比例占到全部门诊人次的 31%，移动结算比例比上年同期增长 25%，挂号及缴费时间大幅度下降，实现诊疗效率和患者就医感受"双提升"。

社区公共卫生服务信息系统在全市范围内统一上线，建立了超过 1040 万份标准化居民电子健康档案，实现了全市居民在基本公共卫生服务领域的精细化动态管理，在国家基本公共卫生服务考核中天津连续多年位居全国前列①。2017年，统一的家庭医生签约服务平台上线，实现对基本医疗的签约式有效管理，共签约居民 390 余万人，确保医保、财政等政策制度精准落地。仅 2018 年 1～5月，各基层医疗卫生机构就先后调阅健康档案及居民就诊记录近 690 万人次。

（三）中医健康服务

天津市卫生计生委制定了《天津市加快推进中医药健康服务发展实施方案（2016～2020 年）》②。建立中医医疗和预防保健服务体系，以公立中医医疗机构为主导，非公立中医医疗机构和中医养生保健机构共同发展。在有条件的医疗机构设立治未病中心，开展中医健康体检、中医特色健康管理全程服务及个性化中医健康干预服务。

天津市将推动各级中医医院与老年护理院、康复疗养机构合作，建立以中医药健康养老为主的服务模式。各级基层医疗卫生机构，面向辖区内居住满 6 个月的 65 岁及以上老年人，开展中医药健康管理服务。社区医生对老年人进行中医体质辨识，从心理、饮食、起居、运动保健等多方面进行相应的中医药调理保健指导，每人每年免费享受 1 次。

五 健康管理服务业面临的挑战与对策

（一）存在的主要问题与挑战

多年来，我国的医疗卫生模式都是以疾病为中心，因此在转型为以健康为中心的大健康产业时，需要加强领导、顶层设计、政策引导、社会支持。

---

① 天津市发改委：《天津大力发展"互联网＋医疗健康"》，中华人民共和国国家发展和改革委员会高技术产业司，http://gjss.ndrc.gov.cn/gzdtx/201809/t20180911.898175.html，2018－09－11。

② 天津市卫生计生委：《天津市加快推进中医药健康服务发展实施方案（2016～2020 年）》，津政办发〔2016〕17 号，2016 年 2 月 5 日。

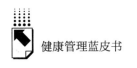

健康管理服务业是大健康产业的重要内容，从近年的发展中可看出，其存在的主要问题和挑战包括如下几方面。

其一，健康管理和健康促进是健康服务业的核心内容之一，健康管理的目的是控制我国慢病快速攀升的趋势，目标人群应是大量的亚健康状态及慢病高危人群。但是，现阶段健康管理（体检）服务并没有被纳入政府构建的医疗服务体系中，我国财政支持的健康管理是以老年人和高血压、糖尿病病人为主的公共卫生项目，居民健康档案并没有和健康管理相融合，针对目标人群的健康管理服务内容并没有被纳入公立医院、社区卫生服务的服务范畴，没有相应的收费政策，因此，无法开展深入的健康管理服务。

其二，社会办健康管理（体检）机构的服务规范亟待加强。无论是社会办的健康管理医学服务机构，还是非医学服务机构，均存在质量参差不齐、服务质量亟待提升的问题。

其三，目前开展的健康管理服务内容多以企业引导的项目为主，尚未建立适合不同人群的健康管理服务模式，并缺少第三方评价认证体系。

其四，健康管理的人才培养体系不健全。健康管理师的培养以培训为主，专业院校培养的人才很少，同时健康管理师尚未纳入卫生执业资格体系，难以调动学生选择专业以及专业人员参加培训的积极性。

其五，健康管理信息化建设有待在健康管理实践中发展。现阶段的健康管理信息系统大多数是针对健康体检设立的，因为系统的开发缺乏健康管理的专业思维，因此无法满足健康管理的需求；健康管理（体检）覆盖面广、信息量大、参与人员多，因此专业术语、名词的标准化任重道远，这也是信息化建设的障碍之一；从全局来看，缺乏统一的信息化系统规划，从而造成了"信息孤岛"以及重复建设。因此，健康管理对服务对象的吸引性和黏性不足。

其六，商业健康险是国家医疗保障体系的重要组成部分，但是其发展受到诸多因素的影响。消费者收入水平、老龄化进程、医疗卫生水平、政府的医疗卫生保障、对环境污染的重视以及地区教育水平都对健康险发展有着显著影响。另外，健康保险产品体系自身不完善、结构经营专业化水准不够、数据积累不足也制约了商业健康险的发展。

（二）发展对策与建议

其一，加大对健康体检的宣传与呼吁力度。与健康管理相关的学协会、专家共同呼吁，推动并逐步形成政府政策推动、专业技术引领、社会环境支持的产业发展格局；积极呼吁将健康管理服务纳入基本医疗卫生体系、将健康管理执业资质纳入医疗卫生执业资格；逐步完善健康管理人才队伍建设和培训体系建设。

其二，通过国家认监委备案的"健康管理服务标准化培训与认证工作"，落实国家《健康管理服务技术规范（通则）》《健康管理服务评价体系》和《健康管理标准化培训与认证规则》，促进行业自律和规范化发展。

其三，健康管理行业共同努力，建立全人群、全方位健康管理工作模式，实现对健康人群（推广健康生活方式，夯实健康基础）、亚健康人群（修复亚健康状态，预防控制与疾病相关危险因素）、慢病高危人群（控制慢病危险因素，延缓疾病进程）、慢病人群（控制慢病病情，预防并发症）的分类分级健康管理。

其四，近年来，我国互联网技术、人工智能和大数据发展迅猛，健康管理行业应从整体规划健康管理信息化系统，充分利用和高效发挥健康管理（体检）的大数据优势，为大健康产业提供便捷服务。积极建立互联网技术支持的新型智慧健康管理模式，让大健康进入全新的数字化管理时代。互联网技术支持的新型健康管理模式可以量化饮食、运动情况，对危险因素实时监测、跟踪，对服务对象进行互动性指导，提升被管理者的信任度和依从性，使健康管理服务科学、便捷、个性化、互动、高效。目前，我国的健康管理互联网技术和产品基本成熟，学协会努力推进其与健康管理实践相结合，将数字健康管理融入社会、服务千家万户。

其五，商业健康保险业在健康险的产品开发上需要进行创新，进一步丰

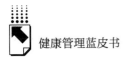

富产品的种类及体系，开发健康险新产品，构建产品类型多样化、人群覆盖范围广的健康险产品谱。保险公司也要提高自身专业化水平，提高承保理赔、营销服务以及健康保险增值服务等业务的专业性。建立行业自律制度，杜绝恶性价格竞争。保险业在健康险的经营方式上需要进行创新，积极与各级、各类医疗卫生机构开展合作，实现共赢。另外，商业保险的发展离不开政策的支持，行业自身也应该探索保险行业共享数据机制等。

B.3
浙江健康服务业发展报告

王亚　张兴文　俞莹*

摘　要： 2017 年浙江省健康服务业实现快速增长，总产值达到 4255 亿元、产业增加值达到 1889 亿元，健康服务业增加值占 GDP 的 3.65%。特色小镇、产业基地、重点企业和重点项目等"四个一批"载体建设有效推进。多元化办医、商业健康保险、中医药医疗服务等八大重点领域发展成效显著，医药工业、医疗器械制造等相关行业支撑有力，新业态、新产品层出不穷。健康服务业正逐步成为支撑浙江省经济高质量发展的重要产业。

关键词： 浙江　健康服务业　健康产业　健康特色小镇

浙江省早在"十二五"时期就开展了健康服务业发展的战略研究，并于 2014 年出台了《浙江省人民政府关于促进健康服务业发展的实施意见》，提出了 2020 年的总体发展目标和八大主要发展任务。"十三五"以来，《浙江省健康产业发展规划（2015～2020 年）》的实施，以及健康产业被列为浙江省"八大万亿"产业之一，为全省健康服务业的发展带来专项资金、重

---

* 王亚，卫生事业管理硕士，浙江省发展规划研究院社会发展处助理研究员，主要研究方向为社会发展与公共政策、卫生经济与卫生政策、健康产业；张兴文，社会工作硕士，浙江省发展规划研究院社会发展处助理研究员，主要研究方向为人口发展、社会政策、健康产业；俞莹，旅游管理硕士，浙江省发展规划研究院社会发展处副处长，高级工程师，主要研究方向为综合经济和生活性服务业。

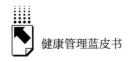

大项目、人才引进等一系列的要素支持和保障。健康服务业产业规模不断扩大，重点领域快速发展，新业态新产品层出不穷。

一 浙江省健康服务业发展现状

（一）产业规模平稳增长

自浙江省健康产业发展规划实施以来，健康服务业总产值、产业增加值持续扩大，2017 年分别达到 4255 亿元、1889 亿元，其中健康服务业增加值占 GDP 比重持续提升，从 2014 年的 3.11% 提升到 2017 年的 3.65%（见图 1）。健康服务业总产值占全省健康产业总产值比重持续扩大，2017 年达到 65.64%（见图 2），较 2014 年增加超过 5 个百分点。2014～2017 年健康服务业增加值保持两位数的年均增速，高于同期浙江省 GDP 平均增幅。

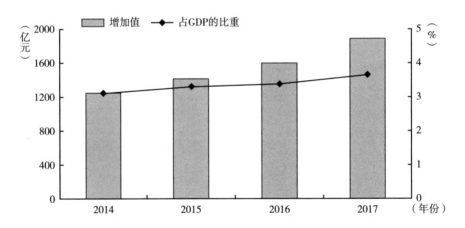

图 1　2014～2017 年浙江省健康服务业增加值及占 GDP 的比重

资料来源：浙江省统计局。

（二）平台建设有效推进

浙江省将"四个一批"作为推进健康产业、健康服务业发展的主阵地，

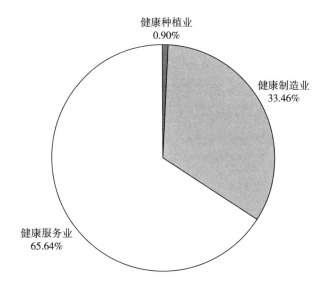

图 2　2017 年浙江省健康服务业总产值占健康产业总产值比例

资料来源：浙江省统计局。

高质量推进相关服务工作，支持各地培育建设一批特色小镇、一批产业基地、一批重点企业和一批重点项目，取得显著成效。全省 9 个健康特色小镇建设高质量推进，成为全省健康产业转型升级的新载体、集聚发展的新平台、成果展示的新名片。健康产业示范基地建设平稳推进，17 个示范基地实现总产值 885.33 亿元，共集聚省级以上重点项目 44 个。健康产业重点企业实力不断增强，多家重点企业主营业务收入增长规模超过 10 亿元；树兰（杭州）医院、温州康宁医院等 10 家社会办医疗机构共有床位 5889 张。健康重点项目示范带动作用不断增强，2017 年 80 个非医疗类重点项目累计完成投资 216.2 亿元，20 个社会办医类项目总建设床位规模 9038 张。①

（三）发展环境持续优化

浙江围绕"打造万亿产业，走在全国前列"的发展目标，积极为全省

---

①　浙江省发展和改革委员会、浙江省发展规划研究院：《2018 浙江健康产业发展报告》，2018。

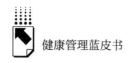

健康产业和健康服务业发展营造一流的发展环境。一是强化组织领导。全面启动浙江省健康服务业发展联席会议制度，分解落实全省健康服务业发展年度工作任务，及时协调健康服务业发展重大问题。全面完善健康产业统计制度，建立起科学、统一的健康产业统计指标体系，对全省健康产业开展常态化跟踪监测。二是加强产业发展引导。省级、市级健康产业规划相继发布实施，县级层面结合资源要素和发展优势也积极开展健康产业布局。三是体制机制改革成效明显。全省上下全面落实"最多跑一次"改革部署，改善政府审批服务，简化项目审批环节，营造最优营商环境。深化医药卫生体制改革试点方案全面推进，"双下沉、两提升"、分级诊疗制度、医药价格改革、医师多点执业等改革举措有效落实，进一步释放健康服务业发展活力。四是要素支撑有力。设立以政府资金为引导，金融机构、产业资本共同筹资的健康产业基金，强化对健康产业发展的引导作用。

二 重点行业发展成效显著

（一）多元办医格局逐步形成

社会办医疗机构规模持续扩大。全省社会办医呈现良好发展势头，机构数量和床位规模占比不断提升。截至 2017 年底，全省共有社会办医疗机构 15106 个，其中社会办医院 763 个，分别较 2016 年增长 5.3% 和 10.1%；社会办医床位 7.49 万张，其中，社会办医院床位数 73879 张，分别较 2016 年增长 19.3% 和 19.8%。社会办医类型从传统领域向多专科领域拓展，并涌现独立的检验中心、医学影像中心、消毒中心和疗养院等新型医疗机构，多层次的医疗服务体系正逐步形成①。

社会办医项目带动效应明显。纳入浙江省健康产业"四个一批"名单的温州康宁医院有限公司、树兰（杭州）医院有限公司等 10 家社会办医类

---

① 浙江省卫生和计划生育委员会：2014～2017 年浙江省卫生统计资料汇编。

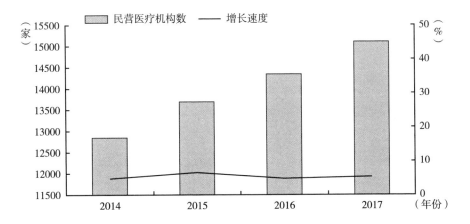

图3　2014~2017年全省民营医疗机构数及增长情况

资料来源：2014~2017年浙江省卫生统计资料汇编。

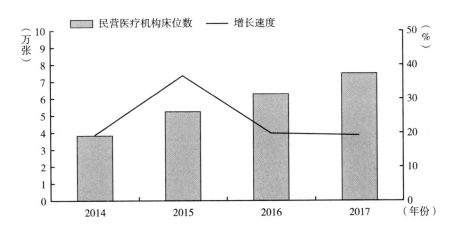

图4　2014~2017年全省民营医疗机构床位数及增长情况

资料来源：2014~2017年浙江省卫生统计资料汇编。

重点企业代表了全省社会办医的最高水平和优质品牌，2017年累计完成投资9.1亿元，建设床位规模达5889张。20个社会办医类项目，截至2017年底完成投资26.31亿元，其中，固定资产投资25.2亿元，占比95.8%；项目总建设床位规模9038张。目前已建设完成全程国际健康医疗、桐乡新华医院新建项目和衢州骨伤科医院迁建等3个项目。其中，杭州通过"商

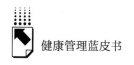

业 + 健康医疗"的模式创新，打造全国首家医疗综合体，实现"医疗平台的共享"，使得浙江在共享医疗领域走在全国前列。

专栏 1：实现"医疗平台的共享"的 Medical Mall 模式

杭州全程医疗（Medical Mall），建筑面积 2 万平方米，设于城市中心综合体内。依托浙江大学医学院附属邵逸夫医院的技术力量，集聚齿科、儿科、中医、眼科等 12 家专科连锁医疗机构，在楼内形成业务有异、优势互补的专科集群。作为全国首家 Medical Mall，打造全人全程"D2B2C"（D 为医生和医疗资源，B 为平台，C 为客户）的健康服务平台。

（二）商业健康保险势头向好

商业健康险保费规模快速扩大。近几年，浙江省商业健康保险进入高速发展阶段，保费规模从 2014 年的 74.18 亿元，增长到 2017 年的 238.33 亿元（见图 5），年均增速达 33.88%，增长幅度超过人身险的其他险种（寿险保费年均增幅 17.88%，意外险保费年均增幅 13.69%）。保费规模贡献度稳步提升，商业健康险保费规模占人身保险保费规模的比重增幅明显，从 2014 年的 11.01% 上升到 2017 年的 17.19%（见图 6）。

各地市商业健康险保费规模差异明显。2017 年杭州市商业健康险保费高达 90 亿元，远远高出其他 10 个地市，另外有金华、嘉兴以及温州商业健康险保费规模超过 20 亿元，宁波、绍兴、台州超过 10 亿元（见图 7）。

（三）健康养老服务加快发展

养老服务体系初步建成。截至 2017 年底，全省共有养老机构床位 38 万张，民办机构床位 23 万张，占比 60.5%。共有养老机构 2286 家，其中民办1214 家、公建民营 216 家、内设医疗机构 432 家。其中，通过新建或改扩建，实现优化调整居家养老服务照料中心 1811 个；共建城乡社区居家养老

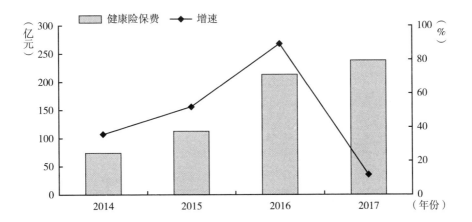

图5 2014～2017年浙江省健康险保费规模及增长情况

资料来源：中国保险监督管理委员会浙江监管局。

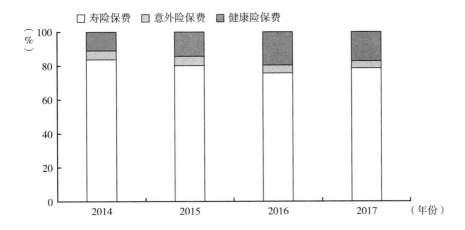

图6 2014～2017年浙江省健康险保费规模占比

资料来源：中国保险监督管理委员会浙江监管局。

服务照料中心2.3万多个；基本实现城乡社区居家养老服务照料中心建设全覆盖。初步建成了以居家为基础、社区为依托、机构为补充、医养相结合的养老服务体系，基本形成了政府主导、社会参与、市场运作，社会组织和企业成为供给主要力量的多层次、多样化的服务格局。

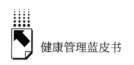
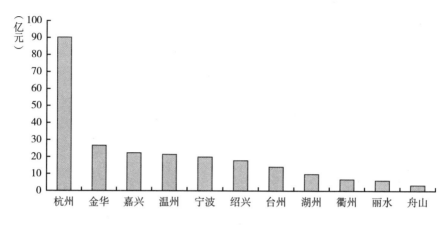

图7　2017年浙江省各地市健康险保费规模情况

资料来源：中国保险监督管理委员会浙江监管局。

养老服务改革创新成效显著。自2013年以来，省民政厅和嘉兴市政府共建嘉善县域社会养老服务示范区，杭州市、温州市被民政部确定为全国养老服务业试点改革城市，省民政厅、省发改委确定宁波市鄞州区等14个县（市、区）为省级养老服务业综合改革试点单位，并和发改委、财政厅、卫计委等有关单位确定了医养融合发展的试点单位。各项试点在推进社会力量举办养老机构、提升养老服务有效供给、转变公办养老机构运行机制、探索智慧养老、推进社区居家养老服务照料中心社会化运营、建立长期护理保险制度、开展康复辅助器具租赁等诸多领域取得了重大成效，为全省乃至全国养老服务的发展积累了经验。

医养结合发展水平有效提升。2017年1月1日起，浙江省卫生计生委、省民政厅等十部门联合制定的《浙江省推进医疗卫生与养老服务相结合的实施意见》正式实施，围绕完善医疗卫生机构与养老机构合作机制等八大重点任务，开展系列工作，医养结合发展水平有效提升。至2017年底，全省共有内设医疗机构的养老机构432家，占各类养老机构总数的19.79%；护理型机构养老床位18.5万张，占机构养老床位总数的48.7%；65岁及以上老年人家庭医生签约覆盖率达78.4%。

专栏2：医养结合的"五大模式"

模式1：推进医疗卫生服务进社区、家庭，主要开展健康档案、健康管理、健康促进等基本公共卫生服务。

模式2：医疗卫生机构转型开展养老服务，主要推动医疗卫生机构通过整合现有医疗资源，新设置老年专科、老年护理床位，或者将机构转型为康复或老年护理机构。

模式3：医疗卫生机构与养老机构开展合作。如浙江医院利用其老年医疗服务特色资源，与杭州市社会福利中心、西湖区社会福利中心等多家养老机构合作，签署合作协议，为老人开通绿色通道优先就医、预约就诊、健康体检、保健咨询、医疗巡诊、急诊急救等服务。

模式4：医疗卫生机构和养老机构结合。医院与养老院毗邻而建，或同属一个民营机构管理，相互提供便利化的医疗服务和养老服务。

模式5：养老机构获得医疗资质。养老机构按相关规定申请开办老年病医院、康复医院、护理院、中医医院、临终关怀机构等，或内设医务室（护理站），为入住老人提供基本医疗服务。

（四）中医药医疗保健服务特色彰显

中医医疗服务体系更加健全。以中医医院为主体、综合医院等其他类别医院中医药科室为骨干、基层医疗卫生机构为基础、中医门诊部和诊所为补充、覆盖城乡的中医医疗服务网络基本建成。目前，全省有96家公立中医医院（含省级中医院4家，市级中医院13家），另外拥有88家民营中医院。全省三级中医院达到36家，数量位居全国第一，国家中医药重点学科、重点专科数量位居全国前三。基本实现县县有中医院，100%的社区卫生服务中心、95.05%的乡镇卫生院、80.55%的社区卫生服务站和村卫生室能提供中医药服务。

中医药健康服务融合发展趋势明显。积极发展中医药"健康服务＋旅游"，截至2017年，共创建省中医药文化养生旅游示范基地29个，建设省中医药健康服务示范点4个。支持发展中医药"健康+养生",大力推动省、市、县各级中医院均设立治未病科,并实现6家中医院入围全国中医"治未病"服务能力建设项目单位。大力发展中医药"健康服务+养老",支持中医院开设老年病科,支持中医院与养老机构开展合作,将中医药服务推广至养老机构,支持中医院与社区合作,延伸提供社区和居家中医药健康养老服务。推进中医药文化建设,普及中医药文化知识,开展系列"中医中药进院校"活动,并在全国率先推出《中医药与健康》小学教材并纳入课程体系。

中药产业实现提升。2017年全省中药材种植面积68万亩,总产量21.4万吨,总产值63.4亿元,达到历史最高水平。全省共有保健食品生产企业128家,获得国家批准的保健食品产品1016个,年产值约200亿元。并积极推进中药资源普查,建立中药资源动态监测体系,开展中药配方颗粒科研专项,创新推动中医药产业发展。

表1 浙江省中药材优势品种生产种植情况

浙贝母	种植面积和产量约占全国总量的90%
杭白菊	产量约占全国总量的50%
延胡索、白术、玄参	产量约占全国总量的三分之一
白术、麦冬、杭白芍	质量居全国之首
铁皮石斛	产量占全国总量的70%以上
西红花	种植面积约占全国总量的50%
灵芝	种植面积约占全国总量的30%
天台乌药、庆元灰树花、丽水三叶青、平阳黄栀子、遂昌菊米等道地药材(药用菌)	品质居全国之首,已成为全国种植、加工主产区

(五)健康管理服务内涵深化

家庭医生签约服务覆盖面逐步扩大。以家庭医生签约为抓手,深化健康管理服务内涵,加快推进重点人群、重点疾病的家庭医生签约服务。根据统计，截至 2017 年底，全省户籍人口签约率达 35.33%；十类重点人群签约覆盖率达 72.43%，其中 65 岁及以上老年人签约覆盖率达 78.4%，高血压患者签约覆盖率达 85.1%，计划生育特殊家庭签约覆盖率达 91.6%。基层医疗卫生机构服务更加扎实，群众对基层医疗卫生机构的信任度明显提升，调查数据显示，签约群众的满意率达 88.2%，全年基层就诊人次数提高了 6% 以上。

各类资本投资健康管理的热度较高。在政策鼓励的背景下，浙江省内资本纷纷投资健康管理领域。数据显示，截至 2017 年，浙江省共有 16 家健康类上市公司，其中迪安诊断、美康生物、泰格医药、通策医疗等 4 家公司开展健康管理方面的业务。健康管理一直是备受资本关注的领域，浙江省已基本形成多类型、多链条的健康管理行业发展体系，行业规模大、层级丰富，尤其是国有资本已率先进入行业，大型医疗集团、跨行业的健康管理机构不断出现。2016 年浙江省旅游集团、巨化集团、杭钢集团、浙江省能源集团等国资巨头组建浙江省医疗健康集团（浙医健），以连锁医疗机构为抓手提供社区健康管理服务。

（六）健康信息发展亮点纷呈

全民健康信息化建设应用水平持续提升。省、市、县三级全民健康信息平台联通全覆盖，居民电子健康档案、电子病历和全员人口数据库三大基础资源，整合融合公共卫生、医疗服务、计划生育、基本药物制度、综合管理信息化等领域业务系统逐步实现，为发展"互联网 + 健康医疗"和应用健康医疗大数据打下坚实基础。其中，省级平台应用效果初步显现，11 个市级平台建设全面开展，81% 的县级平台投入运行，杭州市、宁波市、宁波鄞州区均已通过国家区域卫生信息互联互通标准化成熟度四级甲等测评。

"互联网 + 健康医疗"模式不断创新。健康信息技术在全省的便民惠民、服务创新、管理创新得到了深入和广泛的应用，极大地提升了群众看病就医的便捷程度。互联网医院、个性化健康管理信息服务、智能健康医学装

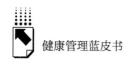

备研发、医疗健康大数据开发应用等相关企业快速成长，形成了浙江省互联网医院、宁波"云医院"、舟山群岛网络医院、乌镇互联网医院等一批在全国影响较大的网络医院。

（七）健康旅游和文化特色凸显

"健康＋旅游"发展成效显著。依托丰富的健康旅游和文化资源，医疗旅游、养生旅游、养老旅游等成为健康旅游的亮点和热点。舟山群岛新区成功入选首批国家健康旅游示范基地建设名单，武义国药养生旅游、磐安休闲养生、桐庐华夏中医药养生旅游节等成为富有浙江特色的养生旅游项目；富阳金色年华、杭州余杭径山小古城村、良渚文化村等一批养生养老旅游产品发展成熟。浙江佐力郡安里中医药养生体验园、浙江龙泉灵芝产业基地成功入选国家中医药健康旅游示范基地创建单位。

"健康＋文化"发展特色鲜明。中医药文化建设成效显著，2016年起，省旅游局、卫计委、农业厅、中医药管理局等四部门就联合开展"浙江省中医药文化养生旅游示范基地"评定工作，获评基地充分挖掘中医药文化内涵，完善旅游基础设施，丰富养生旅游产品，突出养生旅游特色，充分发挥示范引领作用，为浙江省中医药文化养生旅游发展贡献有益经验。同时，浙江还通过建立浙江中医药微信公众号、开设"养生大国医"栏目、出版《浙江省养生旅游范例》等途径，普及中医药文化知识，并在全国率先推出《中医药与健康》小学教材并纳入课程体系。

专栏3：2017年度浙江省中医药文化养生旅游示范基地

杭州：浙江农林大学中医药文化教育基地；

宁波：宁波昱博仙草园；

温州：泰顺县莲云谷温泉酒店、文成山一角中药养生休闲园、乐清市丰之源石斛休闲园、苍南县鹤顶山老土茶场基地；

湖州：安吉章村竹崖家庭农场、湖州瑞博中医门诊部、长兴顾渚大唐贡茶院；

绍兴：景岳堂中医药旅游基地、新昌县世豪中医药旅游基地；

金华：金东区锦林佛手文化园、磐安县云水谣农庄；

台州：浙江济公缘铁皮石斛旅游基地；

丽水：处州国医馆、莲都区夫人山铁皮石斛基地。

（八）体育健身服务发展迅猛

产业规模位居全国前列。2017 年全省体育产业总产出 1843 亿元，创造增加值 593 亿元，分别比上年增长 10% 和 13%，GDP 占比为 1.15%，比重比上年提高 0.04 个百分点。其中，体育服务业创造增加值 326 亿元，占全省体育产业增加值的 55%。皮划艇、赛艇、龙舟等优势体育产品产销量占全国的 95% 以上，羽毛球和网球产销量均占全国 60% 左右。

社会资本成为推动产业发展的重要力量。全省拥有体育产业概念的上市公司超过 10 家，约占全国总数的 20%，杭州市的莱茵体育成为国内首家由房地产企业转型为体育产业企业的上市公司，温州成为全国首个社会力量办体育改革试点城市。全省涌现出以莱茵体育和阿里体育为代表的"体育 + 资本"、以浙报传媒和横店体育为代表的"体育 + 文创"等一系列产业融合新业态。2014 ~ 2017 年，省级体育产业发展资金累计资助或奖励的项目达到 396 个，其中 80% 以上为民办体育产业项目，带动民营资本投资近 130 亿元。

产业平台和特色赛事品牌建设成效显著。浙江以打造"中国运动休闲目的地"为目标，全力推进体育产业系列示范试点和品牌建设。全省共拥有国家体育产业基地 12 个，其中，国家体育产业示范基地（国家级运动休闲示范区）5 个、国家体育产业示范单位 4 个、国家体育产业示范项目 3 个，杭州富阳区成为全国首个也是唯一一个国家级运动休闲示范区。宁波东钱湖旅游度假区和横店马拉松分别入选国家体育旅游示范基地和国家体育旅游精品赛事。

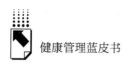

表2 浙江省国家级和省级体育产业平台

国家体育产业示范基地	宁海国家体育产业基地、淳安国家体育产业基地、德清国家体育产业示范基地、永康国家体育产业示范基地、富阳国家运动休闲示范区
国家体育产业示范项目	浙江平湖九龙山体育休闲项目、杭州马拉松赛、亚太汽车拉力锦标赛中国（龙游）拉力赛
国家级运动休闲小镇	杭州淳安石林港湾运动小镇、金华苏孟乡汽车运动休闲特色小镇、衢州柯城区森林运动小镇
省级体育特色小镇	绍兴柯桥酷玩小镇、建德航空小镇、上虞e游小镇、龙泉宝剑小镇
省级运动休闲小镇	戴村郊野运动小镇、瑶琳山地拓展运动小镇、胡陈乡野户外小镇、铜铃山冰雪运动小镇、百丈时尚体育小镇、莫干山漫运动小镇、石门极限运动小镇

（九）相关行业支撑有力

医药工业转型升级步伐加快。全省规模以上医药企业由2014年的434家增加到2017年的451家，医药工业总产值由1195亿元增长到1428.7亿元，年均增幅达到6.13%，全省医药工业结束长达十余年的调整期，呈现中高位运行态势。在《浙江省人民政府办公厅关于加快推进医药产业创新发展的实施意见》等政策的支持和引导下，全省医药工业转型升级步伐加快，龙头企业实力、行业创新能力等保持全国领先，并通过加强国际规范市场注册认证、海外建厂、设立分公司与研发机构、专利授权与转让、国际并购等方式参与全球竞争，国际化发展走在全国同行业前列。

医疗器械特色化发展格局初步形成。全省已形成余杭省级医疗器械产业园区、宁波核磁共振成像设备、桐庐内窥镜、台州一次性输注器具、金华人工关节与骨科植入器械、绍兴医用卫生敷料等一批特色集聚发展区块，杭州滨江高新园区、海创园、西湖科技园等也集聚了一大批正在孵化或初具规模的成长型企业。同时，通过开展浙一医院"国产大型医用设备应用推广中心"、迪安诊断"第三方高性能医学诊疗设备应用示范中心"等浙产医疗器械应用试点，对全省国产医疗设备应用推广起到引领示范作用。

三　浙江省健康服务业发展的对策建议

（一）瞄准行业前沿，抢占健康服务业发展制高点

精准医疗。精准医疗是国际医学发展的趋势，也是我国医学发展的重要方向。目前，国家科技部已实施中国精准医疗计划，提出到 2030 年，将在精准医疗领域投入 600 亿元支持其发展，包括中央财政支出 200 亿元，企业和地方财政配套 400 亿元。其中，基因检测、细胞治疗是目前精准医疗发展起步较早且具备较大市场应用潜力的两个细分领域，目前在遗传病诊断、婚前孕前检查、产前筛查与诊断、肿瘤的筛查治疗等领域已有广泛应用。建议加快推进基因检测和细胞治疗行业发展，以基因诊断与靶向治疗相结合，开发产前筛查，肿瘤、心脑血管疾病早期筛查和治疗，基因抗衰老等相关产品和服务。

健康管理。在"健康中国 2030"战略和健康消费需求升级的背景下，以个性化健康服务为主体的健康管理服务产业，拥有巨大的增长空间，吸引了大量资本关注和跨界企业参与。目前，浙江省健康管理行业已进入快速发展时期，是浙江健康服务业中的重要模块。建议以全人群、全生命周期及全过程慢性病健康管理为重点突破口，通过细化签约服务内容、优化签约服务团队、提供便捷医药服务、做实预约转诊等医疗服务，做好全方位全周期健康管理服务。完善健康管理服务支付保障政策，积极打通健康体检、检后服务、健康保险、健康教育等健康管理服务链条，丰富健康管理服务内容，不断扩大健康管理服务市场主体。

医疗人工智能。科技领域人工智能呼声高涨，其技术越来越多地应用到医疗领域。目前人工智能在健康服务领域中的应用主要包括虚拟助理、医学影像、药物挖掘、营养学、生物技术、急救室/医院管理、健康管理、精神健康、可穿戴设备、风险管理和病理学，其中医疗影像辅助诊断已成为医疗人工智能领域最热门的应用之一，浙江省已有企业在该领域取得先发优势。

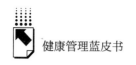

建议依托数字经济强省优势，加快人工智能和健康产业融合发展，推动实施一批"互联网＋"医疗项目，抢占医疗人工智能发展高地。

生物医药。浙江是医药大省，但是生物医药领域的发展起步较晚，已经明显落后于布局较早的上海、江苏等兄弟省市。建议今后健康服务业着重布局生物医药产业，聚焦基因测序、细胞规模化培养、靶向和长效释药、绿色智能生产等技术研发应用，新型抗体和疫苗、基因治疗、细胞治疗等生物制品和制剂，特色创新中药研发等相关领域。

（二）精准政策扶持，争创健康服务业发展新机制

争创国家级示范试点。鼓励省级层面及各地积极开展先行先试，争取健康服务业相关领域的政策突破和率先改革。以健康服务业各细分领域和行业的改革探索为核心，鼓励有条件的地区和单位争创国家级健康旅游示范基地、国家健康医疗大数据中心、国家级细胞治疗技术研究和临床转化基地、国家级医养结合示范基地等国家级示范试点，建议由省级相关主管部门牵头开展创建的路径及可行性研究，并制定相关领域国家级示范试点的创建培育名单，加强对全省及各地开展健康服务业先行先试的精准支持。

突破重点领域产业政策瓶颈。切实落实社会办医相关政策，针对重点难点问题加快制定破解政策。结合"最多跑一次"改革，研究制定社会办医审批办法。进一步细化相关法律条款的解释，为营利性民营医院有偿取得的土地使用权用于抵押贷款提供法律依据和政策支持。建立医疗资源和养老资源对接机制，加强养老机构建设项目与医疗卫生服务机构布局规划对接、居家养老信息服务平台和基层医疗卫生服务信息数据的对接，推动医养机构实现功能和服务的无缝对接。完善医养结合机构纳入医保定点范围管理办法，研究制定医养结合机构异地医保结算办法。抓紧落实浙江省关于深化审评审批制度改革、鼓励药品医疗器械创新的实施意见，深入推进相关试点工作，进一步提升浙江省药品医疗器械审评审批能力。

（三）完善产业配套，积极培育特色产业生态圈

打造健康人才培养高地。加快推行多层次健康服务业人才培养体系，加强人才的本土化培养，争创健康服务业人才生态最优省份。一是加快推进健康服务业高层次人才培养体系建设，结合"双一流"建设工作，支持省内高校发挥学科特色优势，在健康服务业领域加强重点高校和一流学科建设，加快培养健康养老、健康管理、生物医药重点领域紧缺人才。二是支持企业发挥人才开发培养的重要作用，结合健康产业"四个一批"载体，建设健康服务业产学研基地，全面推进高层次技能型人才的培养。三是积极培育发展专业化社会培训机构，紧随市场需求导向，加快"健康+体育""健康+文化""健康+旅游""健康+信息"等专业化、复合型健康服务业人才培养。

完善健康金融服务体系。提升全省健康产业基金能级，通过政府产业引导基金、股权投资、深化财政金融互动等方式，强化政银、政企合作，不断做大做强财政资金杠杆能力，撬动更多社会资本支持健康服务业发展；鼓励社会资本发起设立健康产业投资基金。鼓励企业运用多层次资本市场融资，支持符合条件的健康类企业到主板、中小板、创业板、新三板等多层次资本市场，以及通过发行公司债券、企业债券、非金融企业债务融资工具等形式进行直接融资；积极引进种子基金、天使基金、风险投资基金、私募基金、投资银行等创业投资机构，为处于不同阶段的企业提供融资服务。

筑强健康信息服务平台。加快"浙江健康云"建设，完善浙江省健康信息服务框架，加快建设统一权威、互联互通的人口健康信息平台，夯实健康大数据发展基础。深化全民健康信息的互联互通，加快健康数据资源的统一化、标准化、规范化，推动全省健康数据向省级全民健康信息平台汇聚。充分依托全民健康信息平台，融合医疗、医保、医药等信息系统加快构建全省统一的互联网健康服务门户。全面推进健康大数据公共服务平台建设，加快推进浙江省医疗健康大数据中心项目实施，完善相关公共技术平台和管理平台，搭建公共服务集成、专业服务支撑和应用创新推广一体化的健康大数据公共服务平台体系，争创国家级健康大数据试点基地。

B.4
湖北健康服务业发展报告

王瑾　唐世琪*

摘　要： 加快发展健康服务业是湖北省转变经济发展方式和推进供给侧结构性改革的重要举措，也是提高全民健康水平、率先全面建成小康社会的必然要求。湖北省拥有大量医学健康教育、医疗与科技资源，健康人才储备量大，健康服务业发展基础较好，已形成一定的产业规模。同时湖北省委、省政府高度重视全省人民健康，颁布了如《省人民政府关于促进健康服务业发展的实施意见》《湖北省卫生与健康事业发展"十三五"规划》《"健康湖北2030"行动纲要》等系列与健康产业相关的政策文件，为湖北省健康服务业的发展规划做好了顶层设计。但无论从产业结构还是发展水平来看，都处于初期阶段，湖北省健康服务业的发展仍有较长的路要走。

关键词： 湖北　健康服务业　健康管理

一　健康服务业发展基础好

（一）医学科技

自2005年起，湖北省就率先开展了医疗专科服务能力建设，以临床重

---

* 王瑾，博士，武汉大学人民医院，健康管理中心内科主治医师，主要研究方向为慢性病早期筛查与健康干预；唐世琪，学士，武汉大学人民医院，健康管理中心主任，主要研究方向为老年病学、健康管理。

点专科建设为重点，全面带动全省学科发展和重点技术的突破。截至"十二五"末，湖北省共获得国家临床重点专科 98 个，排名全国第四。全省医疗卫生机构床位达到 33.8 万张，评选出省级三级医院临床重点专科 310 个、省级县级医院临床重点专科 300 个，按国家、省、市、院四个层次在全省打造重点专科建设体系。围绕医疗服务中的诊断、治疗、康复全流程，进一步推动麻醉、病理、影像等传统优势平台专业的发展，同时借鉴成功的学科发展模式，带动儿科、急诊、康复等薄弱专业的全面突破与发展。随着省内医学院与综合性大学的合并，形成了优势互补的良好格局，以腔镜介入为代表的微创手术技术，以器官移植为代表的疑难重症救治技术，以转化医学为代表的多学科融合技术等均取得了突破性发展，医学科技的内涵与实力得以进一步升华，综合救治能力进入了全国的第一方阵。截至 2017 年末，全省培养医学领军人才 71 名，获得国际首创 5 项、国际领先 27 项，国内首创 22 项、国内领先 107 项新业务新技术，培养出 22 个协同创新团队。

（二）专业人才

全省专业卫生计生人才数量明显增加，从 2012 年的近 39 万人增长到 2017 年的近 50 万人，大学专科及以上学历比例达到 68.4%。每千人口执业（助理）医师数由 1.77 人提高到 2.49 人，每千人口注册护士数由 1.88 人提高到 3.11 人，超过全国平均水平。

（三）教育培训

湖北省拥有众多医学院校，医学健康相关的教育资源丰富且优质，因此在医学人才培养方面具有显著的优势。其中武汉大学的口腔医学，华中科技大学的基础医学、公共卫生与预防医学被教育部、财政部、国家发改委联合评选为首批"双一流建设学科"。"医学界"公布的 2017 年中国最佳医学院校综合排行榜中，湖北共有 6 所大学进入前 100 强，分别是华中科技大学同济医学院、武汉大学医学部、湖北医药学院、武汉科技大学医学院、三峡大

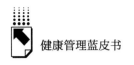
学医学院、江汉大学医学院。

2016 年 7 月，武汉大学成立健康学院，由原公共卫生学院和 HOPE 护理学院合并成立，是我国公共卫生与预防医学、全球健康学以及护理学高级专门人才培养的重要基地之一。

（四）社会组织

湖北省健康管理学会（原湖北省医学会健康管理学分会）成立于 2007 年 12 月 15 日，2012 年 3 月 24 日，正式晋升成为一级学会——湖北省健康管理学会。湖北省健康管理学会是全省健康管理工作者和相关单位自愿组成并依法登记的学术性、公益性、非营利性的社会团体。作为湖北省健康管理事业和学术发展的专业平台，是联系党和政府与健康管理工作者的强力纽带，致力于推动全省的健康管理事业可持续发展。

二 健康服务业支持政策与规划全国先行

（一）支持政策力度大

湖北省委、省政府高度重视全省人民健康，先后制定了多项政策文件，明确顶层设计，大力推进健康服务业发展。

2014 年 12 月 8 日，湖北省人民政府办公厅印发针对健康服务业发展的专项政策——《省人民政府关于促进健康服务业发展的实施意见》（鄂政发〔2014〕54 号）（以下简称《意见》）。《意见》提出以加快医疗服务业体系建设、推动健康养老服务业发展、积极发展健康保险、支持发展多样化健康服务为四项主要任务。同时，明确列出了湖北省健康服务业的发展目标：到 2020 年，基本建立覆盖全生命周期、内涵丰富、结构合理的健康服务业体系，打造一批知名品牌和良性循环的健康服务产业集群，基本满足广大人民群众的健康服务需求。力争到 2020 年，健康服务业增加值占地区生产总值的比重达到 2.5% 以上，成为推动全省经济社会持续发展的重要力量①。

2017 年 6 月 12 日，湖北省人民政府办公厅公布《湖北省卫生与健康事业发展"十三五"规划》（鄂政发〔2017〕28 号），规划中提出以积极推进健康湖北建设为主要任务之一，将以提高人民健康水平为中心，以体制机制改革创新为动力，以普及健康生活、优化健康服务、完善健康保障、建设健康环境、发展健康产业为重点，把健康融入所有政策，全方位、全生命周期维护和保障人民健康。并且明确提出鼓励社会力量兴办健康服务业②。

2017 年 8 月 10 日，湖北省人民政府办公厅发布《"健康湖北 2030"行动纲要重点任务分工方案》（鄂政办函〔2017〕50 号），方案中，"健康产业发展行动"被列为十大行动之一，提出要优化多元办医格局，发展健康服务新业态，发展健身休闲运动产业，促进生物医药和高端医疗器械产业发展③。

2018 年 2 月 27 日，湖北省人民政府印发《关于进一步加快服务业发展的若干意见》（鄂政发〔2018〕10 号），指出，健康养老和家庭服务作为十大重点产业之一，将得到政策倾斜、推动发展。医疗、养老、健康等将成为重点突破领域，政府和社会资本合作（PPP）模式将获得积极稳妥推进。市州县政府实施城乡规划和旧城改造中收购储备的存量土地，将优先用于发展健康养老和家庭服务等现代服务业④。

（二）规划设计理念新

《"健康湖北 2030"行动纲要重点任务分工方案》对全省的健康服务业发展提出了明确的规划方案与任务分工⑤。

---

① 湖北省人民政府办公厅：《省人民政府关于促进健康服务业发展的实施意见》，2014 年 12 月 8 日。
② 湖北省人民政府办公厅：《湖北省卫生与健康事业发展"十三五"规划》，2017 年 6 月 12 日。
③ 湖北省人民政府办公厅：《"健康湖北 2030"行动纲要重点任务分工方案》，2017 年 8 月 10 日。
④ 湖北省人民政府：《关于进一步加快服务业发展的若干意见》，2018 年 2 月 27 日。
⑤ 湖北省人民政府办公厅：《"健康湖北 2030"行动纲要重点任务分工方案》，2017 年 8 月 10 日。

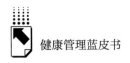
湖北省将由省卫生计生委、省民政厅、省发改委、省经信委、省人社厅、省旅游委负责，发展健康服务新业态。积极促进健康与养老、旅游、互联网、健康休闲、食品融合，催生健康新产业、新业态、新模式。发展基于互联网的健康服务，积极推进康复辅具产业发展，探索推进可穿戴设备、智能健康电子产品和健康医疗移动服务。加强健康相关专业人员培养，引导职业教育与健康服务相结合。推进健康医疗大数据应用，完善人口健康信息服务体系建设。力争到2030年实现全省健康服务业总体规模达到1万亿元。

将由省卫生计生委、省科技厅、省教育厅、省食药监局、省司法厅、省扶贫办负责实施慢性病综合防控。分级诊疗和家庭医生签约服务相结合，开展慢性病及其危险因素的监测、筛查，与恶性肿瘤的早诊早治，全面推进慢性病的健康管理服务。同时将加强学生近视、龋齿、肥胖等常见病的防治工作。到2030年，力争实现重大慢性病过早死亡率低于全国平均水平，癌症的五年生存率提高15%，12岁儿童龋齿患病率控制在25%以内，实现全人群、全生命周期的慢性病健康管理。

湖北省将大力促进健康老龄化。由省卫生计生委、省民政厅、省发改委、省人社厅、湖北保监局负责，推进老年医疗卫生服务体系建设。加强对老年常见病与慢性病的健康指导及综合干预，为老年人提供连续的健康管理和医疗服务。推进医养结合，为老年人提供治疗期住院、康复期护理、稳定期生活照料、安宁疗护综合一体化的健康和养老服务。推动居家老人长期照护服务的发展，建立长期护理保障制度，全面建立经济困难的失能、高龄老人补贴制度，发展老年人长期护理保险。到2030年，65岁以上老人的健康管理率力争达到100%。

湖北省将加强全省中医药产业发展的统筹规划，予以优惠政策倾斜，全面扶持中医药产业发展。将着力增强中医药服务能力，开展中医药健康管理，拓展中医"治未病"服务，探索"健康管理、健康保险、健康文化"融为一体的中医健康保障模式。将开展中医药传承工程，推进中医药传承创新，加强中医药理论、技术和方法的继承研究。

将由湖北保监局、省卫生计生委、省人社厅负责，积极发展商业健康保险，探索建立长期护理保险制度。丰富健康保险产品类型，鼓励开发与基本医保相衔接、与健康管理服务相关的健康保险产品。促进商业保险公司与医疗、体检、护理等机构合作，以发展健康管理组织等新型组织形式。到2030年，在省内全面建立保基本、多层次、全覆盖、可持续的长期护理保险制度。

湖北省计划开展全面健身行动，加强全民健身场地设施建设。由省体育局、省发改委、省教育厅、省财政厅、省住建厅负责，统筹规划全民健身公共设施建设，加强全民健身中心、体育公园、健身步道、城乡绿道等场地设施建设。实现100%向社会开放公共体育设施以及符合开放条件的企事业单位和学校的体育场地、设施。力争到2020年人均体育场地面积达到1.8平方米，2030年达到2.5平方米。

（三）体系制度建设优

《"健康湖北2030"行动纲要》中指出：湖北省将深化医药卫生体制改革，加强分级诊疗制度建设，巩固完善全民医保制度；加强健康人力资源建设，加强健康人才培养培训，创新人才使用评价激励机制，营造尊重健康人才的良好氛围，加快建成适应健康产业特点的院校教育、毕业后教育、继续教育三阶段有机衔接的医学人才培养培训体系；推动健康科技创新、医学科技进步，建立规范、高效的医学科技创新体系；加强医疗健康大数据应用体系、健康信息化服务体系建设，全面建成统一的省级人口健康信息服务体系；健全健康领域的规范、标准及指南，加强健康领域监督执法体系和能力建设；完善健康产业筹资机制，建立结果导向的健康投入机制，改进资金分配方式，引入市场化运作模式，形成多元化健康筹资机制。湖北省将从以上六个方面不断优化顶层设计，以体系制度建设为保障不断推进湖北省健康服务业发展。

（四）典型示范作用好

湖北省武汉市黄陂区"四方管理"和"五项服务"的健康管理模式一

直被视为全省的优秀典型示范代表，有效带动促进了全省健康服务业的发展。黄陂健康管理经验曾在由世界卫生组织（WHO）和中国国家卫生和计划生育委员会（NHFPC）联合主办的第九届全球健康促进大会（9GCHP）的"深化医改"平行论坛上向世界分享。

1. 四方管理[①]

政府主管。黄陂区人民政府成立健康管理工作领导小组，出台了推进健康管理试点工作的实施方案。从 2013 年开始，区政府将健康联合体工作每年列入《政府工作报告》，纳入区经济社会总体发展规划。2015 年黄陂区"十三五"发展规划出台，"健康黄陂发展战略"作为建设"幸福黄陂"的核心工作，获得全面部署与推进。区政府将健康联合体建设纳入财政重点支持项目，统筹规划各项重点工程的费用预算，保证工作顺利开展。

专业机构直管。充分规划整合黄陂区内各级医疗资源，以黄陂区人民医院、黄陂区中医医院两家三甲医院为龙头，依据服务能力合理分配，分别与 12 家和 8 家街乡卫生院/社区卫生服务中心组建成两大健康管理联合体（健联体），落实从"以疾病为中心"向"以健康为中心"的工作重点转变，人才、技术"下沉"到基层，使居民在家门口就能享受到三甲医院的医疗资源。

单位社区协管。以区为单位综合选址，建立了 6 座大型综合性健康场馆，以社区为单位合理规划，建立多个健康公园、健康长廊、健康步道、健康广场，在全区实现以社区为单位的健康管理服务。

家庭个人自管。黄陂区医务人员组建成若干健康管理服务团队，居民定向与健康管理团队签约实施健康管理服务。服务团队采取入户采集的方式收集居民健康信息，建立健康档案。健康管理服务团队将综合分析每个居民的健康状况，以家庭为单位制定个性化的家庭健康提升计划书。计划书的实施指导、协助、跟踪回访等服务由各区域的基层医生负责，督促、辅助家庭和

① 刘建华、蔡绍英：《健康管理理论与实践——黄陂四方管理，五项服务模式》，世界图书出版公司。

个人实现自我健康管理。

2. 五项服务①

健康人群保健服务。黄陂区人民政府先后投入逾20亿元，建成18个健康主题公园，620个健康广场，100公里健康步道，配置健身器材787套，设置683个健康自测点（健康小屋）。启动全民健康体检工程，以每人每年100元的标准进行财政拨款，保障城乡居民每年都能接受一次健康体检服务。同时，政府为年满75周岁以上的农民缴纳农村合作医疗个人缴费部分。

高危人群干预服务。黄陂区整体统筹设置了15个健康危险因素干预门诊，主要针对糖尿病、高血压、血脂异常等常见疾病及健康危险因素提供健康干预服务。针对依从性较好的糖尿病、高血压患者，区人民政府也制定了相应的激励政策，将按照每人每年120元的标准从新农合基金中拨款，用于门诊基本药物用药补助。

疾病人群健康管理服务。医师在为疾病人群开具处方时需实行"一病两方"，除传统的治疗处方外，患者同时还会得到健康处方。同时对住院患者实行"五师查房"，由医师、护师、健康管理师、药师、营养师/心理咨询师组成健康管理服务团队，进行疾病的综合治疗与管理。

老年人健康养老服务。健康管理服务团队定期上门为居家老人提供健康管理服务，以实现居家健康养老；各类型的养老机构与医疗机构实行资源交互、建立合作，在养老机构内设置健康管理室，在医疗机构内设置养老病床，同时依托村/社区卫生室（健康服务站）开展老年人的日间照料服务，多方位推动实现"医养结合"的健康养老服务模式。

特需人群健康服务。通过新农合、大病保险、民政救助、政府购买补充商业保险四项补助措施，实现贫困人群住院医疗费用"零负担"；在流动人员相对集中的地区，建立健康服务站与新市民之家，为流动人员提供基本的健康服务。

3. 成效显著

（1）主要健康指标出现明显变化。人均期望寿命从2013年的79.22岁

---

① 刘建华主编《健康管理理论与实践——黄陂四方管理，五项服务模式》，世界图书出版公司，2017。

提升到 2016 年的 80.23 岁，孕产妇死亡率从 2013 年的十万分之 11.12 降低到 2016 年的十万分之 10.85，婴儿死亡率从 2013 年的 4.78‰ 降低到 2016 年的 2.93‰。

（2）2013 年至今，群众的健康素养水平明显提升，健康危险因素得到有效控制。健康危险因素下降指标见表 1，健康危险因素改善指标见表 2。

表 1　健康危险因素下降指标

单位：%

指标名称	下降比例	指标名称	下降比例
超重率	4.86	饮酒率	4.71
肥胖率	1.26	缺乏体力活动率	16.22
吸烟率	3.46		

资料来源：作者整理，以及刘建华、蔡绍英《健康管理理论与实践——黄陂四方管理，五项服务模式》，世界图书出版公司。

表 2　健康危险因素改善指标

单位：%

指标名称	提高比例
人均日食盐摄入量 8g 以下比例	12.02
人均日食用油摄入量 30g 以下比例	9.86
人均日食用油摄入量 25g 以下比例	6.94

资料来源：作者整理，以及刘建华、蔡绍英《健康管理理论与实践——黄陂四方管理，五项服务模式》，世界图书出版公司。

（3）分级诊疗工作稳步推进，推进成效见表 3。

（4）医疗费用得到有效控制。2013～2016 年，健联体住院病人药费比重下降 8.71%；高血压、糖尿病人均医药费用分别降低 16.25%、17.73%，呈逐年减少趋势。新农合基金 2013 年亏损 4596 万元，2014 年结余 3878 万元，2015 年至今持平。

表3　分级诊疗工作推进成效

分级诊疗工作指标	推进成效	分级诊疗工作指标	推进成效
区内外转病人人次	下降 13%	双向转诊总人次	提升 20.97%
上转人次	提升 6.98%	乡镇卫生院病床使用率	从 65% 提升至 95%
下转人次	提升 229.12%		

资料来源：作者整理，以及刘建华、蔡绍英《健康管理理论与实践——黄陂四方管理，五项服务模式》，世界图书出版公司。

三　主要业态发展总体向上向好

2017 年上半年，全湖北省健康服务业从业人员超过 67 万人，产业规模超过 1700 亿元，涵盖医疗卫生服务、健康养老、中西医药和健康体育等产业的健康服务业体系基本形成。

（一）医疗服务能力强的区域优势显现

全省医疗卫生服务产业发展迅速，医药卫生体制改革持续推进，多元办医格局正在形成，全省健康卫生服务能力和医疗服务水平逐步提升。据《2016 年湖北省卫生和计划生育事业发展简报》公布的数据，截至 2016 年底，全省共有医疗卫生服务机构 36261 家，其中医院 928 家（含综合医院 548 家、专科医院 241 家、中医院 136 家），公立医院、民营医院较 2015 年分别增长了 6.3%、55%；基层医疗卫生机构 34703 家（社区卫生服务机构 1231 家、卫生院 1170 家、村卫生室 24792 家、诊所及其他 7510 家），其中社区卫生服务机构数量比上年增长 3.88%。全省每千常住人口床位数达到 6.16 张。各级医疗卫生服务机构的组成结构与比例趋于合理化，管理趋于科学化、规范化。

（二）健康管理（体检）服务质量提升

湖北省在全国率先启动了健康管理工作，截至"十二五"末期，重大

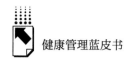
疾病防治成效明显，糖尿病、高血压、精神病等慢性病上升势头减缓。

在国家政策的引领与行业高速发展的驱动下，为促进全省体检行业质量管理科学化、服务质量优质化、社会效益最大化，2014 年 7 月湖北省卫计委下文正式成立湖北省健康体检医疗质量控制中心。在完备的制度标准的保障下，进行分层督察、严格把关、逐年提升。为了更好地提升全省健康体检工作的规范化程度与学科建设内涵，自 2015 年起面向全省各类型的健康体检机构，每年至少举办两次公益性的质控工作培训班。2017 年 1 月黄冈市卫计委下文成立黄冈市健康体检医疗质量控制中心，2017 年 7 月咸宁市卫计委下文成立咸宁市健康体检医疗质量控制中心，2018 年 11 月孝感市卫计委下文成立了孝感市健康体检质控中心。以湖北省健康体检医疗质量控制中心为主，各地市级健康体检医疗质量控制中心协同监管、共同发展的湖北省健康体检质控工作网络初步形成。湖北省健康体检医疗质量控制中心通过一步一个脚印的探索革新，开展了卓有成效的工作，规范了区域内健康体检机构的准入标准与管理，完善了区域内健康体检的服务规范和标准，逐步建立了一套较为成熟的健康体检质量控制和管理体系，形成了良性发展的格局。并于 2016 年、2017 年连续两年获得由湖北省卫生计生委授予的"优秀省级医疗质控中心"荣誉。

为推动健康管理（体检）机构的发展，构建"互联网 + 健康管理"服务体系，2017 年 2 月 26 日正式成立中国健康促进基金会"湖北省体检与健康管理大数据应用研究中心"，积极促进省内健康管理（体检）医疗机构参与大数据应用及服务平台的构建，截至 2017 年 11 月底，全省共计 137 家健康管理（体检）机构经授牌成为"体检与健康管理大数据应用研究中心协作单位"。

（三）健康保险服务探索中前行

"十二五"时期，医药卫生体制改革在湖北省全面实施。全民医保制度建立并铺开实施，基本医保参保率保持在 95% 以上①。健全了多层次医疗保

---

① 湖北省人民政府办公厅：《湖北省卫生与健康事业发展"十三五"规划》，2017 年 6 月 12 日。

障体系，城乡居民医保"七统一"整合基本到位，商业健康保险逐步建立。

2017 年 8 月 2 日，中国保监会湖北监管局在武汉市硚口区签约授牌成立全省首个健康保险创新示范区。该示范区规划好"一心一圈"的空间布局，以"环同济健康城"为核心，围绕同济医院和同济医学院周边街道形成"圈"形布局。产业发展方向上，将通过医疗事业和保险产品、医疗产业与保险资本"两个对接"，理论创新、产品创新、服务创新和合作创新"四个创新"，探索建立信息共享机制，逐步建立健康保障大数据信息平台，全面促进区域健康服务业和保险金融业发展。计划用 3 ~ 5 年的时间，基本完成"示范区"建设，成为各类医疗、健康、养老、服务和检测等保险元素的汇聚中心，努力形成功能完备、结构合理、水平一流的健康服务产业体系。

（四）其他新业态健康服务初露端倪（生殖健康、中医健康服务、旅居健康、养老康复等）

1. 养老产业初具规模

"十二五"以来，湖北省老年人口逐年增长，健康养老产业发展面临巨大的挑战和机遇。目前，湖北省通过推行养老政策创新、建立长效机制、优化养老产业资源配置、加强队伍建设、培育市场主体等措施，切实推进了健康养老产业的全面发展。在全省广泛地设立养老院、托老所、日间照料中心、老年康复中心等多形式的养老服务机构，服务内容也得到了科学的延伸，由传统的配餐送餐、居室保洁、医疗陪护逐步向康复治疗、心理慰藉、文体娱乐等方面拓展。养老服务设施更加完善，全省共有老年人口 1035 万人，其中纯老年人家庭人口 86.9 万人，截至 2017 年上半年底，全省共建有 1368 个不同层次的养老服务机构（城市 263 个、农村 1105 个）。养老床位总数达到 32.9 万张，每千名老年人拥有养老床位数 31 张，高于全国平均水平。全省共有老年活动中心 1.06 万个，老年医院 115 个，老年群众组织 1.85 万个（参加人数 206.6 万人），老年大学 982 个（在校人数 21.4 万人）。

2. 中医药事业稳步发展

湖北省委、省政府把发展中医药事业纳入省级发展战略，提出建设中医药强省的目标任务。国家级中医药临床研究基地建成并投入使用，全省有县级以上公立中医医院 93 家，民营中医医院 53 家，全面改造建设市、县两级中医院，开展"十县百镇千村中医药示范单位"创建和中医药"三堂一室"建设，推进中医药服务体系进一步完善。先后建成了国家级中医药重点专科和学科 105 个，排名全国第四；建设了 70 个国家中医药科研实验室，取得了 690 项省部级以上科研成果。全面实施中医"治未病"工程，中医药预防保健服务水平大幅提升。

3. 全民健康体育工程更加普及

逐渐普及全民体育健身，健康体育产业得到大力发展。近年来，湖北省积极鼓励和引导社会力量参与健康体育产业的建设和运营，孵化了一批理念先进、管理规范、专业性强的体育健身俱乐部和体育场馆运营企业。2016年，全省新增体育场馆 45 座，新增场地总面积 15.5 万平方米，投资总额 5.3 亿元，其中社会资金投资 1.7 亿元，占比 32.1%。截至 2016 年底，全省建有各类健身场所 7797 个，场地总面积达 285.2 万平方米。为满足广大群众日益多元的健康体育需求，湖北省通过加大组织力度，打造了一批富有湖北特色的群众体育品牌活动赛事如"武汉马拉松""宜昌国际马拉松"等，同时全省共组建了 1652 个社会体育组织。

四　面临的挑战与对策

（一）面临的主要问题与挑战

1. 医疗卫生服务产业发展不均衡

一方面是资源分布不均衡。从地区分布看，医疗卫生资源大多数集中在武汉、十堰、襄阳、宜昌等较大的城市，武汉市有 18 家三甲医院（不包括军队医院、中医院），占全省三甲医院总数的 50% 以上，而偏远、贫困地区医疗卫生服务水平明显较低；从机构分布看，优质的医疗卫生资源多集中在综合性医院，而更贴近群众的基层医疗机构则基础资源十分薄弱。另一方面是产业发展不均衡，目前湖北省健康服务业仍以医疗卫生服务为主，养老服务、健康管理和技术支持服务等领域仍以非企业单位为主，未形成产业规模，尚未有机融合形成产业聚集效应，同时各相关产业缺乏有效的资源共享和联动。

2. 健康养老服务发展结构不完善

目前，湖北省的健康养老服务主要聚焦低收入人群，属于"兜底"服务，针对中高层次养老需求的服务相对较少，导致健康养老产业结构发展不完善、养老服务产业供需不平衡。目前，湖北省养老服务资源主要集中在大中型城市，地域分布不均衡，同时"医养"融合度不高，产业间尚未形成成熟的协作模式。此外，一些民办养老机构规模小、收费高，服务不规范、服务内容单一、水平偏低，市场需要得到进一步规范。

3. 智慧医疗发展仍处在起步阶段

目前，湖北省智慧医疗呈现碎片化的发展格局，缺少统筹规划，以医院、企业或是以局部地区的独立行为为主，缺少有效的合作与联结。智慧医疗的产品及服务尚未形成系列，自主研发创新、人才技术引进、政策扶持激励均在培育和探索阶段，与国内先进的智慧医疗产业园区的发展水平及影响力比还有一定的差距。

4. 医药制造产业整体层次不高

湖北省医药制造产业已形成规模，但是产业层次仍未整体迈向中高端。2017 年上半年，医药中间体和原料药仍占湖北省医药制造产业主体，中成药生产、化学药品制剂和原料药制造业等中间制造环节产值占全部医药制造产业产值的比重为 67.4%，技术含量高、附加值高、领域前沿的企业则数量偏少，如生物药品制造产值为 57.87 亿元，医疗诊断、监护及治疗设备制造产值为 7.45 亿元，仅占全部产业的 8.2% 和 1.1%。

（二）发展对策与建议

1. 聚焦科技创新能力，提升健康服务业发展水平

以健康服务业链为核心，部署创新链。从医药创新平台建设、人才团队培养、新产品新技术研发与应用、成果转化与产业化等环节入手，推进一批

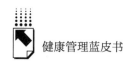

健康产业重大创新项目。以科技创新为动力，驱动医药产业结构调整和企业转型升级，以武汉国家生物产业基地为龙头，以鄂州葛店经济技术开发区和宜昌高新技术产业开发区等高新技术开发区为支撑，大力发展新西药制剂、生物制药、现代中药、生物医药技术服务和现代医药物流等产业。同时，积极引入民营生物、科技领军企业，加快完善、落实促进民营企业发展的政策措施，健全并放开市场准入政策，培育大健康行业创新引领型民营企业，增强民营医药企业的发展信心和获得感。

2. 优化医疗卫生服务体系结构布局

充分发挥湖北省高水平医疗机构、高等院校和科研院所集中的人才和资源优势，以发展医疗卫生服务业为核心，积极引导投资主体、社会资本进入健康服务业的各个领域，建立涵盖专科治疗、慢病管理、养老服务、养生保健、中医药制造、医疗人才培养等全产业链的健康服务业体系。优化政策环境，破除不合理限制和隐性壁垒，支持健康保险业发展，对基层医养机构进行政策倾斜，推动非公立医养机构向规范化、高品质的方向发展，整体提高健康服务业水平，打造一批领军型的综合性健康平台企业。

3. 大力发展智慧医疗健康服务

智慧健康产业在湖北有良好的政策支持和发展氛围，湖北拥有光谷云村、楚天云、襄阳云谷、武汉超算云计算中心等重点建设的大数据产业基地，但需要进一步完善与健康服务业结合发展的具体实施措施。科技和健康相结合是未来趋势，整合移动服务、物联网、大数据、云计算等先进技术手段，大数据与人工智能技术，将为防大病、管慢病、促健康等，提供更高效的解决方式，将有效推进全省健康服务业发展。

4. 坚持因地制宜地推动健康服务业多元化发展

利用湖北省地理、资源、交通优势，科学统筹规划产业布局，打造具有湖北特色的健康服务业。充分发挥东湖高新区作为生命健康产业发展核心区的优势，大力发展生物医药、生物农业、医疗器械等尖端产业，培育健康产业增长点；依托大别山、神农架、武陵山、秦巴山、幕阜山等优质生态资源，开发绿色健康生态旅游，建立中西药现代化科技产业基地，形成集医疗、养老、养生、保健、康复和健身于一体的健康旅游中心；对具有湖北特色的健康产品、健康活动进行深度开发，包括中药材种植、中成药开发、体育产品制造、养生服务供给、休闲健身场所建设等，发挥特色和优势，以产业集聚效应带动全省健康服务业蓬勃发展。

B.5

宁夏"互联网＋医疗健康"服务业发展报告

于亚平 曹霞*

摘　要： 经济欠发达、地处西部的宁夏回族自治区，医疗资源欠缺，疾病患者跨省就医比例较高，很多患者身患重病需要远途求医，无论是看病的辗转奔波，还是增加的异地就医花费，都对宁夏回族自治区内患者本人和家庭造成了沉重负担。如何形成多层次的分级诊疗模式，多方共赢，使人民群众获益？本文从宁夏地区医疗现状、宁夏"互联网＋医疗健康"现状、具体实例、未来趋势及发现预测四个层面做了分析和解读。

关键词： "互联网＋" "互联网＋医疗健康" 宁夏

一　宁夏地区"互联网＋医疗健康"服务发展现状

据宁夏卫计委统计公报：从 2017 年开始，宁夏凭借内陆开放型经济试验区"先行先试"政策优势，宁夏积极创新体制机制，踏上了"互联网＋

* 于亚平，宁夏利安慧业健康管理有限公司总经理、中关村新智源健康管理研究院社区居民健康管理与慢病防控合作中心主任，研究方向：开发了具有自主知识产权的全民健康管理云平台，首创家庭健康管理信息化服务新概念，该平台获发改委立项和支持。曹霞，临床医学博士，主治医师，中南大学健康管理科副主任，临床医学博士，主要研究方向为慢病健康管理、健康管理服务评价。

医疗健康"的探索之路。29 家互联网医疗企业入驻银川，通过各互联网医院平台在银川备案注册的医生总数已达到 2 万多名，服务患者累计 800 多万人。

"互联网＋医疗健康"在宁夏的示范应用，扩展了医疗服务行业的空间，真正实现了智慧就医，切实解决了偏远地区居民挂号难、排队时间长、就诊时间短的难题，宁夏也成为优质医疗资源基地。目前，在各相关部门的共同努力之下，宁夏全民健康信息平台框架已基本构成，以电子档案的形式与其他城市医疗信息进行互享互通，并通过线上就医完成了若干例远程门诊。在新一轮医药卫生体制的改革中，医保发挥了重大作用，在一定程度上解决了过去人们"看不起病、买不起药"的难题。在财税价格方面，宁夏建立健全了全政府购买社会服务机制，充分发挥了价格在健康医疗方面的作用，对药物的市场价格进行严格控制与调节，为宁夏医疗事业的发展形成新机制。

二 宁夏地区"互联网＋医疗健康"服务优势

随着互联网技术的飞速发展、智能硬件技术的不断进步、智能算法和 AI 技术的革命性突破、生物医学技术的连续爆发，很多曾羁绊基层医疗发展的障碍逐渐消失。依托互联网医院与实体医院的融合等多方面技术开展，新的商业模式如雨后春笋般发展壮大，加上国家政策支持的春风细雨，将极大地促进优质医疗资源的双向流动，患者、医生、机构、监管层都将被重新赋予新的能力。

根据《国务院全国医疗卫生服务体系规划纲要（2015～2020 年）》，为响应《国务院关于促进健康服务业发展的若干意见》。宁夏积极应用"互联网＋医疗健康"、物联网传感技术、大数据、云计算、医疗级可穿戴设备等新技术，推动智慧医疗服务示范，通过健康大数据的应用，逐步转变服务模式，提高服务能力和管理水平。

在智慧城市建设过程中，宁夏重点布局"互联网＋"。其中银川市为典

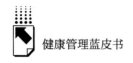

型案例。过去的银川，医疗信息化纵向发展深度不够，城乡发展不均衡，信息化建设主要集中在市各大市属医疗机构，社区、乡镇医疗卫生机构信息化建设未全面铺开，相对落后。各医疗机构间"互联互通，信息共享"水平较差，造成医疗服务整体水平提升不起来，医患关系紧张。由于医疗资源不足、配置不均衡等，常常出现"看不起病、买不起药"的现象。

近年来，随着国家相关政策的推行，特别是《国务院关于积极推进"互联网＋"行动的指导意见》的发布，银川市政府推出了一系列政策推动"互联网＋医疗健康"的建设，化解了看病难题，医生资源也较之前相比增加了 2~3 倍。

在宁夏回族自治区，"互联网＋"在医疗、养老等领域均被重视。自"智慧城市"实施以来，"互联网＋医疗"一直是热点，尤其是随着我国医疗需求的不断扩大，医疗资源不足为互联网与医疗行业的结合提供了切入点。线上挂号、线上就诊等方式的实施大大减少了患者的困扰，既最大限度保护了隐私，又规范了互联网医疗功能的发展进程。

宁夏在城乡居民医疗健康信息互联互通的基础之上；建设国家健康医疗大数据、区域医疗两大中心；构建全民健康信息平台、互联网医疗平台、互联网诊断平台、互联网医药平台、互联网运营监测五大平台，推动全域"互联网＋医疗健康"示范区建设。

（一）"互联网＋医疗健康"服务内容及分层优势

智慧医疗建设是一个庞大的工程，其中涉及各个领域。在银川的智慧医疗分层中，有五级服务体系，分别为家庭主动健康、基层卫生医疗机构、"互联网＋"医院、本地三甲医院和北上广深优质资源一体融合服务。独特的五级服务体系为智慧医疗服务，促进家庭信息化和基层医疗信息化融合，首创移动"互联网＋健康管理"双联体模式服务百姓。

（二）打造家庭主动健康服务体系，让智慧医疗走进家庭

随着医疗事业的发展和改革的深入，家庭医生这个职业也在探索中得到

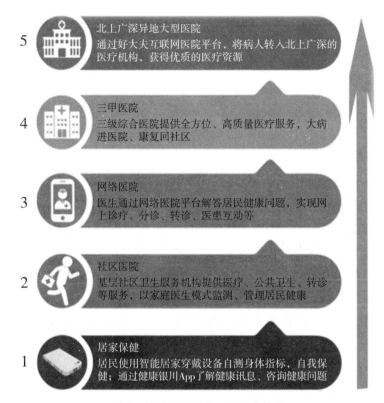

5 北上广深异地大型医院
通过好大夫互联网医院平台，将病人转入北上广深的医疗机构，获得优质的医疗资源

4 三甲医院
三级综合医院提供全方位、高质量医疗服务，大病进医院、康复回社区

3 网络医院
医生通过网络医院平台解答居民健康问题，实现网上诊疗、分诊、转诊、医患互动等

2 社区医院
基层社区卫生服务机构提供医疗、公共卫生、转诊等服务，以家庭医生模式监测、管理居民健康

1 居家保健
居民使用智能居家穿戴设备自测身体指标，自我保健；通过健康银川App了解健康讯息、咨询健康问题

图1　银川智慧医疗五级服务体系

广泛认可。因为诚信，有越来越多的家庭选择了家庭医生，也习惯了以电话预约来提前进行病情诊断。家庭医生与患者之间通过签约的形式，建立起稳定的信任关系。其关键是家庭医生实现了居家自检的"移动便携多参数检测仪＋全民健康管理云"平台服务的适宜技术赋能。

社区居民通过使用智能可穿戴多参数检测仪，在家就可以测量出自己的18项健康数据；患者和家属、基层社区医生都可以通过健康管理云平台系统进行信息查询。社区卫生服务中心的后台系统与健康管理云平台融合，基层医疗机构的签约医生可随时掌握居民居家采集的身体数据并进行分析后给出患者评估报告，从而给用户提供科学的医疗健康指导，帮助居民合理地改善生活方式，并能在线与居民进行交流互动，这种模式便捷、快速、准确而高效，能最大限度地为患者提供健康管理服务、提高基层医疗机构的服务效率。

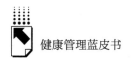

（三）"互联网+"医院智慧健康服务让基层医疗机构插上翅膀

国家健康中国战略的实施，为基层社区卫生医疗的发展带来了新的发展机遇。宁夏社区卫生医疗机构为社区居民提供规范的健康指导、慢病干预、老年体检、健康宣教等公共卫生服务，依托的是医疗健康信息的互联互通，这切实从应用层面创新发展了公共卫生服务的新模式。

与其他省市相比，宁夏地处西部，经济欠发达，医疗资源欠缺，多数地区还存在因病致贫与因病返贫的现象。患者跨省就医比例较高，很多患者身患重病却需要远途求医，无论是看病的辗转奔波，还是增加的异地就医花费，对宁夏回族自治区内患者本人和家庭都造成了沉重负担。解决的办法只有基于"互联网+医疗健康"的新兴技术应用，向上对接北上广深等地的大专家，向下可以覆盖区内县医院、乡镇卫生院，输送诊疗能力，形成多层次的分级诊疗模式，才能多方共赢、使人民群众获益。

宁夏在互联网医院的创新中，经历了2016年的萌芽和起步，也经历了2017年的寒冬和2018年的春天。

宁夏医科大学总医院与宁夏互联网医院联手整合线上线下的资源，赋能基层卫生机构，使得群众在社区即可享受全国优质资源。为了实现这个目标，在过去的一年里，宁夏互联网医院链接了26万名专家及2400所医院，组建8个线上远程会诊中心，使宁夏与全国优质医疗资源形成网络闭环。边远山区和城市的居民，可以在基层社区卫生医疗机构享受到同等质量的大医院、大专家资源和就医服务。

好大夫与银川的结缘，是一个典型的相互成就的过程。体系内的医院和体系外的互联网企业，为了一个共同的目标走在了一起。这中间，双方都经历了多重的考验，包括政策的考量、产品的打磨。

2017年网上流传关于互联网医疗的"征求意见稿"时，好大夫和银川的压力都很大，但是它们都坚信，这是个好事，对解决医疗资源不平衡问题、降低医疗成本有好处。一方面，按国家规定办；另一方面，也坚持创新，拿出更好的产品。终于，通过实践，看到了好的模式，也看到了新的希望。

李克强总理在银川市第一人民医院，听取了关于"互联网＋医疗健康"工作的汇报，对远程门诊、远程诊断等创新给予了充分肯定。表示，运用"互联网＋"促进重点民生领域改善潜力巨大。

（四）宁夏"互联网＋医疗健康"示范区将在四个方面示范创新

"互联网＋医疗健康"互联互通方面示范创新：以解决医疗健康应用分散部署、数据共享程度不高为重点，建设统一数据库，推动医疗机构业务应用上云，拓展互通渠道，探索共享机制，夯实跨区域、跨层级、跨部门的互联互通基础。

"互联网＋医疗健康"一体化应用服务方面示范创新：以解决医疗资源不均、服务能力不足为重点，升级基础设施，搭建统一平台，丰富医疗应用，开展全生命周期、全业务领域、全流程的一体化应用服务。

"互联网＋医疗健康"产业培育方面示范创新：以解决产业内生动力不足、创新能力不强为重点，统筹现有资源，推动生态集聚，鼓励双创孵化，促进合作共赢，助推传统企业转型升级，培育"互联网＋医疗健康"新业态。

"互联网＋医疗健康"政策机制方面示范创新：以解决医疗服务水平不高、行业治理能力不强为重点，在信息共享、数据安全、监管模式、医保支付方式和利益分配等方面积极探索，完善标准规范。

宁夏打造国家级"互联网＋医疗"示范区，旨在真正把"互联网＋医疗健康"的事情办好，惠及百姓，给全国提供示范区的经验，为周边的患者服务，成为西北地区的医疗中心、健康中心。

孙春兰副总理在宁夏调研期间指出："互联网＋医疗健康"是解决医疗资源供给不平衡不充分的重要举措，要认真落实党中央、国务院的决策部署，加快发展"互联网＋医疗健康"，要鼓励社会力量搭建互联网健康服务平台，构建新型卫生健康服务模式。

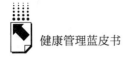

本地三甲医院在不同的合作方式下以"互联网＋"为手段，推动智慧健康医疗服务发展，推动跨区域、跨层级、跨部门医疗资源共享和业务协同，推进全区医疗服务和卫生健康管理现代化，更好地满足人民群众日益增长的医疗卫生健康需求，这些变化全方位地改变了过去的传统治疗方式。科研氛围的培养和科研水平的提高，吸引了许多高学历、高职称人才的加入，吸引了全国各地医生来此进行学术交流，推动了智慧医疗的进程。另外，大数据的共享帮助宁夏三甲医院获得更多的医疗数据。

城市化进程的快慢决定了社会资源的配置方式，医疗资源也不例外。北上广深作为四个特大城市，其因发展空间大、选择多的特点而成为各领域人才的聚集地。

实现全民健康是智慧医疗的出发点，而促进医疗资源的均衡发展则是智慧医疗的目的。北上广深优质的医疗资源与宁夏地区医疗资源以互联网为中介的形式相结合，这样宁夏本地居民就可以足不出户享受到大城市专家的治疗，既实现了资源共享，又推动了医疗技术改革的进程，使智慧医疗充分发挥了资源配置的作用。2015年，依托银川"智慧城市"建设，银川率先在全国实行了以"互联网＋"优化民生服务的改革创新，建成全国首个互联网医院基地，为国内"互联网＋医疗"构建了示范典型，目前银川已形成互联网医院产业集群集聚地。

银川市第一人民医院，一楼大厅右侧的互联网医院标识十分醒目。患者无须到北上广一线城市，在银川就能网上看病、挂专家号、在线开药、线上买药、线上复诊、网络预约手术等，优质资源共享成为现实。在线医疗平台汇集了全国各地数十万医疗专家资源。

以"互联网＋"作为平台，实现优质资源下沉的短板补强。长期以来，社区卫生服务中心就诊率一直不高，市民更愿意到大医院看病是常态，由此造成大医院人满为患的现象。从2018年3月开始，银川市实行医疗服务模式创新，在社区卫生服务中心投资建设全科诊室、X光室和心电图室等，大医院有的设备社区卫生服务中心几乎全部配备。

三 存在问题与对策建议

在经济全球化的今天，"互联网＋医疗健康"诞生，其因便捷、高效、隐私性等特点，在短时间内迅速得到了推崇，在未来或许会给传统医疗服务行业带来颠覆性的变革。

存在的问题是如何利用发展"互联网＋医疗健康"服务示范区的优势，来统筹本地优质医疗资源，促进优质医疗资源下沉，对互联网医院的监管要求和系统管理需要通过实践摸索宝贵经验。

（一）以需求为导向，通过发展远程医疗，促进优质医疗资源下沉

远程医疗服务要紧紧围绕患者需求。通过与国内知名互联网平台企业合作，宁夏建成国内首家全国第三方专家远程会诊中心，将上万名全国知名专家通过互联网引进银川，患者在当地即可得到国内知名专家的服务。远程会诊不局限在专门的远程会诊中心，在基层医疗机构的每间诊室也可以实现远程会诊。会诊时，诊室医生与患者一起通过视频与专家交流，诊室医生一边协助患者用医学术语与专家沟通，一边协助专家完成患者查体工作。这种方式不仅实现了初诊在实体医院，也让患者在享受医疗专家远程服务的同时，有初诊医生的协助和陪伴，使治疗在当地的连续性得以保障。

银川把本地的优质医疗资源同时也接入互联网门诊，需要到上一级医疗机构进行检查治疗的病患，也可以马上通过互联网预约三甲医院床位。银川的示范效果就是发展远程医疗服务，成果要推广到宁夏全区，并在全国加以推广。

（二）统筹本地优质医疗资源，打造区域医疗服务一体化

银川的互联网门诊，整合了本地医院的专家资源，本地副高以上的医生在互联网门诊进行了排班，在值班时间内为各级医院的患者提供互联网医疗有偿服务。未来期望本地专家不仅要给公立医院患者提供服务，也要给民营

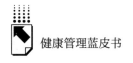
医院甚至是诊所的患者提供互联网门诊服务。在互联网的思维模式下，医疗服务范围已经是患者出现的全部场所，区域医疗服务一体化科技支撑亟待加强。

与此同时，要统筹计划以一体化的模式整合并最大化地利用有限的医疗资源，包括预约挂号、大型检查设备的使用、床位资源、药品配送等。

（三）低成本、可复制、可推广的示范效果

可行的互联网医院模式一定是低成本、可复制、可推广的。家庭主动健康监测体系、基层家庭医生签约服务、互联网医院引入全国最优秀的医疗资源、服务百姓是再造医疗健康的新生态。关键是要引进最先进的治疗经验和技术，才能把宁夏本地医院打造成全国一流的远程接诊中心。宁夏要聚集各方力量，将家庭主动健康监测体系与医疗信息化深度融合，共同探索"互联网＋医疗健康"双联体模式，打造示范应用新方向。

（四）互联网医联体有更高的监管要求和系统管理要求

在产业集群以及行业发展的要求下，银川市监管措施的出台势在必行。首先要保障全数据监管，所有互联网医院把数据服务部署到银川大数据中心，便于统一执行数据管理。

监管平台是以"全程化、精细化、绩效化和规范化"为建设方向，充分运用信息化手段进行全过程、全方位、全自动在线实时监管。从事前提醒、事中控制、事后追溯多个层面对互联网医院进行全过程、全方位和全自动监管，采取"自动核查预警＋人工干预"方式进行管控。

互联网医生的监管必须借助信息化手段和数据验证，通过智能识别违规，进而建立规则。这和传统实体医疗机构的监管不同，所有诊疗服务都是基于互联网完成的，发展极为迅速。大量的新业务模式全部通过数据管控，如何从数据看到医疗服务的合规性、医疗服务质量，有效防止隐藏在业务过程中的违规事项是监管需要解决的核心问题。

"互联网＋医疗健康"的监管模式要实现医保资金、医疗卫生机构、医

疗行业秩序、医疗卫生从业人员、药品质量和招标采购、公共卫生服务、医疗卫生评价等方面的综合监管模式创新，解决安全风险防范问题。互联网医院监管平台的整体设计，是针对系统内部业务需求的有关信息、与外部交换的业务信息以及向社会发布的服务信息所面临的和潜在的安全风险的。建立实现安全目标的安全模型和信息安全保护体系，达到风险、安全与投资的最佳平衡。

未来要把监管放在公共平台上，让公众对该平台有知情权，向平台反馈一些信息。虽然企业平台、大数据局、实体医院都是监管方，但是这是不完整的监管，只有把使用方——用户加入进来后，才算完整。随着互联网医院监管平台的持续运营，基于监管平台、银川产业集聚的大数据和智慧医疗产生的数据做相关的行业分析，后续将产生更大的商业价值。

银川市政府在国内首个出台了一系列监管政策和上线运营监管平台，为国内推广应用"互联网＋医疗健康"起到了良好的示范效果。在不断总结经验的同时，期待国家能出台更多的监管政策，让"互联网＋医疗健康"的服务得到良好发展，惠及民生。

参考文献

1. 崔岩、魏军、夏鹤春：《国家自然科学基金地区基金对宁夏医科大学附属医院人才培养和科研工作的推动作用》，《中华医学科研管理杂志》2011 年第 3 期。
2. 唐雄燕：《基于物联网的智慧医疗技术及其应用》，电子工业出版社，2013。
3. 郭源生：《推进智慧医疗体系建设，创新健康管理服务理念》，《信息技术与标准化》2014 年第 4 期。

B.6
海南省健康服务业发展报告

曾渝　黄小玲*

摘　要： 本文结合海南建设自由贸易试验区背景，在分析海南省健康服务业发展环境的基础上，深入分析了海南省健康服务业发展现状、趋势及目前存在的主要问题，提出了构建多层次多元化健康服务体系、立足优势、特色发展、加大社会资本的投资力度、加大人才培养和引进力度以及体制机制创新等针对性措施建议。

关键词： 海南　健康服务　行业发展

一　海南省健康服务业发展环境分析

（一）社会经济发展现状

1. 海南省常住人口及其变化情况

2017年末，海南省常住人口总数为925.76万人，其中，城镇人口537.31万人（58.04%），乡村人口388.45万人（41.96%）。2005～2017

---

* 曾渝，博士、教授/研究员，现任海南南海健康产业研究院院长、海南医学院教授、健康管理学科带头人，硕士研究生导师，曾任海南省卫生厅副厅长、海南省食品药品监督管理局局长、海南医学院常务副校长，研究方向为卫生（药物）经济与政策、健康服务与管理、健康产业发展等；黄小玲，硕士、教授，现任海南医学院教授、经济与管理教研室主任，硕士研究生导师，兼任海南南海健康产业研究院秘书长、研究员，研究方向为卫生经济与政策、健康服务与管理等。

年，常住人口呈现逐年上升趋势，增长率约为11.81%，13年年均增长率约为0.91%。

从年龄结构看，2017年海南省常住人口年龄结构以15~64岁人口为主，占总人口的比例为72.35%，其次为0~14岁人口，占总人口的比例为19.51%，65岁及以上人口占总人口的比例为8.14%。2005~2017年，海南省常住人口的年龄结构较为稳定，其中，0~14岁人口占总人口比例略有下降（从2005年的23.69%下降到2017年的19.51%）；15~64岁人口占总人口比例略有上升（从2005年的67.77%上升到2017年的72.35%）；65岁及以上人口占总人口比例略有下降（从2005年的8.54%下降到2017年的8.14%）（见表1）。

表1 2005~2017年海南省常住人口及年龄结构

年份	2005年	2010年	2012年	2013年	2014年	2015年	2016年	2017年
常住人口（万人）	828.00	868.55	886.55	895.28	903.48	910.82	917.13	925.76
0~14岁占总人口比例（%）	23.69	19.78	19.50	19.49	19.48	19.49	19.50	19.51
15~64岁占总人口比例（%）	67.77	72.15	72.43	72.42	72.41	72.38	72.36	72.35
65岁及以上占总人口比例（%）	8.54	8.07	8.07	8.09	8.11	8.13	8.14	8.14

资料来源：根据《海南统计年鉴》（2006~2018年）整理。

2. 地区生产总值（GDP）

2017年，海南省地区生产总值为4462.54亿元，其中东部地区（海口、三亚、文昌、琼海、万宁、陵水等六地）地区生产总值占全省地区生产总值的比重为61%；西部地区（儋州、东方、澄迈、临高、乐东、昌江、洋浦等七地）地区生产总值占全省地区生产总值的比重为31%；中部地区（五指山、定安、屯昌、琼中、保亭、白沙等六地）地区生产总值占全省地区生产总值的比重仅为8%（见图1）。

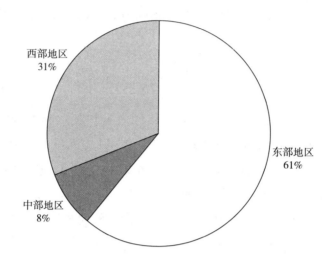

图1　2017年海南省地区生产总值区域占比

资料来源：根据《海南统计年鉴》（2018年）整理。

1978～2017年40年间地区生产总值呈总体上升趋势，2017年地区生产总值（4462.54亿元）是1978年（16.40亿元）的272倍，其中，2005～2017年上升趋势显著（见图2）。

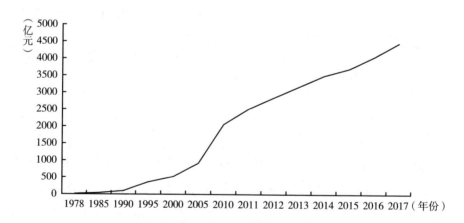

图2　1978～2017年海南省地区生产总值

资料来源：根据《海南统计年鉴》（2018年）整理。

2017 年海南省人均地区生产总值为 48430 元，比 1978 年（314 元）增加了 153 倍，但仍低于全国平均水平（59660 元）。

3. 医疗卫生与计划生育支出

2017 年，海南省地方一般公共预算支出总额为 1444 亿元，其中医疗卫生与计划生育支出 127.37 亿元，占一般公共预算支出的比重为 8.82%。2012～2017 年，医疗卫生与计划生育支出呈逐年上升趋势，增长率为 112.77%（从 2012 年的 59.86 亿元上升到 2017 年的 127.37 亿元），6 年年均增长率为 18.79%；医疗卫生与计划生育支出占地方一般公共预算支出比重上升，从 2012 年的 5.96% 上升到 2017 年的 8.82%（见图 3）。

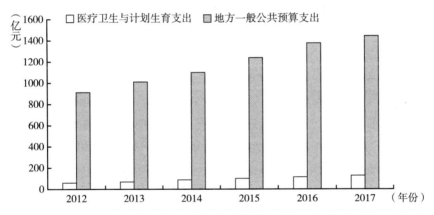

图 3　2012～2017 年海南省地方一般公共预算支出及医疗卫生与计划生育支出

资料来源：根据《海南统计年鉴》（2013～2018 年）整理。

4. 卫生费用及其占 GDP 比重

2016 年，海南省卫生总费用 303.28 亿元，比 2012 年增长 40.70%（见图 4）；人均卫生总费用 3307 元，比 2012 年（2029 元）增长 63%；卫生费用占 GDP 的比重 7.48%，比 2012 年（6.3%）增长 18.73%。

（二）政策环境

近年来，中央政府和海南省政府高度重视健康服务业的发展，先后出台一系列相关政策予以支持，主要政策及政策内容详见表 2。

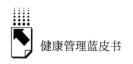

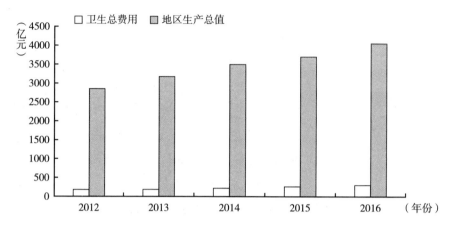

图4　2012~2016年海南省卫生总费用及其占GDP的比重

资料来源：根据《海南统计年鉴》（2013~2017年）整理。

表2　健康服务业主要相关政策

部门	时间/文件号	文件名称	相关政策要点
国务院	2013年10月（国发〔2013〕40号）	《关于促进健康服务业发展的若干意见》	多措并举发展健康服务业；2020年，健康服务业总规模达到8万亿元以上
国务院	2015年11月（国办发〔2015〕84号）	《关于推进医疗卫生与养老服务相结合的指导意见》	鼓励医疗卫生机构与养老服务融合发展，鼓励社会力量兴办医养结合机构，推动医疗卫生服务延伸至社区、家庭
国务院	2016年10月	《"健康中国2030"规划纲要》	优化健康服务，发展健康产业
国务院	2016年12月（国发〔2016〕70号）	《关于印发"十三五"旅游业发展规划的通知》	促进旅游与健康医疗融合发展，发展中医药健康旅游，发展温泉旅游，引导社会资本发展非营利性乡村养老机构
国务院	2016年12月（国发〔2016〕77号）	《关于印发"十三五"卫生与健康规划的通知》	加强重大疾病防治，推动爱国卫生运动与健康促进，加强妇幼卫生保健和生育服务，提升医疗服务水平，发展老年健康服务，加快健康产业发展等

续表

部门	时间/文件号	文件名称	相关政策要点
国务院	2017 年 2 月（国发〔2017〕13 号）	《关于印发"十三五"国家老龄事业发展和养老体系建设规划的通知》	加强老年人健康促进和疾病预防，发展老年医疗与康复护理服务，丰富养老服务产业新模式、新业态
国务院	2018 年 4 月	《关于支持海南全面深化改革开放的指导意见》	战略定位：全面深化改革开放试验区，国家生态文明试验区，国际旅游消费中心，国家重大战略服务保障区
国务院	2018 年 9 月（国函〔2018〕119 号）	《关于同意设立中国（海南）自由贸易试验区的批复》	同意设立中国（海南）自由贸易试验区，实施范围为海南岛全岛
国务院	2018 年 9 月（国发〔2018〕34 号）	《国务院关于印发中国（海南）自由贸易试验区总体方案的通知》	明确了指导思想、战略定位和发展目标以及改革试点任务
国务院	2018 年 9 月	《乡村振兴战略规划（2018～2022 年）》	打造乡村生态产业链，培育新产业新业态，大力发展生态旅游、生态种养等产业
国务院	2018 年 9 月	《关于完善促进消费体制机制进一步激发居民消费潜力的若干意见》	推进服务消费持续提质扩容，健全医养相结合的多层次养老服务体系
国家市场监督管理总局、国家药品监督管理局、国家知识产权局	2018 年 11 月（国市监注〔2018〕219 号）	《关于支持中国（海南）自由贸易试验区建设的若干意见》	提出通过 6 类 24 项措施支持海南自由贸易试验区和中国特色自由贸易港建设
海南省人民政府办公厅	2016 年 11 月（琼府办〔2016〕288 号）	《关于印发海南省医疗健康产业发展"十三五"规划的通知》	初步构建中医药健康旅游产业体系；2020 年，建成海南省全域中医药健康旅游示范区
海南省人民政府办公厅	2016 年 12 月（琼府办〔2016〕295 号）	《海南省卫生计生事业发展"十三五"规划》	重点任务：构建高效健全的医疗服务体系；建设卫生计生专业人才队伍；完善医疗保障体系；深入推进药品供应保障体系建设；推动计划生育事业深入发展；实施中医药提升工程；实施健康扶贫工程；创新发展"互联网＋健康医疗"；大力发展健康产业；推进卫生法治建设，营造和谐就医氛围

部门	时间/文件号	文件名称	相关政策要点
海南省人民政府	2017 年 5 月（琼发〔2017〕4号）	《"健康海南 2030"规划纲要》	完善医疗卫生服务体系,构建"东西南北中"区域医疗卫生中心基本构架;到 2020 年,30 分钟基本医疗卫生服务圈基本形成,到 2030 年,15 分钟基本医疗卫生服务圈形成

（三）健康服务需求分析

1. 海南省城乡居民家庭人均医疗保健支出及其占消费性支出的比重

城镇居民家庭人均医疗保健支出从 2005 年的 351.10 元增加到 2017 年的 1505.10 元，城镇居民家庭医疗保健支出占消费性支出的比重从 2005 年的 5.9% 增加到 2017 年的 7.4%。农村居民家庭人均医疗保健支出从 2014 年的 454 元增加到 2017 年的 629 元，农村居民家庭医疗保健支出占消费性支出的比重从 2014 年的 3.8% 增加到 2017 年的 3.9%。详见表 3。

表 3　2005~2017 年海南省居民家庭医疗保健支出变化情况

年份	城镇居民家庭人均医疗保健支出（元）	城镇居民家庭医疗保健占消费性支出的比重（%）	农村居民家庭人均医疗保健支出（元）	农村居民家庭医疗保健占消费性支出的比重（%）
2005	351.10	5.9	—	—
2010	579.90	5.3	—	—
2011	783.30	6.2	—	—
2012	993.24	6.9	—	—
2013	734.30	4.7	—	—
2014	960.30	5.2	454	3.8
2015	1307.10	7.1	635	4.5
2016	1399.80	7.4	593	3.7
2017	1505.10	7.4	629	3.9

资料来源：根据《海南统计年鉴》（2003~2018 年）整理。

2. 健康旅游服务需求

海南省位于中国最南端，具有得天独厚的区位优势。得益于自然资源丰富、生态环境优良，旅游产业已成为海南省十二大重点产业，近年一直保持良好发展势头。2018 年 1～9 月，旅游业增长 9.0%，快于同期 GDP 增速。2018 年 1～6 月，全省接待国内外游客总共 3639.85 万人次，其中接待旅游过夜者 2984.53 万人次，分别比上年同期增长 14.4% 和 12.6%。2018 年 5 月，海南开始实施 59 国人员入境旅游免签政策。以三亚为例，2018 年 1～10 月，三亚市接待入境游客 64.63 万人次（含一日游入境游客 7.9 万人次），同比增长 14.75%。目前，游客主要来自俄罗斯、韩国、哈萨克斯坦和印度尼西亚等国家和地区，对中医药治疗、保健、养生康复等中医健康服务的需求和康复旅游产品的需求不断上升。

3. 候鸟人群的慢性病康养需求

2017 年，海南省候鸟人口达 130.98 万人，占常住人口的比例为 14.16%，其中，常住型候鸟人口为 51.41 万人，流动型候鸟人口为 79.57 万人。根据《中国卫生统计年鉴 2017》，2013 年调查地区 65 岁及以上居民慢性病患病率为 54%。据此测算，2017 年海南省候鸟人群慢性病患病人数约为 70.72 万人。

二 海南省健康服务业发展现状

（一）卫生资源供给现状

1. 海南省卫生机构配置现状及其变化趋势

2017 年，全省共有卫生机构 5717 所。其中，医院 208 所，含综合医院 153 所，中医医院 18 所，中西医结合医院 6 所，专科医院 31 所，尚无民族医院和护理院；基层医疗机构 4843 所；专业公共卫生机构 117 所；其他卫生机构 9 所（见表 4）。

2010～2017 年，海南省卫生机构数量增加 22.21%，其中，医院、基层

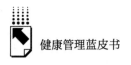
医疗卫生机构、专业公共卫生机构数量分别增加 10.64%、10.60%、18.18%，其他卫生机构数量减少 25%。

表4　2010～2017年海南省卫生机构数变化情况

单位：所

项目	2010年	2011年	2012年	2013年	2014年	2015年	2016年	2017年
合计	4678	4816	5142	5006	5015	5046	5135	5717
1. 医院	188	190	197	191	191	202	212	208
综合医院	145	148	152	148	150	155	158	153
中医医院	19	19	19	17	16	17	17	18
中西医结合医院	3	3	4	5	5	5	6	6
民族医院	0	0	0	0	0	0	0	0
专科医院	21	20	22	21	20	25	31	31
护理院	0	0	0	0	0	0	0	0
2. 基层医疗卫生机构	4379	4513	4839	4685	4696	4714	4795	4843
社区卫生服务中心（站）	105	118	141	144	152	157	170	175
卫生院	308	303	305	299	305	298	297	299
街道卫生院	3	3	0	0	0	0	0	0
乡镇卫生院	305	300	305	299	305	298	297	299
村卫生室	2412	2527	2752	2701	2706	2681	2668	2637
门诊部	63	59	61	51	46	56	90	117
诊所、卫生所、医务室	1491	1506	1580	1409	1494	1522	1570	1615
3. 专业公共卫生机构	99	102	107	121	119	119	119	117
疾病预防控制中心	26	26	28	28	28	27	26	25
专科疾病防治院（所、站）	24	25	24	23	21	18	18	15
健康教育所（站、中心）	1	1	1	1	1	1	2	2
妇幼保健院（所、站）	24	24	24	24	24	24	24	24
急救中心（站）	3	3	3	3	3	3	3	3
采供血机构	1	2	2	2	2	4	4	4
卫生监督所（中心）	20	21	23	23	23	24	24	24
计划生育技术服务机构	0	1	2	17	17	18	18	19
4. 其他卫生机构	12	11	11	9	9	11	9	9
疗养院	2	2	2	2	2	3	3	3
医学科研机构	10	9	9	7	7	9	6	6

资料来源：根据《海南统计年鉴》（2011～2018年）整理。

从经济性质看，公立医院数量占医院数量的比例约为73.99%，民营医院数量占医院数量的比例约为20.01%。

2. 海南省卫生机构床位配置现状及其变化趋势

2017年底，全省卫生机构床位42002张，比2010增加61.66%。其中：医院32524张（占卫生机构床位数的77.43%），比2010增加72.94%；中医和中西医结合医院床位数4323张，比2010年增加133.68%。2017年，基层医疗卫生机构床位数7340张，比2010年增加27.00%；专业公共卫生机构1509张，比2010年增加44.82%；其他卫生机构629张，比2010年增加79.71%（见表5）。

表5　2010~2017年海南省医疗机构床位数变化情况

单位：张

项目	2010年	2011年	2012年	2013年	2014年	2015年	2016年	2017年
卫生机构床位数	25981	28575	30076	32100	34466	38653	40501	42002
其中:医院(含卫生院)	24336	27038	28160	29854	31914	35702	37276	38654
每万人口床位数	30	33	34	36	38	42	44	45
1. 医院	18807	21452	22702	24555	26456	30181	31844	32524
综合医院	15001	16930	17738	19347	20797	22573	23992	24504
中医医院	1775	2554	2917	3000	3325	3560	3679	3821
中西医结合医院	75	85	130	360	360	410	477	502
民族医院	0	0	0	0	0	0	0	0
专科医院	1956	1883	1917	1848	1974	3638	3696	3697
护理院	0	0	0	0	0	0	0	0
2. 基层医疗卫生机构	5782	5856	5913	5826	6006	6398	6493	7340
社区卫生服务中心(站)	180	189	426	505	526	851	1021	1168
卫生院	5529	5586	5458	5299	5458	5521	5432	6130
街道卫生院	50	50	0	0	0	0	0	0
乡镇卫生院	5479	5536	5458	5299	5458	5521	5432	6130
村卫生室	0	0	0	0	0	0	0	0

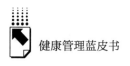

项目	2010 年	2011 年	2012 年	2013 年	2014 年	2015 年	2016 年	2017 年
门诊部	73	81	29	22	22	26	40	42
诊所、卫生所、医务室	0	0	0	0	0	0	0	0
3. 专业公共卫生机构	1042	0	1231	1339	1350	1427	1477	1509
疾病预防控制中心	0	0	0	0	0	0	0	0
专科疾病防治院(所、站)	77	76	76	76	72	94	94	125
健康教育所(站、中心)	0	0	0	0	0	0	0	0
妇幼保健院(所、站)	965	991	1155	1263	1278	1333	1383	1384
急救中心(站)	0	0	0	0	0	0	0	0
采供血机构	0	0	0	0	0	0	0	0
卫生监督所(中心)	0	0	0	0	0	0	0	0
计划生育技术服务机构	0	0	0	0	0	0	0	0
4. 其他卫生机构	350	200	230	380	482	647	687	629
疗养院	350	200	230	380	482	647	687	629
医学科研机构	0	0	0	0	0	0	0	0

资料来源：根据《海南统计年鉴》(2011~2018 年) 整理。

3. 海南省卫生人员配置现状及其变化趋势

海南省卫生人员数量呈逐年上升趋势，卫生人员总数由 2010 年的 51985 人增加至 2017 年的 77652 人。卫生技术人员数由 2010 年的 39520 人增加至 2017 年的 60579 人，年均增加 2632 人（见表6）。

表6　2010~2017 年海南省卫生人员变化情况

单位：人

项目	2010 年	2011 年	2012 年	2013 年	2014 年	2015 年	2016 年	2017 年
卫生人员总数	51985	56893	58721	63579	66586	71237	74843	77652
每万人拥有医生数	17	18	17	19	19	21	22	23
卫生技术人员	39520	43295	44720	48192	50557	54677	57784	60579
执业(助理)医师	14456	15527	15422	16770	17617	19001	20148	20882

项目	2010 年	2011 年	2012 年	2013 年	2014 年	2015 年	2016 年	2017 年
其中:执业医师	11263	12265	12162	13345	14125	15338	16267	17351
注册护士	16319	18200	19267	20920	22394	24641	26487	28491
药师(士)	2000	2161	2340	2539	2685	2828	2930	2978
其他技术人员	1457	1780	1816	1970	2121	2042	2365	2841
管理人员	2941	3083	3111	3286	3421	3830	4033	3825
工勤技能人员	5404	5939	6278	6751	6891	7280	7343	7332

资料来源：根据《海南统计年鉴》（2011～2018 年）整理。

（二）海南省医养结合服务发展现状

1. 养老资源现状

截至 2016 年底，海南省共有城市养老服务机构 15 个，农村养老服务机构 19 个，老年及残疾人床位数 20177 张，每千人口社会服务床位数 2.26 张。截至 2018 年第一季度，海南省共有提供住宿的民政机构 42 个，床位 9804 张，其中，老年人与残疾人服务机构 31 个，床位 8981 张。不提供住宿的民政机构 2827 个。社会服务机构 4011 个，社区养老床位数 10200 张，社区服务中心 33 个，社区服务站 2459 个。

2. 医养结合服务发展现状

（1）居家养老。在我国现阶段的人口特征、未富先老的国情和传统观念下，多项养老意愿的调查表明，大多数老年人首选居家养老，老年人希望能在熟悉的社区和家人的陪伴下度过晚年，并获得生活照料、家政服务、康复护理、精神慰藉、老年教育等服务。

从 2009 年 9 月起，海南省在海口市开展居家养老服务试点，重点服务对象为符合以下条件的常住人口：60 周岁以上的"三无"老人，80 周岁以上享受低保的特困独居、空巢家庭老人以及 70 周岁以上享受低保、子女残疾重病无力承担赡养义务的特殊家庭的特困老人。截至 2017 年 10 月，全省扩大居家养老服务试点，海口、儋州、白沙、琼中等市县共有 476 个社区开

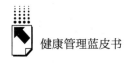

展城市主城区社区居家养老服务，同时还开展乡镇和农村社区的居家养老服务试点工作。

2013年4月，海口市率先在全省建立"没有围墙的虚拟养老院"，即"一键通"社区居家养老呼叫求助信息化服务，为近50万老年人提供居家养老服务和互助服务。目前海南已实现18个市县（不含三沙市）居家养老服务主城区全覆盖。据省老龄办统计，截至2016年6月底，全省各市县共有450个城市社区开展居家养老服务，占全省城市社区总数的83%。海南社区居家养老网络服务平台已在各市县签约了400余家连锁加盟服务商，为近50万老年人提供居家养老服务和互助服务。

截至2015年10月，全省18个市县享受政府购买服务老年人数1.2万人，试点社区数421个，占全省城镇社区总数的78%。

（2）社区养老。目前全省共有108个社区卫生服务站、56个老人日间照料中心、768家农村互助幸福院，社区老年人服务设施建设力度不断加大，老年人服务保障能力不断提升。

（3）机构养老。与2010年相比，2015年养老机构床位总数增加28949张，增长率为624.3%，每千位老年人拥有养老床位数26.7张。此外，各类养老服务机构达213家、养老床位数为33586张（公办养老机构177家、床位数17074张；民办养老服务机构36家、床位数16512张）。

（三）健康产业发展现状

2017年，海南省健康产业占GDP的比重为4.1%，产值为182.97亿元。2014~2017年，海南省健康产业占GDP比重略有上升（2014年为3.5%）。

2017年，海南省健康产业相关延伸产业（旅游产业、热带特色高效农业、房地产业、体育产业）占GDP比重为34.1%，产值为1521.73亿元，其占GDP比重由高到低依次为热带特色高效农业（16.3%）、房地产业（9.7%）、旅游产业（7.8%）、体育产业（0.3%）。详见表7。

表7　2014~2017年海南省健康产业及其相关延伸产业产值及占GDP比重

产业	2014年		2015年		2016年		2017年	
	占GDP比重(%)	产值(亿元)	占GDP比重(%)	产值(亿元)	占GDP比重(%)	产值(亿元)	占GDP比重(%)	产值(亿元)
健康产业	3.5	122.53	3.7	136.99	3.8	154.02	4.1	182.97
医疗健康产业	2.6	91.02	2.7	99.97	2.5	101.33	2.7	120.49
医药产业	0.9	31.51	1.0	37.02	1.3	52.69	1.4	62.48
相关延伸产业	33.1	1158.73	32.9	1218.20	33.8	1369.99	34.1	1521.73
旅游产业	7.4	259.05	7.6	281.41	7.6	308.04	7.8	348.08
热带特色高效农业	17.1	598.62	17.0	629.47	17.4	705.26	16.3	727.39
房地产业	8.4	294.06	8.1	299.92	8.6	348.58	9.7	432.87
体育产业	0.2	7.00	0.2	7.40	0.2	8.11	0.3	13.39

资料来源：根据《海南统计年鉴》（2015~2018年）整理。

（四）健康保险发展现状

2017年海南省原保险保费收入164.83亿元，其中健康险业务原保险保费收入16.45亿元，健康险业务原保险保费收入占海南省原保险保费收入比例为9.98%，低于全国平均水平（12.00%），亦远低于北京（15.3%）、上海（13.43%）、广东（12.28%）等省市（见图5）。

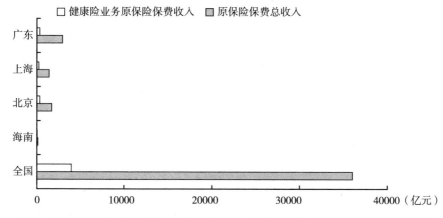

图5　2017年全国及相关省份原保险保费总收入和健康保险业务原保险保费收入比较

资料来源：根据中国保险监督管理委员会官网数据整理，http://bxjg.circ.gov.cn/web/site0/tab5179/。

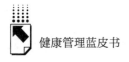
2006~2017 年，海南省原保险保费收入和健康险业务原保险保费收入均呈逐年上升趋势，其中，健康险业务原保险保费收入增加幅度远高于原保险保费总收入，2017 年比 2006 年分别增加 17.81 倍和 9.30 倍。健康险业务原保险保费总收入占原保险保费总收入比例亦有显著上升，从 2006 年的5.21% 上升到 2017 年的 9.98%（见图 6）。

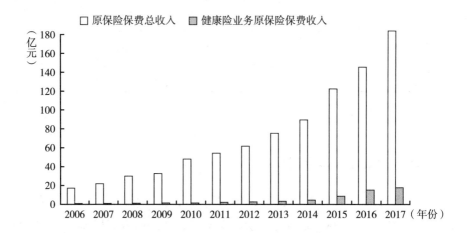

**图 6 2006~2017 年海南省原保险保费总收入和健康保险业务
原保险保费收入情况**

资料来源：根据中国保险监督管理委员会官网数据整理，http://bxjg.circ.gov.cn/web/site0/tab5179/。

三 目前存在的主要问题

（一）规划布局不合理

一是健康服务业的内涵和外延认知不足导致目前的健康服务体系逻辑不清、健康事业和健康产业目标不够明确、边界模糊等问题；二是目前的健康服务和产业的规划和布局严重滞后，难以适应海南自贸区建设背景下社会经济发展的要求。

（二）健康服务缺乏区域特色

一是忽视多层次、多元化的健康需求分析和国内外市场调查研究，导致健康服务内容单一，健康产业存在大量低水平重复建设现象；二是未能有效发挥自身比较优势，品牌竞争优势不明显。

（三）房地产向康养地产转型升级缺乏新动能

相关统计数据显示，房地产业是海南省十二大支柱产业之一，占海南省地区生产总值的9.7%，近年来呈快速上升趋势。然而，目前的经营模式仍以销售房地产为主，缺乏康养服务和健康相关产业链等配套设施建设构建，商业模式单一，产业附加值提升乏力，高质量发展新动能严重不足。

（四）投入不足

一是政府投入不足。根据相关统计数据，2017年海南省地方财政用于医疗卫生与计划生育的支出规模为127.37亿元，远远低于北京（427.87亿元）、上海（412.18亿元）、广东（1307.56亿元）等省市。二是保险资本投资不足。主要原因：①健康保险业发展滞后。数据显示，2017年海南省健康险业务原保险保费收入及其占原保险保费总收入比例均低于全国平均水平，同时，与北京、上海、广东等省市比较差距较大。②保险资金投资不动产方面仍存在体制机制和比例限额。③保险康养社区在产品创新、功能优化、品牌形象等方面存在不足。

（五）人才短缺现象较为突出

一是高端医疗人才不足，学科能力建设不强，产学研能力薄弱；二是基层医疗卫生服务机构编制较少，卫生技术人员特别是中医、全科医生、公共卫生人员等严重不足；三是健康管理和健康养老服务专业人才存在质量较低、数量较少、流动性较大等问题。

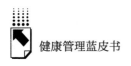

四　措施建议

（一）构建多层次、多元化的海南省健康服务体系

一是紧紧围绕国家"一带一路"战略、海南建设自由贸易试验区和中国特色自由贸易港"三区一中心"（即全面深化改革开放试验区、国家生态文明试验区、国家重大战略服务保障区、国际旅游消费中心）的战略定位，以健康需求为导向，以开放、创新、提升为理念，构建多层次、多元化的海南省健康服务体系。二是厘清健康服务的内涵、外延、分类和功能，具体如下：海南省健康服务体系主要由健康事业体系和健康产业体系构成，二者相辅相成，形成"双轮驱动"的体制机制。前者以政府为主导，主要包括各级公办医疗机构和专业公共卫生机构，为居民提供基本医疗卫生服务、基本公共卫生服务（含慢性病和老年人健康管理等），目的是满足居民基本健康服务需求；后者以社会资本为主导，主要包括社会办医疗机构、社会办医养结合机构、社会资本投资的康养综合体等，提供高水平、多层次、个性化的医疗卫生服务、健康管理服务、康养保健服务以及健康相关延伸产品和服务（如健康旅游、运动健康等），目的是满足人民群众多层次、多元化的健康需求，促进经济增长。如图7所示。

（二）立足自身优势，实现特色发展

在海南自贸区建设背景下，合理开放和利用自然资源，进一步挖掘资源优势，重点和优先发展热带医学、中医药、康养、健康旅游、运动健康等领域，打造新的经济增长点。具体如下：①热带医学领域。依托海南热带地区地缘优势和特殊生态环境，积极对接国内外热带医学领域的相关高校和科研院所，重点开展与东盟国家在热带环境与健康、热带病原学、热带疾病媒介学、热带地区相关疾病等领域的多中心研究和转化合作。②中医药领域。一是进一步拓展治未病、慢性病康复疗养等方面的中医健康服务。二是发挥海

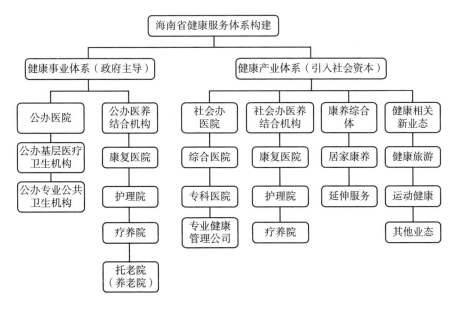

图7 海南省健康服务体系架构

南"天然药库"特别是南药黎药等资源优势，进一步推动中医药特色产品（如医药保健食品、保健用品、中医药保健音像文化产品、中医药创意产品等）的研发、生产和推广。在海南省中医药健康旅游和服务贸易示范基地、中国—亚欧国家中医药疗养国际合作基地建设的基础上，进一步深化国际交流与合作，拓展中医药服务领域和内容，培育中医药服务贸易国际知名机构、产品和服务品牌，打造全国中医药健康旅游和服务贸易标杆和示范区。③康养领域。一是利用气候和环境优势，提供慢性病康复、健康养老、特殊疾病的气候调养以及休闲疗养一体化综合性服务和高端定制服务。二是推进房地产向康养综合体转型升级。如在目前房地产居住、商业和生活配套基础上植入健康元素（如医疗卫生和健康管理服务等），建设一批具有热带特色和中医药健康养老特色的康养小镇，提供医康养护的一体化服务以及延伸服务。④健康旅游领域。一是进一步发展以博鳌乐城国际医疗旅游先行区为引领的国际健康医疗旅游和高端医疗服务。二是开发热带田园特色和中医药特色等健康旅游路线，加大宣传力度，激发国内外消费潜力和潜在需求，

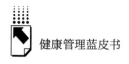

以此带动医疗业、旅游业、服务业、餐饮业等产业链的协同发展。⑤运动健康领域。一是依托海南目前的体育赛事平台，促进运动医学的发展。二是充分挖掘"体育＋医疗"和"体育＋旅游"的延伸产业链，推动体育医疗和体育旅游的深度融合发展，以此带动全域健康旅游市场的发展。如图8所示。

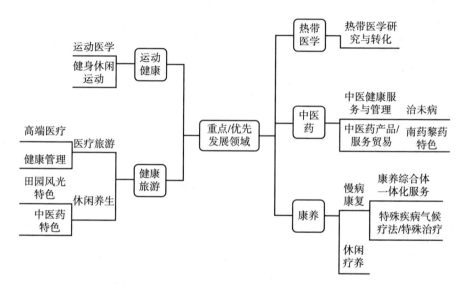

图8 海南省健康服务业重点/优先发展领域

（三）加大社会资本的投资力度

一是推动PPP模式在健康领域的推广运用。具体如下：加强法律法规和配套制度对PPP项目的保障；加快PPP的内控机制和体系建设，明确政府支持的方式，权责利的分配方式等；完善项目审批、权责认定和绩效考核等机制，合理设计投资回报机制和风险分担机制。二是设立健康产业发展基金。具体如下：采用有限合伙制形式；以政府引导、市场主导、融资融智、多元参与为原则；鼓励市县政府主动参与，充分发挥引导作用和杠杆作用，撬动更多社会资本参与；深入挖掘商业投资价值。三是大力发展商业健康保险，引入商业经营模式，鼓励保险资本投资建设集居住、康养和护理等多种功能于一体的综合性康养社区，采用购买、租用、租售结合等方式，满足多样化、多层次的康养服务需求。

（四）加大人才培养和引进力度

一是高端人才引进。如"百万人才进海南"以及相关人才援琼机制。二是高端人才培养。如支持海南医学院更名并升级为医科大学，支持相关高校开设大健康产业相关专业、培育建设健康产业重点实验室，建设符合海南医疗健康产业发展要求的热带医学、旅游医学等特色学科等。三是技能型人才培养。如加大对高等专科学校、高等职业技术学校健康管理、健康养生、中医药保健、康复护理、健康旅游等技术技能型专业的扶持力度。四是健康产业实训基地。依托职业院校和相关社会服务和培训机构，建设产学研实训基地，开展健康领域从业人员的在岗培训和继续教育。五是加强面向社会的健康管理师职业资格考试和培训工作。培养健康管理和健康养老领域不同层次、不同岗位技能的职业从业人员。

（五）体制机制创新

一是加快推进海南国际自贸区（港）总体方案实施。在深入论证和做好风险防控的基础上，探索开放型经济新体制，着力提升健康服务业的投资和贸易便利化自由化水平。如围绕健康领域实体企业"投资和贸易便利化"需求，创新进口药品和医疗器械的通关模式，建立进出口企业风险预警、贸易数据分析、信用保险及便利融资体制机制，搭建外贸企业融资服务平台等。二是加紧围绕"三区一中心"战略目标推进健康服务产业落地。如创新健康服务产业项目用地的审批机制、将其布局规划纳入城市总体规划；探索依托海南省中医药丰富资源开拓中医药服务贸易领域的公私合营创新机制（如公立中医医院开展中医疗养国际旅游项目等）。三是加大力度推进博鳌乐城国际医疗旅游先行区"国九条"政策全面落实并取得更好的社会效应和经济效应。如强化先行区管委会行政主体资格，支持先行区探索和试行更加灵活的人事薪酬制度和国内外人才引进和管理模式、开发建设

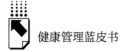
模式、融资模式、药品和医疗器械进口关税优惠政策、药品和医疗器械的注册和使用范围、国际会议审批权限、境外患者到先行区就医的便利性政策等体制机制。

参考文献

1. 曾渝等：《健康管理学》，人民卫生出版社，2013。
2. 白书中、武留信等：《中华健康管理学》，人民卫生出版社，2016。

调查报告

Institutional Investigation Reports

B.7

2018中国三级医院健康管理
（体检）机构竞争力报告

田利源　刘剑文　朱 玲　王兴琳　武留信*

摘　要：　本报告主要对艾力彼医院管理研究中心联合中关村新智源健
康管理研究院开展的2018年中国内地三级医院健康管理（体
检）机构竞争力评价研究的结果——竞争力100强的地域、
区域分布特点、相关影响因素和竞争力构成要素进行了分析。
从分布上看，100强分布很不平衡，主要集中于东部地区，
以华东最多，省份以北京、上海、广东省最多；从省内分布

* 田利源，博士，中关村新智源健康管理研究院副研究员，信息服务部主任；刘剑文，理学学
士，艾力彼医院管理研究中心；朱玲，北京医院主任医师，从事内科临床、干部保健工作与
健康管理（体检）以及健康产业政策与行业发展等方面的研究及实践近40年；王兴琳，广
东省卫生经济学会绩效管理与评估分会会长，艾力彼医院管理研究中心；武留信，中关村新
智源健康管理研究院院长，长期从事心血管病临床、军事飞行人员医学选拔与健康鉴定、亚
健康与健康管理科研工作。

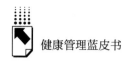
看，江苏省发展最为平衡；从竞争力要素分析看，100强的人才梯队已初步形成，但学术科研水平、专业服务能力仍偏低。检前问卷、检后健康管理、"互联网＋"健康管理（体检）服务方兴未艾。依托第三方竞争力评价和等级认证，已成为持续改善质量、提升竞争力的有效途径。针对三级医院健康管理（体检）机构100强竞争力要素存在的问题提出了相应的改进建议。

关键词： 健康管理（体检）机构　竞争力　质量控制

随着"2030健康中国战略"的提出，人们健康意识的提升，健康体检日益受到重视。公众对体检质量的关注一度成为2018年的热点。目前公立医院特别是三级医院仍是健康管理（体检）市场的主力军，近年来公立医院的体检中心逐步从"规模扩张型"向"效益质量型"的发展模式转变，从单纯体检服务向检前、检中、检后全链条健康管理服务转变。国家卫健委也高度重视健康体检中心的规范发展，2018年先后出台了《健康体检中心管理规范（试行）》《健康体检中心基本标准（试行）》。中国卫生信息与健康医疗大数据学会也于2018年发布了包括《健康体检报告首页数据集》在内的首批健康管理（体检）团体标准。在此背景下开展对三级医院健康管理（体检）机构的竞争力评价十分必要，以评价促进健康管理（体检）行业更加规范、更高质量地发展，同时也为各级健康管理（体检）机构的建设提供参考借鉴。

健康管理（体检）机构作为实施"健康中国战略"、促进医疗卫生模式由"以治病为中心"向"以健康为中心"转变的重要承载平台，其服务能力和质量不但是医院竞争力的重要组成部分，也是衡量健康管理（体检）行业发展水平的重要指标。秉承"用数据说话、用时间说话、用趋势说话"的第三方评价原则有助于引领、推动健康管理（体检）机构的品牌建设与质量效益的持续提升。

一　三级医院健康管理（体检）机构竞争力评价指标体系与评价方法

（一）竞争力评价指标体系的建立

三级医院健康管理（体检）机构竞争力评价指标主要参考艾力彼医院管理研究中心医院综合及专科竞争力评价方法，同时借鉴了英国BUPA健康体检中心认证评价标准、日本综合健诊医学会（Japan Society of Health Evaluation and Promotion，JHEP）[①] 对优良综合健诊机构认证标准和其他一些相关研究成果，如基于AHP－模糊综合评价模型的健康体检中心评价指标体系研究[②]，经过三轮专家研讨论证，确定了如下指标体系（见图1）与权重，包含了资源配置、服务能力、服务质量、学术水平4项一级指标和开展检前问卷占比、官网或公众号及服务号建设运营水平等18项二级指标。健康管理（体检）机构竞争力评价研究的深入，将为我国健康管理（体检）行业的质量建设和认证评价体系构建提供平台支持和数据支撑。

（二）评价方法及结果

1. 数据的采集

多渠道收集评价对象的数据，数据来源于以下几个方面：各健康管理（体检）机构填报的数据[③]；艾力彼医院管理研究中心数据库；全国和各省市卫生健康委员会（卫生局）的统计数据；医院官网、公众号、媒体报道、健康管理（体检）界会议等来源的数据；年度发表文章、电子预约、报告

---

① https：//jhep. jp/jhep/top/index. jsp.

② 李青、肖晓旦：《基于AHP－模糊综合评价模型的健康体检中心评价指标体系研究》，中南大学硕士学位论文，2009年5月。

③ 2018中国健康管理（体检）机构竞争力评价数据采集表，http：//www. xzy－health. com/Details. aspx？id＝194。

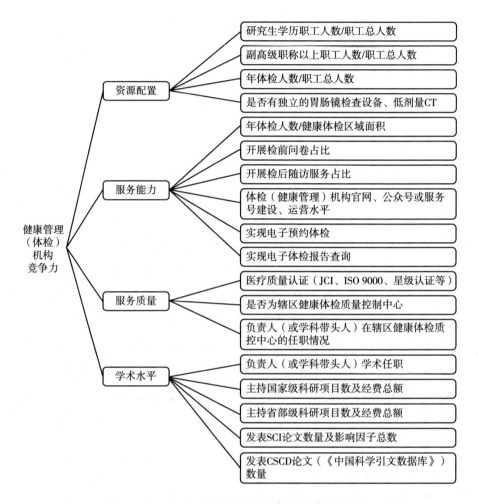

研究生学历职工人数/职工总人数

副高级职称以上职工人数/职工总人数

年体检人数/职工总人数

是否有独立的胃肠镜检查设备、低剂量CT

年体检人数/健康体检区域面积

开展检前问卷占比

开展检后随访服务占比

体检（健康管理）机构官网、公众号或服务号建设、运营水平

实现电子预约体检

实现电子体检报告查询

医疗质量认证（JCI、ISO 9000、星级认证等）

是否为辖区健康体检质量控制中心

负责人（或学科带头人）在辖区健康体检质控中心的任职情况

负责人（或学科带头人）学术任职

主持国家级科研项目数及经费总额

主持省部级科研项目数及经费总额

发表SCI论文数量及影响因子总数

发表CSCD论文（《中国科学引文数据库》）数量

资源配置

服务能力

服务质量

学术水平

健康管理（体检）机构竞争力

图1　健康管理（体检）机构竞争力评价体系

查询等公开可查询的数据；其他来源的数据。

数据填报的时间窗：一般为每年的8月，详情可关注微信公众号"艾力彼观察"和"中关村新智源健康管理研究院"。

2. 本次评价范围

三级医院的健康管理（体检）机构，三级医院包括内地公立医院和民营医院，未包括港澳台地区的医院，也不包括独立的体检机构，另外由于部队医院的部分数据不向社会公开，因此也不含部队医院的健康管理（体检）机构。

3. 数据的采信与处理

对单一来源而未经清洗的数据不予采信，对经过验证、清洗的数据进行分析。数据的分析处理由艾力彼医院管理研究中心完成。

4. 评价结果

表1 2018 中国医院竞争力·三级医院健康管理（体检）机构100强

名次	医院	得分	省份	城市
1	四川大学华西医院	859.76	四川	成都
2	浙江大学医学院附属第二医院	856.26	浙江	杭州
3	中南大学湘雅三医院	850.14	湖南	长沙
4	北京协和医院	847.58	北京	北京
5	南方医科大学南方医院	841.49	广东	广州
6	上海交通大学医学院附属仁济医院	834.63	上海	上海
7	武汉大学人民医院	825.20	湖北	武汉
8	天津医科大学总医院	821.06	天津	天津
9	重庆医科大学附属第一医院	815.45	重庆	重庆
10	江苏省太湖疗养院	807.87	江苏	无锡
11	华中科技大学同济医学院附属同济医院	802.09	湖北	武汉
12	中国科学技术大学附属第一医院（安徽省立医院）	795.06	安徽	合肥
13	中国医科大学附属盛京医院	785.06	辽宁	沈阳
14	郑州大学第一附属医院	780.40	河南	郑州
15	山东省齐鲁医院	773.36	山东	济南
16	北京医院	771.58	北京	北京
17	哈尔滨医科大学附属第一医院	767.92	黑龙江	哈尔滨
18	中南大学湘雅医院	765.45	湖南	长沙
19	四川省人民医院	764.02	四川	成都
20	新疆医科大学第一附属医院	756.42	新疆	乌鲁木齐
21	江苏省人民医院	753.26	江苏	南京
22	复旦大学附属中山医院	751.94	上海	上海
23	青岛大学附属医院	749.66	山东	青岛
24	浙江大学医学院附属邵逸夫医院	746.18	浙江	杭州
25	上海交通大学附属第六人民医院	744.02	上海	上海

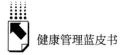
续表

名次	医院	得分	省份	城市
26	温州医科大学附属第一医院	739.96	浙江	温州
27	深圳市人民医院	736.83	广东	深圳
28	北京大学第三医院	731.54	北京	北京
29	上海交通大学医学院附属新华医院	727.97	上海	上海
30	吉林大学中日联谊医院	724.03	吉林	长春
31	华中医科大学同济医学院附属协和医院	722.84	湖北	武汉
32	中南大学湘雅二医院	720.73	湖南	长沙
33	苏州大学附属第一医院	718.58	江苏	苏州
34	首都医科大学附属北京安贞医院	717.21	北京	北京
35	中国医科大学附属第一医院	716.11	辽宁	沈阳
36	武汉大学中南医院	715.17	湖北	武汉
37	首都医科大学附属北京同仁医院	714.89	北京	北京
38	广东省中医院	713.65	广东	广州
39	首都医科大学宣武医院	712.98	北京	北京
40	吉林大学第一医院	712.01	吉林	长春
41	河南省人民医院	708.23	河南	郑州
42	福建医科大学附属协和医院	706.82	福建	福州
43	湖南中医药大学第一附属医院	705.59	湖南	长沙
44	华东疗养院	703.65	江苏	无锡
45	大连医科大学附属第二医院	701.41	辽宁	大连
46	上海市第十人民医院	697.20	上海	上海
47	天津医科大学第二医院	697.09	天津	天津
48	浙江省人民医院	696.30	浙江	杭州
49	西安交通大学第一附属医院	694.06	陕西	西安
50	安徽医科大学第一附属医院	693.94	安徽	合肥
51	广东省第二人民医院	693.56	广东	广州
52	贵州医科大学附属医院	692.58	贵州	贵阳
53	兰州大学第二医院	692.36	甘肃	兰州
54	广州医科大学附属第二医院	691.76	广东	广州
55	山东省千佛山医院	690.86	山东	济南
56	湖南省人民医院	689.29	湖南	长沙
57	福建中医药大学附属第二人民医院	688.56	福建	福州
58	广西壮族自治区人民医院	684.30	广西	南宁
59	河南中医药大学附属郑州人民医院	677.81	河南	郑州
60	山东省立医院	675.53	山东	济南
61	广州中医药大学第一附属医院	673.38	广东	广州
62	上海中医药大学附属曙光医院	673.07	上海	上海
63	河北省人民医院	672.65	河北	石家庄

续表

名次	医院	得分	省份	城市
64	内蒙古医科大学附属医院	670.75	内蒙古	呼和浩特
65	河南省中医药大学第二附属医院(河南省中医院)	669.27	河南	郑州
66	南方医科大学珠江医院	668.13	广东	广州
67	北京航天总医院	666.54	北京	北京
68	山西医科大学附属第一医院	665.39	山西	太原
69	河南大学附属郑州颐和医院	662.81	河南	郑州
70	新疆维吾尔自治区人民医院	662.44	新疆	乌鲁木齐
71	大连医科大学附属第一医院	659.75	辽宁	大连
72	上海东方医院	658.68	上海	上海
73	天津市人民医院	657.74	大津	天津
74	福建省立医院	657.30	福建	福州
75	江西省人民医院	656.26	江西	南昌
76	厦门大学附属中山医院	655.83	福建	厦门
77	甘肃省人民医院	655.20	甘肃	兰州
78	陕西省人民医院	654.05	陕西	西安
79	宁夏医科大学总医院	653.59	宁夏	银川
80	广西医科大学第一附属医院	652.47	广西	南宁
81	内蒙古自治区人民医院	652.12	内蒙古	呼和浩特
82	云南省第二人民医院	651.13	云南	昆明
83	青海省心血管病医院	650.91	青海	西宁
84	河北医科大学第一医院	648.84	河北	石家庄
85	新疆维吾尔自治区中医医院	647.46	新疆	乌鲁木齐
86	山西省人民医院	645.84	山西	太原
87	济宁医学院附属医院	642.36	山东	济宁
88	宁夏回族自治区人民医院	639.56	宁夏	银川
89	海口市人民医院	638.90	海南	海口
90	贵州省遵义医学院附属医院	636.26	贵州	遵义
91	云南省第三人民医院	635.00	云南	昆明
92	九江市第一人民医院	633.50	江西	九江
93	西南医科大学附属中医医院	630.22	四川	泸州
94	石家庄市第一医院	624.49	河北	石家庄
95	福州市第二医院	615.72	福建	福州
96	郴州市第一人民医院	614.53	湖南	郴州
97	镇江市第一人民医院	606.96	江苏	镇江
98	云南省玉溪市人民医院	598.46	云南	玉溪
99	大庆龙南医院	587.18	黑龙江	大庆
100	铜仁市人民医院	579.07	贵州	铜仁

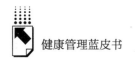

二 三级医院健康管理（体检）机构100强分析

（一）中东西部及七大区分布

将健康管理（体检）机构100强所属医院按东部、中部、西部地区划分，分布很不平衡，东部地区入选100强的最多，达51家，中西部相近，分别为25家和24家，并与东中西部地区2017年度健康体检人数的分布趋势基本一致（见图2）。

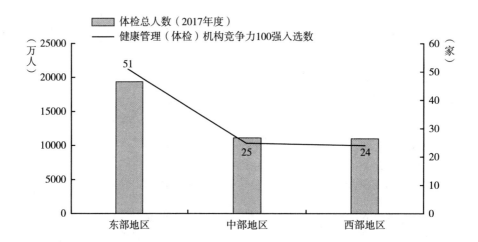

图2 东中西部地区体检人数与健康管理（体检）机构竞争力100强分布

资料来源：中关村新智源健康管理研究院数据库、艾力彼医院管理研究中心数据库、2018中国卫生健康统计年鉴。

注：东部地区包括北京、天津、河北、辽宁、上海、江苏、浙江、福建、山东、广东和海南等11个省份；中部地区包括山西、吉林、黑龙江、安徽、江西、河南、湖北、湖南共8个省份；西部地区包括四川、重庆、贵州、云南、西藏、陕西、甘肃、青海、宁夏、新疆、广西、内蒙古12个省份。

将健康管理（体检）机构100强按东北、华北、华东、华南、华中、西北、西南七大区划分，在前10名中，华东地区入围医院最多，为3家，东北和西北地区无医院入选。前30名中，七大区均有医院入选，华东区一枝独秀，达到 12 家，其他各区较为相近。100 强中，华东区达到30 家，华北、华中次之，分别为 17 家和 15 家，华南、西北、西南、东北入选医院均未超过 10 家。根据 2018 中国卫生健康统计年鉴的统计数据，健康体检人数同样是华东区最多，超过了紧随其后的华中区与华南区健康体检人数的总和，华中、华南、西南次之，华北、西北、东北依次递减。除了华北外，其他地区健康管理（体检）机构 100 强分布数量与各地区健康体检人数分布趋势基本吻合，再次从供需角度体现了健康管理（体检）服务需求是行业发展的原动力，健康管理（体检）机构的竞争力正是在提供服务、满足健康需求的过程中形成并发展起来的。华北入选 100 强数量相对较多，主要是京津两地入选的健康管理（体检）机构有 10 家，这与京津地区三甲医院数量多、医疗综合实力强有关，同时也与京津地区人口稠密、人均 GDP 位于全国前列、健康管理（体检）需求大相关。

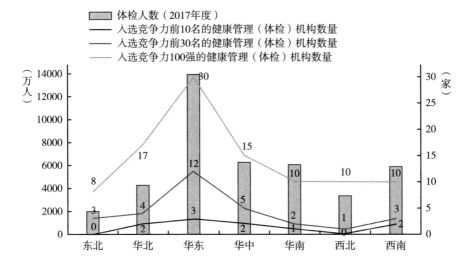

图 3　七大区体检人数与入选健康管理（体检）机构竞争力 100 强分布

资料来源：中关村新智源健康管理研究院数据库、艾力彼医院管理研究中心数据库、2018 中国卫生健康统计年鉴。

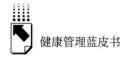

（二）省份分布

从省份分布来看，除了西藏自治区没有医院入选外，其他省份均有医院入选 100 强。入选省份中，以北京、上海、广东最多，均有 7 家医院入选，江苏、山东、河南、浙江、湖南、湖北、福建、辽宁位于第二梯队，均有 4~6 家医院入选，其他省份有 1~3 家医院入选。从体检人数分布上看，广东省体检人数最多，山东、江苏、四川、河南、浙江、湖北、湖南体检人数次之，其他省份位于第三梯队。从 100 强的省份分布看，多集中于体检人数多的省份，如广东、江苏、河南、山东（见图 4）或医疗资源丰富、人均国民生产总值较高的地区如北京、上海、浙江、福建（见图 5）。

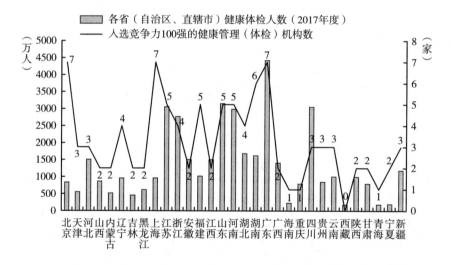

图 4　各省（自治区、直辖市）体检人数与入选竞争力 100 强的健康管理（体检）机构数

（三）城市分布

从城市分布看，100 强中 82 家医院位于直辖市或省会城市，体现了这些城市在健康管理（体检）方面专业人才、学术资源等的积累优势，直辖

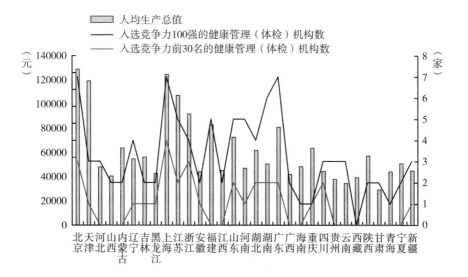

图5　三级医院健康管理（体检）机构100强省份分布与各省人均生产总值

资料来源：中关村新智源健康管理研究院数据库、艾力彼医院管理研究中心数据库、2018中国卫生健康统计年鉴。

市与省会外有16个城市入选，除了4个计划单列市（广东省深圳市、福建省厦门市、辽宁省大连市、山东省青岛市）之外，还有12个地级市，包括浙江省温州市，江苏省苏州市、无锡市、镇江市，山东省济宁市，江西省九江市，湖南省郴州市，四川省泸州市，云南省玉溪市，贵州省遵义市、铜仁市，黑龙江省大庆市，体现了伴随着公众对健康管理（体检）的重视程度、需求的增长以及健康管理（体检）行业的发展，优质资源从传统的优势城市（直辖市、省会城市）呈现"外溢"趋势。其中发展均衡性最好的是江苏省，有南京、苏州、无锡、镇江4个城市入选，其次是山东省和贵州省，山东省有济南、青岛、济宁3个城市入选，贵州省有贵阳、遵义、铜仁3个城市入选（见表2）。

（四）所属医院分析

健康管理（体检）机构100强中，所属医院有96家为三级甲等医院，其

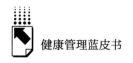

表2 所在城市位于直辖市、省会城市之外的健康管理（体检）100 强医院

医院	省份	城市	医院认证（级别/JCI/星级认证/HIMSS 等）
深圳市人民医院	广东	深圳	三甲
厦门大学附属中山医院	福建	厦门	三甲
温州医科大学附属第一医院	浙江	温州	三甲
苏州大学附属第一医院	江苏	苏州	三甲
江苏太湖疗养院	江苏	无锡	三级
华东疗养院	江苏	无锡	三级
江苏大学附属人民医院（镇江市第一人民医院）	江苏	镇江	三甲/JCI
九江市第一人民医院	江西	九江	三甲
大连医科大学附属第二医院	辽宁	大连	三甲/星级认证
大连医科大学附属第一医院	辽宁	大连	三甲
大庆龙南医院	黑龙江	大庆	三甲
青岛大学附属医院	山东	青岛	三甲
济宁医学院附属医院	山东	济宁	三甲/JCI/HIMSS6
西南医科大学附属中医医院	四川	泸州	三甲/星级认证
遵义医学院附属医院	贵州	遵义	三甲
铜仁市人民医院	贵州	铜仁	三甲
郴州市第一人民医院	湖南	郴州	三甲
玉溪市人民医院	云南	玉溪	三甲

资料来源：艾力彼医院管理研究中心数据库、中关村新智源健康管理研究院数据库。

中有 61 家所在医院为中国顶级医院 100 强上榜医院。其余 39 家医院中有 5 家上榜省会市属/计划单列市医院 100 强，5 家入选地级城市医院 100 强，5 家入选中医医院 100 强①（见图6），这些医院的医疗综合实力与品牌为健康管理（体检）中心的发展提供了品牌背书与专业支撑，同时也体现了健康管理（体检）机构在医院的整体建设中日益受到关注与重视，已成为医院竞争力的一个重要组成部分。另有 4 家为三级医院，其中 2 家为疗养院性质的三级医疗机构。在竞争力评价的数据调研中，有些医院尽管没能上榜，但也展现出了很强的发展潜力，如广东省江门市中心医院、长沙市中心医院等。

---

① 庄一强、廖新波、王兴琳等：《中国医院竞争力报告（2017~2018）》，社会科学文献出版社，2017。

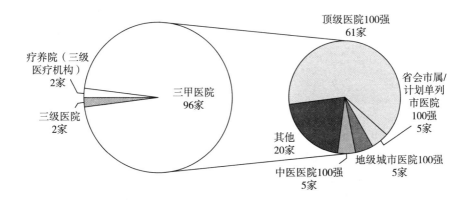

图 6　健康管理（体检）机构 100 强所属医院的竞争力

资料来源：艾力彼医院管理研究中心数据库、中关村新智源健康管理研究院数据库。

100 强中有 9 家中医院（含中医药大学附属医院）上榜，中医在健康管理（体检）方面有其特色和独到优势，中医院或中医药大学的附属医院往往将健康管理（体检）纳入"治未病中心"的范畴，将中医"治未病"的思想融入健康管理（体检）之中，将健康体检与体质及健康状态辨识相结合，发挥推拿、针灸、药膳、膏方、中药香囊、中医五音等多种健康干预手段在检后健康促进方面的特色优势，提升了健康管理服务效能，随着中医的振兴，必将受到更多健康体检人群的认可。

100 强中有 2 家以预防保健、疗养康复为主的三级医疗机构，分别是江苏省太湖疗养院和华东疗养院。这两家疗养院围绕疗养、康复、保健开展健康管理（体检）服务，在数十年的实践中逐步积累形成了具有疗养特色的健康管理（体检）服务体系与学科优势，江苏省太湖疗养院的健康教育与健康促进是江苏省医学重点学科，并入选国家卫生计生委中国老龄健康促进工程首批全国医养康复示范基地。华东疗养院探索出"医疗保健、营养保健、运动保健、心理保健及其他疗养保健因子""五位一体"的慢病服务新模式和"三级预警做好个体健康追踪链、团队分析做好人群风险评估链、转诊接续做好全过程健康管理链"的全程慢病管理体系，赢得了社会的关注与好评。

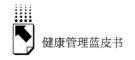
（五）竞争力要素分析

根据竞争力排名 TOPSIS 模型，健康管理（体检）机构竞争力包括资源配置、服务能力、服务质量、学术水平 4 个要素，以下将选取部分指标对不同要素进行分析。

1. 资源配置

人力资源是资源配置的核心。100 强中除了 2 家机构外，其他均有具备研究生学历的专职工作人员，健康管理（体检）机构的研究生学历职工人数/职工总人数的比例中位数为 0.166，高级职称人数/职工总人数的中位数为 0.194，低于中国顶级医院 100 强的该中位数 0.242，高于省会市属/计划单列市医院 100 强的该中位数 0.151（见图 7），说明健康管理（体检）机构 100 强的人才梯队已初步形成。

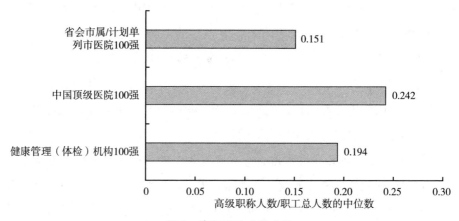

图7　高级职称人数占比

资料来源：艾力彼医院管理研究中心数据库、中关村新智源健康管理研究院数据库。

调查也发现公立三级医院健康管理（体检）中心"人才借力"现象比较普遍，借助医院其他科室的优质人才资源，如影像科室、消化科轮班派驻专业人员到健康体检中心担负体检影像检查和胃肠镜检查体检任务，这种"借力"有利于三级医院健康管理（体检）机构充分发挥人才资源优势，发挥优势资源的协同效益，也利于检后医疗服务的衔接开展，更好地为体检客户服务，同时也成为医院临床科室早筛查早治疗的重要途径与来源。

2. 学术水平

学术要素主要包括健康管理（体检）机构负责人或学术带头人学术兼职情况、承担国家和省级课题数量及经费，发表 SCI 文章的数量、累计影响因子，发表中文文章的数量。入选 100 强的健康管理（体检）机构负责人或学术带头人均有学术任职，以中华医学会健康管理分会、各省（市）级医学会的健康管理分会为主，此外还包括中国健康管理协会、中国医师协会医师健康管理与医师健康保险专业委员会及省级分会等任职。这些与健康管理（体检）相关的学术组织的发展有力地推动了健康管理领域的学术交流、人才培养，促进了学科的发展。

对健康管理（体检）机构 100 强的学术产出进行分析，主要考察 2017 年度发表论文的质量和数量以及申请获批国家级、省级课题的情况，总体来看健康管理（体检）机构 100 强的学术产出仍偏薄弱，主要体现在"获批的课题数量偏少，多为省级课题，课题资助额度不高；发表文章质量不高，多为中文文章"，但科研产出排名靠前的 10 家医院（见表 3）均有包括 SCI 文章在内的多篇文章发表，表现出较高的学术水平，代表了健康管理（体检）机构从经营性科室向学科专业型科室发展的方向。

表 3　健康管理（体检）机构科研产出前 10 名

名次	所属医院	科研产出量值
1	四川大学华西医院	42.38
2	中南大学湘雅医院	41.08
3	中南大学湘雅三院	31.34
4	重庆医科大学附属第一医院	29.54
5	温州医科大学附属第一医院	25.38
6	江苏省太湖康复医院	22.56
7	新疆医科大学第一附属医院	16.64
8	上海交通大学附属仁济医院	15.14
9	浙江医科大学医学院第二附属医院	13.90
10	山东千佛山医院	11.76

注：统计 2017 年整个年度公开发表的第一作者单位或通讯作者单位为健康管理（体检）机构的 SCI 文章和中文文章（如并列第一作者的，仅统计并列作者中排名第一的作者）。课题数据为 2017 年度获批的及在研的国家及省级课题。

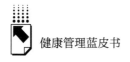

3. 服务能力

（1）检前问卷

100强中有92家医院不同程度地开展了检前问卷调查，"做一次标准化健康问卷的价值不亚于做一次昂贵的医疗仪器检查"，检前问卷的重要价值已成为行业共识，出现了一批应用较好的健康管理（体检）机构，如中南大学湘雅三医院健康管理中心使用基于专家共识的健康测评管理系统，发挥问卷信息在健康体检、健康评估及后续健康干预中的价值。郑州大学第一附属医院、江苏省人民医院等医院的健康管理（体检）中心将健康自测问卷植入体检预约平台，测评后方能预约，并根据问卷结果推荐体检项目。福建省中医药大学第二人民医院开展的健康量表测评，结合通用的标准量表和中医体质类型，对健康状况进行评价。从调研数据看，开展检前问卷调查的比例各体检机构之间差别很大，存在巨大的提升改进空间。

（2）检后服务

100强全部开展了检后服务，包括基本的检后咨询、报告解读服务和其他延伸服务。南方医科大学附属南方医院、安徽医科大学第一附属医院等多家医院开设了健康咨询与亚健康门诊；中南大学湘雅医院、湘雅三院开设的健康管理门诊提供高血压、糖尿病、高尿酸血症、肺结节、非药物干预体重管理等专病健康管理服务，对处于疾病前期的客户进行早期干预，中南大学湘雅三院还首创了体检后多学科专家健康问题会诊。新疆医科大学健康管理院开设的健康管理专家门诊，覆盖心血管、内分泌、过敏性疾病、儿童保健、营养、心理、中医等专业，提供体检报告解读、体检后续健康指导、饮食运动指导、体重管理、心理咨询、常见慢病管理、儿童健康保健、生长发育指导等优质服务。苏州大学附属第一医院健康管理中心集健康体检中心、特需门诊、高级会诊中心于一体，为客户提供全方位的优质服务。吉林大学中日联谊医院体检中心根据少儿健康需求，开展少儿体检服务，提供生长发育指导及评估，眼保健、听力保健，体质监测和运动处方、营养处方等服务。体现了健康管理（体检）机构已经从单纯体检向检前、检后健康管理服务全链条延伸扩展。

（3）"互联网＋健康管理（体检）"服务

"互联网＋健康管理（体检）"服务包括体检的电子预约、体检报告的电子化查询以及公众号、服务号运营水平。100强中有87家医院实现了体检的电子预约或体检报告的电子查询，标志着健康管理（体检）服务的信息化、便捷化已有大幅提升。

随着移动互联网的兴起，微信成为健康信息传播的重要工具，健康管理（体检）机构开通了公众号、服务号或App，将其建设为品牌宣传、健康教育和检前检后服务的重要阵地。如四川大学华西医院的"华西健康"App可以提供体检报告对比和趋势分析，四川省人民医院健康管理中心开发的"健康你我"App，为客户提供绿色通道、挂号、专家会诊、疾病咨询等服务。健康管理（体检）机构100强中出现了一批运营好、影响力大的公众号（见表4）。

表4　最具影响力的十大健康管理（体检）机构公众号

序号	公众号名称	所属医院
1	中南大学湘雅三医院健康管理科	中南大学湘雅三医院
2	中南大学湘雅医院健康管理中心	中南大学湘雅医院
3	福建省二院健康管理中心	福建省中医药大学附属第二人民医院
4	温医一院医疗保健中心	温州医科大学附属第一医院
5	四川省人民医院健康管理中心	四川省人民医院
6	武汉协和医院体检中心	华中科技大学同济医学院附属协和医院
7	深圳市人民医院保健体检中心	深圳市人民医院
8	济医附院健康管理中心	济宁医学院附属医院
9	河南省中医院健康体检中心	河南省中医院
10	华西医院健康管理中心	四川大学华西医院

注：只统计健康管理（体检）机构的公众号，不统计所属医院的公众号，主要指标为文章点击量和每周发文频率。

4. 服务质量

健康体检质量控制是保障服务质量的核心环节，也是竞争力评价的关键要素。

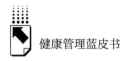

（1）质量控制中心

截至 2018 年，全国由各省卫健委批准成立的健康体检质控中心有 21 家，已成立的各省（区、市）级健康体检质量控制中心通过制定健康体检评价标准规范，开展体检质控培训、督导检查、经验交流等活动，有力地促进了所在省份健康体检质控水平的提升，可以说省级健康体检质控中心挂靠单位及其专委会成员所在机构代表了较高的质控水准，因此将省（区、市）级健康体检质控挂靠单位（主任委员单位）和健康管理（体检）机构负责人或学术带头人在省（区、市）级健康体检质控中心专委会的任职情况作为竞争力评价的一项指标。100 强基本涵盖了目前已建立的省级健康体检质量控制中心的挂靠单位（不含部队医院和独立的体检机构）和部分市级健康体检质量控制中心挂靠单位（见表 5）。其中天津市、湖北省、新疆维吾尔自治区等省（市、区）的健康体检质控中心均被评定为优秀省级质控中心。质控中心建设和发展反映了健康管理（体检）中心（科）更加注重质量效益的发展趋势。

表5　100强中省级健康体检质量控制中心的挂靠单位

编号	省份	省级健康体检质量控制中心挂靠单位
1	天津市	天津大学总医院
2	河北省	河北省人民医院
3	内蒙古自治区	内蒙古医科大学附属医院
4	辽宁省	中国医科大学附属第一医院
5	安徽省	安徽省立医院
6	福建省	福建省立医院
7	江西省	江西省人民医院
8	山东省	山东千佛山医院
9	河南省	河南省人民医院
10	湖北省	武汉人民医院
11	湖南省	中南大学湘雅三医院
12	广东省	南方医科大学附属南方医院
13	广西自治区	广西壮族自治区人民医院
14	海南省	海口市人民医院
15	重庆市	重庆医科大学附属第一医院
16	四川省	四川省人民医院

续表

编号	省份	省级健康体检质量控制中心挂靠单位
17	贵州省	贵州医科大学附属医院
18	云南省	云南省第二人民医院
19	新疆维吾尔自治区	新疆医科大学第一附属医院
编号	市	市级健康体检质控中心挂靠单位
1	河北省石家庄市	石家庄市第一医院
2	云南省玉溪市	玉溪市人民医院

资料来源：中关村新智源健康管理研究院数据库。

（2）医疗质量认证

对健康管理（体检）机构100强进行认证情况的分析，目前与健康管理（体检）相关的认证，除了依据我国新版的《三级综合医院评审标准》开展的医院等级的认证外，还有美国JCI认证、ISO 9000认证、艾力彼医院管理研究中心的星级认证、与信息化相关的HIMSS医院的信息系统评级、与体检化验质量相关的检验科实验室ISO 15189认证。这些认证尽管评价的指标体系和侧重点不同，但均以促进医疗质量管理与持续质量改进、提高患者满意度为其主要目标，与健康管理（体检）服务质量密不可分。

100强中有65家医院通过了健康管理（体检）相关的质量认证和HIMSS认证，包括53家通过了检验科ISO 15189认证，7家通过了美国JCI认证，7家通过了ISO 9000系列认证，4家通过了艾力彼星级认证，7家通过了HIMSS 6级认证，3家通过了HIMSS 7级认证，1家通过了德国KTQ认证（见图8、表6），其中有14家通过了上述两到三项认证。

以每20名为一个单元，将100强分为5个单元进行分析，发现排名靠前的单元通过一项及多项质量认证的医院数量越多，入选顶级医院100强的数量相对也越多（见图9），说明质量认证已成为影响医院竞争力的要素之一，通过第三方质量认证持续提升质量也越来越受到医院管理者的重视，成为促进医院竞争力提升和提高品质质量和效益、品牌建设的重要抓手。

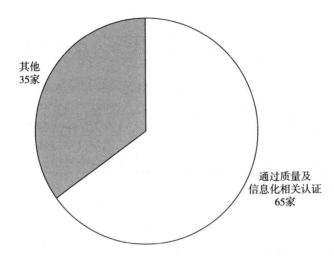

图8　健康管理（体检）机构100强通过质量及信息化认证的情况

资料来源：中关村新智源健康管理研究院数据库、艾力彼医院管理研究中心数据库。

表6　健康管理（体检）机构100强所在医院通过相关认证情况

通过的认证项目	通过认证的医院数量（家）
检验科 ISO 15189 认证	53
美国 JCI 认证	7
ISO 9000 系列认证	7
艾力彼医院竞争力星级认证	4
HIMSS 6 级认证	7
HIMSS 7 级认证	3
德国 KTQ 认证	1

资料来源：中关村新智源健康管理研究院数据库、艾力彼医院管理研究中心数据库。

三　主要发现与对策建议

（一）主要发现

——三级医院健康管理（体检）机构竞争力发展不平衡，与区域经济

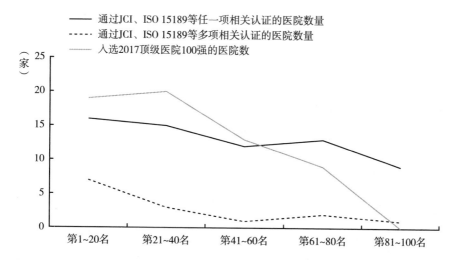

图9 健康管理（体检）机构100强通过认证情况与入选顶级医院的区间分布

资料来源：艾力彼医院管理研究中心数据库、中关村新智源健康管理研究院数据库。

发展水平及年度体验人数分布相一致。三级医院健康管理（体检）机构100强主要分布于经济发达或健康体检人数多的省份或区域，如经济发达的东部地区的三级医院健康管理（体检）机构在100强中占比超过一半，达51家，其中华东区占30家。

——三级医院健康管理（体检）机构竞争力与所在医院综合医疗水平和发展竞争力密切相关。一般而言，三级医院综合医疗水平越高，所在医院健康管理（体检）中心的竞争力也越强。

——三级医院健康管理（体检）机构的设备条件及环境资源与临床科室相当，但人力资源配置、学术科研水平、专业服务能力总体比临床科室偏弱。在健康管理（体检）中心竞争力要素构成中，仪器设备、服务环境、服务流程及质量控制相对较强，而专业技术人才、科研水平及岗位能力等相对弱，即构成竞争力的要素（资源配置、服务能力、服务质量和学术水平）之间发展不协调、不充分的问题比较突出。

——承担卫健委健康体检质控管理任务和开展第三方医疗质量认证是提高健康管理（体检）质量与品质、增强竞争力的重要措施与有效途径。健

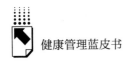

康管理（体检）100 强基本涵盖了目前的全国省级健康体检质量控制中心、部分省级健康体检质控专委会成员所在单位和部分市级健康体检质量控制中心，代表了较高的体检质控水准与信誉度，而体检质控水平已成为影响竞争力的核心要素之一。另外，竞争力 100 强中有 65 家医院通过第三方的质量认证，其中 14 家医院通过了一项以上的认证。竞争力排名越靠前的单元中，通过一项及多项质量认证的医院越多。

（二）主要结论与改进建议

1. 主要结论

这是首次专门针对我国三级医院健康管理（体检）机构竞争力的评价研究，研究结果不但检验了基于数据的健康管理（体检）机构竞争力第三方评价指标体系及方法，而且基于数据评选出了三级医院健康管理（体检）100 强。相信这一结果对引领和推动我国健康管理（体检）机构与行业规范有序地向着更高水平、更优质量、更好效益的目标迈进将产生积极影响，也可为下一步开展民营体检机构的竞争力评价与认证提供技术基础与有益借鉴。

2. 改进建议

（1）优化人力资源配置，提高核心岗位能力。人力资源与专业人才及岗位能力是健康管理（体检）机构竞争力组成的核心要素。针对当前我国各级各类健康管理（体检）机构中普遍存在的人力资源不足、人才短缺及岗位能力偏弱的突出问题，一方面，重视专业人才与技能骨干的引进与培养，把多年积累的健康体检人群的大数据标准化、利用好，使之成为科研工作的支撑条件，关注主动健康、早期筛查等问题，通过与相关机构、相关科室联合申报课题的方式，为人才成长创造条件；另一方面，要积极开展或组织参加健康管理与慢病健康管理相关的岗位能力、专业技术及职业技能培训，开展参观与经验交流，促进整体技术水平与服务能力、质量的提升，打造核心竞争力。

（2）发扬"精益求精"精神，提升健康服务质量。体检不仅是为了查病看病，更是为了促进健康，检前问卷、检中评估、检后干预、随访是健康管理服务的核心环节，也是健康管理（体检）机构专业性的重要体现。没有检前问卷的单纯仪器化验检查会让体检的效益大打折扣，贯彻《健康体检自测问卷数据集》《健康体检报告首页数据集》等健康管理团体标准，依据检前问卷，定制个性化的体检项目，能够大大提高体检的精准性和后续健康管理方案的针对性。检后干预如饮食调理、营养干预、运动处方、慢病管理、体重控制、儿童健康保健等都需要丰富的专业知识和实践经验，需要以"精益求精"的精神，着眼国内外的健康管理的先进理念、工具与技术，提升健康管理服务的专业内涵，树立整体思维，真正把预防关口前移落在实处，做到早发现、早预防、早干预、早治疗。

（3）借力第三方"评价认证"，促进竞争力持续提升。从100强所属医院的认证情况来看，越来越多的医院借助第三方认证来持续提升医院的服务质量和管理水平，随着专业化分工越来越细，专门研究医院管理或健康管理（体检）机构的第三方组织机构具备丰富的案例指导实践和专业研究与认证能力，能够把握发展趋势，跳出机构自身的思维和管理模式局限，通过评价认证活动，以评促建，持续性地提升健康管理服务质量和品牌影响力。

由于是首次开展健康管理（体检）机构竞争力评价研究，所建立的竞争力评价指标体系主要针对三级医院，存在一定的局限性和不完整性。今后将在现有指标体系基础上，进一步广泛征询改进意见，优化指标结构，完善评价标准，改进评价方法，拓展评价范围，使之更客观、更精准、更适宜。通过评价认证，助力健康管理（体检）机构不断提高服务能力与质量，提升竞争力。

B.8
中国健康管理（体检）
机构现状调查报告

强东昌　武留信*

摘　要：　本报告通过对我国 31 个省份健康管理（体检）机构数量
和规模、机构建设情况和服务能力的调研，全面了解我国
健康管理（体检）行业发展现状、发展趋势与存在问题，
并据此提出针对性的对策建议。调查结果表明，2000 年以
来，我国健康管理（体检）行业继续保持较快发展势头，
健康体检覆盖面进一步扩大并开始向基层及经济欠发达的
边缘地区发展，健康管理（体检）机构数量有了很大的增
加，服务人次、年均收入都有了较大的增长，服务内容、
服务质量有了明显的提升，总体向着专业化、定制化、信
息化、规范化的方向发展。但也存在一些值得重视的问题
与挑战，主要表现为：区域发展不平衡、行业质控监管滞
后、同质化价格竞争导致市场乱象不断、人力资源与人才
短缺问题突出、专业技术水平与服务能力参差不齐，服务
链条不完整和信息、数据不标准等。因此必须加快行业质
控监管与诚信体系建设，促进省份或区域之间的协同发
展；必须加快出台健康体检服务行业目录与非同质化价格
清单；必须加快开展健康体检岗位能力与专业技术及技能

---

* 强东昌，硕士研究生，中关村新智源健康管理研究院，秘书长，主要研究方向为健康管理个
体化研究；武留信，中关村新智源健康管理研究院院长，长期从事心血管病临床、军事飞行
人员医学选拔与健康鉴定、亚健康与健康管理科研工作。

培训；必须加快贯彻实施国家相关规定与标准规范，促进健康体检向更优服务、更高质量、更好效果效益目标迈进。

关键词： 健康管理　体检机构　机构建设　服务能力　质量控制

一　调查背景

进入 21 世纪，随着我国国民经济飞速发展和人民生活的不断改善，城镇化、慢性病和老龄化等社会问题日益凸显，人民群众渴望健康、渴望长寿的需求空前高涨。在此背景下，受益于政策红利的不断释放，政府和企业为个体和群体提供了越来越多的体检服务。以提供体检服务为核心业务的各类健康管理体检中心在我国如雨后春笋般兴起并蓬勃发展，形成了以各类公立医院附属健康体检中心为主体，社区卫生服务机构、疗养院、民营体检机构等其他类型健康管理（体检）机构为新生力量的多元发展格局。

2013 年国务院发布了《关于促进健康服务业发展的若干意见》（国发〔2013〕40 号），正式将健康管理作为健康服务业的重要组成部分和新的业态。2016 年 8 月 29 日，党中央、国务院召开了卫生与健康大会，并相继发布了《"健康中国 2030"规划纲要》《国家"十三五"卫生与健康规划》《中国防治慢性病中长期规划（2017～2025 年）》等重要规划纲要，为我国健康管理（体检）提供了较大的政策支持和发展空间。

为了全面了解近年来我国健康管理（体检）行业发展现状、发展趋势与存在问题，并据此提出针对性的对策建议，由中关村新智源健康管理研究院、中南大学健康管理研究中心联合全国各省份健康管理行业组织和学术机构组织了本项调查。

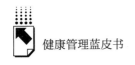

二　对象与方法

（一）研究对象

1. 调查范围

本次调查数据收集地域范围限定于我国内地，包括北京市、河北省等在内的 4 个直辖市和 27 个省/自治区，但不包括中国香港、澳门和台湾三个区域。调查的时间范围为 2017 年 1 月至 2017 年 12 月。

2. 调查对象

调查对象分为两个部分，一是机构数量与规模调查，包括全国各省份的健康管理（体检）机构数量；二是机构建设情况和服务能力调查，由各省份随机抽取一定数量的健康管理（体检）机构进行调查表填写。

（二）资料收集方法

1. 健康管理（体检）机构数量调查

数据主要通过各省份健康管理学会、健康管理协会或相关学术组织或机构进行收集。

2. 健康管理（体检）机构内部建设与服务能力调查

各省份根据本地的机构建设情况，随机抽取一定数量的健康管理（体检）机构，进行机构内部建设与服务能力调查表填写。

3. 民营连锁机构信息

民营连锁机构品牌较多，本次调查选取三家机构进行民营连锁机构规模分析，包括美年大健康、爱康国宾和慈铭体检（虽然慈铭体检已经被美年大健康收购，但在其各自官网上，门店并没有合并，因此本次民营连锁机构的分析仍将其按两个品牌进行分析）。数据来源于各品牌的官网和公众号。

4. 医院数据来源

全国医院数据以在中华人民共和国国家卫生与健康委员会官网

（https：//www. hqms. org. cn/usp/roster/index. jsp）查询的信息为准，数据包含三级甲等医院、三级乙等医院、二级甲等医院、二级乙等医院、二级丙等医院等。以行政区划为准进行汇总统计。

5. 人口学信息

以中华人民共和国国家统计局第六次人口普查数据为准。数据来源于其门户网站（http：//www. stats. gov. cn/ztjc/zdtjgz/zgrkpc/dlcrkpc/dlcrkpczl）。以行政区划为准进行汇总统计。

（三）质量控制

为了确保调查的质量，本次调查在调查方案设计和调查表的制订、调查人员培训、数据录入等方面进行了质量控制和核查。

（四）统计学方法

纸质问卷以 Excel 软件建立数据库，使用 SPSS 统计软件包进行统计分析。计量资料采用平均值和标准差进行表示，计数资料采用计数或率的方法计算百分率或所占比重。

三　调查结果

（一）调查信息收集情况

本次调查共收到全国 31 个省份的健康管理（体检）机构填写的调查表共计 723 份，调查表的回收率为 85%。现场调研包括对吉林省、辽宁省、黑龙江省、上海市、浙江省、江苏省的现场查看与座谈交流。

（二）健康管理（体检）机构数量与分布

1. 全国省级健康管理（体检）机构数量与不同占比

调查发现，全国 31 个省份共有健康管理（体检）机构 7570 家，其中民营体检机构共有 1313 家，占比 17%。其中广东省健康管理（体检）机构最多，有 680 家，西藏自治区最少，仅有 4 家。民营体检机构占比最高的三个省份是上海市、宁夏回族自治区和北京市，占比分别为 51.44%、42.86% 和 42.36%（详见表 1）。

表 1　不同省市健康管理（体检）机构数量

序号	省/市	总数	公立机构	民营机构	民营机构占比(%)
1	广东省	680	596	84	12.35
2	浙江省	642	545	97	15.11
3	山东省	546	492	54	9.89
4	四川省	517	482	35	6.77
5	山西省	458	393	65	14.19
6	安徽省	370	234	136	36.76
7	河北省	362	343	19	5.25
8	广西壮族自治区	360	317	43	11.94
9	湖南省	347	310	37	10.66
10	江苏省	310	240	70	22.58
11	湖北省	285	243	42	14.74
12	上海市	243	118	125	51.44
13	辽宁省	234	186	48	20.51
14	河南省	230	200	30	13.04
15	北京市	229	132	97	42.36
16	福建省	219	168	51	23.29
17	陕西省	195	180	15	7.69
18	重庆市	156	121	35	22.44
19	云南省	145	125	20	13.79
20	新疆维吾尔自治区	144	127	17	11.81
21	内蒙古自治区	140	124	16	11.43
22	甘肃省	135	116	19	14.07
23	黑龙江省	112	75	37	33.04
24	天津市	103	63	40	38.83
25	江西省	76	65	11	14.47
26	青海省	76	72	4	5.26

序号	省/市	总数	公立机构	民营机构	民营机构占比(%)
27	宁夏回族自治区	70	40	30	42.86
28	吉林省	67	54	13	19.40
29	海南省	63	52	11	17.46
30	贵州省	52	40	12	23.08
31	西藏自治区	4	4	0	0.00
	小计	7570	6257	1313	17.34

2. 健康管理（体检）机构与医院、人口总数的关系

数据分析发现，体检机构总数与医院总数的比值最高的三个省份为陕西省、云南省和内蒙古自治区，其体检机构总数分别为医院总数的 5 倍、5 倍和 4 倍。每 10 万人口拥有医院数量最多的三个省份分别是青海省、宁夏回族自治区、新疆维吾尔自治区，分别为 1.07 个、1.00 个和 0.83 个。每 10 万人口拥有体检机构数量最多的三个省市分别是青海省、山西省、浙江省，分别是 1.35 个、1.28 个和 1.18 个；拥有体检机构数量最少的三个省市分别是江西省、贵州省和西藏自治区，分别为 0.17 个、0.15 个和 0.13 个。以上数据表明，在全国范围内，健康体检覆盖的范围不充分、不均衡问题十分突出。

表 2　健康管理（体检）机构与医院、人口总数的关系

序号	省份	体检机构总数/医院总数	医疗机构数量/人口总数(十万分之一)	体检机构/人口总数(十万分之一)
1	陕西省	5.00	0.10	0.52
2	云南省	5.00	0.06	0.32
3	内蒙古自治区	4.00	0.14	0.57
4	浙江省	3.00	0.39	1.18
5	辽宁省	2.85	0.19	0.53
6	海南省	2.25	0.32	0.73
7	山西省	2.18	0.59	1.28
8	安徽省	2.00	0.31	0.62
9	北京市	1.89	0.62	1.17

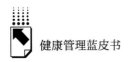
续表

序号	省份	体检机构总数/医院总数	医疗机构数量/人口总数（十万分之一）	体检机构/人口总数（十万分之一）
10	重庆市	1.77	0.31	0.54
11	广西壮族自治区	1.76	0.44	0.78
12	广东省	1.73	0.38	0.65
13	上海市	1.51	0.70	1.06
14	天津市	1.49	0.53	0.80
15	四川省	1.42	0.45	0.64
16	山东省	1.42	0.40	0.57
17	福建省	1.39	0.43	0.59
18	湖南省	1.29	0.41	0.53
19	青海省	1.27	1.07	1.35
20	宁夏回族自治区	1.11	1.00	1.11
21	湖北省	1.03	0.48	0.50
22	西藏自治区	1.00	0.13	0.13
23	甘肃省	0.99	0.53	0.53
24	江苏省	0.98	0.40	0.39
25	河北省	0.97	0.52	0.50
26	河南省	0.84	0.29	0.24
27	新疆维吾尔自治区	0.79	0.83	0.66
28	黑龙江省	0.55	0.53	0.29
29	江西省	0.40	0.42	0.17
30	吉林省	0.38	0.64	0.24
31	贵州省	0.29	0.51	0.15

3. 民营连锁体检机构全国分布情况

本次调查了美年大健康体检、爱康国宾体检、慈铭体检在全国的437家连锁体检机构，占本次调查全国民营体检机构总数的33.29%。这三家连锁体检机构数量最多的三个省份是北京市、广东省和山东省，分别有44家、43家和37家；西藏自治区，三家机构均没有设门店。结果显示民营连锁体检机构由经济发达省份逐步向中部及西部省份覆盖。

表3　三大品牌民营连锁健康管理（体检）机构全国分布情况

序号	省份	美年大健康体检	爱康国宾体检	慈铭体检	合计
1	北京市	9	18	17	44
2	广东省	24	11	8	43
3	山东省	24	8	5	37
4	四川省	22	6	1	29
5	江苏省	14	11	3	28
6	辽宁省	21	3	3	27
7	上海市	10	11	5	26
8	河南省	24	0	0	24
9	湖北省	16	2	4	22
10	浙江省	10	5	4	19
11	天津市	6	5	2	13
12	湖南省	9	4	0	13
13	吉林省	6	2	2	10
14	陕西省	7	2	0	9
15	安徽省	7	2	0	9
16	内蒙古自治区	8	0	0	8
17	山西省	8	0	0	8
18	河北省	8	0	0	8
19	新疆维吾尔自治区	8	0	0	8
20	江西省	8	0	0	8
21	贵州省	5	3	0	8
22	重庆市	4	3	0	7
23	云南省	6	0	0	6
24	广西壮族自治区	6	0	0	6
25	福建省	4	1	0	5
26	甘肃省	4	0	0	4
27	海南省	3	0	0	3
28	宁夏回族自治区	1	1	0	2
29	黑龙江省	2	0	0	2
30	青海省	1	0	0	1

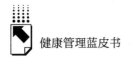

（三）健康管理（体检）机构设置与规模

1. 健康管理（体检）机构成立时间

机构成立时间调查发现，2000 年前成立的健康体检机构占比较少，仅占 3.18%，多数健康管理（体检）机构成立于 2000 年后，两个高峰年分别是 2003 年和 2015 年。

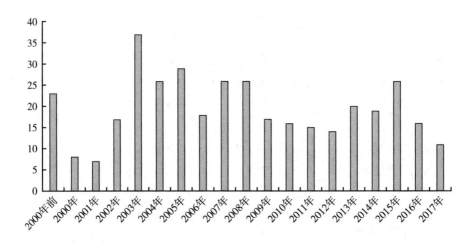

图 1　健康管理体检机构成立时间分布

2. 健康管理（体检）机构面积

本次调查共收到 617 份健康体检机构面积调查信息，分析发现，该 617 个机构的平均面积为 2653.09 平方米，面积最大的为 43000.00 平方米；其中三级医院体检中心占 277 家，平均面积为 2815.21 平方米。三级医院健康体检机构面积大于健康体检行业平均水平。

表 4　健康管理（体检）机构面积分析

机构类型	机构数量 （个）	最小值 （平方米）	最大值 （平方米）	平均值 （平方米）	标准差
全部体检机构	617	15.00	43000.00	2653.09	3340.65
三级医院体检机构	277	60.00	43000.00	2815.21	3632.00

3. 健康管理（体检）机构所属单位性质

健康管理（体检）机构依托单位性质分析发现，81.08% 的健康管理（体检）机构依托各级医院组建而成，4.34% 的依托门诊部组建而成，独立体检机构仅仅占 12.41%。

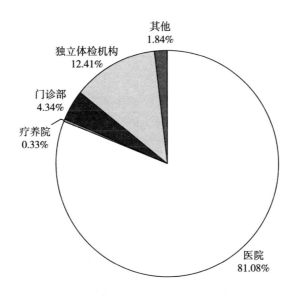

图2 健康管理（体检）机构依托单位性质分析

（四）健康管理（体检）机构人力资源与科研

1. 健康管理（体检）机构人力资源

从人员数量分析发现，健康管理（体检）机构平均有员工 46.20 人，其中执业医师平均有 14.77 人，注册护士数量平均为 17.13 人；平均有返聘人员 3.24 人。各体检机构平均有健康管理师 0.78 人，其中获原国家卫计委人才交流中心健康管理师鉴定的平均只有 0.28 人，获原人社部教育培训中心健康管理师鉴定的平均有 0.50 人。各体检中心在注册营养师、心理咨询师、心理医师、运动指导师的配备上都比较少，平均在 0.20 人左右。说明健康管理（体检）服务人力资源不充分，一方面，健康管理与促进服务专业技能人才缺口大；另一方面，国家两部委培训并鉴定合格的健康管理师上

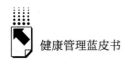

岗率低，存在培用脱节的现象（据统计，自2006年以来，国家原卫计委和人社部共培训鉴定了近30万名健康管理师）。

表5 健康管理（体检）机构从业人员数量与结构分析

类别	调查机构数量(个)	最小值(人)	最大值(人)	平均值(人)	标准差
从业人员数量	622	1	480	46.20	46.02
执业医师数量	615	1	100	14.77	14.52
注册护士数量	642	0	280	17.13	18.72
高级职称人员数量	663	0	77	4.97	7.18
健康管理师(原卫计委)	464	0	98	0.28	4.58
健康管理师(原人社部)	465	0	21	0.50	2.08
注册营养师	466	0	12	0.30	0.99
心理咨询师	466	0	15	0.21	0.93
心理医师	464	0	4	0.07	0.35
运动指导师	466	0	15	0.15	0.87
中医执业医师	466	0	15	1.72	2.40
信息工程师	465	0	5	1.03	14.74
返聘人员	683	0	120	3.24	7.94

2. 健康管理（体检）机构承担或参与科研情况

在被调查的机构中，仅有四分之一的机构参与了省市以上健康管理相关科研课题研究。说明健康管理（体检）机构承担或参与科研课题的比例较低（见图3）。

（五）健康体检服务内容设置与质量控制

1. 健康体检问诊或问卷的设置比例

调查发现78%的健康管理（体检）在项目设置中有问诊/问卷，22%的机构没有在项目设置中设置问诊/问卷（见图4）。

2. 健康体检套餐的设置方式

对体检机构套餐设置方式的调查发现，69%的体检机构有自订价格套餐，74%的体检机构有半个体化套餐，67%的体检机构有个体化套餐（见图5）。

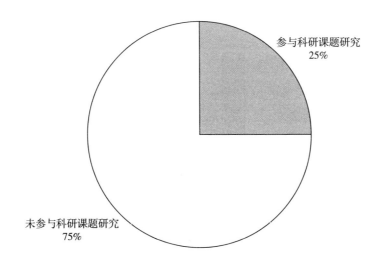

图 3 健康管理（体检）机构参加科研课题的比例

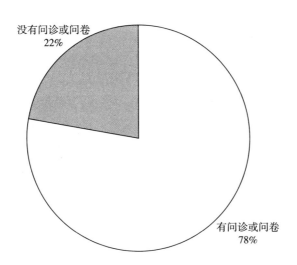

图 4 项目设置中有问诊/问卷的体检机构比例

3. 检后随访服务设置

对健康体检后是否开展检后随访服务的调查发现，75% 的健康管理（体检）机构开展了检后随访服务（见图 6）。进一步的调查发现开展的检后随访服务主要在一些一次性服务方面，如健康教育、健康咨询、报告解读、饮食指导、运动指导、心理疏导等，提供跟踪服务和动态管理服务的机构还比较少。

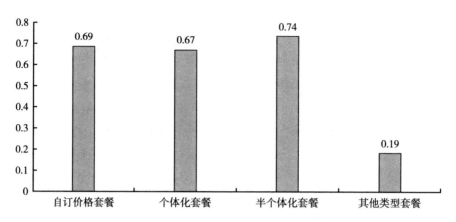

图 5　体检机构设置不同健康体检套餐的比例

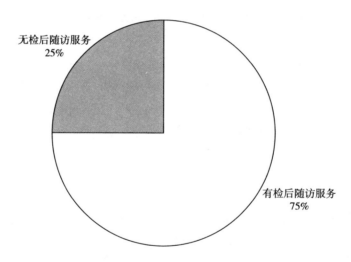

图 6　体检机构提供检后随访服务的比例

4. 健康体检机构的质量控制与监控管理

全国 31 个省份已有 21 个省份成立了省级健康管理（体检）质量控制中心（见表 6），调查的体检中心中，70% 的健康管理（体检）机构建立了健康管理（体检）质量控制体系（见图 7），主要的质量控制包括：结构质控——资源配置质控、规章制度质控、服务质量质控；过程质控——涵盖检前、检中及检后操作规范全过程质控；结果质控——体检报告质控等。

表6　成立健康与管理质控中心的省份

序号	省　份	序号	省　份
1	北京市	12	贵州省
2	重庆市	13	四川省
3	上海市	14	江西省
4	天津市	15	海南省
5	河北省	16	河南省
6	山东省	17	安徽省
7	广东省	18	辽宁省
8	湖南省	19	新疆维吾尔自治区
9	湖北省	20	内蒙古自治区
10	云南省	21	广西壮族自治区
11	福建省		

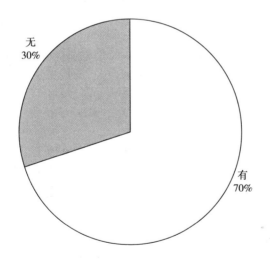

图7　体检机构建立质量控制体系的比例

（六）健康体检服务量与效益

1. 服务人次与收入

2013～2017年，各体检机构平均服务人次呈现明显的增加趋势，2013年平均为2.30万人次，2017年为4.37万人次，增幅达90%，其中三级医院附属的健康管理（体检）机构2013年服务人次平均为3.46万人次，2017年为5.52万人次（见图8）；体检收入从2013年平均806.06万元增加至2017年平均2239.71万元，增幅为177.9%，其中三级医院附属的健康管理（体检）机构2013年体检收入平均为1485.15万元，2017年为3864.68万元（见图9）。

表7 2013～2017年平均体检人次和收入

	调查机构数(个)	最小值	最大值	平均值	标准差
2013年人次(万人次)	335	0.01	20.80	2.30	2.90
2013年收入(万元)	323	0.60	13300.00	806.06	1517.41
2013年客单价(元)	323	1.00	1486.00	304.72	254.82
2014年人次(万人次)	362	0.02	21.60	2.41	3.00
2014年收入(万元)	349	0.80	18000.00	928.01	1740.81
2014年客单价(元)	349	1.00	1709.00	324.96	266.65
2015年人次(万人次)	391	0.00	21.40	2.58	3.27
2015年收入(万元)	376	0.50	28000.00	1076.15	2199.16
2015年客单价(元)	376	1.00	1897.00	355.53	296.70
2016年人次(万人次)	418	0.02	22.92	2.67	3.35
2016年收入(万元)	401	0.80	25000.00	1165.49	2190.38
2016年客单价(元)	401	2.00	2513.00	384.36	314.01
2017年人次(万人次)	668	0.01	260.00	4.37	10.74
2017年收入(万元)	542	0.45	88600.00	2239.71	4907.72
2017年客单价(元)	542	2.00	13405.00	535.21	713.95

2. 健康体检服务价格

2013～2017年客单价呈现不断增加的趋势，2013年平均客单价为304.72元，2017年平均客单价为535.21元；三级医院附属的健康管理（体检）机构2013年客单价平均为414.47元，2017年为725.08元（见图10）。其中三级医院附属的健康管理（体检）机构客单价明显高于全国平均客单价，2013年高于平均值110元，2017年高于平均值190元，差距在不断拉大。

3. 体检人群年龄分布

2017年体检人群年龄分布调查发现，健康（体检）年龄分布最多的年

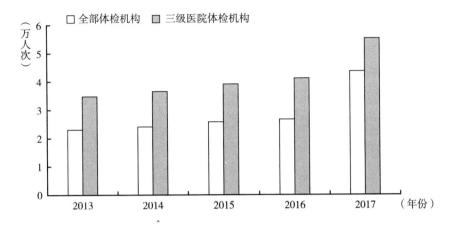

图8 2013~2017年平均体检人次变化趋势

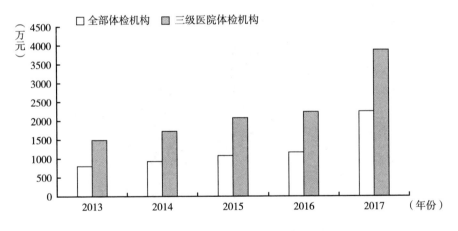

图9 2013~2017年各机构平均体检收入变化趋势

龄段为40~49岁，占22%，其次为30~39岁、18~29岁和50~59岁，分别占比21%、17%和15%（见图11）。

4. 健康体检支付方式

按照支付费用的主体将受检者分为三类，分别是单位支付、个人支付和保险支付。各种支付所占比例见图12，其中单位支付所占比例最高，为70%；保险支付所占比例最低，为1%；个人支付的比例为29%。

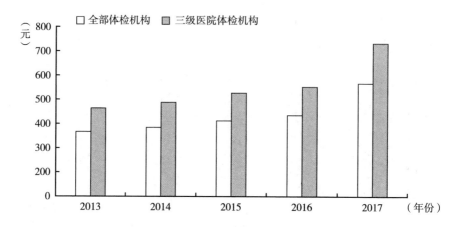

图10　2013～2017年客单价变化趋势

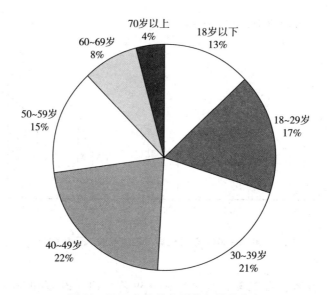

图11　2017年体检人群按年龄段分布

四　主要发现、存在问题与对策建议

本次调查是2007年以来对我国健康管理（体检）机构及行业开展的第

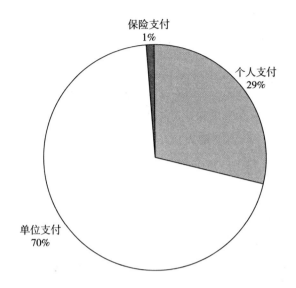

图 12   2017 年体检人群支付方式分布

三次调查。与前两次调查（2007 年①和 2012 年②）相比，本次调查较为全面、深入和广泛，所获得的调查信息量较大，数据质量较高，调查达到了预期目的。

（一）主要发现

1. 健康体检实现全国覆盖，全行业保持高速增长

2000 年以来，我国健康管理（体检）行业持续保持较快发展的势头，根据测算，本次所调查的 7570 家健康管理（体检）机构 2017 年共完成 33000 万人次体检。调查的 31 个省、自治区、直辖市均建立了不同规模、不同层次、不同性质的健康管理（体检）机构，实现了我国内地健康体检服务全覆盖。同时，我国的健康管理（体检）机构开始在基层（县域）及

---

① 张澜、黄建始、王煜等：《中国健康管理相关机构现状调查（2007～2008）》，《中华健康管理学杂志》2009 年第 3 期。

② 武留信、楚俊杰、吴非等：《我国健康管理（体检）机构 2012 年现况调查》，《中华健康管理学杂志》2013 年第 7 期。

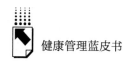

经济欠发达的地区发展。

2. 健康体检服务规模有了较大的增长

本次调查收集到全国约有各类健康管理（体检）机构 7570 家，与张澜等① 2007～2008 年的调查数据相比，增加了 1826 家。健康管理（体检）机构服务人次、平均每人次价格、年均收入都有了较大的增长，调查机构从 2013 年到 2017 年，平均服务人次增幅达 90%，体检收入增幅为 177.9%，平均客单价从 2013 年的 304 元增加至 2017 年的 535 元，增幅为 75.99%。

3. 受检者以上班族团检为主，个体自费体检呈现明显上升趋势

从 2017 年的数据分析可以发现，目前受检者从年龄分布来看主要是上班族人群，自费体检的客户已经占到体检总客户量的 29%，与既往相比，当前个体自费体检客户数量呈现明显上升趋势。体检客户开始从既往清一色的"单位福利体检"团检服务，向"福利团检＋个体自费体检"混合体检客户群转变。这一方面表明我国的健康体检市场目前还是以单位福利体检为主；另一方面也表明我国人群健康素养提升，健康需求开始从被动需求向主动需求转变。

4. 体检机构主要依托各级各类医院，多数机构建立了质控管理体系

健康体检机构依托单位性质的调查分析显示，81.08% 的健康管理（体检）机构依托各级医院组建而成，4.34% 的依托门诊部组建而成，独立健康体检机构及连锁机构仅占 12.41%。各级医院附属体检机构，无论是其规模还是服务人群数量和服务收入都有了较大的提升，目前仍为最大的市场主体。这些机构往往医疗资源丰富、临床技术实力强、临床人才聚集，在对受检者进行检后深入检查与治疗方面有一定的优势。

调查还发现，目前全国共有 21 个省份建立了省级健康体检质控中心，填写调查表的体检机构中，70% 的健康管理（体检）机构建立了健康管理（体检）质量控制体系，参与了省市质控管理，主要的质量控制措施包括结

---

① 张澜、黄建始、王煜等：《中国健康管理相关机构现状调查（2007～2008）》，《中华健康管理学杂志》2009 年第 3 期。

构质控、过程质控、结果质控等。

5. 健康体检服务链日趋完善，个体化定制服务已初露端倪

健康体检服务链包括检前、检中和检后三个环节[①]。本次调查发现78%的健康管理（体检）机构在项目设置中有问诊/问卷服务等检查前咨询服务，67%的体检机构设置了个体化定制体检套餐服务，75%的健康管理（体检）机构开展了检后随访服务。这显示健康体检服务链日趋完善，个体化定制体检服务已初露端倪。现场调查结果显示，健康体检服务已经开始由既往的单纯"查高低（指标）"或"查异常（指标）"体检开始向"检测、评估、干预、跟踪"或"慢病风险筛查、分层评估、综合干预、跟踪管理"的慢病健康管理模式转变。

6. 公立健康体检中心向健康管理学科转变，民营体检机构呈现集团化连锁发展态势

调查发现，许多公立医院健康体检中心十分重视科研和学科建设及人才培养，有四分之一的健康管理（体检）机构承担或参与了国家及省部级健康管理相关科研工作，较多的健康管理（体检）机构制订了内部员工培训计划，这表明我国的公立医院健康管理（体检）中心开始向健康管理学科转变，由传统的体检服务向慢病健康管理服务转变。而民营健康体检机构则由十年前的百余家品牌融合、整合到现在的不足10家品牌，形成了美年大健康（含慈铭体检、美兆体检等）、爱康国宾及瑞慈体检等健康体检集团化连锁机构。未来在国家政策的支持与资本市场的推动下，民营健康体检机构将进一步向集团化连锁式、基层化广覆式、国际化循环式的"巨无霸"企业发展。

（二）存在的主要问题

本调查同时发现了一些亟待解决的突出问题，主要有以下几点。

---

① 中华医学会健康管理学分会、中华健康管理学杂志编委会：《健康管理概念与学科体系的中国专家初步共识》，《中华健康管理学杂志》2009 年第 3 期。

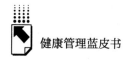

1. 健康管理（体检）机构在全国各省份分布明显不均、区域发展不平衡，健康体检服务不充分、不平衡的问题突出

从调查数据来看，目前我国有 7570 家健康管理（体检）机构，但从省份分布、十万人口拥有的健康管理（体检）机构数量来看，我国的健康管理（体检）机构在全国分布明显不均，即使在同一省份，往往省会城市、一线城市拥有更多的健康管理（体检）机构，存在区域发展不平衡的问题。另外，从健康体检服务提供的水平来看，大城市、经济发展较好的地域一般有能力提供健康管理各环节的服务内容，而小城市、经济发展相对较差的地域，一般只能提供"查病体检"服务，服务不充分、不平衡的问题比较突出。

2. 国家对健康管理体检行业的监管相对滞后，监控体系不完善，人力物力投入相对不足

进入 21 世纪以来，我国健康管理（体检）机构得到了飞速发展，服务人群、营业收入都得到大幅提升，但健康管理体检行业的监管相对滞后。2003 年北京市体检质量控制和改进中心正式成立，成为全国第一家省级健康体检与管理质控中心，但截至 2018 年底，我国内地仍然有 10 个省份没有成立省级健康体检与管理质控中心，已经成立省级健康体检与管理质控中心的省份，并没有将所有健康管理（体检）机构纳入统一管理，依然有很多机构游离在质控中心管理之外。

3. 价格套餐导致健康管理（体检）市场同质化价格竞争激烈，市场乱象不断，在民营体检机构尤为突出，对健康管理（体检）行业诚信建设和规范有序发展造成了很大的负面影响

价格套餐，是我国健康管理（体检）机构的一个"特色服务内容"。最初设立价格套餐，是为了解决团检实施中的一些困难，但随着健康管理理念和技术的发展，单一考虑价格的体检套餐越来越不适应健康管理的实际需求。本次调查发现在套餐设置方式当中，69% 的体检机构仍有自订价格套餐。这种套餐主要考虑的是受检者支付费用的能力，多数收集不到健康管理所必需的信息，也不能有效为受检者提供检后管理等增值服务，因此必然会

引起同质化价格竞争，导致市场乱象不断。2018年屡次报道的健康体检乱象，包括错检、漏检、过检等问题也印证了此问题的存在。

4. 人力资源与人才短缺问题突出

健康管理（体检）服务涉及临床医学、全科医学、公共卫生、健康管理、营养、运动、心理等多学科、多专业。从本次调查结果来看，大多数健康管理（体检）机构缺少慢病健康管理、全科健康管理、营养、运动、心理等专业的人力资源及人才，一方面，健康管理（体检）机构获得健康管理师培训获证的人员比较少；另一方面，国家已经培训通过的近30万健康管理师在健康管理（体检）机构上岗率很低，健康管理师培用脱节现象非常突出，这给无证上岗、违规操作、服务能力低下导致差错不断埋下了很大的潜在隐患。

5. 专业技术水平与服务能力参差不齐

健康管理服务链条不完整和健康信息、数据不标准等，导致很多机构并不能真正地开展检前咨询定制服务和检后跟踪管理服务。而缺少50%的生活方式等问卷信息，使得健康大数据不完整、不标准、难利用。

（三）对策与建议

1. 必须加快行业质控监管与诚信体系建设，促进省份或区域之间的协同发展

国家相关部委应该尽快联合出台针对健康管理（体检）行业的相关政策与规范文件，加大对各级健康体检与管理质控中心的资金和人力投入，加快完善健康管理体检质控体系与考核评价标准，委托第三方进行认证认可评价，委托行业学会、协会建立健康管理体检服务市场化诚信体系。

2. 必须加快出台健康体检服务行业目录与收费标准

针对目前健康体检行业及市场以价格套餐为核心服务引起的过度趋利和同质化竞争导致的"价格战"乱象，建议国家相关部门（国家卫健委、国家市场监督监管总局等）联合出台健康管理（体检）项目目录与收费标准，以规范行业行为与市场。

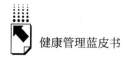
3. 必须加快开展健康体检岗位能力与专业技术、技能培训

针对健康管理（体检）行业整体人力资源匮乏与人才短缺、专业技术水平较低、岗位能力差等突出问题，建议国家相关部门（国家原人社部、国家卫健委等）出台相关政策支持鼓励行业学会、协会及第三方社会服务机构开展面向健康管理（体检）机构的岗位能力、专业技术、专业技能系列培训及考核认证。

4. 必须加快贯彻实施国家相关规定与标准规范，促进健康体检向更优服务、更高质量、更好效果效益目标迈进

2018 年国家卫生健康委员会发布了《健康体检中心管理规范（试行）》《健康体检中心基本标准（试行）》，中国卫生信息与健康医疗大数据学会颁发了《健康体检基本项目数据集》《健康体检自测问卷数据集》等四项健康管理团体标准，强调各级健康管理（体检）机构应当参与各级健康体检质控中心的各项活动，并接受卫生健康行政部门或者质控中心开展的质量管理与控制，学习、贯彻和落实相关标准，更加有力地促进健康体检服务向更优服务、更高质量、更好效果效益目标迈进。

附： 2018 民营健康体检机构体检异常结果报告 （美年美兆体检数据报告案例分享）

始创于 2004 年的美年大健康产业控股股份有限公司（简称美年大健康），是中国知名的专业健康体检和医疗服务民营机构，经过多年发展，已经在全国 200 余个核心城市布局 400 余家医疗及体检中心，拥有 40000 余人的专业服务团队，成为医疗和大健康板块中市值和影响力杰出的上市公司。

美年大健康引入国际先进的健康管理理念，为企业和个人开展一流的健康管理服务，健康体检与健康管理是其两大主要业务支撑。健康体检是美年大健康的核心业务，规范化的操作标准，专业化的医师团队，信息化的体检

管理，国际化的体检设备，个性化的体检套餐，都为体检业务的成功开展奠定了坚实基础。健康管理是美年大健康的重点业务，参照国内外同行业标准，制定了检前（调研）、检中（实施）、检后（报告）、跟踪（服务）的健康管理流程，致力于全民健康水平的提升。

美年大健康每年提供千万人次的健康体检服务，在有效维护体检人群健康水平的同时，也在利用积累的大量健康体检数据，对影响健康的疾病以及危险因素进行动态分析。以下为美年大健康子品牌美兆医疗健康北京体检中心利用近十年收集的体检数据，对高血压、糖尿病、血脂异常等健康危险因素及疾病的动态分析结果。

1. 高血压

高血压是导致心脑血管疾病的最重要的危险因素。2018 年体检人群男性和女性高血压检出率分别为 26.75% 和 18.50%，男性高于女性；不论男女，高血压检出率均随年龄增长而上升（见图 13 和图 14）。男性和女性高血压前期检出率分别为 37.88% 和 25.61%，男性高于女性。从美兆医疗健康北京体检中心数据来看，近 10 年男性和女性体检人群高血压前期的检出率变化不大，但是略有上升（见图 15 和图 16）。

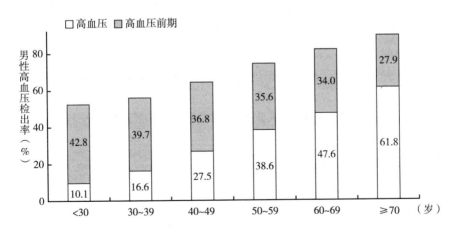

图 13　2018 年男性体检人群各年龄段高血压和高血压前期的检出率

资料来源：美年大健康。

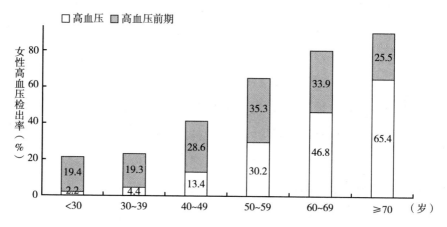

图14　2018年女性体检人群各年龄段高血压和高血压前期的检出率

资料来源：美年大健康。

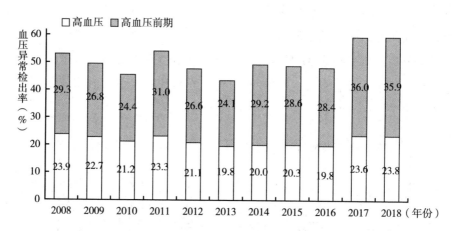

图15　近10年男性体检人群高血压和高血压前期检出率的变化趋势

资料来源：美兆医疗健康北京体检中心。

2. 糖尿病

糖尿病是一种以慢性高血糖为主要特征的临床综合征，可引起多种慢性并发症，导致视网膜、肾脏、神经系统和心脑血管系统的损伤，甚至致残或致死。2018年体检人群男性和女性糖尿病的检出率分别为10.92%和7.05%，男性高于女性；不论男女，糖尿病检出率均随年龄增长而上升

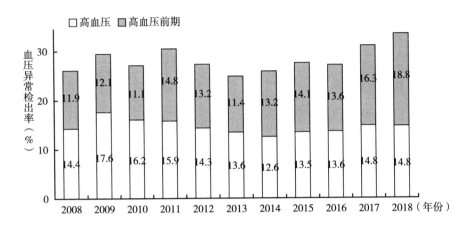

图16 近10年女性体检人群高血压和高血压前期检出率的变化趋势

资料来源：美兆医疗健康北京体检中心。

（见图17）。从美兆医疗健康北京体检中心数据来看，近10年男性和女性体检人群糖尿病的检出率均呈上升趋势（见图18和图19）。

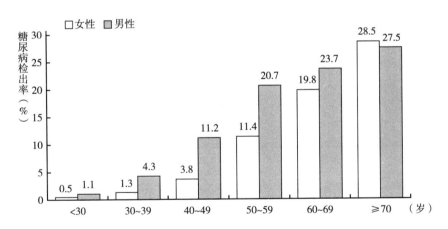

图17 2018年体检人群各年龄段糖尿病的检出率

资料来源：美年大健康。

3. 血脂异常

血脂异常是一种常见的代谢疾病，以低密度脂蛋白胆固醇或总胆固醇升高为特点的血脂异常是动脉硬化性心血管疾病的重要危险因素。2018年体

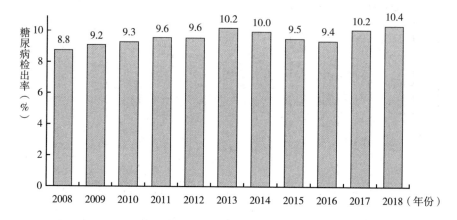

图18　近10年男性体检人群糖尿病检出率的变化趋势

资料来源：美兆医疗健康北京体检中心。

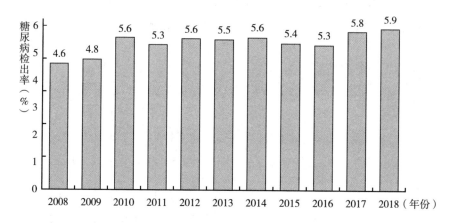

图19　近10年女性体检人群糖尿病检出率的变化趋势

资料来源：美兆医疗健康北京体检中心。

检人群男性和女性血脂异常的检出率分别为51.79%和39.12%，男性高于女性；不论男女，体检人群各年龄段血脂异常的检出率都处于很高的水平（见图20）。从美兆医疗健康北京体检中心数据来看，近10年男性和女性体检人群血脂异常的检出率没有明显增高或降低的趋势，但始终处于较高的水平（见图21和图22）。

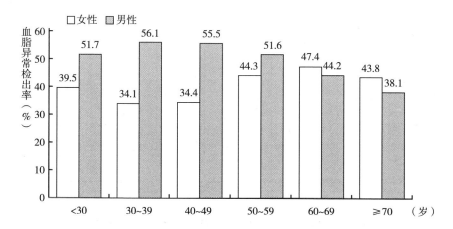

图20　2018年体检人群各年龄段血脂异常的检出率

资料来源：美年大健康。

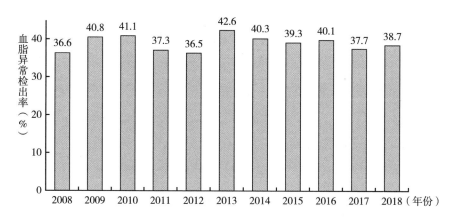

图21　近10年男性体检人群血脂异常检出率的变化趋势

资料来源：美兆医疗健康北京体检中心。

体检机构的数据分析结果既可以为健康管理提供数据支持，同时也可以为卫生部门公共卫生干预和预防策略的制定提供依据，从而达到精准预防，提升群体健康水平的目的。

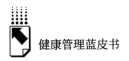

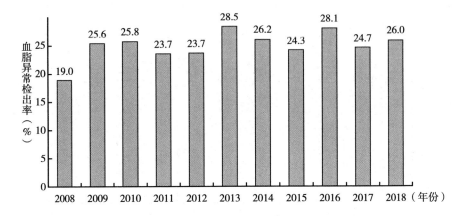

图22　近10年女性体检人群血脂异常检出率的变化趋势

资料来源：美兆医疗健康北京体检中心。

B.9
2018年中国健康体检人群健康素养调查

王雅琴　李莹*

摘　要： 本报告利用2018年来自33家体检机构的90208名受检者填写的基于国家健康管理（体检）卫生信息团体标准的健康自测问卷所采集的数据，分析了我国体检人群的健康素养情况。结果显示，大约1/3的人群具有理想或良好健康素养状态。男性、年龄越小、文化程度越低、个体或自由职业和工人/农民具有不良和较差的健康素养的可能性较其他人群高。健康生活方式和行为方面存在一定的"知易行难"，健康基本知识和理念方面，要特别注重代谢性疾病相关知识的健康教育。总之，我国体检人群的健康素养现状不容乐观，需开展基于不同人群特点的健康教育活动，以提高健康体检人群的健康素养和健康自我管理意识。

关键词： 体检人群　健康素养　生活行为

一　调查背景、方法与结果

（一）调查背景

健康素养是指个人通过获取、理解基本健康信息，并利用这些知识做出

---

* 王雅琴，临床医学博士，中南大学湘雅三医院健康管理科，主治医师，研究方向为心血管疾病健康管理；李莹，医学博士，中南大学健康管理科，助理研究员，主要研究方向为心血管疾病健康管理。

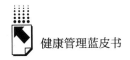

正确决定，维护和促进自身健康的能力。目前健康素养已成为衡量一个国家或地区卫生发展及人群健康水平的重要指标①。在过去几十年中，我国在传染病防控、妇幼保健方面的健康教育取得了较好的成就，从新中国成立初期的爱国卫生运动到近些年来大力开展的 SARS、流感防控，健康促进与健康科普教育在普及健康知识、提高人民自我保健能力等方面发挥了重要作用。

然而，随着慢性疾病（以下简称"慢性病"）（Chronic diseases）的大范围流行，其已经成为威胁我国人群健康的主要原因②③。《中国居民营养与慢性病状况报告 2015》显示，在中国超过 86% 的死亡由慢性病造成，即使在贫困地区，慢性病造成的死亡也达到所有死亡总数的 60%。因此，针对慢性病进行健康教育，提高人民群众健康素养是亟待解决的问题。

随着我国人民生活质量的不断提高，保健意识的不断提升，对医疗卫生服务的需求不断增长，越来越多的人群选择定期做健康体检，并获得更好的健康教育资源。因此，面对日益增长的体检人群，了解受检者健康素养情况，并对其进行有效教育是健康管理工作者肩负的重任，同时也可为医疗卫生及健康促进工作提供辅助决策支持。

（二）调查方法

1. 调查对象

2018 年 1 月至 2018 年 12 月，在全国范围内推广基于国家健康管理（体检）卫生信息团体标准的健康自测问卷。受检者采取自愿原则进行填写。

研究对象的纳入和排除标准如下。a. 纳入标准：年龄 > 18 岁；性别不限制；同意参加本项目，并签署知情同意书。b. 排除标准：具有精神病或其他严重疾病导致无法回答或填写调查问卷者。

---

① 中共中央国务院：《"健康中国 2030"规划纲要》，2017 年 1 月 1 日。
② 卫生部：《2012 年中国卫生统计提要》，2012。
③ 《中国居民营养与健康状况调查报告：2012 综合报告》，人民卫生出版社，2015。

2. 健康素养调查

应用基于国家健康管理（体检）卫生信息团体标准的健康自测问卷，由研究对象自行填写，该问卷包含健康素养共计 16 道题目。如受试者不明白个别条目的意思，由工作人员给予适当的讲解，但不给予提示性答案。

3. 健康素养等级

根据专家评分法，对研究对象的健康知识和体检行为（问卷条目 70 ~ 85）进行综合评分，将健康素养分为理想健康素养、良好健康素养、一般的健康素养、不良和较差的健康素养。

4. 质量控制

本次调查从以下几个环节进行了质量控制。

调查方案设计和调查表的制定：在正式调查前进行了小规模的预调查，对设计方案和调查表进行了合理性及可行性的评估和修改。

建立调查质量的核查制度：包括数据审核员对填写的内容进行全面的检查，及时审核并在必要时进行补填；成立终检审核指导组，核实无误后，方可签字验收；设立质量考核小组，抽取 5% 的研究对象在问卷完成后的一周进行重测，观察复核调查与调查结果的符合率。

调查质量要求：经过培训后，调查人员调查技术的一致性达到 95%；抽查的 5% 复查考核中，同一研究对象复查与调查结果的符合率达到 97%。

5. 统计学方法

将数据库导入 SAS 9.2 软件进行统计分析；定量资料使用方差分析，定性资料使用卡方检验进行统计分析。所有的统计分析均采用双向检验，$p < 0.05$ 定义为差异具有统计学意义。

（三）调查结果

本研究在 2018 年 1 ~ 12 月共收集了来自 33 家体检单位的 90208 名受检者数据，男性 50469 人（55.9%），女性 39739 人（44.1%）。平均年龄 43.69 ± 13.00 岁，其中 20 ~ 29 岁占 13.1%，30 ~ 39 岁占 27.9%，40 ~ 49

岁占 25.4%，50～59 岁占 21.6%，60～69 岁占 8.5%，70 岁及以上占 3.5%。体检人群的婚姻、文化程度、职业的构成情况见图 1～3。

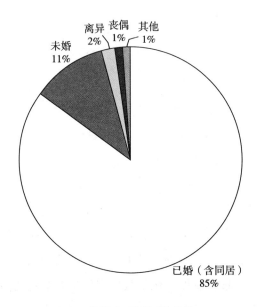

图1　体检人群婚姻构成情况

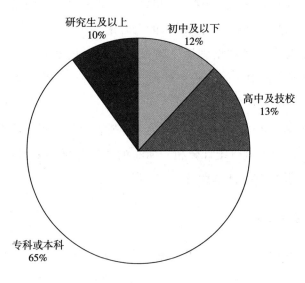

图2　体检人群文化程度构成情况

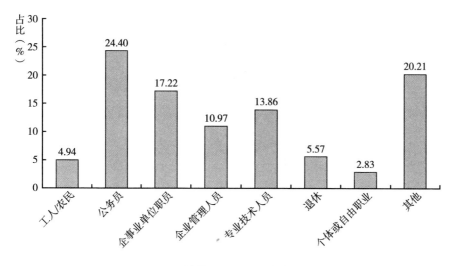

图3 体检人群职业分布情况

二 主要发现

（一）健康生活方式和行为

1. 调查对象中有超过25%的受检者参与健康体检的频率小于每年一次。

2. 调查对象中41.8%的受检者会主动获取医疗保健相关知识；健康知识获取的主要途径为网络（30.6%）和电视（28.0%）。

3. 调查对象中10.56%的受检者从不观察大小二便的情况。

4. 调查对象中48.45%的受检者从不自测血压心率。

5. 调查对象中仅有13.10%的受检者在出差或旅游时会携带常用或急救药品。

6. 调查对象中有4.47%的受检者乘坐私家车或出租车时从不系安全带。

7. 调查对象中仅有31.26%的受检者经常晒太阳。

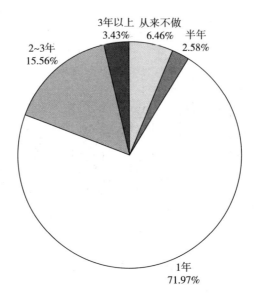

图 4 体检人群体检频次分布情况

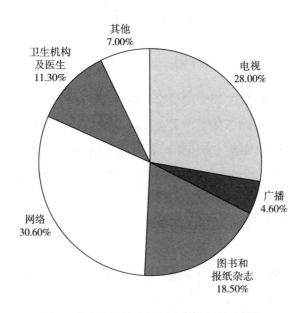

图 5 体检人群健康知识来源途径构成情况

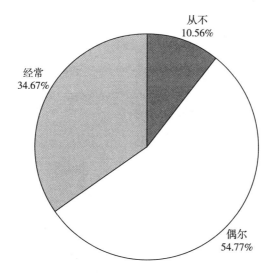

从不
10.56%

经常
34.67%

偶尔
54.77%

图6　体检人群观察大小便情况

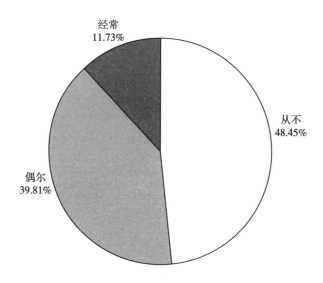

经常
11.73%

从不
48.45%

偶尔
39.81%

图7　体检人群自测血压心率情况

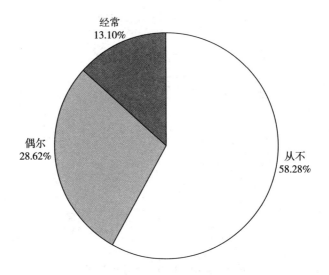

图 8　体检人群携带药品情况

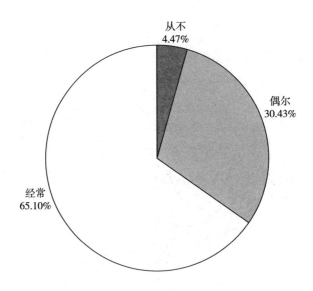

图 9　体检人群系安全带情况

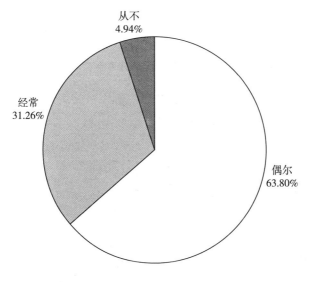

图 10　体检人群晒太阳情况

（二）基本知识和理念

81.9%的受检者知晓理想血压值，67.8%的受检者知晓理想体温范围，46.1%的受检者知晓理想脉搏数，50.6%的受检者知晓最佳盐摄入量，49.5%的受检者知晓理想空腹血糖值，45.8%的受检者知晓理想体重指数，39.3%的受检者知晓甘油三酯正常值，29.5%的受检者知晓胆固醇正常值，34.6%的受检者知晓正常腰围。

然而，仅有5%的受检者能够100%准确知晓正常心率、体温、体重指数、血压、血脂、腰围和血糖的知识，48%的受检者正确率在80%以上，35%的受检者正确率在60%~80%，12%的受检者健康知识知晓正确率在60%以下。

（三）综合评价

根据专家评分法，对受检者的健康知识和体检行为进行综合评分发现，2.05%的受检者为理想健康素养状态；37.86%的受检者具有良好的健康素养；45.98%的受检者具有一般的健康素养；14.11%的受检者具有不良和较差的健康素养。

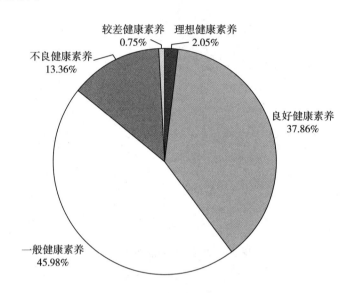

图11 体检人群的健康素养情况

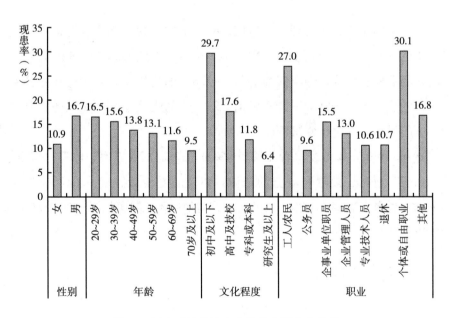

图12 不良或较差健康素养的人群分布情况

男性、年龄越小、文化程度越低、个体或自由职业和工人/农民具有不良和较差的健康素养的可能性较其他人群高。

三　讨论与建议

健康素养一定程度上反映了人们对健康和疾病的认识水平及健康自我意识高低。大量研究表明，健康素养可作为独立的因素，影响慢性病的发病及预后，健康素养良好的人群具有更好的健康状态，而健康素养较低的个体通常导致医疗费用的大幅上涨。有数据表明，低健康素养水平的人发生不良结局的可能性是高健康素养水平者的 1.5 ~ 3 倍[①]。因此，健康素养对指导健康促进、预防保健、疾病治疗的临床决策以及慢性病自我管理效果有重要意义。作为体检人群，理论上对自身健康有较高的需求和保健意识，对于健康教育具有较好的主动性和依从性。通过对体检人群的健康教育，可以渗入其所在家庭、社区，从而更广泛地提高居民健康素养，有助于实现"健康中国"要求的到 2020 年健康素养达到 20% 的预期战略目标。

本研究报告利用基于国家健康管理（体检）卫生信息团体标准的健康自测问卷所采集的数据，在全国范围内调查了体检人群健康素养情况，结果提示我国体检人群健康素养水平仍较低，尤其在健康生活方式和行为方面，体现了一定程度的"知易行难"。在体检人群中，大约 75% 的体检人群不能做到每年参与一次健康体检，提示对于大部分人群来说，并没有意识到每年做一次体检，获得健康知识和健康指导就能防疾病于未然。在健康体检者的健康教育中，观察大小二便作为基础自我健康管理的项目，反复在受检者中进行宣教。尤其是大便，在常规体检中，很多人没有携带大便标本，也不会进行胃肠镜检查，消化道疾病的筛查力度明显低于其他疾病，因此指导受检者日常观察大便情况对于及时发现肠道疾病线索，进而做到早筛查及早发现

---

① Dewalt D. A., Bekman N. D., Sheridan S., et al., Literacy and Health Out-comes: A Systematic Review of the literature. *J. Gen Intern Med*, 2004, 19 (12): 1228 – 1239.

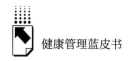

十分重要。然而在我们的数据中，10.56%的人从不观察大小二便的情况，54.77%的人偶尔观察大小二便的情况，这显然需要进一步加大这方面的科普宣教力度。更为糟糕的是，48.45%的受检者从不自测血压心率。近年来，随着监测手段的更新，家庭血压监测已经非常普及，自测血压也作为血压监测的重要手段写入国内外高血压防治指南及专家共识。未进行自我监测血压作为导致知晓率、治疗率低的主要原因并未引起充分重视。仅有13.10%的人在出差或旅游时会携带常用或急救药品，同时有4.47%的人乘坐私家车或出租车时从不系安全带。这两项数据提示体检人群安全急救素养较低，对于安全及急救防范意识薄弱。骨量减少以及骨质疏松是体检人群常见的慢病。根据中国健康促进基金会发布的报告，中老年人中的骨质疏松患病人数约为5312.6万人，且以每年26.3万人的速度新增。钙和维生素D对于骨健康至关重要，而我国大城市人群的维生素D正常的人仅占0.67%，严重缺乏者达21%。阳光可以促进维生素D转化，因此防治骨质疏松最简单的办法即为"牛奶·运动·晒太阳"。然而我们的数据显示仅有31.26%的人能做到经常晒太阳，提示晒太阳促进骨健康教育仍需进一步加大宣教力度。

在健康教育形式方面，我们的数据提示，大约一半的体检人群会主动获取医疗保健相关知识。一方面，我们认为能有近一半的体检人群主动获取医疗保健相关知识，提示体检人群相对比较重视健康信息的获取；另一方面，我们发现超过一半的健康知识获取途径为网络及电视，仅有11.3%的人群通过医疗机构获取相关知识。随着我国互联网及社交媒体的发展，公共健康信息的获取途径呈现多元化特点。但是，电视及互联网上的健康信息通常参差不齐，如果不能甄别，受检者可能会被一些虚假信息误导，无助于甚至有害于健康素养提升。因此，我们在保证多元化健康信息获取途径的同时，加大医疗机构和医学专业人员进行健康教育的力度，确保健康信息的准确性、及时性以及规范化。此外，要加大对网络等新媒体健康信息的监管，使虚假、低劣的健康信息没有传播的途径，达到净化新媒体环境、提高民众健康素养的目的。

在基本知识和理念方面，88%的人群基本知识和理念达到60%以上的正确率，相比其他数据较高，一方面，我们采取的问卷是为受检者特别制定的；另一方面，体检者的构成可能与一般人群存在差异，且其本身对于健康知识的需求也较高。在单项方面，我们发现理想血压值的知晓率最高，达到了81.9%，与之密切相关的对盐摄入最佳量也约半数受检者知晓。这提示高血压作为我国患病率最高的疾病，近几年随着防控力度的不断加大，其相关知识性健康素养水平相对较高。一方面提示目前健康知识普及渠道、方法可能起到了一定作用，另一方面与国家近年来倡导的低盐摄入理念、行动及自测血压频率等是否相关也未必可知。目前"知易行难"仍是亟待解决的问题。而对于空腹血糖、体重指数、甘油三酯、胆固醇以及腰围正常值的知晓率处于较低水平，结合上一年度慢性病患病情况数据：脂肪肝、血脂异常以及糖尿病为体检人群排名第二至第四的疾病，代谢性疾病已经成为影响体检人群，甚至有可能是城镇人群的主要疾病。面对高患病率、低健康素养的情况，我们应重点针对体检人群加强宣传与营养和代谢性疾病相关的防治知识，达到有效防控代谢性疾病蔓延的目的。

通过综合评价，发现大约1/3的体检人群具有理想或良好的健康素养状态。男性、年龄越小、文化程度越低、个体或自由职业和工人/农民具有不良和较差的健康素养的可能性较其他人群高。上述研究结果与既往研究结果基本一致[1]，主要由于这类体检人群受到工作性质等因素限制，其获取健康信息资源匮乏，并且对信息的阅读、理解以及利用能力比较低。提示我们应重点关注以上人群的健康素养提升教育。由于文化程度的提高不是一蹴而就的事情，年龄属于不可改变因素，职业变化程度较小，提示应构建基于不同人群的差异化健康素养培养教育的方法和自我激励机制，使不同文化程度、不同地区、不同年龄以及不同职业人群都能接受有效的健康素养培养信息，并能学习、甄别、运用健康知识及信息对自身健康状况做出正确的判断，达

---

① 张艳萍、韩雪：《现代医学模式下医院健康教育问题的思考》，《中国卫生事业管理》2010年第27卷第1期。

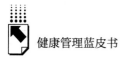

到预防慢性病风险因素，提高健康自我管理能力和自我保健水平之目的。

本报告基于 2018 年国家健康管理（体检）卫生信息团体标准的健康自测问卷所采集的数据分析结果，从一定程度上反映了我国体检人群健康素养情况，再次说明了在健康体检前进行标准化健康自测问卷对客观准确评价体检人群健康素养的重要价值。

总之，本调查再次表明提高体检人群健康素养迫在眉睫。各级卫生计生行政部门以及专业机构今后应加大对慢病健康素养，尤其是代谢性疾病的知识宣传和指导。开发符合体检人群特点的健康教育传播资料和传播途径，保证健康信息的规范性、可及性和科普性，提高传播效率，才能切实有效地提高体检人群的健康素养。此外，要重视促进由健康知识向健康行动转化，使健康素养真正能指导日常行为的落实，以"知行合一"达到预防疾病、促进和改善健康之目的。

B.10
2018年中国体检人群行为因素与主观症状调查

陈志恒 李 莹*

摘 要： 本报告利用2018年来自33家体检单位的90208名受检者填写的基于国家健康管理（体检）卫生信息团体标准的健康自测问卷所采集的数据，分析了我国体检人群的健康相关行为与自报身体主观症状。结果显示约47%的体检者为超重或肥胖，24%为现患吸烟者，30%为现患饮酒者；36%的体检者不参与体育锻炼或体力活动，仅有16%每周锻炼的时间达标；22%的体检者摄入蔬菜和水果大于500g，仅有不到一半处于理想精神状态；37%和13%的体检者分别具有不良和较差的睡眠。男性受检者吸烟、饮酒的比例显著高于女性患者，而体力活动不足的比例低于女性受检者。主观症状排名前三的分别为感到疲劳乏力（55.6%）、视力下降（48.4%）以及食欲不振、消化不良或腹胀（31.3%）。因此，我国体检人群的生活行为现状不容乐观，自报身体症状应该引起重视，亟须开展改善体检人群不良生活方式及行为改善的健康教育和健康促进行动。

关键词： 体检人群 危险因素 生活行为

---

* 陈志恒，主任技师，中南大学湘雅三医院健康管理科学科主任，主要研究方向为慢病健康管理、功能医学等；李莹，医学博士，中南大学健康管理科，助理研究员，主要研究方向为心血管疾病健康管理。

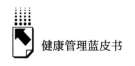
一 调查背景、方法与结果

（一）调查背景

慢性疾病（以下简称"慢性病"）（Chronic diseases），已经成为威胁全球人群健康的主要原因①②。《中国居民营养与慢性病状况报告2015》显示，在中国超过86%的死亡由慢性病造成，即使在贫困地区，慢性病造成的死亡也达到所有死亡总数的60%。预防和控制慢性病造成的疾病负担成为中国不可忽视的公共卫生问题。

生活行为方式是影响个体健康最主要的因素。国内外大量研究证实吸烟、过量饮酒、身体活动不足和高盐、高脂等不健康饮食是诸多慢性病发生的主要共同行为危险因素③。而且，生活行为方式不仅与慢性病发病相关，还与疾病发展密切相关。如急性冠脉综合征患者如果能采取健康的生活方式，包括戒烟、健康的膳食摄入以及规律的体力活动，可以降低心血管事件再发率。但遗憾的是，绝大部分慢病患者在患病2年内生活方式并未改善。近期全球范围内的观察性研究报道了不同国家心血管病患者行为方式，结果提示即使患病后仍有约15%的患者未采取任何健康的生活行为方式，这一比例在我国约为10%④。因此，对我国人群进行有效的生活方式管理，降低慢病风险和发病率是亟待解决的重大公共卫生问题。

---

① 卫生部：《2012年中国卫生统计提要》，2012。
② 《中国居民营养与健康状况调查报告：2012综合报告》，人民卫生出版社，2015。
③ Lloyd-Jones DM, Hong Y., Labarthe D., et al.. Defining and Setting National Goals for Cardiovascular Health Promotion and Disease Reduction: The American Heart Association's Strategic Impact Goal Through 2020 and Beyond. *Circulation*, 2010, 121 (4): 586 – 613.
④ Teo K., Lear S., Islam S., et al.. Prevalence of a Healthy Lifestyle Among Individuals with Cardiovascular Disease in High-, Middle- and Low-income Countries: The Prospective Urban Rural Epidemiology (PURE) study. *JAMA*, 2013, 309 (15): 1613 – 1621.

近年来随着我国人民生活质量的不断提高，保健意识的不断提升，对医疗卫生服务的需求不断增长，越来越多的人群选择定期做健康体检来预防疾病和促进健康，并获得更好的健康教育资源来提升自我健康管理能力。因此，面对日益增长的体检人群，了解其生活方式及行为状况，并据此提出有针对性的改善该人群生活方式及行为的对策建议是本报告的目的。

（二）研究方法

1. 研究对象

2018 年 1 月至 2018 年 12 月，来自 33 家体检单位，90208 名填写基于国家健康管理（体检）卫生信息团体标准的健康自测问卷受检者。

研究对象的纳入和排除标准如下。a. 纳入标准：年龄 > 18 岁；性别不限制；同意参加本项目，并签署知情同意书。b. 排除标准：具有精神病或其他严重疾病导致无法回答或填写调查问卷者。

2. 生活行为因素及主观症状调查

应用基于国家健康管理（体验）卫生信息团体标准的健康自测问卷，由研究对象自行填写，该问卷共有 87 个题目，主要包括基本社会人口信息、生活及饮食习惯、主观症状、工作及生活环境、现患疾病及家族史等，要求受试者尽量在25 ~ 30 分钟内完成。如受试者不明白个别条目的意思，由工作人员给予适当的讲解，但不给予提示性答案。

3. 相关生活方式及行为调查的定义

①吸烟相关定义

不吸烟：从不吸烟或偶尔吸烟，平均每日不足 1 支；吸烟：指截至调查当日，已经连续吸烟 6 个月及以上，每日至少 1 支；戒烟：累计吸烟时间大于 6 个月，现在已经连续 12 个月不吸烟者；被动吸烟：指截至调查当日，已经连续被动吸烟 6 个月及以上，每日至少被动吸烟 5 分钟。

②饮酒相关定义

不饮酒：从不饮酒或平均每月饮酒少于 1 次；少量饮酒：每周饮酒少

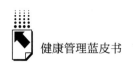

于 5 次，每次饮酒量少于 100g；大量饮酒：每周饮酒≥5 次和/或每次饮酒量≥100g；戒酒：原来饮酒现平均每月饮酒少于 1 次，并持续 12 个月以上者。

③体力活动相关定义

以每周锻炼次数≥5 次且每次锻炼时间≥30 分钟为锻炼达标，结合体检人群工作性质判断体力活动情况。体力活动不足：无工作、脑力劳动为主、轻体力劳动的体检者且锻炼不达标；体力活动达标：中度体力劳动且锻炼不达标以及无工作、脑力劳动为主、轻体力劳动的体检者且锻炼达标；体力活动充足：重体力劳动者以及中度体力劳动且锻炼达标。

④饮食相关定义

根据《中国居民膳食指南（2016）》的原则，评价体检者摄入蔬菜、水果、肉类（猪、牛、羊、禽）、鱼类、鸡蛋、含糖饮料、牛奶、食盐、豆制品、饮食口味是否合理。满足 5 项及以上膳食模式记为理想饮食方式，满足3 项或 4 项膳食模式记为良好饮食方式，满足 0 ～ 2 项膳食模式记为不健康饮食方式。

⑤体重指数（BMI）＝体重（kg）/身高^2（m），本研究采用 WHO 推荐的亚洲人群分类标准，将 BMI 分为四级：BMI < 18.5kg/m^2 为低体重；18.5 ～ 23.9kg/m^2 为正常体重，24.0 ～ 27.4kg/m^2 为超重，BMI≥27.5kg/m^2 为肥胖。

4. 质量控制

本次调查从以下几个环节进行了质量控制。

调查方案设计和调查表的制定：在正式调查前进行了小规模的预调查，对设计方案和调查表进行了合理性及可行性的评估和修改。

建立调查质量的核查制度：包括数据审核员对填写的内容进行全面的检查，及时审核并在必要时进行补填；成立终检审核指导组，核实无误后，方可签字验收；设立质量考核小组，抽取 5% 的研究对象在问卷完成后的一周进行重测，观察复核调查与调查结果的符合率。

调查质量要求：经过培训后，调查人员调查技术的一致性达到 95%；

抽查的5%复查考核中，同一研究对象复查与调查结果的符合率达到97%。

5.统计学方法

将数据库导入SAS 9.2软件进行统计分析；定量资料使用方差分析，定性资料使用卡方检验进行统计分析。所有的统计分析均采用双向检验，$p < 0.05$定义为差异具有统计学意义。

（三）调查结果

本研究在2018年1~12月共收集了来自33家体检单位的90208名受检者数据，男性50469人（55.9%），女性39739人（44.1%）。平均年龄43.69±13.00岁，其中20~29岁占13.1%，30~39岁占27.9%，40~49岁占25.4%，50~59岁占21.6%，60~69岁占8.5%，70岁及以上占3.5%。体检人群的婚姻、文化程度、职业构成情况见图1~3。

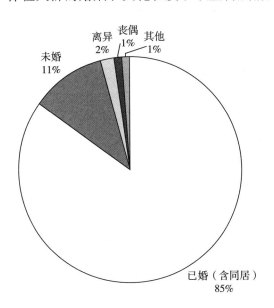

图1 体检人群婚姻构成情况

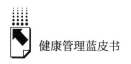

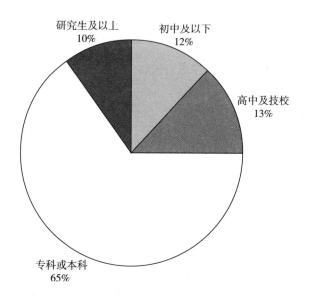

图2 体检人群文化程度构成情况

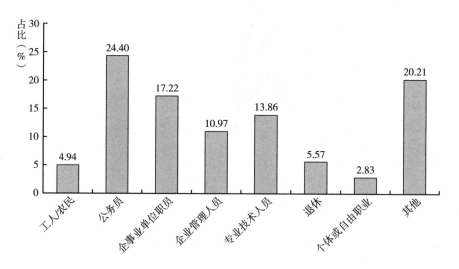

图3 体检人群职业分布情况

二 主要发现

（一）超重和肥胖

该调查的体检人群中 4. 54% 为低体重，27. 97% 为超重，18. 94% 为肥胖。

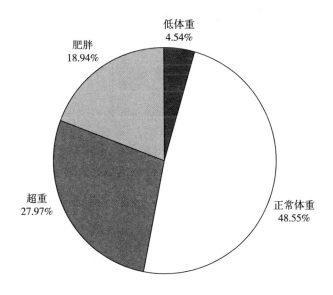

图4 体检人群的超重和肥胖情况

男性、年龄40~69岁、文化程度越低、个体或自由职业、企事业管理人员及工人/农民，为超重或肥胖的高发人群。

（二）吸烟

调查的体检人群中有23. 7%的人为现患吸烟者，72. 9%的人从不吸烟，其中有4. 2%的人遭受被动吸烟。在曾经或现在吸烟的人群中有11. 8%的人戒烟超过1年，占全部被调查体检人数的3. 4%。

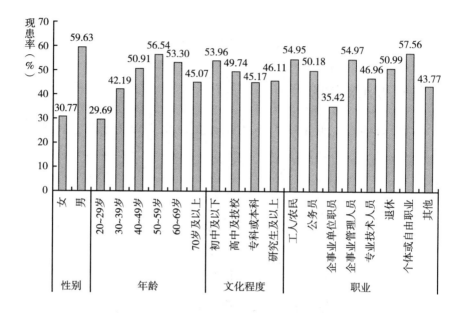

图5 超重和肥胖在体检人群中的分布情况

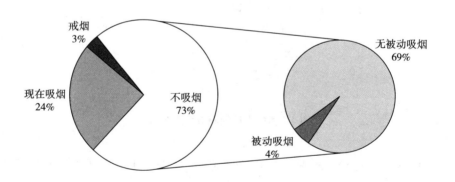

图6 体检人群吸烟现况

从图7可以看出，吸烟者主要为男性、年龄段为40～59岁，低学历、工人/农民、公务员、企业管理人员和个体或自由职业者。男性的被动吸烟者较女性更多。被动吸烟者的主要人群与吸烟人群的分布情况相似。

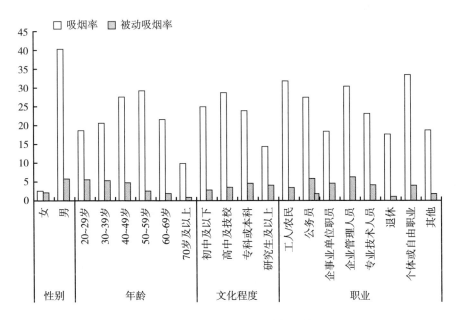

图7　体检人群吸烟状况的分布情况

（三）体力活动不足

该调查的人群中有 35.7% 的受检者从不参加体育锻炼，仅有 15.5% 的受检者每周锻炼的时间超过 150 分钟。

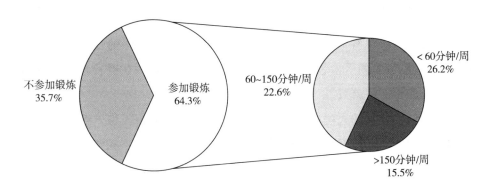

图8　体检人群体育锻炼情况

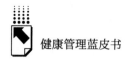

从图9可以看出，从不参与锻炼的人群主要为女性，工人/农民、企事业单位职员和个体或自由职业者。年龄越小，文化程度越低，不参与体育锻炼的人群越多（$p < 0.001$）。

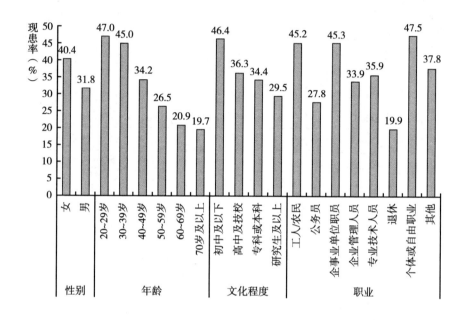

图9　体检人群体育锻炼的分布情况

（四）不良饮食习惯

调查人群中仅有70%的受检者可按时食用三餐；36%的受检者有食用夜宵的习惯；7%的受检者有暴饮暴食的习惯；超过21%的受检者每周都参与请客吃饭或在外就餐。

采用健康饮食的人群比例如图14所示，22%的人每天摄入蔬菜和水果>500g；28%的人每周摄入鱼类≥2次，每周超过100克；49%的人从粮食中获取了足够的纤维；43%的人摄入食盐≤6g/天；45%的人每周饮用含糖饮料≤1次。

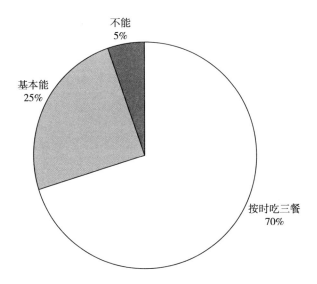

图 10　体检人群按时食用三餐情况

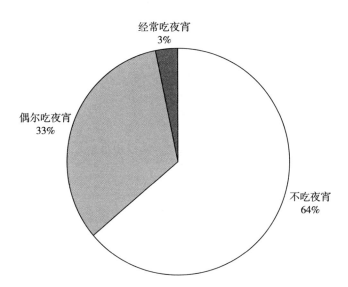

图 11　体检人群按时食用夜宵情况

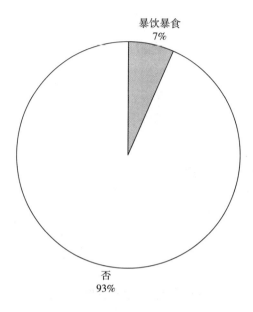

图 12　体检人群暴饮暴食情况

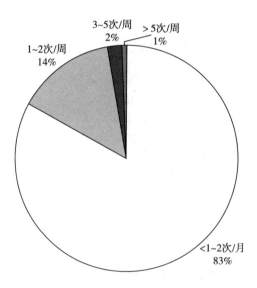

图 13　体检人群应酬在外就餐情况

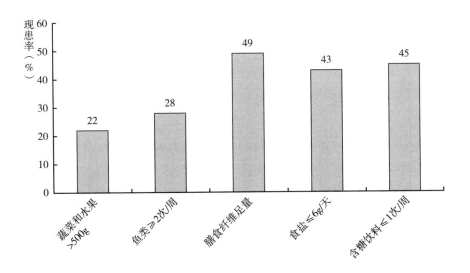

图14　体检人群中采用每项健康饮食的人群比例

（五）饮酒

调查人群中有30.2%的受检者为现患饮酒者，68.1%的受检者从不饮酒。在曾经或现在饮酒的体检人群中有1.7%的戒酒超过1年，占全部被调查体检人数的1%。

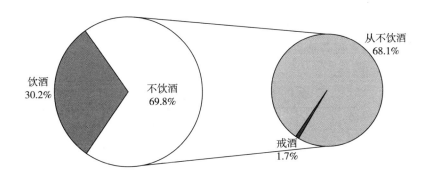

图15　体检人群饮酒情况

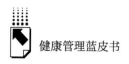

从图16可以看出，饮酒者主要为男性、年龄30~59岁，公务员、企业管理人员和个体或自由职业者。

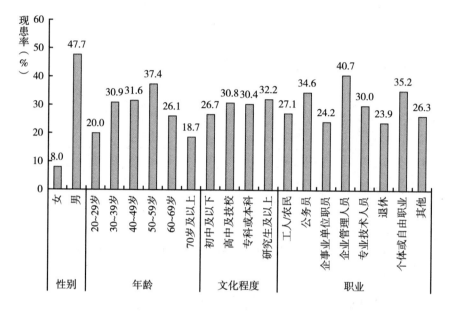

图16 体检人群饮酒的分布情况

（六）负性情绪

调查人群中有62.5%的受检者对自己的工作或生活环境不满意，接触了各种不良物质，如空气污染、过多的烹饪油烟、有害粉尘、噪音等。表1显示的是体检人群各种负性情绪的现状。

表1 体检人群的负性情绪现患情况

负性情绪	从不（%）	偶尔（%）	经常（%）
情绪低落	43.8	48.2	8.0
情绪激动	53.7	40.3	6.1
精神紧张	65.1	29.7	5.3
容易紧张和着急	68.7	26.5	4.8
容易发脾气	57.9	35.7	6.4

续表

负性情绪	从不(%)	偶尔(%)	经常(%)
缺乏热情	68.4	27.5	4.1
容易焦虑不安心烦意乱	67.0	28.6	4.4
压抑或沮丧	70.3	25.0	3.9
注意力集中有困难	54.3	38.7	7.1

48.3%的人处于理想精神状态，从未感觉有以上任何一项负性情绪；20.6%的人处于良好精神状态，具有1~2项负性情绪；14.5%的人处于一般状态，具有3~4项负性情绪；11.8%的人处于不良精神状态，具有5~6项负性情绪；4.8%的人处于较差精神状态，具有7~8项负性情绪。

女性较男性更容易处于不良或较差的精神状态，随着年龄的增加，不良或较差精神状态率逐渐降低。具有专科及以上文化程度的人群不良或较差精神状态率较其他人群高（$p < 0.05$）。个体或自由职业的不良或较差精神状态率更高。

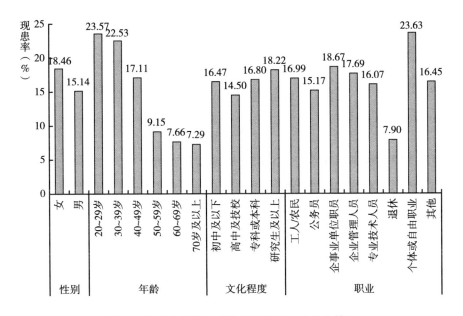

图17　体检人群不良或较差精神状态的分布情况

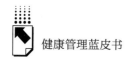
（七）不良睡眠

调查人群中有9.8%的受检者认为睡眠质量非常差。31.9%的受检者认为影响自己睡眠的主要原因是工作压力太大，8.1%认为是由于生活负性事件，8.0%认为主要由生活环境的干扰所致。女性、文化程度较低、工人/农民、个体或自由职业者的睡眠质量较差的患病率较高。

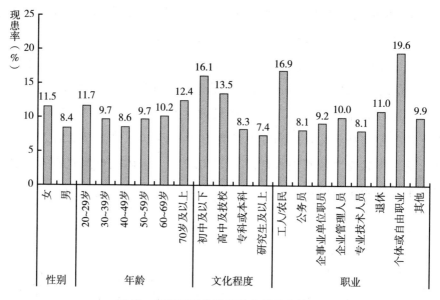

图18　睡眠质量非常差的人群分布情况

研究人群中，有28.7%的受检者睡眠时间为7～9小时，有8.6%的受检者每天睡眠时间小于5小时，65.3%的受检者每天有5～7小时的睡眠时间。女性、年龄越大、文化程度越低、退休、工人/农民，每天睡眠小于5小时的可能性更大（$p < 0.01$）。

对调查对象的睡眠时间和睡眠质量进行综合评价，将其分为理想睡眠状态（质量高、时间超过7小时），良好睡眠状态（质量高、时间5～7小时），一般状态（质量一般、时间超过7小时），不良状态（质量一般、5～7小时或质量差、时间超过7小时）和较差状态（时间低于5小时或质量差、时间5～7小时）。结果16.58%的受检者具有理想睡眠状态；25.71%

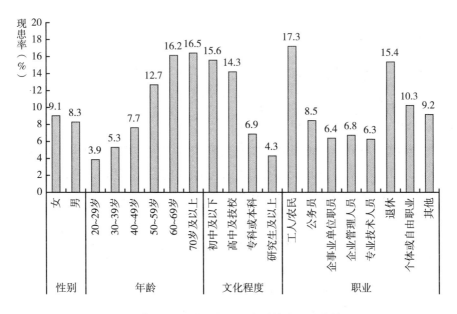

图19 每天睡眠时间少于5小时的人群分布情况

的受检者具有良好的睡眠状态；8.38%具有一般睡眠状态；36.8%和12.53%的受检者分别具有不良和较差的睡眠状态。

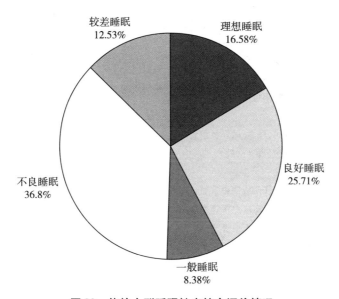

图20 体检人群睡眠健康综合评价情况

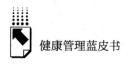

（八）主观症状

表2显示的是体检人群各种主观症状现患率。其中55.6%的受检者主观有疲劳乏力；48.4%的受检者有视力下降；3.5%～31.3%的受检者有心血管、神经、听力、呼吸和消化系统不适症状。

女性较男性更容易感到疲劳乏力。随着年龄的增加，感到疲劳乏力的现患率逐渐降低。学历较低人群感到疲劳乏力的现患率较其他人群低。公务员等人群感到疲劳乏力的现患率较其他人群低。

表2　体检人群的主观症状现患情况

排名	主观症状	没有(%)	有(%)
1	感到疲劳乏力	44.4	55.6
2	视力下降	51.6	48.4
3	食欲不振、消化不良或腹胀	68.7	31.3
4	咳嗽、咳痰	69.1	30.9
5	腹泻、腹痛或大便习惯改变	73.9	26.1
6	听力下降	74.7	25.3
7	手足发麻或刺痛	75.1	24.9
8	胸痛或心前区憋闷不适	75.1	24.9
9	恶心、反酸或上腹部不适	76.6	23.4
10	头晕或头昏	76.6	23.4
11	吞咽不适、哽噎感	78.2	21.8
12	呼吸困难	82.7	17.3
13	疼痛	84.1	15.9
14	尿频、尿急、尿痛及尿血	88.1	11.9
15	乳房包块（女性）	90.1	9.9
16	低热	91.2	8.8
17	柏油样便或便中带血	91.8	8.2
18	阴道出血或白带异常（女性）	92.0	8.0
19	鼻出血或脓血鼻涕	93.0	7.0
20	排尿困难	94.5	5.5
21	双下肢水肿	94.8	5.2
22	痰中带血或咳血	96.5	3.5
23	跌倒、晕倒	97.4	2.6

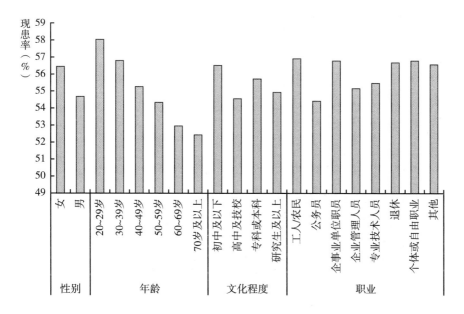

图21 感到疲劳乏力的人群分布情况

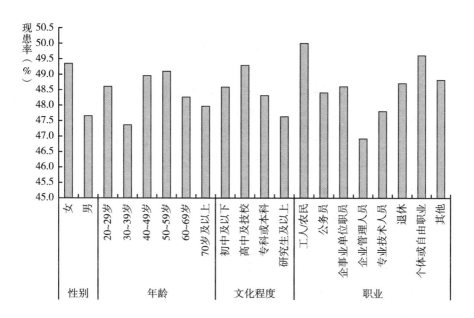

图22 视力下降的人群分布情况

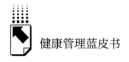

女性较男性更容易视力下降。40～59岁人群视力下降现患率较高。专科以上学历人群视力下降的现患率较其他人群低。企业管理人员的现患率较其他人群低。

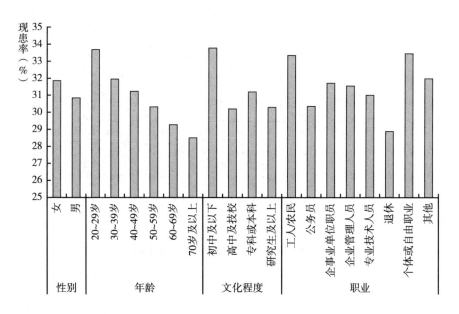

图23 食欲不振、消化不良或腹胀的人群分布情况

女性较男性更容易感到食欲不振、消化不良或腹胀。随着年龄的增加，感到食欲不振、消化不良或腹胀的现患率降低。初中及以下人群感到食欲不振、消化不良或腹胀的现患率最高。公务员和退休人群感到食欲不振、消化不良或腹胀的现患率较其他人群低。

本次问卷采集了体检人群心血管系统中重要的主观症状胸痛或心前区憋闷不适的现患情况。年龄分布无明显区别。初中及以下学历、个体或自由职业者受检者现患率较高。

疼痛占所有人群的15.9%，其中女性患病率为16.1%，男性为15.7%。57.3%的人群至少有两处部位疼痛。排名前三的分别为腰背部（占全部人群的5.9%）、颈肩部（占全部人群的5.5%）以及关节（占全部人群的3.1%）。

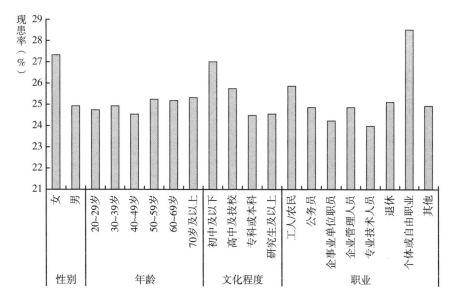

图24 胸痛或心前区憋闷不适的人群分布情况

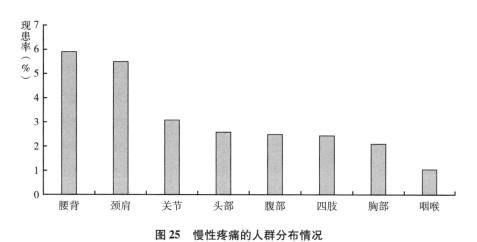

图25 慢性疼痛的人群分布情况

三 讨论与建议

不健康的生活行为方式是引起慢性病发生发展的重要危险因素。大量研究显示，通过改变个人不健康的生活行为方式，养成合理膳食、适量运动、戒烟限酒等良好生活行为方式，可以使大部分慢性病得到有效预防。但遗憾的是，来自 10 个中低收入国家的 10000 名患者的数据显示，大部分患者知晓健康生活方式的重要性，但仅有小部分患者能够选择健康生活方式[1]。发达国家对于心血管疾病患者的健康教育主要为一对一的健康咨询，这种方式比较昂贵且收效有限。因此，面对我国大量体检人群，了解其不良生活方式及行为状况，并据此提出有针对性的改善该人群生活方式及行为的对策措施是亟须解决的问题。

本研究中重点探讨了体检人群吸烟、饮酒、饮食、情绪以及运动情况等行为方式。从结果看，我国目前体检人群生活行为方式并不理想。结果显示约 47% 的受检者为超重或肥胖，约 24% 的受检者为现患吸烟者，约 30% 的受检者为现患饮酒者；约 36% 的受检者从不参与体育锻炼，仅有约 16% 的受检者每周锻炼的时间达标；22% 的受检者每天摄入蔬菜和水果大于 500g，仅有不到一半的受检者处于理想精神状态；约 37% 和 13% 的受检者分别具有不良和较差的睡眠状态。

据《中国居民营养与慢性病状况报告（2015 年）》，我国现有吸烟人数超过 3 亿人，15 岁以上人群的吸烟率为 28.1%。男性吸烟率高达 52.9%。在我们的研究中，总体检人群的吸烟率约为 24%，男性为 40.4%，均略低于全国一般人群调查数据。本次调查的体检人群年龄、教育程度等均与全国样本不同，可能是造成研究结果不同的主要原因。吸烟者主要为男性、年龄段为 40～59 岁，低学历、工人/农民、公务员、企业管理人员和个体或自由职业者。提示我们仍需要加强对健康体检人群的健康教育与戒烟指导，尤其是男性吸烟受检者的检后戒烟教育。

2012 年的全国调查提示全国 18 岁及以上成人的人均年酒精摄入量为 3 升，饮酒者中有害饮酒率为 9.3%。本次调查研究提示约 30% 的受检者为现患饮酒者。饮酒，特别是对于少量饮酒、不同的酒种类对心血管疾病的作用

---

① Mendis S., Abegunde D., Yusuf S., et al.. WHO Study on Prevention of Recurrences of Myocardial Infarction and Stroke (WHO-PREMISE). *Bull World Health Organ*, 2005, 83 (11): 820-829.

至今仍存在争议。但大量饮酒已被证实可增加心血管疾病的患病率，因此对于既往心血管疾病的受检者应劝其戒酒，尤其是应加强对男性受检者的健康戒酒教育。

体力活动不足在本体检人群中极为突出，尤其在女性、教育程度高、年龄较低的人群中更为普遍。2012年我国20～69岁居民经常参加体育锻炼率仅为18.7%，而本调查研究结果提示，体力活动达标以及充足的体检人群占全部体检人群的15.5%，低于全国一般人群。女性，年龄小，文化程度越低，不参与体育锻炼的受检者越多。因此，我们在加大年龄较低受检者的健康教育的同时，需注意把握年龄较大者的体育锻炼强度，避免运动过量造成损害。

膳食结构不合理是另一主要生活行为问题，半数以上的体检人群不能按照《中国居民膳食指南（2016）》的原则摄入足量的牛奶、豆类、水果、蔬菜以及适量的鸡蛋。特别是水果摄入量严重不足，仅有22%的受检者达到足量水果和蔬菜摄入的标准。因此，我们应加强对体检人群膳食结构及模式的指导。

本年度首次调查分析了基于健康自测问卷的体检人群主观症状情况，结果显示，超过一半的人群感到疲劳乏力；超过30%的人群感到视力下降、食欲不振以及咳嗽、咳痰。近25%的受检者有心血管、神经系统症状。这一方面应该引起高度重视，另一方面可以利用这些症状设计有针对性的健康体检套餐与慢性病健康管理解决方案。值得一提的是，慢性疼痛人群占所有人群的15.9%，其中腰背、颈肩以及关节疼痛位列前三。根据柳叶刀公布的中国疾病负担[1]，伤残损失寿命年中排名前两位的为颈部疼痛与腰部疼痛，与我们的数据基本吻合。提示我们应重视体检人群的慢性疼痛问题。

总之，本报告基于2018年国家健康管理（体检）卫生信息团体标准的

---

① GBD 2016 Disease and Injury Incidence and Prevalence Collaborators. Global, Regional, and National Incidence, Prevalence, and Years Lived with Disability for 328 Diseases and Injuries for 195 Countries, 1990 – 2016: A Systematic Analysis for the Global Burden of Disease Study 2016. *Lancet*, 2016, 390 (10100): 1211 – 1259.

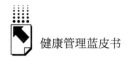

健康自测问卷所采集的数据分析结果，从一定程度上反映了我国体检人群不良生活方式及行为的状况。总体印象是我国健康体检人群不良生活方式及行为不容乐观，主观症状自报率较高，有些症状（如疲劳乏力和视力、听力下降）为亚健康状态的临床表现，有些症状（如心血管、呼吸、消化及神经系统症状）则可能是常见慢病的重要线索，应该引起高度重视；另外自报频率较高的腰背、颈肩以及关节疼痛与国内外新近报告的疾病负担研究结果相近。提示应该高度重视以上班族为主体的健康体检人群的疼痛问题，以避免由于疼痛影响生产效率与生活质量，增加伤残损失寿命年。总之，应重点加强对体检人群不良生活方式与行为的改善干预及健康促进行动的落实；对自报的主观身体症状应该仔细询查和评估，并依此制定个性化、有针对性的慢病早筛早诊方案及检后跟踪管理处方；对自报的明显疲劳乏力与疼痛应该尽量查明原因，并提出科学可行的办法与措施。

综 合 报 告

Comprehensive Reports

B.11

社会办医亮点与困惑

朱 玲 王雅琴*

摘　要：　新一轮深化医改启动以来，在一系列密集政策红利的激励下，
社会办医作为健康服务的新业态之一呈现爆发式增长和多样
化发展，主要表现为"五个增长"：机构数增长、床位数增
长、在岗职工数增长、服务量增长和服务形式增长。社会资
本办医作为政府办医的有益补充，已经成为我国健康服务体
系的重要组成部分。与此同时，目前我国社会化办医发展还
存在一系列突出问题，导致与公立医院没有形成有效竞争。
那么发展社会办医面临的主要问题在哪里，解决这些问题的
关键环节是什么，从哪些问题入手可冲破当前壁垒，需要哪

---

*　朱玲，北京医院主任医师，从事内科临床、干部保健工作与健康管理（体检）以及健康产业
政策与行业发展等方面的研究及实践近40年；王雅琴，临床医学博士，中南大学湘雅三医院
健康管理科，主治医师，研究方向为心血管疾病健康管理。

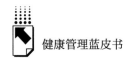

些扶持策略，突破口在哪里？本报告围绕社会办医的亮点与困惑，深度解读当前我国社会资本办医相关政策，系统分析社会资本办医发展现状，剖析社会办医成功案例和实践经验，深入探讨问题背后政策、环境等方面的原因，为新时代社会办医的中国理念、中国策略、中国模式提供决策依据，谋划我国社会办医的新未来。

关键词： 社会办医　新医改　健康服务

一　社会办医概念"与时俱进"

（一）社会办医概念界定

1. 社会办医概念①

"社会办医"指除公立医院以外，由企事业单位、社会团体或其他社会组织和个人，利用非国家财政性经费举办或参与举办医疗卫生机构。历年《卫生统计年鉴》中，将医院分类为政府办医院、社会办医院和个人办医院，因此社会办医可以理解为以社会为主办单位的医疗机构。《民法通则》中，将民营企业法人解释为联营、私营、合资等，因此社会办医也可以理解为社会资本举办医疗机构。

2. 社会办医表述

社会办医主要有"社会资本办医"和"社会力量办医"两种表述，但两者的侧重点不同。"社会资本办医"是区别于政府投入，强调投入的资金具有资本属性，办医资本如何"获取"和"流转"问题。"社会力量办医"

---

① 赵要军、吴建、谢双保等：《公立医院改革有关基本概念辨析》，《中华医院管理杂志》2012年第2期。

核心是强调主办主体的多元化，包括企业、慈善机构、基金会、商业保险机构等自然人、法人等。过去的国家政策文件中"社会资本"和"社会力量"两种表述均被使用过，但"社会办医"的表述是在国务院《关于促进健康服务业发展的若干意见》中首次使用。

（二）社会办医内涵分析

1. 社会办医与公立医院的关系："竞争者"还是"补充者"

社会办医院与公立医院功能定位不同。公立医院核心功能是针对社会全体成员，通过适宜人力，采用基本设施、基本药物和适宜技术提供基本公共医疗卫生服务。社会办医院功能定位在提供本医疗卫生服务的基础上，还面向中高收入人群提供舒适型、个性化强的医疗卫生服务。社会办医不是公立医院的竞争品，也不是替代品或附加品，而是优势互补合作关系，两者可以开展如大型设备共建共享、人才交流和技术业务合作等。

2. 社会办医管理人角色："CMO（院长）"还是"CEO（企业家）"

社会办医院有着建院时间短、品牌沉淀差、医院知名度不高等先天弱势，而且社会办医扎根于市场，管理模式不能等同公立医院，往往需要遵循市场机制进行管理。社会办医管理人除了具备公立医院院长要求的医疗和重点学科层面建设经验外，还必须具备企业家的素质。如从市场和经营（财务）角度去管理，开展必要的营销活动，以使更多的患者到医院体验并逐步转为忠诚顾客；充分利用当前社会办医政策及机制优势，精益化管理提升效率和效益；引入国外先进医院管理标准和理念如 JCI 等[1]。

3. "社会办医"与"政府办医"的关系

"社会办医"和"政府办医"是以医疗机构主办单位方面进行的分类。"社会办医"相对于"国家办医"而言，指国家卫生行政部门给予人员、经费、设施支持和统一管理以外的单位办医或个人办医。在社会办医相关的国家指导政策中，也有将社会办医疗机构等同非政府办医疗机构。

---

[1] 韩晓峰：《公立院长能否操好民营医院的盘》，《中国卫生》2015 年第 5 期。

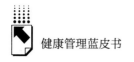

二 社会办医"破土萌芽"

（一）我国社会办医背景分析

1. 人民群众多样化多层次卫生服务需求

近年来人们对医疗保健关注度和消费提升，保健意识增强，对健康服务内容提出了新的需求，要求享有公平可及性，且能提供系统的集预防、诊疗、康复于一体的全链条服务；在服务质量上，不但要求看得上病、看得好病，而且期望能提供差异化、多样化的医疗卫生服务可供选择。而政府办医以公益性为基础，以满足基本医疗卫生服务需求为目的，难以满足人民群众日益增长的健康需求。因此，必须借助社会办医来提高多种层次和多样式的健康管理服务供给侧，补足公立医疗短板。

2. 多元化医疗卫生服务需求

首先，随着经济和社会的逐步转变，居民生活环境与方式发生了迅速变化，慢病已成为威胁当前人们健康最重要的问题。慢病及慢病危险因素的流行趋势呈现持续攀升的状态，不但慢病存量增加，而且慢病增量加剧。其次，我国面临人口老龄化危机，人口结构性问题日益突出，应对"老年医养"成为重大难题。再次，我国全社会共同参与健康中国建设的深度和广度不够，居民整体健康素养亟待提高。最后，通过深化医疗改革，虽然"看病贵"问题得到一定缓解，但"看病难"问题仍然严峻。因此，公立医疗服务体系面临挑战，单靠政府办医无法满足新时代下的健康新矛盾。社会办医在提供优质、多元和特色化服务方面具有巨大的优势和潜力，能有效缓解慢病健康管理及老年病、康复、护理等医疗服务稀缺资源，与公立医疗机构形成医疗服务市场公平有序的竞争格局。

3. 培育医疗市场发展新动能的需求

改革开放以来，社会力量不仅为社会事业的腾飞注入了强劲的动力，也极力推动了我国经济的迅猛发展。社会办医对市场需求更为敏感，动员社会力量兴办医疗机构，这将对我国医疗市场产生积极影响：第一，激活医疗市场。社会办医具有投资主体多元化、投资方式多样化的优势，能充分释放市场活力和社会创造力，拉动健康消费，提高医疗市场整体服务能力。第二，调整医疗市场结构。在医疗卫生服务领域中提高社会办医比重，有利于克服公立医院行业垄断地位带来的消极作用；通过导入市场竞争机制，升级医疗市场促进卫生资源结构布局更为合理，运行更为高效。第三，创新服务模式。社会办医能积极响应医疗健康市场需求，不断拓展健康服务内容和领域，促进医疗服务向专业化、个性化、特色化和前沿化发展。

（二）社会办医发展历程[1][2]

1. 萌芽起步与扩大探索阶段（20世纪80年代末至2000年）

在这阶段，我国卫生资源总体匮乏，政府卫生投入不足，医疗服务供不应求，无法满足居民基本医疗服务的需求。在借鉴经济体制改革经验的基础上，提出引入社会资本办医、开放医疗服务市场领域的新思路。1985年创办的"保定市脑血管病医院"，是目前有记载的第一家民办医院。20世纪80年代末，以福建莆田人为代表的社会资本进军医疗市场，通过租赁、托管和自建阶段发展为我国社会办医的"隐形冠军"。总体上，这一期间社会办医尚存在争议，属于"摸石头过河"的探索性过程。

2. 壮大发展阶段（2001~2008年）

这阶段社会主义市场经济体制逐渐完善。2000年，卫生部等八部委联合发布《关于城镇医药卫生体制改革的指导意见》，明确允许营利性医疗机构"自主定价、自主经营、自负盈亏、照章纳税"的条款。《2003年中国民营经济发展报告》统计，当时我国共有1477家民营医院，中外合资合作的

---

① 王小万、何平、马晓静：《我国民营医院发展的过程与特点》，《中国卫生政策研究》2009年第2期。

② 刘嫣、齐璐璐、朱骞等：《我国社会资本办医的历史和相关政策的发展》，《中国医院管理》2014年第34期。

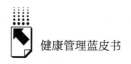

社会办医机构超过 160 家。总的来说，这阶段中小规模的专科民营医疗机构快速发展，规模较大的综合民营医院开始出现。社会办医市场竞争日趋激烈，一定程度上推进了我国卫生健康事业的发展。

3. 全面加强阶段（2009年至今）

这阶段深化改革的政策措施在理论与实践上逐步达成共识，社会办医指导政策内容更具体，目标更明确，规划、准入、融资、土地、税收、医保、人事、学术环境等实质性的政策不断出台，逐步改善了社会办医的创办环境。2009 年新医改启动，国家鼓励和引导社会资本进入医疗服务领域，形成多元化办医格局。2013 年《国务院关于促进健康服务业发展的若干意见》（国发〔2013〕40 号）中，提出大力引入社会资本，将社会办医作为健康服务业发展的核心领域之一。总体上，这期间社会办医迎来了良好的发展环境，医疗市场化程度不断提升。

回顾社会办医发展历程，社会办医在数量和规模上不断壮大，走过"从无到有、从小到大，从不允许到允许，再到鼓励、支持"发展阶段，已成为我国卫生事业发展中不可或缺的力量。我们坚信下个十年，社会办医将步入学科建设的高速发展期。

三　社会办医政策"春风不断"

（一）国家层面社会办医利好政策解读[1][2]

近年来，国家出台了一系列鼓励支持社会办医的政策文件（见表 1）。政策导向历程分以下几个阶段：第一，早期萌芽阶段（2007 ~ 2009 年），这阶段的主要特点是社会办医政策初步形成，但缺乏明确支持目标。典型代表

---

①　左旭、薄云鹊、孟开：《基于政策工具分析我国社会办医政策内容》，《中国医院》2018 年第 8 期。

②　李倩、赵丽颖、徐嘉颜等：《我国社会办医政策演变分析与研究》，《中国医院》2018 年第 2 期。

有《卫生事业发展"十一五"规划纲要》中，首次提出鼓励和引导社会力量参与、兴办民营医疗机构。第二，政策新兴阶段（2009～2013年），这一阶段社会办医利好政策正式迈入大时代，有目标有举措。典型代表有《关于深化医药卫生体制改革的意见》中，多元化办医相关的税务、医疗保险和多点执业政策逐渐细化到位；《关于进一步鼓励和引导社会资本举办医疗机构的意见》中，提出降低社会办医准入壁垒，优化执业环境；《"十二五"期间深化医药卫生体制改革规划暨实施方案的通知》，要求2015年非公立医疗机构床位数和服务量目标值达到总量的20%；《国务院关于促进健康服务业发展的若干意见》，提出拓宽市场准入，加强规划布局和用地保障，完善财税价格政策等。第三，社会办医强化阶段（2014～2018年），这阶段社会办医政策环境持续利好，具体措施和细化内容逐步到位。典型代表有54号文件《关于加快发展社会办医的若干意见》，要求进一步鼓励和引导社会资本举办医疗机构；《关于促进社会办医加快发展的若干政策措施》和《关于支持社会力量提供多层次多样化医疗服务的意见》，提出进一步放宽准入和扩大市场开发，拓宽投融资渠道，促进资源流动和优化发展环境；《深化医药卫生体制改革2018年下半年重点工作任务的通知》要求加快社会办医发展步伐。

表1　国家层面支持社会资本办医的系列政策

文件名	发文部门	发文日期	内容表述
《卫生事业发展"十一五"规划纲要》	国发〔2007〕16号	2007年5月	鼓励和引导社会力量参与、兴办民营医疗机构
《中共中央国务院关于深化医药卫生体制改革的意见》	中发〔2009〕6号	2009年4月	鼓励和引导社会资本发展医疗卫生事业，形成投资主体多元化、投资方式多样化的办医体制，加快推进多元化办医格局
《发展改革委卫生部等部门关于进一步鼓励和引导社会资本举办医疗机构意见的通知》	国办发〔2010〕58号	2010年11月	放宽和改善社会资本举办医疗机构的准入范围及执业环境，消除非公立医疗机构发展的政策障碍，促进非公立医疗机构持续健康发展

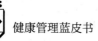
续表

文件名	发文部门	发文日期	内容表述
《卫生部关于进一步做好非公立医疗机构设置审批和管理工作的通知》	卫医政发〔2011〕54号	2011年5月	放宽社会资本举办医疗机构的准入范围,充分发挥非公立医疗机构在医疗服务体系中的作用
《卫生部办公厅关于扩大医师多点执业试点范围的通知》	卫办医政发〔2011〕95号	2011年7月	在前两年医师多点执业试点工作基础上,扩大医师多点执业试点范围
《卫生部关于专科医院设置审批管理有关规定的通知》	卫医政发〔2011〕87号	2011年12月	省级卫生行政部门可以结合本地区实际情况,规划设置各类专科医院
《卫生部关于社会资本举办医疗机构经营性质的通知》	卫医政发〔2012〕26号	2012年4月	社会资本可以按照经营目的,自主申办营利性或非营利性医疗机构
《卫生部关于做好区域卫生规划和医疗机构设置规划促进非公立医疗机构发展的通知》	卫规财发〔2012〕47号	2012年6月	要给非公立医疗机构留出足够的发展空间,要拓宽社会资本举办医疗机构的准入范围
《国务院关于促进健康服务业发展的若干意见》	国发〔2013〕40号	2013年9月	完善健康服务法规标准和监管,并提出准入、融资、税收、用地等多项扶持政策
《中共中央关于全面深化改革若干重大问题的决定》	中共十八届三中全会	2013年11月	鼓励社会办医,允许医师多点执业,允许民办医疗机构纳入医保定点范围
《加快发展社会办医的若干意见》	国卫体改发〔2013〕54号	2013年12月	要求持续提高社会办医的管理和质量水平,加大发展社会办医的支持力度
《关于非公立医疗机构医疗服务实行市场调节价有关问题》	发改价格〔2014〕503号	2014年3月	在非公立医疗机构就医看病可以报销,放开价格后不会出现集中涨价情况
《关于印发推进和规范医师多点执业的若干意见》	国卫医发〔2014〕86号	2014年11月	规范医师多点执业,推进医师合理流动,确保医疗质量安全
《关于促进社会办医加快发展的若干政策措施》	国办发〔2015〕45号	2015年6月	要求放宽社会办医准入条件、拓宽融资渠道,促进资源流动和共享,优化发展环境(税收、医保、医疗水平、监管收费政策)

续表

文件名	发文部门	发文日期	内容表述
《医疗机构设置规划指导原则(2016～2020年)》	国卫医发〔2016〕38号	2016年7月	要求社会办医纳入相关规划,按照一定比例为社会办医预留床位和大型设备等资源配置空间,符合规划总署和结构的前提下,取消对社会办医机构数量和地点的限制
《"健康中国2030"规划纲要》	中发〔2016〕23号	2016年10月	推进和实现非营利性民营医院与公立医院同等待遇,破除社会力量进入医疗领域的不合理限制和隐形壁垒,逐步扩大外资兴办医疗机构的范围
《国务院关于印发"十三五"卫生与健康规划》	国发〔2016〕77号	2016年12月	推进和规范医师多点执业,大力发展社会办医
《"十三五"深化医药卫生体制改革规划》	国发〔2016〕78号	2017年1月	持续开展健康领域大众创业、万众创新
《医师执业注册管理办法》	国家卫生计生委第13号令	2017年2月	医师注册管理,执行医师电子注册管理
《关于支持社会力量提供多层次多样化医疗服务的意见》	国办发〔2017〕44号	2017年5月	支持社会力量提供多层次多样化医疗服务,进一步扩大市场开发,强化对社会办医的政策支持,严格行业监管和行业自律
《关于深化"放管服"改革激发医疗领域投资活力的通知》	国卫法制发〔2017〕43号	2017年8月	拓展社会投资领域,推动健康服务业新业态发展,进一步提升医疗领域对外开放水平
《关于进一步改革完善医疗机构、医师审批工作的通知》	国卫医发〔2018〕19号	2018年6月	全面推进电子化注册管理改革,简化医疗机构审批申请材料,二级及以下医疗机构设置审批与执业登记"两证合一"
《国务院办公厅关于印发深化医药卫生体制改革》《2018年下半年重点工作任务的通知》	国办发〔2018〕83号	2018年8月	促进社会办医加快发展,优化社会办医疗机构跨部门审批工作

资料来源:编者整理。

从政策的历史沿革我们不难发现,社会办医宏伟蓝图越发清晰,政策趋于阳光化和认同化,从肯定社会办医,放宽准入条件,优化发展环境,到多项"实招","真心实意扶持社会办医"。但也存在一定缺陷，社会办医政策措施过于原则和概念化，政策细化不够，缺乏相关操作细则和规范管理流程，导致社会办医出现"玻璃门""弹簧门"的尴尬局面[①]。

（二）省市层面社会办医支持政策解读

社会办医在国家政策的力挺下，目前有上海、北京、山东等20多个省市以政府红头文件形式下发了地方支持性政策（见表2）。其中典型代表有：江苏省政府办公厅发文《关于支持社会力量提供多层次多样化医疗服务的实施意见》，提出到2020年争取江苏省社会办医的规模水平和发展质量处在全国第一方阵，助力"健康江苏"建设。山西省发布支持社会办医实施方案，明确社会办医6个方面23项主要任务和政策措施，促进社会办医有"为"有"序"发展。浙江省发布关于《推进高水平医联体建设实施意见》成立了首个社会办医医联体，75家社会办医医疗机构加入。上海出台《健康服务业50条》中，提出全面开放"100张床位及以上的社会办医疗机构、全科诊所及中医诊所"，弱化对规模以上社会办医疗机构的准入限制。郑州市在有关社会办医回报机制方面，提供了借鉴之道；规定"在扣除社会办医成本，预留医疗机构发展基金及提取其他有关费用后，社会办非营利性医疗机构可以从收支结余中，提取一定比例用于奖励举办者"。

表2　省市层面支持社会资本办医的系列政策

省/市	文件名称	日期
天津	《关于促进我市社会办医加快发展的若干政策措施》	2016年1月
黑龙江	《关于促进黑龙江省社会办医加快发展的若干措施》	2016年2月
新疆	《新疆维吾尔自治区人民政府办公厅关于加快发展社会办医的实施意见》	2016年2月
山西	《山西省人民政府办公厅关于促进社会办医加快发展的实施意见》	2016年5月
广东	《广东省人民政府办公厅关于印发广东省促进社会办医加快发展实施方案的通知》	2016年6月

---

① 金春林、王贤吉、何达等：《我国社会办医政策回顾与分析》，《中国卫生政策研究》2014年第4期。

续表

省/市	文件名称	日期
浙江	《浙江省人民政府办公厅关于促进社会办医加快发展的实施意见》	2016 年 7 月
河南	《河南省人民政府办公厅关于进一步促进社会办医加快发展的意见》	2017 年 2 月
北京	《北京市促进社会办医健康发展若干干预政策措施》	2017 年 4 月
安徽	《关于新型农村合作医疗队社会办医医疗机构实施协议管理的通知》	2017 年 9 月
	《安徽省人民政府办公厅印发关于促进社会办医加快发展若干政策措施的通知》	2017 年 8 月
广西	《自治区人民政府办公厅关于印发广西支持社会力量提供多层次多样化医疗服务实施方案的通知》	2017 年 8 月
四川	《四川省人民政府办公厅关于印发支持社会力量提供多层次多样化医疗服务实施方案的通知》	2017 年 10 月
青海	《关于推进深化"放管服"改革激发医疗领域投资活力具体措施的通知》	2017 年 10 月
	《青海省支持社会力量提供多层次多样化医疗服务实施方案》	2017 年 11 月
甘肃	《甘肃省支持深化力量提供多层次多样化医疗服务实施方案》	2017 年 11 月
福建	《福建省人们政府办公厅关于进一步激发社会领域投资活力的实施意见》	2017 年 11 月
云南	《云南省人民政府办公厅关于支持社会力量提供多层次多样化医疗服务的实施意见》	2017 年 11 月
	《云南省人民政府办公厅关于支持社会力量发展养老服务业的实施意见》	2017 年 11 月
青海	《青海省支持社会力量提供多层次多样化医疗服务实施方案》	2017 年 11 月
宁夏	《宁夏回族自治区人民政府办公厅关于支持社会力量提供多层次多样化医疗服务的实施意见》	2017 年 12 月
山东	《"健康山东 2030"规划纲要》	2018 年 2 月
湖北	《湖北省人民政府办公厅关于支持社会力量提供多层次多样化医疗服务的实施意见》	2018 年 5 月
湖南	《湖南省人民政府办公厅关于支持社会力量提供多层次多样化医疗服务的实施意见》	2018 年 6 月
江苏	《江苏省人民政府关于支持社会力量提供多层次多样化医疗服务的实施意见》	2018 年 7 月
上海	《上海市医疗机构设置"十三五"规划》	2017 年 6 月
	《关于推进健康服务业高质量发展加快建设一流医学中心城市的若干意见》——简称"上海健康服务业 50 条"	2018 年 7 月
郑州	《郑州市人民政府办公厅关于印发郑州市支持社会力量提供多层次多样化医疗服务实施方案》	2018 年 8 月

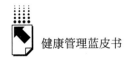

仔细审视各省市发布的促进社会办医新政不难发现，各地将支持社会办医的鼓励政策落实到了非常细化的人财物领域，内容涵盖降低门槛、市场准入、财税和投融资、支持全科医师到基层设立诊所、用地保障等多项细则。此外，密集出台的鼓励政策其实有着深层次的导向考量，建议向规模化、品质化的社会办医疗机构倾斜，鼓励做强做大，与公立医疗机构鸿沟逐渐缩小，几乎是各地政策的一个共同点。但部分地方的支持政策，没有具体落地实施计划表，也缺乏具有操作性的配套措施，以致很多支持政策最后成为"纸上谈兵"。

四　社会办医业态"层出不穷"

（一）社会办医传统业态

1. 综合医院

社会办医综合医院亮点是向"技术化"和"规模化"转变。因为综合医院需要大量资金投入，及开业后的高额固定开销，因此社会办综合医院回报率相对较低。一般来说，新建综合医院项目需要六年到八年的周期才能实现收支平衡。因此当前社会办综合医院以并购模式为主。目前，社会办综合医院主要集中在未分级或一级小型综合医院，整体规模和服务水平有限。社会办综合医院要想实现长足发展，首先，必须明确自身定位与发展特点，实现优势差异化发展；其次，在基本医疗保险基础上，发展混合支付模式，利用公立医院资源，加快业务发展水平。

2. 专科医疗机构

专科医疗机构又分为复杂专科和一般专科。复杂专科指具备手术与专业技术优势的科室，包括心血管科、肿瘤科、胸科、骨科等。目前社会办复杂专科仍然占少数，进入门槛较高，开始逐步向"技术化"和"基于疗效竞争"的方向发展；除资金投入外，还需要有行业内知名权威人士担任医院临床品牌形象大使。社会办一般专科门槛相对较低，运营模式相对成熟，复制性强；要求医生质量与服务水平相对较高，通过差异化和连锁规模化来获得竞争优势。当前主要问题是需要对患者经过长期市场培养教育来加强专科医疗机构的品牌效应。

3. 专业机构①

2016 年底国家卫计委连续发文，医学影像、医学检验、血液净化和病理中心、安宁疗护中心成为单独设置的医疗机构，作为独立法人单位承担相应的法律责任。2017 年 8 月在此基础上又新增康复医疗中心、消毒供应中心、护理中心、中小型眼科医院和健康体检中心 5 类成为独立医疗机构。独立第三方之路行者愈众，独立的医学检验中心、病理中心、影像中心与血透中心经历数年发展已成为这支队伍中的主流，取得良好成效，积累了有益经验。据国家卫生计划生育委员会初步统计，截至 2016 年 5 月底，在 22 个省份共建立了 323 家医学检验实验室，完成 4.6 亿例次医学检验；在北京、浙江、江西 3 个省市设置了病理诊断中心，完成 205 万例次病理诊断；在上海、浙江、江西等 5 个省市建立了医学影像诊断中心；在山东、河北、江西等 5 个省份建立了血液净化机构，完成 24.7 万例次血液净化工作（见图1）。社会办专业机构优势在于优质资源共享，显著提升基层医疗卫生机构服务能力。下面围绕与健康产业相关的第三方健康（体检）管理中心、医学检验中心、病理中心和影像中心分别阐述探讨分析。

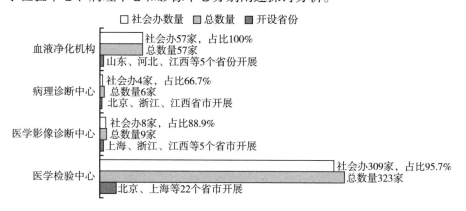

图 1　社会办专业机构类型调查

资料来源：编者整理。

① 黄柳：《社会资本办医的新态势》，《中国医院院长》2018 年第 81 期。

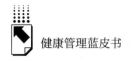

（1）健康体检中心

第三方健康体检中心指独立设置的检查人体健康状况，拥有完整的设备和人力，筛查疾病风险和实施风险管理的场所，但不包括医疗机构内的体检部门。近年来我国步入老龄化社会，加之不良生活方式和环境与食品污染等问题，以健康体检为主体的健康管理医学服务机构与服务提供持续增长。《中国卫生统计年鉴》统计显示，我国健康体检人次从2011年的3.44亿人次增长到2016年的4.52亿人次，年复合增长率达到4.66%。民营健康体检服务机构作为健康管理机构的重要分支，市场份额比重逐渐扩大，由2012年的15.4%上升到2017年的18%。

公立体检中心凭借其公益性和雄厚实力，成为体检市场的中坚力量，占据着体检行业绝大部分的市场份额，但因体制问题存在诸多弊端：缺乏适应市场的机制，如价格优势、人员激励等导致市场开拓动力不如民营机构；服务态度过硬、体检环境较差、市场意识淡薄、单一化营销策略，检后健康管理缺失、互联网人才不足、在医院里被重视度不高等。近来社会媒体不断曝光体检市场乱象，如过度体检泛滥、体检"质控"流于形式、体检套餐大而不当、漏检误检、医务人员缺少相应资质等。2018年10月，国家卫生健康委发出《关于进一步加强健康体检机构管理促进健康体检行业规范有序发展的通知》，针对健康体检行业提出具体要求：一是严把准入门槛；二是规范服务行为；三是加强日常监管。中华医学会健康管理学分会前任主任委员武留信也在《人民日报》发文表达观点：应该给体检行业来个"体检"。

（2）医学检验中心

独立医学检验中心又称第三方医学检验机构，指运用现代物理和化学的技术方法，对人体标本进行医学检测，具有检测效率高、费用低、专一性强的特点。医学检验中心的运行模式主要有三种：一是面向三甲医院的互助协同服务模式；二是面向社区的主动快速服务模式；三是面向县市乡服务的一体化检验模式。

独立实验室服务的亮点在于：技术亮点，检验项目全面，技术更新及时；成本优势方面，试剂成本、仪器成本、人工成本、采购成本降低；质量亮点，专业化分工准确度高，实验室严格管理；合作共赢亮点，降低医疗机构成本，降低社会医疗支出，提高患者诊疗质量和效率。相对于亮点，医学检验中心的困境在于：首先，因独立于医院之外，医学检验中心标本一般需要从各个医疗机构收集，因此标本来源广、工作量大。其次，因与临床联系比较困难，容易导致诊断与治疗脱节的现象。最后，受传统观念束缚，一般患者更相信医院尤其是公立大型医院的检验结果，因此医学检验中心的社会认可度相对较低；部分医学检验中心未进行权威认证，缺乏相应的规章制度，没有建立有序的市场监管体制，因此检验人员的结构构成和素质差别明显[1][2]。

我国独立医学实验室的萌芽和快速发展正值两次医改。2000 年前为初步形成期——在医疗控费条件下独立医学检验雏形初步形成；2001 年至 2013 年为快速扩张期——连锁检验中心迅速扩张，龙头企业显现；2014 年至今为扩张升级期——医学实验室布局战略开始下沉，在业务延伸的同时，技术方面开始向高精尖发展。据统计，目前第三方医学独立实验室已达到 356 家，其中迪安诊断、金域检验、艾迪康、达安基因四家龙头企业占据 70% 以上的市场份额，均为社会办医性质的连锁化经营综合型诊断服务模式。

（3）医学影像诊断中心

医学影像中心是指实现一定区域范围内影像的交换、共享、集中存储和管理功能，同时，具备分层级的远程影像诊断能力和会诊能力；具有易于标准化、复制性强、连锁化、集团化、远程化的特点。我国医学影像诊断中心建设的主流模式为两种：一是由地方政府主导，线上远程诊断与线下独立影像中心结合；二是依托地区医疗中心的区域医学影像中心[3]。

---

[1] 张婉、曹永彤、王云亭：《第三方医学检验机构的市场作用及发展前景分析》，《中国医院》2015 年第 8 期。

[2] 秦勇、于洁、高毅华：《我国医学独立实验室发展前景研究》，《卫生经济研究》2012 年第 12 期。

[3] 母其文、严峻、何斌：《"互联网＋"区域医学影像诊断中心的实践与展望》，《西部医学》2018 年第 4 期。

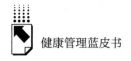
随着分级诊疗的持续推进，及大型公立医院采购影像设备的受限、独立影像中心政策限制逐渐放开，医学影像诊断中心迎来发展机遇。整体而言，我国区域医学影像中心还处于初步探索阶段，发展较为缓慢，盈利较少，规划和筹建主要集中在资源丰富的中心城市，典型代表有山东省医学影像研究所、明峰医学影像诊断中心、上海全景医学诊断影像中心等。其主要问题为影像专业人才匮乏；服务半径过小，区域辐射能力有限，无法满足小型医院和诊所的服务需求；检查诊断结果不能互认。未来人工智能辅助诊断将为影像和病理诊断中心发展带来新的契机。

（4）病理诊断中心

病理诊断中心是指运用免疫组化、分子生物学、特殊染色及电子显微镜等技术对人体器官、组织、细胞、体液及分泌物等标本进行病理形态学观察，做出病理诊断报告的独立设置法人单位。病理诊断中心主要有三种运行模式，独立的病理实验室、大学内设立的病理实验室、医院内部独立出去的病理科或病理诊断中心。目前也有一些独立的医学检验公司，将病理诊断作为其主营业务之一。

当前我国病理诊断中心不多，主要聚集在北上广和江浙一带。典型代表有上海衡道医学病理诊断中心有限公司，依托数字远程会诊网络和实体中心及物流支持，为广大基层医院提供病理会诊及诊断支持。华夏病理云诊断平台，以远程病理诊断服务为中心，具备远程会诊、质量管理、质量控制、教学实战等功能。上海阿克曼医学检验中心，主要提供"细胞—蛋白质—分子"一体化综合病理报告。其中，数字化病理及标准化的图像自动识别分析模块及软件应用，将是病理诊断中心的未来发展趋势。

（二）社会办医新业态

1. 医生集团

医生集团（Medical Group）又称"医生执业组织"或"医生执业团体"，为两个及以上医生，通过签约、合作制等方式组建团队或集团，为服务对象提供一种或多种专科医疗服务，因此医生集团也可理解为医生团体执业的机构实体。医生集团的本质是相对于医生独立执业而言的医生团体执业,可视为医生多点执业或自由执业的载体。医生集团是在多点执业的政策红利、医生自由执业的强烈诉求、"互联网+"、政府引导下社会办医及多样化健康服务需求等多种因素综合作用下产生。目前我国医生集团组建的主要模式有:体制外医生集团,指医生完全脱离体制;体制内医生集团,指医生不离开原执业单位,通过多点执业的模式加入医生集团;互联网医生集团,指依托于互联网平台公司,提供高效互通的医疗服务①。

2014年后,我国的医生集团如雨后春笋般发展起来,数量近1000家,从地域分布来看主要集中在北上广,且名医云集。根据《看医界》盘点2018年度中国医生集团品牌前10强见表3。医生集团最大的优势在于具备高水平的专业技术能力。但医生集团作为一种新的医疗形态,缺乏区域落地实施的细则,各省市地区的扶持政策和门槛存在较大差异,在管理和运营方面还不成熟,主要表现在医生集团的性质、监管和规范的法律法规缺乏;医生集团与签约机构间利益分配的标准机制缺乏;医生责任保险缺乏,导致多点执业中责任界定不清晰;社会办医医生职称晋升、科研发展的对应政策缺乏等。

表3 2018年中国医生集团品牌10强榜(提名推荐)

品牌名称	创始人代表	总部地区
张强医生集团	张 强	上海
冬雷脑科医生集团	宋冬雷	上海
博德嘉联医生集团	林 锋	广东
泓心医生集团	于 泓	上海
秀中皮肤科医生集团	罗 勇	北京
胡大一医生集团	胡大一	北京
哈姆瑞姆医生集团	刘兴鹏	北京
沃医妇产名医集团	龚晓明	北京
华医心诚医生集团	霍 勇	北京
小苹果儿科医生集团	路 博	北京

资料来源:《看医界》统计。

---

① 严善梅、黄海:《新形势下医生集团发展现状及存在的问题探讨》,《医学与社会》2016年第8期。

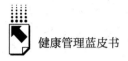

2. 医疗商场

医疗商场（Medical Mall）指在商业综合体内，构建集商业购物、健康管理、中医药、医美、口腔、名医名药、养生保健、健康管理、养生文化、养生调理等消费便捷类的医疗服务于一体的商业圈。医疗商场的投资方包括地产商、医疗机构、零售机构等。Mall功能定位是针对整个大健康体系下的消费医疗，经营理念是以专业为核心的多样化服务。相比传统医疗，Medical Mall的优势特色是，提供医疗环境差异化服务，确保了患者流量和医疗服务的可及性和舒适性。相比传统医院发展模式单一不同，Medical Mall具有发展模式多样化、运行模式特色化，且共享医生、医疗设备和服务模式的特点，还可采取按疾病种类付费，实行"先诊疗后付费"的模式①。Medical Mall主要类型分为：完全医疗服务型，没有零售服务；与零售业合作以医疗为重点的购物型；兼顾零售购物和医疗服务的医疗综合体。

Medical Mall优势在于几乎囊括所有医疗科目。当前中国的Medical Mall还处于初期阶段，鱼龙混杂、参差不齐，未来总体看好，但还需长期的市场培育，主要困境在于人们的就医意识尚未转变，对Medical Mall的认可度不高；Medical Mall医疗服务多定位高端，由于没有接入医保体制，因此费用支付成难题；Medical Mall选址涉及环境污染、医疗规划等问题，因此政府审批也存在一定困难。目前统计Medical Mall有9家，总投资超过41亿元（见表4），落地点主要集中在西部和沿海地区，涉足领域主要有独立第三方医药商业、健康大数据、现代服务业、技术服务平台、大健康产业集群、连锁药店等。

3. 医院集团

医院集团是由若干个具有独立法人资格的医疗、投资或管理机构，以托管、租赁、兼并、重组、合资等形式整合组成的医疗服务为主体的产业集团。集团成员间通过资产、管理资源、人才、技术、品牌等要素，搭建医疗

---

① 刘红梅、杨纲：《医疗商场发展策略探讨》，《卫生经济研究》2018年第4期。

表4　2018 年中国医疗商场品牌（提名推荐）

品牌名称	投资方	地域	时间	面积	总投资	主要功能
全程医疗	杭州解百集团股份有限公司、浙江迪安诊断技术股份有限公司、百大解集团股份有限公司	浙江省	2015 年	20000m²	1000 万元	医疗商业综合体,内容为高端医疗和现代服务业
北京健康智谷	上海天亿弘方企业管理有限公司	上海	2015 年	37386m²	5 亿元	医疗商业综合体 + 孵化器,内容精准医疗、健康大数据、人工智能
甘肃众友健康城	甘肃众友健康股份有限公司	甘肃省	2010 年	8000m²	不明确	医疗商业综合体,内容为连锁药店
杭州健康智谷	上海天亿弘方企业管理有限公司	浙江省	2016 年	3000m²	5000 万元	医疗商业综合体 + 孵化器,内容为互联网 + 医疗
江苏南中医丰盛健康城	南京丰盛集团、南京中药大学	江苏省	2010 年	20000m²	不明确	医疗商业综合体,内容为中医 + 健康管理 + 服务业
量力健康城	成都量力集团	四川省	2014 年	760000m²	28 亿元	医疗商业综合体,内容为独立第三方医药商业与技术服务平台
上海健康智谷	上海天亿弘方企业管理有限公司	上海市	2015 年	38000m²	5 亿元	医疗商业综合体 + 孵化器,内容为大健康产业集群
西安众信赛好医药健康城	陕西众信医药超市有限公司	陕西省	2005 年	2600m²	2000 万元	医疗商业综合体,内容为医药超市
重庆健康智谷	上海天亿弘方企业管理有限公司	重庆市	2017 年	28000m²	2.5 亿元	医疗商业综合体 + 孵化器,内容为医疗服务模式创新

资料来源：动脉网统计，编者整理。

资源平台、推进管理体制和运行机制改革，形成具有一定规模和效益的医疗
集合体。医院集团的优势在于，共享先进的医疗设备和技术，共享标准化医

疗服务质量，创新人才梯队构建，减少分层次服务"转诊链"中的信息缺失、批量化服务供给等，达到成本控制、提高服务质量的目的。医院集团组建方式有完全隶属类型和契约联结类型两类，大多数情况下往往两种形式并存。完全隶属类型指核心医院或投资方通过纵向合并和新建方式形成分支机构。契约联结类型指通过资金、技术、设备、经营协作等方式横向联合构建。

医院集团大多数涉及多个医疗健康领域，如医疗服务、医疗器械、医疗信息、健康管理等。2017年艾力彼推出民营医院集团排行榜80强，其中前十位见表5。排名前80集团旗下覆盖808家成员医院，总部所在城市遍及全国18个省份35个城市。医院集团化进程需应对诸多挑战，如对规模化经营的管理能力有限制，出现医院"群而不集"，没有实现真正集团化；管理不便捷，流程不合理；管理人才匮乏，难以支撑集团化管理的人才需求；管理层级太多，易患大机构病；信息互通互联标准化程度不够，无法满足集团化对信息化服务的需求。

表5 2017年中国民营医院集团10强

集团名称	总部城市	医院数量（家）	三级医院数（综合/专科）（家）	标杆医院（2017非公医院名次）	医院认证	是否上市
华润凤凰医疗控股有限公司	北京	48	6/1	华润武钢总医院（16）	JCI/HIMSS	是
北大医疗产业集团有限公司	北京	11	6/3	北京大学国际医院（101）	星级认证/HIMSS	
爱尔眼科医院集团股份有限公司	长沙	75	0/22	长寿爱尔眼科医院（500强）		是
上海复星医院投资（集团）有限公司	上海	7	2/1	佛山市禅城中心医院（1）	星级认证	是
中信医疗健康产业集团有限公司	北京	8	2/2	中信惠州医院（76）		
淮南东方医院集团	淮南	30	1/1	淮南东方总医院集团总医院（54）	星级认证	
贵州信邦制药股份有限公司	贵阳	8	2/1	贵州省肿瘤医院（56）		是

集团名称	总部城市	医院数量（家）	三级医院数（综合/专科）（家）	标杆医院（2017非公医院名次）	医院认证	是否上市
同仁医疗产业集团有限公司	南京	2	2/0	南京同仁医院(23)		
温州康宁医院股份有限公司	温州	10	0/1	温州康宁医院(24)	星级认证	是
三博脑科医院管理集团股份有限公司	北京	5	0/3	首都医科大学三博脑科医院(8)		是

资料来源：艾力彼观察。

4. 健康小镇

健康小镇指以健康产业为核心创办内容的小镇，承载着健康产业，如医疗、旅游、康复、护理、养老等相关功能。健康小镇创建主要有企业主体模式、政企合作联动模式和政府建设市场招商模式等三种商业模式。健康小镇的立意和定位需从当地健康相关的优势资源出发，目前国内以健康、养生、养老为主题的特色小镇建设热潮兴起，但发展成熟的健康小镇仍较少。据不完全统计，当前全国有 17 个地区建设了健康小镇（见表 6），总投资超过2000 亿元，其中 47% 定位高端医疗，64.7% 已投入使用。

健康小镇建设虽然前景光明，依旧存在诸多问题，需要重点关注和厘清：首先，投资资金问题，健康小镇不是一个短平快的项目，具有打持久战性质，建设和后期运作需要大量资金支撑；其次，健康小镇特色定位问题，避免"千镇一面"的尴尬局面；最后，职责划分问题，明确政府和市场各自的责任，充分发挥市场配置资源的决定作用。

5. 医药零售

在医疗体制改革不断深化下，医院药房与零售药店的角色与比重将发生重大互换，中国医药零售成为行业新宠。根据商务部发布《2017 年药品流通行业运行统计分析报告》，2017 年全国七大类医药商品销售总额 20016 亿元，其中，药品零售市场 4003 亿元，同比增长 9.0%，其中 2017 年药品零

表 6 中国特色健康小镇概况

集团名称	时间	地域	面积（万平方米）	总投资（亿元）	合作方	版块	项目使用情况
广州国际健康城	2013年	广东省	14830	348.5	政府、企业	医药研发片区、职业教育片区、健康养生片区	已使用
湖南健康城	2016年	湖南省	15	不明确	企业、医疗机构、投资机构	医药健康	已使用
上海远大健康城	2012年	上海市	16.5	40	企业	医疗、科研、教学、预防保健	已使用
芜湖生命健康城	2008年	安徽省	1000	不明确	企业、医疗机构、投资机构、医学研究机构	高端医学和消费服务	已使用
希诺国际健康城	2011年	宁夏回族自治区	350	228.4	企业、政府、银行	高端医学和消费服务	建设中
湘江新区国际医疗健康城	2015年	湖南省	80	300	企业	国际高端医院、医药生态综合、颐养社区	已使用
燕达国际健康城	2009年	北京市	106	70	企业	养老和高端医疗	已使用
郑州宜居长居健康城	2010年	河南省	1400	200	高校、企业、政府	高端医疗和现代服务业	建设中
中国富春山健康城	2013年	浙江省	4073	40	企业、政府、银行	健康管理、高端养老和健康旅游	已使用
珠江生命健康城	2010年	广东省	1333.3	500	企业政府机构	高端医疗和消费服务	已使用
坝光国际生物谷	2017年	江苏省	200	不明确	政府、企业	精准医疗、消费服务	已使用
瓯海生命健康小镇	2016年	江苏省	350	80	企业、政府机构	医疗、养生、休闲、卫生公共服务	已使用
佛高区生命健康小镇	2012年	广东省	不明确	不明确	政府、高校、企业	生物制药、高端医疗器械、高端健康产品、服务外包、精准医疗	已使用
绍兴国科健康小镇	2016年	浙江省	395	100	政府、高校	科研、产业、康复	建设中
博鳌乐城国际医疗旅游先行区	2013年	海南省	20	5	政府、医疗机构	医疗、养老、科研等国际医疗旅游	建设中
泰安北大资源科技小镇	2017年	山东省	133.3	20	企业、政府、高校	产学研创新综合示范区	刚签约
北大资源颐养健康小镇	2017年	山东省	333.3	140	企业、政府、高校	医疗康复、旅游、教育、高端住宅、文化产业	刚签约

资料来源：前瞻产业研究院《特色小镇建设战略规划与典型案例分析报告》。

售企业销售总额排名前十见表7。2017年药品批发企业销售增长有所放缓，药品零售企业连锁率进一步提高；预测2018年药品流通市场销售规模将保持稳步增长，同时，医药电商发展模式日新月异，智慧供应链服务水平不断提升。《中国药品零售市场消费趋势报告》显示，2013～2017年，实体药店市场规模从1870亿元增至2690亿元，网上药店市场规模从12亿元增至61亿元，我国网上药店药品交易规模同比增长35.56%。从整个市场交易量看，实体药店仍是零售购药核心渠道，虽线上药品交易量与实体药店相差甚远，但在增速上已明显高于实体药店25.76%。

表7　2017年药品零售企业销售总额前十企业

序号	企业名称	销售总额(万元)
1	国药控股国大药房有限公司	1107951
2	中国北京同仁堂(集团)股份有限公司	912020
3	云南鸿翔——心堂药业(集团)股份有限公司	850891
4	老百姓大药房连锁股份有限公司	833313
5	大参林医药集团股份有限公司	830838
6	重庆桐君阁大药房连锁有限责任公司	725001
7	益丰大药房连锁股份有限责任公司	560087
8	上海华氏大药房有限公司	416633
9	湖北统计堂药房有限公司	382051
10	辽宁成大方圆医药连锁有限公司	362584

资料来源：《2017年药品流通行业运行统计分析报告》。

线下线上医药零售在销售模式和销售药品种类上存在明显差异。线下实体医药零售存在药店分布不均衡、药品种类少、价格不透明等问题。相较而言，线上医药零售存在便利性、价格透明、药品丰富等优点。实体药店销售药品占比达70%以上，主要为感冒药、胃肠道用药、降血压用药、急性药品等，其次为保健品，还有少量的食品、器械类用品、日用品等。线上医药销售以京东大药房为例，销量前五位为补肾壮阳药、风湿骨伤药、补气养血药以及维矿物质等，偏计划性消费药品。未来医药零售将面向健康管理、智能设备、医药流通等维度进行资源整合，与此同时也将进入"强监管"时代，专业化服务将成为医药零售的新常态。

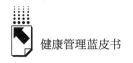

6. 医养结合机构 & 康复医院

"医养结合"就是指医疗资源与养老资源相结合，其中，"医"包括医疗康复保健服务，具体有医疗服务、健康咨询服务、健康检查服务、疾病诊治和护理服务、大病康复服务以及临终关怀服务等；"养"包括生活照护服务、精神心理服务、文化活动服务；利用"医养一体化"的发展模式，集医疗、康复、养生、养老等于一体，将养老机构和医院的功能相结合，把生活照料和康复关怀融为一体的新型模式。近几年医养结合逐渐在各地兴起，实现了"有病治病、无病疗养"的养老保障模式创新，成为市场关注的热点。医养结合机构指拥有卫生部门颁发的"医疗机构执业许可证"的医院与拥有民政部门颁发的"养老机构设立许可证"的养老机构位于相同或相邻地址，并拥有同一个法定代表人或属同一集团。康复医院定义康复专科医院，不包含综合医院康复科。

目前我国在医养结合方面，华东、华北、华中、西南上榜机构数量较多，其中非公立医养结合机构占比达 76%，二级医院占比达 58%。康复医疗处于产业发展初期，华东、华北、华中康复医院数量较多，这些区域非公立康复医院的竞争力也相对较强。总之，我国医养结合机构 & 康复医院发展相对滞后，存在政策保障不足、养医衔接程度不高、服务能力欠缺、工作机制不完善等一系列亟待解决的突出矛盾和问题。

（三）社会办医典型案例

1. 集团化发展、专业化服务成就行业"巨头"

美年大健康、爱康国宾、慈铭体检作为目前国内最知名的三家民营体检机构，其发展代表民营类体检机构成长历程的一个缩影。美年大健康产业控股股份有限公司成立于 2004 年，总部位于上海，市场触角遍布北京、深圳、广州、西安等 200 余个核心城市，拥有 400 余家医疗及体检中心。2015 年，美年大健康在 A 股成功上市。2016 年，收购国际高端体检中心美兆医疗，并增加高端体检业务。2017 年，收购慈铭体检，实现综合美年大健康、慈铭、美兆三大品牌的健康体检服务。据统计，2018 年为 3000 多万人次提供专业的健康体检服务。

2007年，爱康国宾健康管理集团诞生。2013年，涵盖爱康国宾、爱康君安、爱康齿科、爱康健维四大品牌的爱康集团成立。2014年，爱康集团登陆美国纳斯达克成为中国体检行业第一家上市公司。2015年，进军移动医疗，并加快在全国二、三线市场的扩展。2016年，成立爱康门诊。截至2018年9月，爱康集团在香港、北京等全国33个大城市设有115家体检与医疗中心。据统计，2017年爱康集团为600多万人次提供了优质的健康管理服务。

2004年，慈铭健康体检管理集团股份有限公司在北京成立。历经多年发展，在中国各大城市建立了完善的健康体检服务网络。后因资本上市运作问题，2017年被并购于美年大健康。

以上案例要点，随着健康体检市场的发展，民营健康体检机构发展趋势向横向整合、纵向扩张、连锁化和集团化发展，龙头企业优势将进一步凸显；多样化和差异化服务（高端会员服务、健康家庭服务等）将促进健康管理增值服务向更深入、更广领域方向发展；多元化和智能化服务将成为健康体检机构业绩增长的又一重要突破口。但同时也必须正视连锁上市的资本运作带来的风险。

2. 政府倾斜结合优势整合助力社会办综合医院发展

郑州颐和医院是一所按照三级综合医院标准建设和管理，集医、教、研、防、养、康和健康管理于一体的大型非营利性综合医院，也是河南大学附属医院，被列入郑州市委市政府当年承诺的"民生十大实事"项目。医院技术实力雄厚、专业水平领先，共开设58个临床医技科室，并建立北京心脏联盟·郑州颐和心脏中心。现有职工1500余名，硕士、博士、副高以上职称300余名，学科带头人46名，成为国家住院医师规范化培训基地，河南省博士后创新实践基地，中华医院管理协会副理事长单位，被授予河南省医术精湛金牌名医医院、河南省慈善医院。

湖南益阳康雅医院（以下简称"康雅医院"）是由湖南省卫生厅批准，湖南益康达医疗投资有限公司（以下简称"益康达公司"）投资举办的一家集医疗、预防、康复、养老、科研和教学于一体的民营大型非营利性三级综

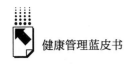

合医院，成为益阳市"十二五"规划重点建设项目，全省首家"医疗—康复—养老—休闲"模式健康城和国内城市健康产业综合体。康雅医院与中南大学湘雅系统建立战略合作关系，全面引入"湘雅"品牌，在临床医疗、科研、教学等领域进行技术、专家和人才的深度紧密合作，为康雅医院的学科建设、人才梯队培养和可持续发展奠定坚实的基础。

该案例充分论证，政府在社会办医的设备许可、医保定点等方面给予公立医院同等配套措施，构成"一碗水端平""一站式审批设置""一盘棋监督管理""一体化发展规划"等政府扶持，从政策环境上给予社会资本办医大力支撑。由于社区办综合医院的学科建设较为薄弱，可通过整合公立医院优势品牌和名医资源，提升社会办医的公信力和深化自身内涵建设，有效提高综合医院的团队建设和品牌质量。

3. 服务患者专科需求成就专科医院佼佼者

武汉亚洲心脏病医院是大型三级心脏病专科医院，社会办专科医院中的佼佼者。医院有床位数 750 张，其中重症监护室床位数 107 张。在首任院长中国工程院院士、著名心外科专家朱晓东教授和第二任院长著名心脏介入专家朱国英教授的领导下建立一支全职的优质临床团队。截至 2017 年底，医院成功完成心脏内外科手术 27.2 万例，同时开展了 20 多项新医疗技术，多次刷新省内或国内纪录。2011 年，医院还被评为国家临床重点学科建设单位。该案例充分立足患者来源的积极考量，挖掘患者服务需求，通过区域学术平台与基层医疗机构建立的转诊网络，获得患者稳定资源，同时提供必要的基本医疗保险，提高效率的同时，降低医疗成本，提升患者综合收益。

4. 精准定位市场需求社会办医新业态显成效

欢乐口腔医疗集团是国内率先提出医生合伙人制经营管理模式并取得成功的大型口腔医疗连锁机构，拥有欢乐口腔和固瑞齿科两个品牌。2018 年销售额 4 亿元，复合增长率达 40%。目前，已经在全国十几个城市开设了70 余家口腔医疗连锁机构和 8 家口腔医院。欢乐口腔有效整合国内外多所知名医学院校的口腔专家，同时积极参与各种公益活动，如与中国社会福利基金会和中央电视台推出"授渔计划"公益项目，深入企事业单位和社区宣讲义诊、义务为学生提供窝沟封闭和涂氟治疗等。目前欢乐口腔医疗集团已成为国内民营口腔的知名品牌。

小苹果儿科瞄准儿童健康的市场潜力以及儿科医生短缺的现状和"80/90后"父母对医疗服务更高端的需求以及沟通互联网化的趋势，从2014年成立以来，经历了从国内首批儿科医生集团，到线下诊所的搭建，再到获得银川互联网医院牌照的发展历程，实现了以医生集团为核心，打通整个母婴行业线上和线下一体化平台。目前，小苹果儿科线下门诊就诊的患者已超过每月2000人，线上门诊及咨询每月5000人。

宜生到家有效整合全国最大按摩服务连锁机构富侨足道和宜生源健康管理中心的O2O服务产品两者优势，利用移动"互联网＋"与用户需求进行完美对接，进行资源有效配置，为用户提供中医调理、保健按摩两方面的专业上门服务。经过将近四年的发展以及行业洗礼，宜生到家成为行业龙头，其中上门到家、企业服务两个业务已成为业务支柱，社区医院拓展取得初步成效，宜生门店开始布局。

此系列案例通过充分审视自身的业务和盈利能力，精准定位主营业务方向，有效融合"互联网＋信息技术"，实现服务产品和服务内容的升级。同时，以公益活动为导向，凭借规范化、专业化优质医疗服务打造良好医生口碑，最终实现社会办医的成功发展。

五　社会办医"亮点、困惑与对策"[①②]

（一）社会办医亮点

1. 从医疗机构数量和人员看社会办医

社会办医包含但不局限于民营医院。但鉴于民营医院有权威的统计数

---

① 朱小平、洪学智、刘苏丽等：《新医改背景下我国社会办医政策实施效果分析》，《中国医院》2018年第22期。

② 刘国恩、官海静、高晨：《中国社会办医的现状分析》，《中国卫生政策研究》2013年第9期。

据,下面分析我国2010～2017年《中国卫生和计划生育统计年鉴》,看社会办医发展亮点与困惑。根据注册类型,医院分为公立医院和民营医院。公立医院指经济类型是国有和集体办的医院。民营医院指公立医院以外的其他医院,包括联营、股份、私营、台港澳投资或外国投资。我们就医疗机构数量、诊疗量情况、入院人数情况和病床使用率情况进行分析,见图2～5。

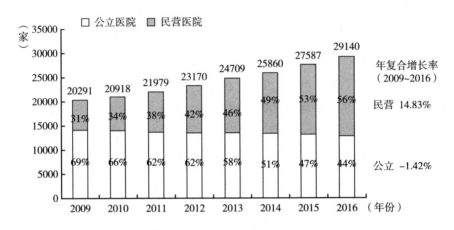

图2 2009～2016年公立医院与民营医院机构数量情况

资料来源:编者整理。

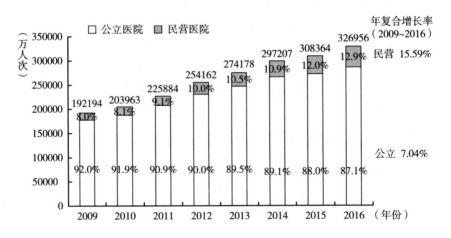

图3 2009～2016年公立医院与民营医院诊疗量情况

资料来源:编者整理。

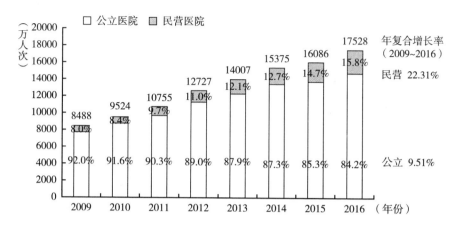

图4 2009～2016年公立医院与民营医院入院人数情况

资料来源：编者整理。

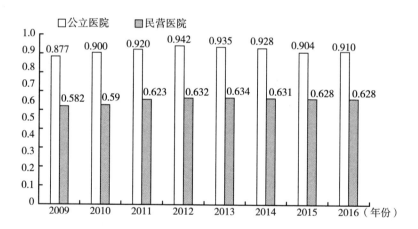

图5 2009～2016年公立医院与民营医院病床使用率情况

资料来源：编者整理。

1. 医院数量：2009～2016年我国公立医院数量呈平缓下降趋势，而民营医院则呈现快速上升趋势。2015年民营医院数量首次超过公立医院。从2009年新医改到2016年，民营医院数量从6240所上升到16432所，增比达163.3%。民营医院占全国医院数量比重由2009年的31%上升至2016年的56%，占据半壁江山（见图2）。

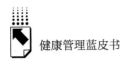

2. 医院诊疗量：2009～2016 年公立医院与民营医院诊疗量都呈上升趋势。其中民营医院逐年保持较高的环比增长速度，诊疗量占比从 2009 年的 8.0% 上升到 2016 年的 12.9%；公立医院占比由 2009 年的 92.0% 下降到 2015 年的 87.1%。但公立医院在医疗服务量份额上还是占据绝对优势（见图 3）。

3. 入院人数：2009～2016 年公立医院与民营医院的入院人数均有大幅提升。其中民营医院入院人数由 2009 年的 678.4 万人上升到 2016 年的 2777.2 万人次，每年环比增长率明显高于公立医院。但入院人数占总入院人数来说，还是以公立医院为主。2016 年公立医院入院人数占总入院人数 84.20%，明显高于民营医院的 15.8%（见图 4）。

4. 病床使用率：病床使用率反映病床的利用情况，一般以 85%～93% 为宜。民营医院病床使用率从 2009 年的 58.2% 提升到 2015 年的 62.8%，整体呈上升趋势。而公立医院病床使用率则在 90% 左右，变化幅度不大，但明显高于民营医院病床使用率（见图 5）。

5. 医院人员数：民营医院人员数及卫生技术人员数虽有明显增加，但与公立医院相比还是相距甚远，占比总人员数不超过 20%（见表 8）。

表 8　公立医院和民营医院人员数

单位：万人

医院	人员数		卫生技术人员	
	2016 年	2017 年	2016 年	2017 年
总量	654.2	697.7	541.5	578.5
公立医院	534.0	554.9	449.1	468.5
民营医院	120.3	142.8	92.4	110.0
民营医院占比（%）	18.4	20.5	17	19

资料来源：《2017 年我国卫生健康事业发展统计公报》。

　　分析统计年鉴和统计公报数据，我们可以得出[1]：①在政策支持和资本双重推动的作用下，民营医院取得了长足的发展，表现在民营医院的机构数

---

[1] 张华玲、褚湜婧、罗昊宇：《我国社会办医现状、困境及政策建议》，《中国医院》2018 年第 5 期。

量、入院人数、诊疗量、病床使用率上均呈现明显上升趋势，每年增速递增。②民营医院数量与其医疗服务量不相匹配：新医改6年来，民营医院在数量上取得突破性发展，而在服务量和质量上并没有取得质的飞跃，主要表现在病床使用率和平均住院日上与公立医院还有较大差距，公立医院垄断格局尚未打破。综上所述，社会办医院虽然发展亮点突出，但存在社会信誉低、服务能力弱、病床闲置、潜力尚未发挥、效率低下等现象，其医疗服务水平和质量没有得到公众的广泛接受。

2. 从医疗机构类型看社会办医现状

从医疗机构的类型来看（见图6），社会办医主要集中在小型综合医院或专科医院，总体医疗服务的能力和质量欠缺。专科医院中，复杂专科医院数量较少，如肿瘤方向、心血管方向等；大多数专科医院集中在一些商业模式相对成熟、技术要求不高的专科，如口腔科、眼科、整形科和生殖专科等（见表9）。

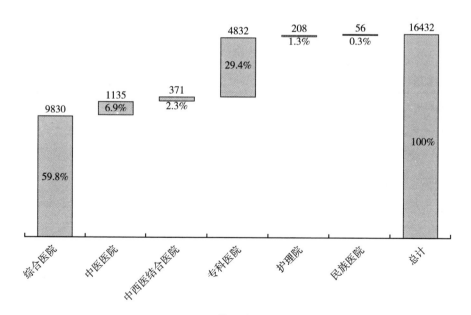

图6 民营医疗机构分类

资料来源：2017年《中国卫生和计划生育统计年鉴》，编者整理。

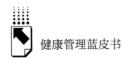

表9　2016年民营专科医院类别

专科医院类别	数量（家）	构成比（%）
口腔医院	427	8.84
眼科医院	485	10.04
耳鼻喉医院	85	1.76
肿瘤医院	66	1.37
心血管医院	69	1.43
胸科医院	5	0.10
血液病医院	10	0.21
妇（产）科医院	690	14.28
儿童医院	49	1.01
精神病医院	371	7.68
传染病医院	2	0.04
皮肤病医院	143	2.96
骨科医院	549	11.36
康复医院	332	6.87
整形外科医院	59	1.22
美容医院	274	5.67
其他	1216	25.17

资料来源：2017年《中国卫生和计划生育统计年鉴》，编者整理。

3. 从社会办医研究热度看社会办医现状

通过百度学术搜索平台（中国知网、万方数据、维普资讯），以"社会办医"为关键词，进行研究趋势热度分析。图7显示1942年至今收录的中文期刊文献中，以社会办医为标题的相关文献2971篇，其中2014年达到顶峰，与近期社会办医政策频繁出台相关。随着研究的不断深入，出现了越来越多与"社会办医"相关的研究点（见图8），形成了庞大的研究网络，其中社会办医与卫生行政部门相关研究最热。"社会办医"的跨学科研究也发展迅猛，已深入公共卫生与预防医学、应用经济学等多个学科。同时，衍生出多个交叉学科（见图9）。

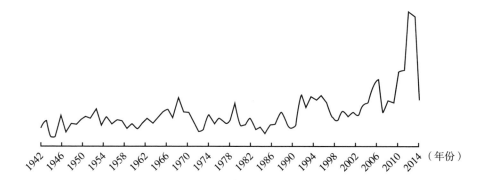

图7 "社会办医"主题中文文献收录趋势

资料来源：百度学术，http：//xueshu. baidu. com/。

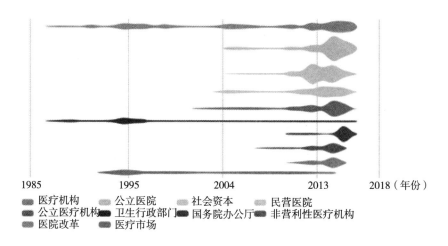

1985　　　　　1995　　　　　2004　　　　　2013　　　　　2018（年份）

- 医疗机构　　公立医院　　社会资本　　民营医院
- 公立医疗机构　卫生行政部门　国务院办公厅　非营利性医疗机构
- 医院改革　　医疗市场

图8 "社会办医"关联研究趋势

资料来源：百度学术，http：//xueshu. baidu. com/。

（二）社会办医困惑

1. 社会公信力问题

近年来我国社会办医发展迅猛，民办医疗机构站上"风口浪尖"，社会关注度高。由于发展过快，市场监管不到位，出现了参差不齐、发展不均衡

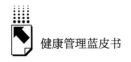

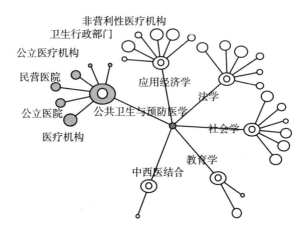

图9 "社会办医"学科渗透趋势

资料来源：百度学术，http：//xueshu.baidu.com/。

的情况，部分存在不规范的医疗现象。如超范围执业、刊播虚假医疗广告、出租承包科室、争抢病人、乱收费、过度诊疗等违法违规行为，严重损害社会办医机构的整体社会形象，极大地降低了公众形象和社会公信力。因此，从社会公信力角度出发，迫切需要监管和自律并重，健全社会办医疗机构评审评价体系。如充分发挥行业协会在行业自律中的重要作用，鼓励医疗卫生协会（学会）参与社会办医疗卫生机构考核评价工作；制定推广团体和企业标准，推行服务承诺和服务公约制度，充分发挥协会（学会）的行业自律作用；加强社会办医的监管能力和体制建设，形成以政府为主导、第三方参与、机构自律及社会监督为辅的多维度综合监管体系①。强化卫生健康委员会的监督覆盖面，特别是对基层机构的监管能力，要求公开各类医疗服务相关信息，严厉打击各种违法行为。同时，积极完善医疗纠纷第三方调解处理机制②。

---

① 刘昉、徐智、赵秀竹等：《民营医院监管现状的思考与对策》，《中国卫生监督杂志》2018年第3期。

② 隗怡：《我国社会办医发展中存在的问题及治理策略研究》，《中国全科医学》2016年第19期。

2. 资金来源问题

社会办医购配置投入量大，专业要求高，回报只能长期见效，因此是个重资产、成本高、风险高、投资回报周期长的行业。现行大部分政策红利都倾向于为公立医院服务，部分社会办医在运营上存在收不抵支现象；加之社会办医理念上被边缘化，从而出现了社会资本长期进入者较少，融资诚信度低，融资渠道单一、融资成本高等一系列难题。此外，社会办医大部分的医保不涵盖或拒绝社会办医疗机构纳入医保定点，社会办医与公立医院在免税和拨款方面形成不对等的竞争等都造成资金困境。建议从以下方面扩大资金来源：首先，优化社会办医融资政策，丰富筹资渠道。鼓励社会办医利用办医结余、捐赠资助、股权融资以及项目融资等方式筹集资金；鼓励地方探索建立社会办医创办者的激励机制；鼓励金融机构根据社会办医特点创新金融产品，扩大业务服务范围；鼓励支持符合条件的社会办医对接多层次资本市场，共同组成多元化的资本结构。其次，加强财政资金配套支撑。如扩大政府购买医疗服务范围，完善社会办医医保报销政策；明确医保定点准入条件，保证社会办医的公平纳入。最后，完善社会办医机构税收政策，如非营利性社会办医与公立医疗机构实行同价政策。

3. 人力资源问题

优质人才匮乏是社会资本办医发展面临的主要问题。公立医院因长期以来形成的人事体制，在人事编制、职称晋升、课题申报、继续培训、科研技术合作等方面都具有明显优势，因此形成了对优质医疗技术人才的垄断局面。社会办医主要以公立医院退休的专家教授或刚毕业的院校学生及极少部分高薪聘请的医疗人才构成，呈现"一老一小"的尴尬局面，因此难以实现人力资源的可持续发展。虽然推行了允许医师多点执业的重要举措，但由于医生没有彻底"去单位化"成为社会人，医生人才流动还是成为叫好不叫座的难题。因此，要想解决制约社会办医的人力资源问题，还是要借鉴国际经验，将医生从"单位人"转变为"社会人"。如确保医生在学术环境、职称晋升等方面与公立医院享受同等政策；加强"人才提升、人才培养、留住人才"的长效机制建设；细化医师多点执业的政策措施，完善多个执

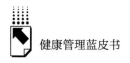

业地点的责权利关系，并通过签订协议的形式来保障各方利益；持续推进医生多点执业保险制度的实施。

4. 政策法规环境问题

近年来，尽管国家出台社会办医一系列利好政策，但公立医院在市场中依然处于绝对优势。政策环境方面，还是存在诸多不公现象。首先，配套政策没有到位。社会医疗机构难以和公立医院相比，所能得到的优惠并不显著，土地、财税金融、保险、审批等流程过于繁杂及医院资格校验、医院等级审批、新医院验收等不公现象长期以来备受诟病。其次，政策执行不到位。很多地方在推行行业发展的时候，仍然会向公立医院倾斜。因此，要想推进社会办医疗机构成规模、上水平发展，需提高社会办医的"国民"待遇。

（三）社会办医对策[①]

1. 集团化和规模化发展成为社会办医主要模式

根据《医疗机构设置规划指导原则（2016～2020年）》，"十三五"期间我国社会办医床位指标数为1.5张/千人；按照2016年末中国大陆总人数139008万人测算，社会办医理想床位数应为2085120张。但《2017年中国卫生和计划生育统计年鉴》显示实际床位数为1276003张，明显低于理想床位数。当前我国民营医疗机构数量占比已达到56%，提示我国社会资本办医总体数量较床位数明显趋于饱和。因此，今后一段时期内社会资本办医重点应当是提升体量和规模，集团化、技术化和规模化发展是趋势。通过集团化和规模化运营可以实现集团内资源合理配置，优势互补，如美年大健康、爱尔眼科、迪安检验等。

2. 多点执业与医生集团推动医生资源市场化

在利好政策和医生对自由执业的强烈诉求下，在事业单位养老保险制度

---

① 夏小燕、吴淳、黄培杰等：《新时代、新格局下的社会办医致胜之道》，《科技中国》2018年第5期。

改革以及公立医院去编制化政策的引导下，在市场经济和医生实现自我价值和个人品牌的驱动下，医师多点执业和医生集团蓬勃发展。但与国外相比，中国多点执业和医生集团的发展还在起步阶段，没有成熟的运行机制和固定的业态关系。随着深化医改工作的开展，医生集团与政府、医院和保险机构间的相互共生关系凸显，医生通过市场机制体现价值，彻底改变"以药养医"。另外，多点执业与医生集团显著推动优秀医疗资源下沉，有利于医疗服务体系建设和分级诊疗格局的形成，有利于促进医疗行业健康、有序地发展。

3. 鼓励发展商业保险形成社会办医多元化支付和融资模式

鼓励商业保险机构与社会办医深度合作，丰富保险产品，实现混合支付，满足基本医疗保险覆盖范围之外的需求；为进一步健全医疗风险分担机制，扩大医疗执业保险覆盖面，推进医疗责任保险、医疗机构和执业人员医疗意外保险等多个险种体系；提高商业健康保险费用在医药、医疗器械和技术等创新方面的支付比例；探索商业保险在社会办医企业的投资风险分散和保险保障机制，达到帮助社会办医疗机构解决融资难题和化解风险的目的。

4. "互联网 + 创新技术"带动诊疗服务升级

步入互联网医疗时代后，社会办医迎来新的突破口。以云计算、物联网、大数据等为代表的创新科技正逐渐深入医疗健康领域，帮助行业提升效率的同时降低成本。主要表现在大幅提升病人数量；实现"无边界"医疗卫生服务；生物传感器技术的不断创新，使得智能远程健康监测成为可能。因此，通过"互联网 + 创新技术"这一利器，对传统医疗模式进行数字化升级，最大限度地优化社会办医的医疗服务质量、医院管理及科研等各个环节，实现整个诊疗服务的提升。

5. 强化自身内涵建设缩窄负面效应

社会办医疗机构必须要制定长期发展战略，加强优质团队建设提升品牌质量。对内，加强社会办医疗机构内部精细管控，扩大内部考评机制覆盖面，涵盖社会效益、质量安全、服务供给、综合管理和可持续发展等内容，同时建立"有责任、有激励、有约束"的管理制度。对外，加强社会办医疗机构的第三方评价机制，对机构收费等敏感问题进行公示，做到透明化。此

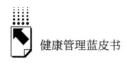

外，通过不断提升医疗服务能力和科技支撑能力，突破标志性诊疗新技术，实现医教研全面开花，从医院文化、医疗服务、医疗技术等方面入手，从"小、散、弱"走向"专、精、优"，真正实现社会办医的可持续、健康发展。

6. 社会办医找准定位与公立医院形成差异化服务

定位社会办医院发展方向，走错位发展道路，针对医疗资源稀缺领域和特需医疗服务领域，或高新技术和专科优势的医疗机构，提供基本医疗服务之外的差别化服务，形成自身优势。如护理站、安宁养护、老年病和慢病防治诊疗机构等特需医疗范畴；如医疗美容、日间护理等跨界非基本医疗范畴；专享名医诊疗服务等高端服务范畴。因地制宜，综合所在地经济状况、医疗卫生服务供需状况，"做特做强"是社会资办医的生存之道①。

7. 创新社会办医营销手段

面对新的竞争环境，社会办医要发展，一定要拓展思路，尝试不同的营销手段，才能在竞争中取得优势。建议营销策略从"广告导向、医疗导向、大众市场导向"转向"服务导向、关系导向、细分精准市场导向"，重点需要在医院的医疗医技团队、专科优势、技术设备等硬指标上寻求突破，兼顾服务水平、环境质量、品牌形象等软实力。同时，参与慈善公益，塑造品牌形象强化媒体公关，与媒体良性互动，引导社会舆论。

8. 加强互通联系共存共赢

随着疾病谱和人口结构、信息技术和就医方式的转变，不同属性医疗机构间的资源有机整合已成为医疗卫生体制改革的新趋势。但目前医疗机构间合作沟通严重不足，社会办医更是处于相对孤立状态，已不利于其发展需求。因此，社会办医必须要转变思想，与公立医院等其他类型的医疗机构开展多样化、深层次的合作，积极参加医联体建设，搭建信息资源共通桥梁，与外界进行广泛的人才和技术交流等，从纵向和横向方面进行深度协作，整合优化医疗服务资源，开创共生共赢的局面②。

---

① 连漪：《社会办医松绑之后》，《中国卫生》2017 年第 10 期。

② 郝德明：《社会办医后劲强大》，《中国卫生》2017 年第 5 期。

B.12
中国康复服务业发展研究报告

陈立典　陶　静　刘艳烯*

摘　要： 在健康中国战略的推动下，我国卫生与健康工作的重心从
"以治病为中心"转变为"以健康为中心"。健康的第一要素
是要有良好的功能水平。康复作为维护和改善人体功能水平
的服务，可以减轻疾病状态，加快疾病恢复，提升健康水平，
成为健康中国工程的重要内容，我国康复服务业进入新的发
展阶段。本研究报告论述了我国康复服务业的现状和发展趋
势，并从康复观念普及、康复服务供给、人才队伍建设、信
息化程度等方面分析了我国当前发展康复存在的主要问题，
提出了促进我国康复服务业发展的对策与建议。

关键词： 康复医疗　康复养老　社区康复　康复大数据

康复是改善和提升人体功能水平和日常生活活动能力，促进功能障碍和
疾病恢复的一项综合性服务。康复服务业包括康复医疗、健康促进、康复养
老、康复护理、运动康复等，在健康维持与促进中发挥着重要的作用。在健
康中国的大背景下，慢性病患者、老年人和残疾人等对康复服务的需求日益
凸显。康复服务成为我国健康服务体系中不可或缺的组成部分。

---

* 陈立典，教授、博士生导师，福建中医药大学党委书记、康复医疗技术国地联合工程研究中
心主任、国家中医药管理局中医康复研究中心主任，长期从事认知功能障碍康复研究；陶静，
教授、博士生导师，福建中医药大学副校长，长期从事认知功能障碍康复研究；刘艳烯，福
建中医药大学康复技术工程研究中心副主任，主要从事康复政策研究。

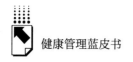
一 康复服务业发展政策环境良好

（一）健康中国战略下发展康复服务业意义重大

在健康中国战略的推动下，我国卫生与健康工作的重心从"以治病为中心"转变为"以健康为中心"。健康不仅仅是没有疾病，更要求一个人要有良好的功能水平和活动能力，这是健康的第一要素。功能水平高低决定疾病的发生、发展与转归。功能水平和活动能力低下容易导致疾病，疾病发生后又会引发不同程度的功能障碍，加重疾病的状态，也会增加疾病的复发率和死亡率。反过来，无论在疾病的早期，还是疾病阶段，维护好功能水平，对预防疾病、减轻疾病状态、加快疾病恢复等都有重要的意义。资料显示，老年患者入院前日常生活活动能力的减退程度与入院后 6 个月存活率密切相关，功能水平严重减退的患者，其死亡危险系数是功能水平轻度减退患者的 2.15 倍[1]。术前没有进行心肺康复训练的肺癌患者，术后并发症发生率为 83.1%，而术前进行心肺康复训练的肺癌患者，术后并发症发生率可减少至 16.9%，差异显著[2]。

随着医学科学的发展，临床医疗水平不断提高，死亡率明显下降，但由疾病造成功能水平与活动能力的障碍问题依然突出，迫切需要提供持续的康复服务，减轻功能障碍带来的影响，提高日常生活活动能力，改善健康状况。研究表明，脑血管意外存活者通过康复治疗 90% 可重新获得行走和生活自理能力，30% 可恢复工作；不进行康复治疗，上述两方面恢复者仅为 6% 和 5%。冠状动脉狭窄达到 75% 的患者依靠手术介入，康复率为 70%；

① Rozzini R., Sabatini T., Cassinadri A., et al.. Relationship Between Functional Loss Before Hospital Admission and Mortalityin Elderly Persons with Medical Illness. *J. Gerontol A Biol Sci Med Sci*, 2005, 60 (9): 1180 – 1183.

② Gao K., Yu P., Su J., et al.. Cardiopulmonary Exercise Testing Screening and Pre-operative Pulmonary Rehabilitation ReducePostoperative Complications and Improve Fast-track Recovery After Lung Cancer Surgery: A Study for 342 cases. *Thorac Cancer*, 2015, 6 (4): 443 – 449.

接受心功能康复治疗，康复率可以达到 88%，同时节约了大量的医疗支出[①]。

（二）中国发展康复服务的现实需求紧迫

当前，我国慢性病患者、老年人和残疾人对康复服务的需求巨大。我国现有确诊的慢性病患者近 3 亿人，已经成为我国城乡居民死亡的主要原因。截至 2018 年，我国 60 岁及以上老年人口数量达到 2.49 亿人，占总人口的 17.9%。80% 以上老年人至少患有一种慢性病。"老龄化"社会的进程仍在加速中，至 2020 年我国老年人口将达到 2.55 亿人，占总人口的 18.3%。慢性病患者和老年人共同特征是面临着不同程度的各系统功能的衰退与限制，影响着疾病的发生与发展，需要介入康复服务的帮助。我国还有 8500 万的残疾人，其中 5000 多万人有康复需求，为他们提供康复服务，是帮助他们回归社会的最基本、最有效的手段。但我国当前的康复服务供给不能满足人民群众日益增长的康复服务需求。

（三）康复2030行动计划亮点多

2011 年，世界卫生组织和世界银行共同发布的国际社会第一份《世界残疾报告》指出，每个人一生中或早或晚都会经历功能障碍，身心功能障碍是残疾的一种生成方式。随着全球性慢性病增长和人口老龄化加速，康复服务的需求日益增加，康复服务得到世界卫生组织和各国政府的高度重视。2017 年 2 月，世界卫生组织在日内瓦召开"康复 2030"国际大会，提出关注日益增长的康复需求，积极应对全球性慢性病增长和老年性健康问题，呼吁加强康复规划并在国家和地方级别实施、将康复纳入全民健康覆盖、建立综合康复服务提供模式等，强化健康服务体系中的康复服务，实现康复服务的公平可及[②]。

---

① 尤格·布莱克：《无效的医疗》，北京师范大学出版社，2006。
② 李安巧、邱卓英、吴弦光等：《康复 2030：国际康复发展状况与行动呼吁》，《中国康复理论与实践》2017 年第 4 期。

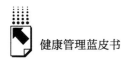
（四）中国政府高度重视发展康复政策利好

近年来，我国政府日益重视康复服务工作。习近平总书记在全国卫生与健康大会上提出"让广大人民群众享有公平可及、系统联系的预防、治疗、康复、健康促进等健康服务"。《"健康中国2030"规划纲要》强调"早诊断、早治疗、早康复，实现全面健康"。国务院、各部委也连续做出发展康复的部署和要求，对康复服务业的支持持续增强。《中共中央国务院关于深化医药卫生体制改革的意见》提出"注重预防、治疗、康复三者的结合"的要求。原卫生部颁布的《"十二五"时期康复医疗工作指导意见》提出，要建立分层级、分阶段的康复医疗服务体系，实现患者在综合医院、康复医院、基层医疗机构间的分级医疗、双向转诊。《国务院办公厅关于印发中医药健康服务发展规划（2015~2020年）的通知》，提出建设与发展康复服务的目标。《国务院关于加快推进残疾人小康进程的意见》要求强化残疾预防、康复等服务，在城乡基层医疗卫生机构考核中增加残疾人社区康复的内容。人社部等联合印发《关于新增部分医疗康复项目纳入基本医疗保障支付范围的通知》，明确要求从2016年6月起，将康复综合评定、手功能评定等20项医疗康复项目纳入基本医疗保险支付范围。

二　中国康复服务业发展现状

（一）康复医疗服务发展提速

自20世纪80年代康复医学引入我国以来，各层级的康复医疗机构陆续在我国建立。2009年，我国有3288家综合医院设置了康复医学科，各类康复医院338所。2011年原卫生部下发《综合医院康复医学科建设与管理指南》，明确要求二级以上综合医院必须设置康复医学科。截至目前，全国二级以上综合医院普遍设立了康复医学科，20多万的社区建立了社区康复服务站。我国还于2011年启动了康复医疗服务体系试点工作，全国共有14个省份 46 个城市开展试点，一些有特点的康复医疗服务管理模式逐步形成。

随着康复医学的发展，康复医学人才培养体系逐步建立，康复专业技术人员的综合素质逐渐得到提升，康复医疗服务手段和内容也不断丰富。中国康复医学会受原卫生部委托，于 2012 年组织专家编写了《常用康复治疗技术操作规范（2012 年版)》，在全国广泛推广应用。新的康复治疗手段也不断涌现，如压力治疗技术、计算机辅助训练技术、呼吸训练技术、康复机器人等，提高了临床康复的疗效。

由于医疗资源不足，我国政府鼓励以城市二级医院转型、新建等多种方式，合理布局、积极发展康复医院、老年病医院、护理院等医疗机构。并加强政策引导，充分调动社会力量的积极性，大力引入社会资本办医。专业的康复医院因其标准化程度高、盈利能力强与周期短等优势，是民营投资看好的热点之一。

（二）康复养老服务受青睐

养老是基本公共服务，是重要民生。党和政府高度重视养老服务工作。党的十八大报告做出了"积极应对人口老龄化，大力发展老龄服务事业和产业"的战略部署。党的十九大报告明确提出"积极应对人口老龄化""推进医养结合，加快老龄事业和产业发展"的要求。《关于加快发展养老服务业的若干意见》《关于加快推进健康与养老服务工程建设的通知》《关于推进医疗卫生与养老服务相结合指导意见》等指导性文件也先后出台。医养结合成为我国推进健康老龄化工作、满足老年人健康养老需求的重要任务和发展方向。全国各地开展了医养结合的探索实践，医养结合水平不断提升。

现有的医养结合机构主要为老年人提供生活照料、疾病诊治等服务，对老年人的日常生活活动能力和功能水平的维护和提升关注较少[1]。老年人没有良好的身心活动功能，没有良好的社会参与能力，就不意味着健康，生活质量也就不高。康复养老不仅为老年人提供生活照护、疾病管理，而且围绕

---

① 陈立典：《健康中国战略下康复服务发展探讨》，《康复学报》2018 年第 1 期。

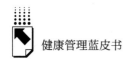

老年人的生活活动和社会参与能力的改善提供康复帮助。

康复养老有利于提高老年人的健康水平和生活质量，减轻社会和家庭的负担，是康复产业发展的新机遇，吸引了众多的社会资本进入。社区康复养老、专业化机构康复养老和康复养老社区是康复养老的三种主要模式。北京青松康复护理集团（青松模式）、杭州绿康老年康复医院（绿康模式）是目前国内发展较为成熟的康复养老机构。青松模式立足于老年人，特别是高龄老年人居家长期照护的迫切需求，对传统的"先建机构、再入住老人"的养老服务模式进行了颠覆，实施"老人在哪里，服务到哪里"、分级评估、按需护理的服务模式，为居家和社区内的老年人、残疾人、病后术后康复期人群提供专业化和规范化的长期照护和康复护理服务。绿康模式是"公建民营、民办公助""医养结合、康复养老助残"的模式，养老、医疗、康复、护理一体化发展，2017年被民政部确定为民政标准化示范单位。

（三）康复相关服务业新业态出现

随着人们生活水平的提高，健康意识也不断增强，康复服务开始逐渐向健康管理、运动健身等行业拓展。我国现有健康管理（体检）机构已超过10000家，但95%以上的健康管理（体检）机构做的主要是疾病筛查，没有为受检者提供身体功能水平的评估，不能全面反映出受检者的健康水平，也缺少后续的干预跟踪服务。康复服务与健康体检相结合，将功能评估作为体检的重要内容，加强对疾病的预防、保健、康复，将健康防护关口前移，更好地预防和控制疾病的发生与发展。随着康复观念的普及，国内一些健康管理机构逐渐在常规体检基础上，增加了功能评估的内容，如福建省第二人民医院健康管理中心，健康促进新业态开始出现。

运动康复是提升人体功能水平的根本途径。国务院将全民健身上升为国家战略，在2014年出台《关于加快发展体育产业促进体育消费的若干意见》，提出"促进康体结合，大力发展运动医学和康复医学"，"鼓励社会资本开办康体、体质测定和运动康复等各类机构"。对慢性病患者、老年人的心肺功能、肌肉力量和耐力、平衡能力等进行评估，根据他们的功能水平和健康状况为他们提供合理的运动计划，确定运动的方式、时间、频率、强度、禁忌等，让他们进行科学的运动，从而改善身体功能，减轻疾病状态，减少药物依赖，提升健康水平[1]，是应对慢性病和老年健康问题的重要途径。美国、德国、加拿大等康复医学发展较成熟的国家，运动康复机构非常普遍。如德国运动康复机构有大型俱乐部或国家级训练基地的运动康复中心、大型体育专科医院以及社区运动康复机构等3个层次，为德国各层级各地域运动员和体育爱好者提供可靠的保障。我国目前运动康复机构以民营为主，主要集中在北京、上海和广州等一线城市，如北京有20多家运动康复机构。起步阶段，运动康复也还面临着公众认知不够、专业人才紧缺、运动处方落后、医保政策不完善等问题。

（四）康复服务大数据正在形成

近年来，中国政府着力部署推进大数据在健康医疗领域的运用，取得了突飞猛进的进步，不仅提高了医疗服务的质量和效率，满足了人民群众的健康需求，也推动了医疗健康产业的发展。2015年国务院发布《促进大数据发展行动纲要》，指出要在健康医疗等领域全面推广大数据应用。2016年国务院办公厅发布《关于促进和规范健康医疗大数据应用发展的指导意见》，应用发展健康医疗大数据被纳入国家大数据战略布局。《"健康中国2030"规划纲要》提出加强健康医疗大数据应用体系建设，推进基于区域人口健康信息平台的健康医疗大数据开放共享、深度挖掘和广泛应用。大数据在医疗领域的应用越来越广泛，改变了医学信息的生产、收集、存储、加工、组织和传播方式，无论是临床、教学、科研还是管理模式、服务流程等都正在发生巨大的变化。

目前，我国康复服务产生的数据量急剧增长。康复大数据成为新兴康复产业的重要形态。康复数据标准化、采集、分析等研究，可以规范康复流程管理，优化康复技术方案，提升康复服务质量，促进合理分配医疗资源和节

---

① 陈立典：《健康中国战略下康复服务发展探讨》，《康复学报》2018年第1期。

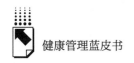

约医疗费用。福建中医药大学康复医疗技术国家地方联合工程研究中心以规范和促进康复结局大数据应用发展为目的，在康复大数据系统开发、标准制定、数据挖掘等方面开展了大量工作，区域范围内的康复大数据研究中心正在建立。

三　康复服务业面临的主要问题与挑战

（一）对康复在健康中的重要性认识不足

从"以治病为中心"转变为"以健康为中心"，要求树立大健康的思想，把维护健康放在首要位置，追求良好的身体功能水平和活动能力，而不是以"治病"为主体，追求没有疾病。但临床工作中，传统以治病为中心的卫生观念依然十分突出，多数临床工作者没有清晰地树立起大健康的思想，常常忽视了早期介入康复服务，改善和提升患者的功能水平对减轻疾病状态、促进疾病治愈的重要性，往往到了疾病遗留功能障碍的时候才为患者提供康复治疗。实际上，对许多疾病而言，如果及时介入康复治疗改善患者的功能水平，他们的疾病状态将很快缓解，相应的并发症也会减少，健康状况将得到极大改善[1]。尤其是对慢性病患者，由于对康复在健康中的作用认识不足，临床上多提供各种药物治疗，而没有对他们进行必要的功能训练，往往会加重他们的疾病状态，也会增加残障，加重家庭和社会的负担。同样，人们往往也忽视了老年人因为年龄增长带来的各种功能障碍，没有及时介入康复维持好功能，从而引发疾病或加重疾病的发展。

（二）康复资源短缺，社区康复尤为薄弱

当前我国康复医学的发展落后于其他临床学科，康复服务能力总体较

---

①　陈立典：《发展社区康复，构建低成本广覆盖的健康服务体系》，《康复学报》2018 年第 5 期。

弱，各级康复医疗机构提供的康复服务只能满足 20% 的康复需求。社区是提供基本康复服务的重要途径，是一种低成本、广覆盖的健康供给。据国外有关机构的数据报告，传统机构式康复的人均费用大概是 100 美元，社区康复服务的人均费用只需要 9 美元左右，其覆盖面却能达到 80%。我国社区康复发展较快，但社区康复长期以来较多在城市开展，农村社区康复发展相对缓慢。较多的社区康复项目存在重数量轻质量的问题，社区资源配置、基础性建设、人员、技术等方面均较为薄弱。这种康复医疗供给不仅成本高，而且覆盖范围有限，不能满足广大群众的康复需求。

（三）康复养老、康复护理供给不足

康复养老、康复护理在我国处于起步阶段，大多数地区康复养老服务缺乏统筹规划，老年医学、护理学、康复保健、康复辅具应用与服务等从业人员数量严重不足，人员素质也不高，不能满足老年群体日益增长的健康养老需求。发展康复养老服务的保障体系也尚未形成，如养老服务规范尚未建立，老年人接受康复照顾的医保政策尚未出台，健康养老保险机制也尚未建立等，影响了康复养老、康复护理行业在我国的发展。

（四）康复专业人才缺乏

现阶段我国从业的康复治疗师仅 1.4 万人（每 10 万人口 0.4 人），参照国际平均水准（每 10 万人口 70 人），康复治疗师的需求至少为 30 万人，缺口极大。部分康复治疗师是从中医、护理等其他学科进修后转过来的，缺乏专业性的规范化培训。发达国家对康复医师或治疗师的培养非常严格。如美国医学院毕业生必须在规定的康复医疗机构中培训 4 年，然后接受国家康复医学专业认证机构考核，达标后才能获得康复医师资格证。我国康复医学教育起步也较晚，2001 年才开设本科康复治疗学专业，且专业分化不细，缺乏国际专业认证。国际上早已针对康复治疗师的不同专业领域进行分类培养，在全球范围设立相关教育标准，并开展国际专业认证。随着我国康复服务需求的迅速增长，康复人才培养的数量和质量、康复专业人员的规范化培训等亟待加强。

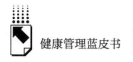

（五）康复大数据应用滞后

虽然在宏观政策层面，国家出台系列政策鼓励和扶持发展健康医疗大数据，但目前我国健康医疗大数据的共享和开放程度不高，康复大数据发展尤为滞后。大量的康复数据存储在各医疗机构，数据标准化程度不高。现有的医疗体制下，医院和医院之间存在数据壁垒，医院缺乏动力去共享这些数据，阻碍了康复大数据的系统性开发和建设。康复大数据人才缺失，也影响了康复大数据的挖掘和应用。

四　康复服务业发展趋势与对策

（一）未来发展趋势

1. 康复服务转向主要为慢性病患者和老年群体服务

人体功能水平对维系健康的积极意义不断被人们所认识和接受，康复医学的发展突破了原先只注重伤残康复的局限，而更多地关注功能水平与活动能力受限的群体，如慢性病患者和老年人。慢性病负担加重和人口老龄化加速是现阶段我国卫生与健康工作面临的挑战。为慢性病患者提供康复治疗，改善他们的功能水平和活动能力，能减轻疾病状态，减少药物依赖和并发症。老年人或因增龄，或因慢性病，都存在不同程度的身心功能障碍。除基础医疗外，老年人要更加关注逐渐下滑的功能水平，通过科学的康复训练最大限度地保持和改善自己的身体功能，这样才能生活得更有质量、更有意义。康复医学转向主要为慢性病患者和老年群体提供康复服务，积极应对慢性病和老年性健康问题，有效弥补了临床医疗体系的不足，对推进健康中国建设意义重大。

2. 康复专科分化越来越细

随着康复医学的快速发展，康复专业人员对康复医学技术的认识日益深化。而随着生活水平的提高，人们对康复服务的要求也越来越高。在这个背景下，康复医学分科越来越细，逐渐分化出神经康复、骨科康复、重症康复、肿瘤康复、孕产康复、儿童康复、心肺康复等康复亚专科。分科的细化，一方面有利于提高康复服务诊疗水平；另一方面也有利于康复临床科研的开展，从而促进康复诊疗水平的进一步提高。

3. 中医药在疾病康复中的作用进一步发挥

中医药历史悠久，独具特色。中医学的健康思想及其有效技术已经成为疾病康复的核心手段。如太极拳训练能显著提高人的平衡功能、改善记忆力；针灸能改善各类功能障碍、缓解疼痛等，疗效确切。《"健康中国2030"规划纲要》要求"充分发挥中医药在疾病康复中的核心作用"。有效的中医康复方法有利于促进慢性病患者、老年人功能水平和活动能力的改善，从而减轻疾病状态，提升健康水平，适合慢性病患者、老年人长期养复的过程。中医还具有"简、便、验、廉"的特点，适合在社区推广应用，中医在社区康复中的作用将得到进一步发挥。

4. 社区康复的作用越来越明显

社区康复是各类功能障碍者得到基本、可持续的康复医疗服务的主要途径。随着人口老龄化进程的加速和慢性病患者的激增，对社区康复的需求明显增大，尤其是脑卒中、心肌梗死等心脑血管疾病在急性期治疗后，还需要在社区接受长期的康复训练，才能进一步恢复和提升患者的功能，改善患者的生活质量。目前，社区康复已被纳入国家发展建设规划。社区同时也是为老百姓提供健康教育、居家康复训练指导、辅具训练的重要途径。

5. 康复结局管理应用日益广泛

康复结局管理系统是不同类型康复医疗机构质量控制和结局数据评估分析的平台，一般按照国际康复医疗机构的认证体系 CARF 的标准管理流程构建，在规范医院康复诊疗流程的同时，关注患者整体功能水平与活动能力的改善。康复结局管理系统通过汇集康复临床诊疗大数据，挖掘不同康复技术的有效性，评估患者功能水平与活动能力的改善，评估患者住院周期与费用的合理性等，对于提升康复医疗服务的质量和效率具有十分重

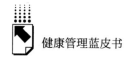
要的意义①。通过康复结局管理系统收集的康复大数据也是医院开展康复临床研究重要的科研资源，大大增加康复临床研究的针对性和有效性。随着医疗大数据的发展，康复结局管理应用将成为医院康复医疗质量评估的重要依据和促进康复服务治疗持续改进的重要途径。从长远的发展来看，可以为政府的康复医疗决策和医保规划提供数据支持。

（二）康复服务业发展对策及建议

1.加强康复科普宣传

功能水平决定疾病发生发展，必须尽快树立功能水平越高、疾病状态越少，健康服务是系统、连续、立体的观念，重视功能在健康中的重要性，重视康复的介入。健康科普工作是提高公众健康素养的重要途径和主要手段。建议将康复预防、康复医疗等有关知识纳入社区健康教育内容中，增强社区居民自我保健和防病防残的意识。还可以通过搭建在线康复教育平台、播放电视公益广告、举办康复知识讲座、开展康复咨询服务、举行义诊活动、发放科普读物等，普及康复知识，引导公众认识功能对于健康的意义，了解康复的重要性，以及如何在第一时间介入康复治疗，减少后期的功能残障等，通过康复减轻疾病影响，提高健康水平；引导公众参加科学运动，尤其是慢性病患者和老年人，通过心肺、平衡等方面的功能评估，制订更加合理的运动计划，维护好自己的功能水平，控制疾病的发生发展。通过科普宣传，推动全社会转变观念，树立"大健康"理念。

2.大力发展社区和居家康复

社区康复以疾病恢复期患者为主，提供基本、持续的康复训练和指导，在扩大康复服务受益面、降低医疗支出等方面发挥着有效的作用。应加大对社区康复医疗机构的经费投入，加快建设更多规范的社区康复服务机构。加强社区康复专业人员的培训，主要培训适用于社区的PT、OT技术和中医康复技术培训，提高社区康复服务能力。有条件的社区要划拨专门的康复人员

---

① 陈立典：《健康中国战略下康复服务发展探讨》，《康复学报》2018年第1期。

编制，引进康复专业人才。建立社区康复专业人员绩效激励机制，鼓励社区开展康复服务。社区康复机构还应积极推动康复服务不断进入家庭，扩大健康教育、康复服务、居家康复训练指导的覆盖面，人们在家里就可以进行康复训练。

3. 在养老、护理机构中增加康复医疗

加强康复医疗服务机构与养老、护理机构的合作，根据老年人的康复、护理和日常健康照顾的需求，突出康复医疗服务特色，以维持和提升老年人的日常生活活动能力和功能水平为目标，为他们提供基本、持续的康复护理服务，从而减轻疾病的影响，提高他们的生活质量和幸福指数。加强养老院、护理院等机构医护人员的康复知识和技能的培训。有条件的养老、护理机构可以设置独立的康复治疗室，就近就便为老年人提供康复服务。

4. 充分发挥中医在疾病康复中的作用

中医康复技术简便易行，疗效确切，如太极拳、八段锦等传统运动方法能改善运动能力、提高心肺功能，还能有效改善认知功能等，具有广泛的群众基础。要充分发挥中医在疾病康复中的独特作用，尤其要大力推动中医康复有效技术进入社区，提高社区康复医疗服务能力，推动构建中国特色的康复医疗服务体系。中医顺应自然，培养正气的健康思想和养生方法，有益于健康水平的提升。要把它们作为健康科普的重要内容，加大宣传力度，引导老百姓选择注重自我保健、健康合理的生活方式，避免伤病，或者伤病之后懂得及时利用中医药简便的方法促进健康[1]。

5. 加快康复相关专业人才培养

以需求为导向规范康复人才的培养，有计划、有步骤地开展康复相关专业学历教育、继续教育、在职培训等。建立职业教育、应用型本科和研究生教育三个层次相互衔接，学历教育和职业培训并重的康复相关人才培养、培训体系。扩大康复专业人才培养规模，加快培养一批合格的康复医师、治疗

---

[1]　陈立典：《发展社区康复，构建低成本广覆盖的健康服务体系》，《康复学报》2018 年第 5 期。

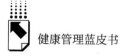
师。引导和鼓励职业院校增设健康管理、康复治疗技术、老年医学、护理学、康复辅助器具应用与服务等与康复服务相关专业点，扩大康复服务职业教育人才培养规模，加快培养康复服务相关人才。建立康复相关专业人员继续教育基地、培训基地。建立在职康复相关专业人员继续教育、在职培训管理制度，强化和规范岗位培训，实现执证上岗。

6. 依托互联网技术创新康复服务新模式

加大对康复大数据平台建设的投入和扶持力度，推进区域内的康复大数据平台建设，为优化康复诊疗流程、提高康复服务效率、聚焦康复医学共性问题等提供支撑。协调政府、医疗机构、企业、高校、科研院所之间的关系，促进康复诊疗数据的汇聚和共享，充分利用和挖掘康复大数据。鼓励和规范有关企事业单位开展康复大数据的创新应用研究。大力发展"互联网＋"康复服务，建立基于互联网的康复医疗、康复教育、康复养老等新兴服务模式，利用大数据优化资源配置，提供远程诊疗、评估训练、健康教育、辅具适配、健康监测等服务，创新康复服务模式，提高康复服务水平。

B.13
中医"治未病"健康管理服务优势与特色

李力　王鹏　叶培汉　李征*

摘　要： 中医"治未病"思想历史悠久，学科体系不断丰富与发展。中医"治未病"健康管理围绕健康检测、评估、干预、跟踪服务的主线，有理论、实践、技术、产品、文化、政策等方面的优势，具有四诊查体、体质辨识、状态评价、整体调理、辨证论治、道法自然等服务特色。中医"治未病"健康管理作为富有生命力的新兴学科，代表着未来医学的发展方向，机遇与挑战并存，需要政府、社会、个人等多方努力，不断融入现代健康管理"学科大繁荣，产业大发展"的历史潮流中。

关键词： "治未病"　健康管理　中医

一　中医"治未病"健康管理服务的界定

（一）中医"治未病"思想

1. 历史渊源

中医"治未病"理论萌芽于殷商时期，《周易》："水在火上，既济，君

---

* 李力，医学博士，杭州师范大学医学院，教授，治未病与健康管理方向；王鹏，博士研究生，杭州师范大学医学院，讲师、主治中医师，治未病与健康管理方向；叶培汉，博士研究生，杭州师范大学医学院，中医内科医师，治未病与健康管理方向；李征，研究生，杭州师范大学医学院，健康管理方向。

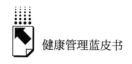

子以思患而预防之"; "未病"最早见于《素问·四气调神论》中的"是故圣人不治已病治未病,不治已乱治未乱";《难经》拓展了"治未病"的概念: "治未病者,见肝之病当传之于脾,故先实其脾气,无令得受肝之邪,故曰治未病焉";唐代孙思邈提出"上医医未病之病,中医医欲病之病,下医医已病之病";元代朱丹溪提倡"与其求疗于有病之后,不若摄养于无疾之先……未病而先治,所以明摄生之理";清代叶天士提出"先安未受邪之地";其他诸如华佗的"五禽戏"健身法,葛洪的气功摄生等,都丰富了"治未病"理论①。

21世纪以来,随着医学模式由"生物—医学"模式转变为"生物—心理—社会—环境—工程"模式;现代医学理念由治疗疾病向预防疾病转变,由"以疾病为中心"向"以健康为中心"转变,中医"治未病"也迎来了良好的发展机遇。2007年以来,国家中医药管理局开启中医"治未病"健康工程,在中医医院、综合医院设立"治未病"中心或者科室,在社区卫生服务中心等基层医疗卫生机构设立"治未病"服务点,初步形成了具有中医特色的"治未病"健康管理服务体系,为满足人民群众多样化、多层次化、多方面的预防保健需求做出了重大贡献。

2.中医"治未病"的概念

中医"治未病"是中医学核心理念之一,属于中医学特有的概念。"治",《说文解字》说,治,水也;段玉裁注"盖由借治为理";后泛指治理、管理。"未", "木老于未",字从木,从一,引申为"没有、不"。"病",《说文解字》说,疾加也,即轻病为"疾",重病为"病"。因此,中医"治未病"包括治理发病之前和治理发病之后,即通过治理人的身体状态,防止疾病的发生、发展。

中医"治未病"包含四个方面:一是未病先防,即按照"内养外防"的基本要旨,强调养生,达到"正气存内,邪不可干"的健康状态,预防

---

① 申俊龙、马洪瑶、徐浩等:《中医"治未病"研究述略与展望》,《时珍国医国药》2014年第25卷第6期。

疾病的发生；二是欲病救萌、防微杜渐，消除引发疾病的促发因素，及时调整机体状态，从而达到阴平阳秘、身心和谐的状态；三是既病防变，已经发生的疾病，应当积极探寻其病因、机理，掌握疾病发展变化的规律，防止其传变；四是瘥后防复，综合运用各种手段消除余邪，恢复脏腑功能和气血精神，使机体恢复健康状态。

3. 中医"治未病"的原则

中医"治未病"体现了"以人为本"的理念，在开展"治未病"服务过程中，应该遵循整体观念、辨证论治、防治结合、体质调护、综合干预等原则。

（二）中医"治未病"学科

中医"治未病"学科发展分为萌芽、形成、发展和成熟四个阶段。

1. 萌芽阶段

远古至春秋战国时期。中医"治未病"思想开始萌芽，并出现了简易"治未病"的具体方法。远古时期，人们已有"治未病"意识，《礼含文嘉》载"燧人氏钻木取火，炮生为熟，令人无腹疾"；同时，发现火可以驱寒暖身，从而衍生出了灸法、熨法等；《路史》中"伏羲尝百草制砭"，是针灸"治未病"雏形。殷商时期，中国早期的殷墟甲骨文中有"沐""浴""寇帚（大扫除）"等文字，说明当时人们已通过一些卫生手段防治疾病；《商书·说命》说："唯事事，乃其有备，有备无患"，说明预防的重要性。西周时期，医政制度的形成促进了预防知识的传播。《周礼》中记载，周代的宫廷医生专设"食臣"，负责王公诸侯的饮食养生。春秋战国时期，"治未病"领域逐渐扩大，并孕育哲学思想之源。比如《易经·既济卦》曰："既济：亨，小利贞。初吉终乱"，孔子在《易传·象》中解释为"水在火上，既济。君子以思患而预防之"。道家的"道法自然""以恬淡为上""见素抱朴，少私寡欲"，《管子》说"惟有道者能避患于无形"，《庄子》中"无病自灸"的描述等，都蕴含着"治未病"思想。

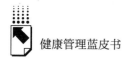

2. 形成阶段

秦至西汉时期，比较有代表性的是《黄帝内经》和《难经》，较清晰地揭示了中医"治未病"的学术内涵，为后世中医"治未病"理论的丰富和养生实践的发展奠定了基础。《黄帝内经》成书于西汉中晚期，首次提出了"治未病"的概念，标志着中医"治未病"理论的问世。《素问·四气调神论》篇"是故圣人不治已病治未病，不治已乱治未乱"；《灵枢·逆顺》说"上工刺其未生者也；其次，刺其未盛也；其次，刺其已衰者也"，都强调了"未病先防"的思想；《黄帝内经·素问》说"正气存内，邪不可干；邪之所凑，其气必虚"强调疾病未生之时进行保健治疗；《素问·八正神明论》说"上工救其萌芽"；《素问·阴阳应象大论》说"善治者治皮毛，其次治肌肤，其次治筋脉，其次治六腑，其次治五脏。治五脏者，半死半生也"，说明诊疗应越早越好，防止疾病传变和病邪入里加重。稍后成书的《难经》说"所谓治未病者，见肝之病，则知肝当传之于脾，故先实其脾气，无令得受肝之邪，故曰治未病焉。中工者，见肝之病，不晓相传，但一心治肝，故曰治已病也"，以肝为例，应用五行乘侮的理论，体现中医"治未病"既病防变的思想。

3. 发展阶段

东汉至宋金元时期，出现了一批承前启后的著名医家和养生家，中医"治未病"的理论得到了极大的发展，方法也逐渐多样化。东汉张仲景《金匮要略·脏腑经络先后病脉证》说："若人能养慎，不令邪风干忤经络"强调了人体应顺应四时之变；"服食节其冷热、苦酸辛甘"指出了饮食适度对疾病预防的作用；"适中经络，未流传脏腑，即医治之。四肢才觉重滞，即导引、吐纳、针灸、膏摩，勿令九窍闭塞"，体现了导引、针灸等方法在防病中的意义。东汉末年华佗编创了"五禽戏"，对防病健身大有裨益。成书约汉末的《神农本草经》多有"耐老""增年""不夭"等字样，以示中药补益防病的功效。唐代，孙思邈提出把疾病分为"未病""欲病""已病"三个层次，并将"治未病"作为评判好医生的标准。同时，倡导积极养生，包括饮食、药物、运动、情志等，在《备急千金要方》《千金翼方》中均有记载。金元时期，朱震亨对"治未病"颇有心得，在《丹溪心法》中说"与其救疗于有病之后，不若于无疾之先；盖疾成而后药，徒劳而已。是故已病而不治，所以为医家之法；未病而先治，所以明摄生之理"，强调"治未病"重在防，"防未病"与"治未病"殊词同旨。

4. 成熟阶段

明清至现代，中医"治未病"理论和方法渐趋成熟，并在实践中不断深化和发展。明代张介宾《景岳全书·传忠录》重用温补真元的方法养生防病；汪绮石《理虚元鉴》提出"虚劳当治其未成"；清代叶天士独创卫气营血辨证，对险恶危机之证强调客邪早逐的原则，其《温热论》中提"先安未受邪之地"；清代喻昌《医门法律》提出"未病先防，已病早治"；张璐在《张氏医通》中提出"冬病夏治"的防病思想。民国时期，西学东进，尽管中医学受到了歧视、打击甚至废止的错误决策，但中医因确切的疗效，一直扎根于民众，中医"治未病"理论不断深化，方法和技术也更趋多样。新中国成立后，中国政府坚持"预防为主"的卫生工作方针，中医"治未病"的优势逐渐凸显，不断深入人心，"治未病"理论体系和临床应用得到了进一步充实与提高。如石学敏院士对中风前期病高血压的干预，吴以岭院士的络病理论，王琦教授的中医体质学说等[1]。

（三）中医"治未病"与健康管理

1. 中医"治未病"与亚健康

中医"未病"包括"健康未病态，潜病未病态，欲病未病态，传病未病态"四种状态；亚健康是指机体在没有器质性病变的条件下发生某些功能性改变的中间状态，主要指从机体开始有病理信息，到形成疾病之前的各种状态。或者说，可能有症状或体征，但尚未达到确诊为疾病的标准。因此，中医"未病"不等于现代医学的"亚健康"，"未病"的内涵更加丰富，外延更加广泛，"亚健康"与"未病"中的"潜病未病态""欲病未病

---

[1] 陈涤平：《中医治未病学概论》，中国中医药出版社，2017。

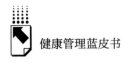
态"内涵接近。由此看来，可以用中医"治未病"理论来防治亚健康。根据中医理论，亚健康状态是人体先天禀赋不足、后天失养以及年老体衰等原因造成的阴阳、气血、脏腑功能失和所致。中医"治未病"干预亚健康状态包括两层含义，即从健康到亚健康的预防，以及从亚健康到疾病的预防，干预手段主要有"未病先防""欲病救萌""瘥后调摄"，目的是促使亚健康状态向健康状态转变。

2. 内涵与外延

中医"治未病"有着悠久的历史，与健康管理有着一致的观点。主要内涵有养生、预防、早治疗以及"医人不医病"的理念。其中养生、预防、早治疗属于医学理论、方法和技术层面的内容，"医人"是医学理念层面的认同。中医"治未病"的外延涵盖了所有"治未病"的方法和手段，包括药物和非药物的方法。

3. 中医健康管理

中医健康管理有着丰富的历史积淀，也迎来良好的发展机遇，面向未来，仍存在诸多问题需要不断探讨与完善，如：中医与西医的优势互补；群体健康管理模式与个性化健康指导的有机结合；人体各个生理阶段与全生命周期健康管理的有序衔接；先天禀赋和后天生活方式连接的健康管理方案探索；健康管理产学研用的有机结合；健康管理数据的评价与挖掘；健康管理行业的培育与规范等。从理论创新、技术创新、人才培养等多方面多角度开展工作。

（四）中医"治未病"健康管理服务（理论体系、实践内涵、服务模式、技术产品等）

中医"治未病"健康管理服务，涵盖了病前、病中、病后整个疾病过程。中医"治未病"健康管理在实践中实现关口前移的同时，重心下沉。"治未病"科室在各级医疗机构逐渐开展；中医"治未病"服务在社区、"治未病"中心、体检中心、健康管理机构广泛开展；中医"治未病"科普活动、义诊活动深入基层，传播"治未病"理念、方法和技术。除此之外，中医"治未病"技术产品包括体质辨识、健康评估、健康干预等各个方面，具有凸显的优势。

二 中医"治未病"健康管理服务的优势与特色

（一）优势

1. 理论优势

"治未病"的理论优势体现在：一是养生为先，强调机体正气的作用；二是预防为主；三是早治疗，与西医学提出的早发现、早诊断、早治疗的疾病防治思想相一致；四是"医人"为目标的"治未病"理念，展现了治病求本、医当医人、不当医病的中医精髓；五是综合性强，提供全方位全周期连续的健康服务；六是前瞻性强，与现代医学"不仅关注疾病还关注健康，不仅重视治疗还要重视预防，不仅强调医生作用还重视人体的自我保健"等理念不谋而合；七是适应性强，可以有不同程度的服务、适用于不同机构、适用于各类跨界新产业；八是兼容性强，能够和其他学科兼容互补等①。

2. 实践优势

中医"治未病"健康管理服务由"治未病"中心或服务站来实现，通常由体质辨识中心、中医健康评估中心、健康调养咨询门诊和健康干预中心四部分组成。通过运用中医的整体观念进行健康状态辨识，形成评估报告，设计出个性化中医特色健康指导和健康干预方案，集"未病先防、欲病早治、既病防变、瘥后防复"于一体的健康管理运行机制，具有以下优势：有利于降低医疗成本，有利于推进公共卫生服务均等化②，有利于树立全方位、全程、全周期的健康管理理念。

---

① 武留信、曾强：《中华健康管理学》，人民卫生出版社，2016。
② 王琦：《中医未病学》，中国中医药出版社，2015。

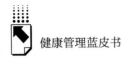
3. 技术优势

体质辨识方面，运用被测者自填的《体质辨识表》等提供的健康信息对被测者的体质类型、健康状态、心理特征、易患病倾向、对外界环境适应能力做出科学评估；健康评估方面，不依赖各种复杂的仪器设备，主要由医生自主通过望、闻、问、切等方法收集个体资料；健康干预方面，既有药物，也有针灸、推拿、拔罐、刮痧、起居调摄、运动养生、经络养生、音乐治疗等非药物疗法，还有中药茶饮法、中药药酒疗法、饮食药膳、膏方等方法，具有天然、无害、可长期使用等特点；起居调摄、运动养生、经络养生等简单易学，易于推广应用。中医"治未病"的适宜技术，具有简、便、效、廉特点，已在中医"治未病"中心、社区卫生中心的健康管理中应用。

4. 产品优势

2013年，中医药健康管理已列入国家基本公共卫生服务项目。《中医预防保健（治未病）服务科技创新纲要（2013～2020年）》要求在全国二级以上中医院建立"治未病"科，开展"治未病"服务；在加强对儿童、孕产妇、老年人和常见慢性病的健康管理方面，获得了社会的认同和良好的效果。《中医药健康服务发展规划（2015～2020）》，明确提出了七项重点任务，包括中医养生保健服务，中医特色康复服务，中医药健康养老服务，中医药健康服务相关支撑产业，中医药健康服务相关健康产品研发、制造和应用等与健康管理密切相关的内容。目前，国家中医药管理局已推荐了12项中医养生保健技术规范，制订了20个高危人群干预方案，以及中医健康评估及体质辨识等方面的设备。近年来，出现了以健康体检为切入点、中西医并重的健康管理模式，推进和深化了从宏观、微观的综合视角进行健康状态评估的研究，如使用中医四诊仪、经络仪、红外热像仪等。

5. 文化优势

中医药文化是中国传统文化的重要组成部分，是认识生命、维护健康、防治疾病的思想和方法体系，是宝贵的精神财富和物质形态。中医药文化的核心价值体现在仁、和、精、诚四个方面。"仁"，仁者爱人、生命至上，以救死扶伤、济世活人为宗旨，表现为尊重生命、敬畏生命、爱护生命；"和"，和谐的价值取向，体现在整体观：天人合一，健康观：阴阳平和，治疗观：调和致中，道德观：医患信和、同道谦和；"精"，医道精微，治学精勤；"诚"，心怀至诚于内，言行诚谨，体现在为人处世、治学诊疗、著述科研等各个方面①。中医"治未病"践行中医药文化的核心价值，尤其是中医"治未病"的预防思想，是中国传统文化中防微杜渐忧患意识的具体体现。

6. 政策优势

伟大领袖毛主席说过：中国医药学是一个伟大的宝库，应当努力发掘，加以提高。近年来，党和政府高度重视中医"治未病"工作。2007 年 1 月 11 日在全国中医药卫生工作会议上，吴仪副总理指出：要思考和研究中医学"治未病"的理念；2013 年 9 月 28 日，国务院发布了《国务院关于促进健康服务业的若干意见》，指出"充分发挥中医医疗预防保健特色优势，提升基层中医药服务能力"；2016 年 2 月 22 日，《中医药发展战略规划纲要（2016～2030 年)》发布，指出中医药的定位：作为卫生资源、经济资源、科技资源、文化资源和生态资源，在"治未病"、重大疾病治疗以及疾病康复中发挥着重要作用；2016 年 8 月 19～20 日，高规格的全国卫生与健康大会在北京召开，会议首次冠以"健康"之名，会上习近平总书记指出："坚持中西医并重……实现中医药健康养生文化的创造性转化、创新性发展"；2016 年 10 月 25 日，《"健康中国 2030"规划纲要》正式颁布，再次强调了中医药定位；2016 年 12 月 6 日，国务院新闻办公室发布了《中国的中医药》白皮书，专门指出："突出治未病"为中医药特点之一；2016 年 12 月 25 日，第十二届全国人大常务委员会第二十五次会议通过了《中华人民共和国中医药法》，并于 2017 年 7 月 1 日起施行，为中医"治未病"服务的开展提供了法律保障。

---

① 国家中医药管理局：《中医医院中医药文化建设指南》，国家中医药管理局，2009。

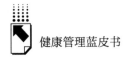

（二）中医"治未病"健康管理服务的特色

1. "四诊"查体

中医"四诊"，即"望、闻、问、切"四种诊法，是收集临床资料的主要方法，必须"四诊合参"，才能保证临床资料的客观、准确、系统、全面和突出重点。它具有以下优势：一是医生直接接触和观察病情以获得感觉经验的方法进行诊断，具有无创性；二是个体处于"亚健康"状态时，个人主观感觉到不适，但没有理化检验的病理数据，也没有器质性病变，只有中医结合"四诊"可以做出诊断，及时进行干预；三是中医通过观察外表的征象以揣测个体内在的生理、病理变化，即司外揣内，可以认识疾病的本质，而现代医学从宏观到微观逐层深入也不能穷尽人体生命科学的一切；四是中医"四诊"既诊察"人的病"，更诊察"病的人"，人与自然相联系，整体上把握生命与疾病的运动，在运动中诊察人体内部，进而抓住矛盾的规律和根源，避免隔断联系的、静态的认识和分析方法上的缺陷；五是形象思维与抽象思维相结合，是一种定性的整体把握病症的诊断思维，比现代医学偏重逻辑的证明、忽视直觉思维的诊断思维要优越。

2. 体质辨识

体，指身体、形体、个体；质，指素质、质量、性质；"体质"有身体素质、形体质量、个体特质等多种含义；是人体生命过程中，在先天禀赋和后天获得基础上所形成的形态结构、生理功能和心理状态方面综合的、相对稳定的固有状态；表现为对某些病因和疾病的易感性，以及疾病传变转归中的某种倾向性，具有个体差异性、群类趋同性、相对稳定性和动态可变性等特点。体质还具有可调性，可以通过干预使人的体质偏颇状态得到改善和调整，从而恢复健康。因此，中医"治未病"服务，可以"因人而异"，针对不同体质进行干预和调理。

3. 状态评价

中医认为健康的人处于"和"的状态，"和"包括"脏腑和""经络和"以及在脏腑经络和态基础上形成的"志意和""寒温和""血气和"，表现为机体与外在的自然环境、社会环境相适应，以及机体内部功能活动协调有序。中医"治未病"可以运用中医药特色技术，对人体健康状态进行干预调节，使人体保持和恢复"和"态，达到强体增健和预防疾病的目的。

4. 整体调理

整体观念是在中国古代朴素唯物主义和辩证法影响下形成的中医学独特的思想方法。整体观念认为事物是一个整体，事物与事物之间存在密切联系，也是一个整体，整个宇宙也是一个大的整体；具体到对人体的认识，即认为人体自身是一个整体，人与外界环境、社会具有统一性、联系性，也是一个整体。因此，在中医"治未病"服务过程中，要以整体观念为根本立足点和出发点，要注重"形神合一"和"天人合一"。

5. 辨证论治

中医的"证"是一种状态，是对疾病发展过程中某一阶段的病理概括，包括病变的部位、原因、性质以及邪正关系等。辨证论治，包括辨证和论治两个过程，两者相互联系、不可分割。中医认识和治疗疾病，不是着眼于"病"的异同，而是将重点放在"证"的区别上，有"同病异治""异病同治"的治疗原则。因此，中医"治未病"通过"理法方药"的思路能够动态地研究"未病"状态的各个不同阶段，凸显了优势。

6. 道法自然

"道法自然"即遵循自然、顺应自然，论述了人与天地宇宙自然的密切关系，二者之间存在着共同的规律和变化节律。中医学的整体观认为，人与自然界是一个有机整体，自然界的各种变化会引起机体产生相应的反应。人居天地间应当主动调摄、顺应自然，不与自然规律相违背，与自然界变化相谐，以趋吉避凶，养生长寿。"道法自然"，首先应该顺应四时的变化，一年之间，春温、夏热、秋凉、冬寒，人体也与之相应而具有春生、夏长、秋收、冬藏的变化规律；不同的季节各有其独特的气候特点，也造就了不同季节有着不同的发病规律，如春季多温病、夏季多暑热、秋季多疟疾、冬季多咳喘等，因此，个体应当在顺应四时的基础上，有针对性地预防每个季节所容易产生的疾病，未雨绸缪，做到未病先防，如"冬病夏治""夏病冬治"

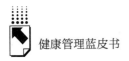

等。除四时之外，昼夜晨昏的变化也会对人体产生一定的影响，在一日之间，人体的状态也随其变化而有不同：人体阳气昼日多趋向于表，夜晚多趋向于里，具有昼夜变化规律。不同地区的地理环境、气候及生活习惯的差异，也可以对人体的健康状态造成影响，比如南方多湿热、北方多风寒，不同地区的人应当根据当地的地理和气候特点来有针对性地慎避邪气，并调整自己的生活方式与之相适应，从而防止疾病的发生。自然界是人类生命的源泉，人要健康地生活，必须顺应自然界变化的规律，人与天地相应。

三　中医"治未病"健康管理发展现状

（一）机构发展现状

"健康保障服务模式"是以"健康文化为基础，健康管理为核心，健康保险为保障"三位一体为主要特点，也称"KY3H 健康保障服务模式"。目前，在全国范围建立了 KY3H 健康服务中心，初步建立了 KY3H 健康服务网络，为社区老年人提供就近的和远程的健康服务。

目前，各地都在不断摸索健康管理新的发展方向，健康管理服务机构与平台如雨后春笋般涌现。根据 2017 年统计数据，在中央补助地方健康素养促进行动项目的推动下，3014 家医疗机构开展了健康促进医院试点建设工作，其中包括三级医院 716 家，二级医院 1008 家，一级医院 808 家，其他医疗机构 482 家。例如，广东省阳江市人民医院进行医联体内部建设并实施医生指导下的远程慢病监控与管理，对被筛查并确诊的慢病（高血压、糖尿病等）患者进行统一监测及管理，实现社区慢性疾病人群健康状况的日常监测及医联体三甲医院专家团队的高级健康指导，同时建立医联体内社区与三级医院双向转诊会诊绿色通道、大型检查绿色通道等。

（二）服务实施现状

在进行健康管理的过程中，对个体或群体健康状态进行准确分析评价的评估体系是非常重要且不可缺少的一环。而现阶段若仅仅依靠健康管理服务内容还难以找到干预的切入点，如事先运用"治未病"的先进理念，将"治未病"相关的理论与技术作为核心干预调理的基础，则能真正把"治未病"与健康管理融为一体，以最小投入获取最大健康效益，从而实现"治未病"的健康管理目标。

"治未病"健康管理理论和技术方法的运用过程中，需要将"治未病"的核心思想和中医本身的特点紧密融合，通过养生功法、艾灸、推拿、食疗和药膳等方式，从根本上预防保健，维护健康，或延缓疾病进程，阻断疾病恶化，从而最大限度避免医疗资源的浪费，提升广大群众的健康水平和生活质量。

目前，主要开展了以下三方面的服务内容：①针对健康人群，通过合理的饮食、生活习惯、情志、运动、养生保健品等，使其维持健康状态；②针对亚健康人群，通过健康宣教，采用主动干预调理方式如运动、饮食控制、调整生活习惯等，或是采用被动干预调理方式如中药调理、推拿、艾灸、刮痧等方式，或者两种方式兼而有之；③针对慢性疾病人群，如糖尿病、高血压等慢性疾病，进行检查和评估，针对结果找出原因，再实施针对性的治疗与康复措施，使患者的病情得到有效缓解，防止疾病的复发。

（三）体系构建现状

健康管理对"治未病"具有重要支撑作用，通过建立健康管理档案，制订个体化健康调养方案，包括精神调摄、饮食、良好生活习惯、运动以及各种调治手段，来维护和管控自身的阴阳动态平衡和健康状态，完成"上工治未病"的健康服务和健康管理工作。

2018 年 7 月，国家中医药管理局、科技部联合发布了《关于加强中医药健康服务科技创新的指导意见》，提出要构建"治未病"技术体系，围绕健康状态中医辨识评估、疾病风险预测预警、健康干预等"治未病"核心环节的关键技术，借鉴现代医学、生命科学与信息科学技术成果，开展中医药健康状态干预、养生保健的示范应用和科学评价研究，形成中医健康状态

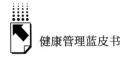
辨识与评估技术方法、中医疾病风险预警技术以及中医药健康干预技术方法，提升中医"治未病"服务能力。

（四）人才建设现状

健康覆盖全人类全生命周期，涉及面广，目前，具有中国特色的健康管理模式正推动着中国健康事业的发展。"治未病"健康管理的发展需要多方面知识结构与技术的人才，以满足人们多样化和个性化的健康服务需求。

由于"治未病"健康管理服务事业的迅猛发展与社会需求的激增，"治未病"健康管理人才成为社会急需型、紧缺型人才，因此，必须加快人才培养，重点培养相关的本科、硕士、博士等高素质人才，同时大力开展职业技能培训，确保"治未病"健康管理学科的科学合理发展。大体而言，"治未病"健康管理人才主要包括健康管理专业人才、"治未病"专业人才、"治未病"健康管理复合型人才、"治未病"健康管理政策管理型人才、"治未病"健康管理信息化人才等。

作为全国唯一一个"治未病与健康管理"国家特殊需求服务项目单位，杭州师范大学探索出一条颇有成效的博士培养方式，即3个"三位一体"创新型培养模式。首先，多学科、多学院、多行业。一是多学科融合，如中医"治未病"、健康服务与管理、预防医学、临床医学、护理学、信息科学、公共管理等学科；二是多学院协作，如医学院、体育与健康学院、公共管理学院、杭州国际服务工程学院、阿里巴巴商学院等；三是多行业交融，如国内外高校、国家"治未病"健康工程中心、杭州师范大学附属医院、浙江医药健康产业集团等。其次，整合校内、国内、国外培养基地。即引进、整合校内中医学人力资源和省部级教学平台；依托国家"治未病"健康工程中心，建设研究生创新实践基地；与美国纽约大学、日本早稻田大学等高校合作建立国际交流合作基地。最后，杭州师范大学、杭州市、浙江省共同投入经费保障。杭州师范大学设立博士培养平台建设专项，浙江省设立一流学科"A"类建设专项，共同支持博士建设培养项目。

（五）标准数据现状

《关于加强中医药健康服务科技创新的指导意见》指出，要完善中医药健康服务标准，目前重点在于健全中医药健康服务标准体系，推进中医药健康服务国际标准制定。智能化中医师学习平台与辅助诊疗系统、智慧自诊与亚健康调节、智慧中医药房、智能便携化脉诊设备等新技术方法层出不穷，同时，随着国家鼓励社会办医疗、养生保健服务机构，这些机构的数量大大增多。但也要看到，目前无论是针对这些新技术设备还是服务机构，所出台的标准和规范仍较少[①]。

四　中医"治未病"健康管理服务趋势与对策

（一）未来发展趋势

1. 国家、社会、个人三个层面的推动和促进

国家更加重视中医"治未病"健康管理在"健康中国2030"建设中的作用，组织力量和政策支持，增大资金和项目投入，借助高校和医疗机构的技术优势，发挥媒体的宣传效应，增强社区科普宣传力度，搭建政府、医院、媒体和社区协作互动的教育传播平台，将中医"治未病"健康管理的理念、知识和成果等向社会广泛教育传播[②]。

社会逐渐认同中医"治未病"健康管理的疗效，协调各类非政府组织，组成强大的社会支持系，对中医"治未病"健康管理提供全方位支持，营造人人关注、人人参与的良好社会氛围。

个人逐渐提高中医"治未病"健康素养；"健康是自己的事情，个人有

---

① 黄建波、楼招欢、毛盈颖等：《中医健康管理发展现状和人才需求分析》，《中医药管理杂志》2018年第26卷第11期。

② 黄守文、吴克昌：《中医"治未病"健康管理服务存在的问题与对策探析》，《中医药导报》2017年第23卷第4期。

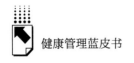

权维护、提升自己的健康理念"深入人心；国人真学、真懂、真用中医"治未病"理论、技术和方法，主动管理自己的健康。

2. 中医"治未病"理论体系的构建

中医"治未病"理论体系涵盖理论研究、科学内涵、服务技术与产品等；重点探讨健康状态辨识技术的方法和健康状态干预技术的方法，并形成相应的产品。

3. 及时采纳现代科学技术成果

围绕"健康检测、健康评估、健康干预"这条健康管理服务主线，及时采纳现代科学技术成果，将"治未病"与精准的个性化医疗更好地结合起来，促进中医"治未病"健康检测更加灵敏、准确、多样、便捷；中医"治未病"评估更加及时；中医"治未病"干预技术更加可见、可测量、主客观相结合；中医"治未病"健康管理更加个性化、更加具有可操作性、更加有效；中医"治未病"大数据更加整合、有价值。

4. 人才队伍的培养和建设

结合分级诊疗下的医联体建设，逐步建立覆盖社区、二级医院到三级医院的中医"治未病"健康管理网络，建立起一支中西医有机结合、有力合作的健康管理人才队伍，共同从功能状态与结构改变两个角度，对健康管理的对象进行健康测评，实施健康管理，并通过深入研究，最终达到中国健康管理的理论创新、技术创新、产学研保结合，实现健康管理及健康产业快速发展的目标。

（二）挑战与对策

"治未病"健康管理作为富有生命力的新兴学科，代表着未来医学的发展方向。但在目前的发展过程中还面临着一些挑战，其一，运行管理机制尚不成熟，目前"治未病"与健康管理融合不够深入，尚未形成一套完整有效的运行方案；其二，社会的认知度和接受度不够；其三，科研与创新技术研究不够；其四，理论技术真正实践并广泛应用还不多。

针对以上情况，一要完善运行管理机制和标准制定。要重点推动综合医院、妇幼保健机构提供"治未病"健康管理服务；提倡多方参与协作，积极鼓励医疗卫生机构、科研院所、行业学会协会、社会团体和相关企业参与运行管理工作和健康大数据的标准制定工作。二要扩展"治未病"健康管理教育传播网络和信息化平台，构建政府、医院、高等院校、社区和媒体协作互动的教育传播网络；定期举办相关"治未病"健康管理论坛和讲座；政府与高等院校、媒体合作，在健康频道开设"治未病健康管理"相关节目；利用新媒体手段开设"治未病"健康管理的微博、喜马拉雅、微信等公众平台；创新宣传普及的内容与方式。构建"治未病"健康管理信息化平台，借助现有信息管理系统，建立个人健康信息数据库，并由"治未病"健康管理专家组成的工作站对健康辨识信息数据库进行管理、维护和完善。三要加快"治未病"健康管理科研与创新技术研究，构建科研方法学体系；以健康辨识、干预和效果评价为核心，研究相关理论、方法、技术和产品，形成标准和规范；结合现代科技手段，改进、完善和创新各种药物和非药物产品，研发便携式、易操作、精准度高、安全可靠的养生保健仪器和用品。四要积极推动技术落地，通过多方协作，让理论技术应用于健康服务机构，使其更好发挥作用并不断完善。

B.14
全科医学与健康管理服务
新政策与新需求

毛玲娜　宋震亚*

摘　要：　健康管理是全科医生的基本工作内容之一。随着疾病谱的不
　　　　　断变化和现代科学技术的不断发展，人民群众对健康的需求
　　　　　也不断更新并差异化。新形势下，全科医学与健康管理将更
　　　　　加紧密结合。借助全科医生的职业核心能力，有助于更好地
　　　　　满足服务对象日益更新的健康需求。本篇梳理了全科医学与
　　　　　健康管理的相互关系及全科医生进行健康管理服务的历史和
　　　　　现状，分析了全科医学在健康管理服务中的问题和机遇，并
　　　　　探讨了未来的发展。

关键词：　全科医学　全科医生　健康管理　健康收益

一　全科医学与健康管理服务的界定

（一）全科医学与全科医生

全科医学是一个面向个体、家庭与社区，整合临床医学、预防医学、康

---

* 毛玲娜，临床医学硕士，博士在读，浙江大学医学院附属第二医院副主任医师，从事全科医
学临床和健康管理工作，主要研究方向为结直肠癌早期筛查；宋震亚，医学博士，浙江大学
医学院附属第二医院主任医师，国际保健中心及全科医学科主任，主要从事全科医学临床、
健康管理实践和研究工作，重点方向为代谢综合征和胃肠道肿瘤早期筛查和干预。

复医学以及医学心理学、人文社会学科相关内容于一体的综合性医学专业学科。全科医学的主旨强调以"人"为中心，以家庭为单位，在"医学—心理—社会"新的医学模式指导下，通过疾病监测、疾病诊治和预防指导等方式对个体及其家庭的健康进行综合性、连续性的维护与促进。

在世界范围内，全科医学的发展经历了通科医疗和通科医生、医学专科化与通科医疗衰落、专科医疗局限与全科医学复兴三个阶段。这三个阶段中的通科医疗即广义的全科医生。目前全球的全科医学正处于复兴阶段，在我国尤其如此。通常意义上而言，1969 年，美国家庭医学委员会成为美国的第 20 个医学专科委员会，可作为全科医学学科正式建立的标志。

1993 年 11 月中华医学会全科医学分会的成立，标志着我国全科医学学科正式建立；2012 年，全科医学正式被列入我国临床医学二级学科目录。在中国，家庭医生是全科医生的代名词（虽然两者略有差别），是接受过全科医学专门训练的全科医学卫生服务的提供者，是为个人、家庭和社区提供优质、方便、经济有效的、一体化的基础性医疗保健服务，进行生命、健康与疾病的全过程、全方位负责式管理的医生[1]。我国新中国成立初期曾经的"赤脚医生"，有点类似于现在欧美等国的全科医生或家庭医生。在加拿大、德国、澳大利亚等发达国家，均已经建立了全科医生制度，全科医生人数占全部医生总人数的 40% 以上，承担着大部分的初级医疗卫生保健服务。英国、德国、澳大利亚等国家以及我国香港、台湾地区的医学实践表明，随着疾病谱的改变和民众健康需求的提高，以全科医生为主体的卫生服务体系成本低、效率高，是能够满足民众健康需求的基本卫生保健制度[2]。

（二）全科医学与健康管理学

全科医学与健康管理学的最终目的都是维护居民的健康，就此而言，两

---

[1] 祝墡珠、胡传来、路孝琴：《全科医学概论》，人民卫生出版社，2014。

[2] 张愈：《欢呼全科医生制度出台　迎接全科医学的春天》，《中华全科医生杂志》2011 年第 10 期。

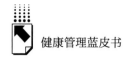

者的根本目的是一致的，实施方式上也没有本质的差别。但在具体实践的过程中，两者的侧重点不一：全科医学是一个临床医学二级学科，相比其他二级学科，更加注重于"人"的整体，而非单纯疾病，并且是以家庭为单位，以社区为主导，目标是为居民提供从生到死全生命周期覆盖的医疗健康保障服务。除了提供健康管理学所包含的疾病风险评估、分析和预防指导等服务之外，全科医学还应包含涉及全生命周期各年龄段的常见急慢性疾病的诊疗、慢性病长期管理和指导、疾病后的康复、医学人文关怀等临床医学服务内容及部分公共卫生服务内容。全科医生是临床医生也是健康守门人，是医疗资源的沟通者又是健康知识传播者，更是健康管理者和健康促进活动的组织协调者，应该是整个国家初级卫生保健服务的主体提供者。健康管理学侧重以"人的健康"为中心，以疾病预防和慢性病风险因素调控为基本策略，以慢病高危人群及早期慢病人群为重点服务人群。目标是以最小的投入获取最大的健康收益。健康管理学是一个年轻的学科，在我国真正的发展仅10余年。现阶段整个学科和行业的发展还是以健康体检为主，健康管理教育培训和体检后服务有待于逐步开展。由于健康管理的重要服务对象是慢性病人群以及体检人群，目前在我国尚未覆盖至全生命周期的人群，因此，在提供健康服务的综合性和连续性方面，健康管理有待于进一步发展。在我国基层卫生服务体系工作内容中，健康管理服务应是其中的重要一项。

（三）健康管理服务与全科医生制度

无论是在美国、英国，还是在澳大利亚甚至我国台湾，全科医生制度自其发展之始就承担了国民初级卫生保健的任务。在英国和澳大利亚等实行国家医疗卫生服务体制的国家，全民都拥有自己的家庭医生，无论是疾病预防还是诊治，首先都要经过自己家庭医生的评估，根据实际需求，再由家庭医生决定是否进一步转诊至专科医生。随着社会老龄化的加剧、疾病谱与死因谱的改变、专科医学飞速发展以及民众个体需求的改变，家庭医生的作用也越来越不仅仅局限于看病治病，疾病风险评估和预防、慢性病防控等健康管理的相关内容也逐渐成为家庭医生的日常工作之一。在我国，健康管理服务是全科医生为居民提供基本医疗保健服务的重要内容。2011 年国务院出台的《国务院关于建立全科医生制度的指导意见》（国发〔2011〕23 号）中已明确提出：健康管理是全科医生的基本工作内容之一[①]。2016 年，国务院医改办等七部委联合印发的《关于推进家庭医生签约服务的指导意见》和 2018 年国家卫健委下发的《关于规范家庭医生签约服务管理的指导意见》中也指出，家庭医生团队要为居民提供基本医疗、公共卫生和约定的健康管理服务。因此，毋庸置疑，健康管理医疗服务是我国全科医生制度的重要内容。另外，随着社会经济的发展和疾病谱的改变，慢性非传染性疾病已经成为威胁我国民众健康的首位因素，居民对卫生服务有新的需求：希望医疗体系能够提供综合性的、连续性的、以预防为主的服务，全科医学和健康管理学应运而生。由全科医生提供健康管理服务，能够促进健康管理学科的蓬勃发展，将进一步有助于我国全科医生制度的建设，为全科医学发展和卫生保健制度建设添砖加瓦。

（四）全科医学在健康管理中的价值

1. 从健康管理角度看全科医学——由全科医生主导的社区健康管理

社区健康管理是基于健康管理基本理论之上，以全科医生团队为主导，有效利用社区内有限的社区卫生资源来满足居民对于健康基本需求的一种管理方式。全科医生在社区健康管理方面有着天然的优势：可以利用自身专业知识与基层医疗卫生服务机构相结合，在社区健康管理中扮演建档、体检、评估、干预、随访、教育等多种角色，更加合理有效地配置医疗资源，为居民提供更加便捷和优质的健康服务（全科医学服务与健康管理服务的差异详见表1）。

[①] Forster A. S., Burgess C., Dodhia H., et al.. "Do Health Checks Improve Risk Factor Detection in Primary Care? Matched Cohort Study Using Electronic Health Records". *Journal of Public Health*, 2016, 38（3）.

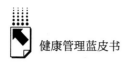
表1　全科医学服务与健康管理服务对比

比较项目	全科医学服务	健康管理服务
服务人员	全科医生	健康管理师等从业人员
服务内容	辖区居民全生命周期健康	需求者健康管理
服务对象	辖区居民	有健康管理需求的客户
服务模式	全程全方位连续服务	阶段性周期性服务
工作场景	基层卫生服务中心	健康管理中心/体检机构
服务目标	居民健康维护及促进	健康促进及维护
方法手段	疾病诊治/筛查/预防	健康体检/干预/维护
与医保关系	纳入医保体系	尚未纳入医保体系
健康投入与效益	投入低、效益相对高	投入低、效益相对高

因此，我国基层卫生服务体系中的全科医生，尤其是社区全科医生，应该是一名合格的"健康管理师"，能够肩负得起对居民进行全方位、全周期、连续性、综合性健康照护的重任。

（1）健康管理行业提高服务能力的需求。现阶段，我国的健康管理行业从业内容还是以体检为主，各类综合性公立医院健康管理（体检）中心以及非公立健康管理（体检）机构内部的医护人员往往来自其他各专科转岗，原业务范围比较局限。年轻的新进员工缺乏毕业后的类似住院医师规范化培训体系那样的统一方案的培养计划，尤其缺少全科医生培养中的"人、家庭为中心"的整体理念和临床逻辑思维训练，不利于体检后的主检报告、综合性健康状况和疾病风险评估的质量与准确性，以及后续的连续性照护。迫切需要用全科医学的理论、知识和技能来充实和发展，需要向优秀全科医生学习，相互促进，提升健康管理行业的业务能力。

（2）健康管理（体检）机构提升服务沟通能力的需求。2004年世界家庭医生协会提出了全科医生必须具备的六大能力：基层保健管理能力，以病人为中心的照顾能力，解决具体临床问题的技能，综合性服务能力，社区为导向的服务能力以及全面提供服务的能力。这六大能力的具备彰显了全科医生必备的优于其他任何一个专科医生的沟通协调能力。而这正是健康管理行业非常需要的技能。很多体检机构与体检客户缺少有效的沟通，不少机构重视各种客观的检验和医技检查，忽视医护人员对体检前问卷及体检时的病史、个人史、服药史等的询问和核查，体检客户也仅仅是通过电话或者网上预约套餐，等到约定时间体检结束便匆匆离开，这样的健康评估对于后续健康管理的开展是相当不利的，有必要学习社区全科医生良好的沟通协调技能，为健康管理服务对象提供更加个体化的、连续性、全方位的健康服务。

（3）开展体检后跟踪健康管理服务的需求。健康体检后的准确评估及管理将是健康管理发展的重点。目前各综合性医院的健康管理（体检）中心已经逐步开展，但人力资源无法满足所有体检者，还有很多独立体检机构由于能力有限无法实施，这就需要有承接方进行无缝对接，完成健康管理的闭环。体检者所在的社区卫生服务机构是承担这一职责的最佳选择。由健康管理（体检）机构与基层卫生服务机构联合构建健康管理联盟，发挥各自优势建立流畅的服务，共同管理服务对象的健康。

2. 从全科医学角度看健康管理——健康管理对全科医疗服务的促进作用

（1）结合健康管理的全科医疗服务的健康价值

健康管理的目的在于通过调动其服务对象的积极性，以有限的健康投入赢得最大的健康收益。与全科医学相比，在疾病筛查、危险因素识别干预、健康大数据分析等方面，健康管理学科与各种先进医学科学技术手段、方法结合更为紧密，能够跟紧时代潮流，有效推动医学科学技术的发展，从而进一步促进居民健康。全科医学为服务对象提供的初级卫生保健是覆盖全过程全生命周期的整体服务，是一种"从治愈到关怀"的转变，它更能体现医学艺术和医学人文的魅力[1]。从某种程度上讲，全科医学是一种照顾医学，全科医生是其服务对象的家庭健康代理人。在所有的医学学科中，全科医学是与患者以及患者家庭结合最为紧密、关系最为融洽的学科。将健康管理与全科医学实践相结合，有助于改善服务对象依从性，达到防治结合，促进预防前移，从而提高居民的生活质量和寿命。

---

① 祝墡珠、胡传来、路孝琴：《全科医学概论》，人民卫生出版社，2014。

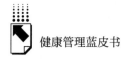

（2）结合健康管理的全科医疗服务的社会价值

医改至今，全国各地区的民众仍然诟病大医院"看病贵、看病难"，为了解决这一通病，卫生行政部门积极采取如分级诊疗、双下沉两提升、最多跑一次等各种举措，以保证医疗质量的同时方便百姓，但在各大医院仍有不少自身无法解决的瓶颈问题，以及医务人员普遍超负荷工作。这种情况下，医患双方对就医和执业环境尚难以达到较高的满意度，容易出现医患关系不和谐，甚至医患纠纷等一系列社会问题。同时，各城镇的社区卫生服务中心、农村乡镇卫生院的医疗服务能力在国家大力发展全科医学的各项政策支持之下，虽然已经取得了一定进步，但尚不能满足居民的初级保健需求。因此，各基层医疗机构需要发展，需要结合所担负的责任、自身各方面的条件，围绕当地百姓医疗健康实际问题进行创新。而健康管理和全科医学的发展为基层医疗发展带来了机遇：通过社区全科医生的规范化的岗位胜任力培养，加强对全科医生进行疾病健康危险因素识别、慢性病干预适宜技术、健康管理理念等方面实用技能的训练，有效提高基层尤其是社区卫生服务中心对辖区居民进行综合健康服务和健康管理的能力，有助于社区卫生服务中心的全科医生在提高临床诊疗水平的同时提升健康管理能力，更好地行使居民健康代理人的权利，有力提升基层医疗机构的形象，为患者提供更加全面、高效、便捷的初级卫生保健服务。

（3）结合健康管理的全科医疗服务的经济价值

健康管理的概念起源于国外，英国、日本、荷兰、韩国等国比我国积累了更为丰富的经验。与英国、荷兰等国实行的全民医疗、全民统一健康筛查管理不同，日本的健康管理行业和我国类似，也是采取政府部分主导的市场行为调节方式，除综合性医院的健康管理（体检）中心外还有众多社会化的独立的健康管理机构。此外，上述各国还有一个共同的特征，即健康管理与全科医学是紧密结合在一起的，尤其在英国、荷兰等英联邦国家，健康管理工作均由全科医生承担，各国实践经验表明，健康筛查和健康管理确实有效地降低了以慢性病为主的各类疾病的群体和个体的患病概率①②，切实节省了总体医疗费用，提高了人民生活水平。我国人口众多，且老龄化趋势越来越明显，在上海等相对发达地区，人群平均期望寿命已经达到了 78～80 岁。然而，与美国等发达国家动辄占 GDP 的 15% 左右的医疗投入相比，我国整体医疗费用的投入仅占 GDP 的 7% 左右，投入不足。与各临床医学专科建设相比，基层全科医疗和健康管理学科建设相对投入少，但可获得的持续性健康收益更高。对此，我国政府提出了预防为主的卫生政策，建立全科医生制度，大力发展全科医学，加强基层卫生建设，把卫生工作重心由"疾病治疗"向"疾病预防"前移，有助于减少总体健康投入，提高国民健康水平。

二 全科医学与全科医生发展现状

（一）全科医学发展现状

遵循原卫生部、教育部等部门陆续制定印发《全科医生规范化培养标准（试行）》《助理全科医生培训标准（试行）》等国家标准，全国各地逐步开展全科医生培训工作。2017 年 10 月，党的十九大报告明确要求：实施健康中国战略，加强基层医疗卫生服务体系和全科医生队伍建设。2018 年 1 月，国务院办公厅印发《关于改革完善全科医生培养与使用激励机制的意见》，围绕加快健全全科医生培养体系和创新使用激励机制提出了一系列重要的改革措施，为加快建立和完善中国特色的全科医生制度、全方位全周期保障人民群众生命健康提供了有力保障。

现今，我国的全科医学学科已经渐趋成熟，具有中国特色的全科医生培

---

① Forster A. S., Burgess C., Dodhia H., et al.. "Do Health Checks Improve Risk Factor Detection in Primary Care? Matched Cohort Study Using Electronic Health Records". *Journal of Public Health*, 2016, 38 (3).

② Stol Y. H., Asscher E. C. A., Schermer M. H. N. "What Is A Good Health Check? An Interview Study of Health Check Providers' Views and Practices". *BMC Medical Ethics*, 2017, 18 (1).

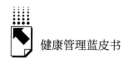

养体系已经初步建立，全科医生队伍加速发展壮大。据统计，2016 年底，我国合格全科医生达 20. 91 万人①，比 2012 年底增长了近一倍，实现了全科医生队伍发展的阶段性目标，为进一步建立分级诊疗制度、推进家庭医师签约服务提供了有力的人才保障。

（二）我国全科医生发展现况

1. 全科医生数量

前文已经述及，至 2016 年底，我国已有全科医生 20. 91 万人，占全部执业医师的 6% 左右。其中，取得全科医生各级培训合格证书的有 13. 15 万人，注册为全科医学专业的有 7. 76 万人，平均每万人口拥有 1. 51 名全科医生。近年来，国家鼓励其他医学专业向全科医学转岗，并出台政策完善全科医生培养和使用激励机制，预计人数将不断上升，逐步实现国家计划的到 2030 年每万名居民拥有 5 名合格的全科医生的目标。

2. 全科医生分布

（1）机构分布

我国全科医生主要分布于城市社区卫生服务机构和乡镇卫生院，另有少量分布于各级医院体系和医学院校，后面两类的全科医生人数相对较少，主要起全科教学和培养全科人才作用。其中，社区卫生服务机构的全科医生占 37. 4%（7. 83 万人），平均每家社区卫生服务中心（站）拥有全科医生 2. 28 人；乡镇卫生院的全科医生占 44. 4%（9. 28 万人），平均每家乡镇卫生院拥有全科医生 2. 52 人（见表 2）⑥。各级医院体系和医学院校内部的全科医生则占总全科医生的 18. 2%（3. 8 万人）。

（2）地域分布

我国各地区间的全科医学发展不平衡。东部地区人口密集、经济发达，

---

① 国务院：《国务院关于建立全科医生制度的指导意见》（国发〔2011〕23 号），http：//www. gov. cn/zwgk/2011 - 07/07/content_ 1901099. htm，2011 年 7 月。

表2　2016年我国机构全科医生分布情况

机构	全科医生数（万人）	占全科医生总量比重（%）	占执业（助理）医师比重（%）	每家机构拥有的全科医生数（人）
社区卫生服务机构	7.83	37.4	41.7	2.28
乡镇卫生院	9.28	44.4	20.4	2.52
其他	3.80	18.2	—	—

数据来源：国家卫生和计划生育委员会《2017中国卫生和计划生育统计年鉴》，中国协和医科大学出版社，2017。

全科医学整体较西部和中部地区发展更快。其中，东部地区拥有全科医生11.65万人（55.7%），中部和西部地区分别为5万人（23.9%）和4.26万人（20.4%）；东部地区每万人口全科医生数为2.03人，高于中部和西部地区的1.16人和1.14人（见图1）。东部地区注册为全科医学专业的全科医生数为4.75万人（61.2%），中部和西部地区分别为1.78万人（22.9%）和1.23万人（15.9%）（见图2）。全国各省份分布而言，浙江省、北京市、上海市的每万人口全科医生数较高，分别为4.04人、3.87人

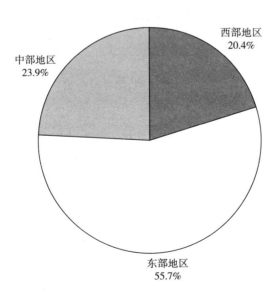

图1　2016年我国全科医生的地域分布情况

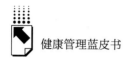

和3.29人；西藏自治区、陕西省、江西省的每万人口全科医生数则相对较低，分别为0.61人、0.72人和0.79人。

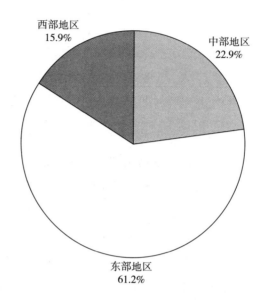

图2　2016年我国注册全科医生的地域分布情况

数据来源：国家卫生和计划生育委员会《2017中国卫生和计划生育统计年鉴》，中国协和医科大学出版社，2017。

（3）全科医生队伍结构

根据国家卫生健康委统计信息中心的调查数据，我国全科医生队伍中，男性占比略高于女性：男性占52.7%、女性占47.3%；全科医生年龄在35~44岁的占42.9%，其次为45~54岁，占26.2%，整体以中青年年龄段为主；全科医生的学历水平以大学本科和大学专科学历为主，分别占37.4%和38.4%，研究生学历的相对少；全科医生的职称以初级、中级为主，分别占54.8%和35.5%，高级职称相对较少。

3. 全科医生专业水平

由于我国全科医生制度建设起步略晚，经过30年的探索与实践，全科医生队伍建设已经取得了一定的成果。但是，与专科医师相比，全科医生专业水平尚不足。具体表现在：第一，目前基层卫生服务中的社区全科医生的临床水平还普遍不能满足周边群众的医疗需求，仍然存在"看个感冒也要往大医院跑"的现象。社区全科医生对于常见病、慢性病的管理服务技能有待于进一步加强。因此，目前社区全科医生的临床业务能力还无法满足三级转诊制度建设的要求。这方面，与历经百年建设的英国、加拿大等国的全科医生队伍尚无法比肩，任重道远。第二，基层医疗机构的教学能力普遍较弱。全科医生制度的建设，全科医学人才的培养，势必离不开临床带教老师们的努力。由于起步晚，我国的全科医生培养制度还需不断健全，要加大各高校医学院系的全科医学学科建设。毕业后学科教育包括全科医学住院医师规范化培训、全科医生转岗培训以及全科医学师资队伍建设正在不断规范和深化。随着人才培养相应制度的推进和实施，社区全科医生们的教学水平将得到逐渐提高。第三，科研能力不足。近年来，在中华医师协会全科医生分会等全科医生协会的倡导下，进行了一系列提高全科医生科研能力的举措，例如科研百强社区卫生服务中心榜的评比、全国青年全科医生联盟的成立、每年一届的全国全科医学学术交流年会和海峡两岸全科医生交流大会的召开，都有力推动了全科医生科研能力的发展。相信在国家政策的大力支持下和中华医学会、中国医师协会的全科医生分会等其他全科医学学术团体的带领下，我国全科医生的专业能力会更上一层楼。

三　全科医生健康管理服务发展现状

（一）支持政策利好

根据国家《"十三五"全国卫生计生人才发展规划》，到2020年，我国要通过各种途径培养30万名全科医生，总体要达到每千人口超过2.5名全科医生，逐步形成一支数量适宜、质量较高、结构合理、适应基本医疗卫生服务制度需要的基层医疗队伍。前文也已述及，目前我国全科医学进入了加速发展阶段：自2011年至今，国家出台了一系列政策促进全科医学事业的发展。现阶段，在上海等示范城市的带领下，全国正在推广社区家庭医师签

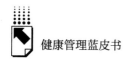
约服务。继国家医改办于 2016 年发布《关于推进家庭医生签约服务的指导意见》后，2018 年 10 月 8 日，国家卫健委又进一步下达了《关于规范家庭医生签约服务管理的指导意见》，意见中明确指出，健康管理服务、健康教育与咨询服务是家庭医生签约服务的重要内容。因此，在上述众多利好政策的支持下，健康管理和全科医学将更加密不可分，相互促进，协同发展。

（二）发展环境良好

在"互联网＋"时代以及人工智能时代的大环境背景下，健康管理学科各项疾病筛查和慢病管理的适宜技术得到了长足发展，各种数据管理平台层出不穷，也为健康管理学科和全科医学科的发展注入了新的活力。自2007 年新医改政策出台至今，国家出台多项宏观规划，涉及健康产业。2018 年，"健康中国"上升为国家战略，大健康产业将进一步推动国家经济发展。而大健康产业中的医疗部分将需要广大的健康管理（体检）服务机构和社区卫生服务中心去完成，其间大部分工作需要全科医生和各类健康从业者们的辛勤付出。无论是在社区卫生服务中心，还是在各类健康管理（体检）机构，全科医学和健康管理学的有机结合将迸发出更大的活力，有助于更好的体检前体检中咨询和体检后的随访管理服务，提升慢性病管理水平，提高体检客户和患者的满意度，从而更加有力地促进全科医学和健康管理学科的发展。

（三）制度机制改善

健康管理学作为一门新兴的、综合性医学学科，在我国，自 2007 年发展至今，已经走过了十余年。鉴于学科创建时间不长，体系相对不够完善，教育与人才培养尚处于较低水平，且目前尚未进入国家相关学科目录，但我国全科医学学科自 1986 年以来已经历 30 余年，特别是近年来国家实施新医改政策以来，大力推进全科医学的建设，目前已经形成相对完善的全科医学大学教育体系、全科医学住院医师规范化培训体系，以及偏远农村村医制度、城市社区卫生服务中心家庭医师签约制度等。全科医生是居民健康的

"守护人"，全科医生对辖区内的居民进行健康管理是他们天然的职责。2018 年 10 月 8 日，国家卫生健康委员会下达的《关于规范家庭医生签约服务管理的指导意见》中也明确指出，对签约居民进行健康管理是家庭医师签约服务的重要内容之一。接下来，可以预见的是，国家还将继续大力支持全科医学的发展，提高全科医生的专业水平和社会地位。因此，全科医生进行健康管理的制度机制已经大大改善。

（四）任务目标明确

全科医生为居民个体及其家庭提供的是综合性、连续性、可及性的医疗服务，其最终目的是守护个体和家庭的健康。全科医生通过对服务对象各项健康指标进行分析、管理，提供个体化的健康咨询及指导服务，以促进或维护健康，延缓慢性病进程，改善生活质量、延长寿命。因此，全科医生实施健康管理的目标很明确：（1）通过健康筛查，早期识别疾病并尽可能地消除潜在的危险因素，预防疾病发生，真正做到"预防前移"。（2）适时采用健康干预手段，促进亚健康的服务对象向健康转变，及时阻止疾病的发生。（3）通过健康干预和管理，让患者得到更加便利、有效的治疗，逐渐恢复健康。

（五）教育培训先行

《黄帝内经》云："上医治未病，中医治欲病，下医治已病。"然而，长期以来，我国的医疗重心均在"治病"方面，全科医学学科也不例外。纵观世界医疗历史的发展历程，在 20 世纪，整个医疗体系仍然处于疲于"治病"阶段。20 世纪后期，欧美经济发达国家率先开始重视疾病的预防，并卓有成效。现阶段，国家整体政策要求医疗重心前移，预防先行；经济发达地区的居民更是逐渐注重疾病的预防。由此，健康管理学应运而生并蓬勃发展。我国全科医学目前虽已经进入加速发展期，但是主要任务还是"治病"，在"治未病"方面的教育和培训尚不充分，全科医学专业水平还有待于继续提升，尚不能完全满足民众不断增长的健康需求。因此，为做好健康

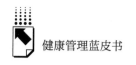
管理工作，全科医生首先要学习相关健康管理的新理念、新技术。

1. 以健康管理相关理念为指导

全科医生要充分认识健康管理是一种现代化的对群体或个体提供的有针对性或精准的健康服务，它是建立在现代管理技术模式和现代医学模式之上的，从社会、心理、生物全方位的医学角度来为每个服务对象提供健康保障，变被动的疾病诊疗为主动的健康管理，将科学的健康生活方式传导给健康的需求者，从而获取最大的健康收益。因此，全科医生在医疗卫生服务中必须强化自己的角色，加强"零级预防、健康干预、功能医学"等意识。

2. 掌握健康管理相关技术

（1）疾病风险评估技术。这是健康管理的起始点和重要内容，是后续进行健康干预、健康复评和健康随访的重要依据，是整个健康管理过程中起基石作用的一环。常用的风险评估相关技术有：各种心脑血管疾病、糖尿病、恶性肿瘤等慢性病风险评估技术；焦虑、抑郁等心理疾病评估技术；疲劳、乏力以及营养失衡等亚健康状态风险评估技术等。全科医生应掌握各种慢病、心理疾病等流行情况，运用各种疾病调查方法和风险评估技术，为后续的干预、随访等管理工作提供依据。

（2）健康风险因素干预技术。这是健康管理活动中体现成效的重要一环。健康干预主要是针对个人以及群体行为与生活方式进行。全科医生应运用运动处方技术、不良生活习惯纠正技术（包括戒烟戒酒干预技术等）、适当的心理干预技术、膳食营养改善技术等，对各种慢病的根本和可控原因进行处理，最大限度地促进和维护服务对象的身心健康。

（3）健康风险评估后连续服务技术。健康管理的目的是维护健康，疾病风险评估是健康管理的一个手段，但不是最终点，保持服务对象的健康才是我们追求的目标。健康风险评估后定期进行必要的健康干预—定期复评—必要时再次干预，这样循环往复的连续性服务模式既体现了健康管理的"预防为主"的健康宗旨，更充分彰显全科医学为民众提供卫生服务的综合性和连续性特点，是全科医生作为居民健康"守门人"必须掌握和擅长的卫生服务技能之一。

（4）心理管理技术。随着现代社会节奏的加快，人群普遍承受一定的心理压力，心理疾病频发；另外，我国心理卫生资源又相对薄弱。因此，必须重视心理管理。心理健康管理是健康管理中不可缺少的内容。常见心理疾病的管理是全科医生必须掌握的内容，而健康管理中各项心理评估和干预技术，也是全科医生必须精通的看家本领之一。通过个性化的焦虑、抑郁等心理测评，结合实际分析测评结果，针对性地采取合适的心理风险干预，维护服务对象的心理健康。

（5）科学研究技术。任何疾病的发生、发展均有一定的规律，健康风险评估的重点——心脑血管疾病、糖尿病、肿瘤等慢性疾病也不例外。对上述疾病的危险因素进行科学研究，可有助于早期识别和预防疾病，减轻国家和个人卫生负担；并有助于健康管理新技术的发展和新理论的开拓，提高管理质量和成效。

（6）运用互联网医学技术和人工智能技术。要实现以预防为主的医学策略，就应该将健康管理的被动干预模式改为"早期预警和主动干预"的模式，这就需要运用互联网医学技术和人工智能技术。将医院、个体与医疗设备整合起来，推进全新的现代医疗模式，通过机器学习，创建一系列慢性病筛查和管理模型，早期发现、预警并干预健康风险，以降低发病风险。

四　全科医学在健康管理服务中面临的问题与挑战

（一）全科医生自我学习和服务能力不强

近年来，我国卫生健康委统计数据显示，大医院"门庭若市"，门诊及住院人次持续增多，虽然许多基层医疗机构业务量有一定增长，尤其是比较发达地区城市的社区卫生服务中心，但部分乡镇农村卫生服务机构仍然"门可罗雀"，患者相对较少。大医院富集一大批优秀的医学人才，随之而来的是与国际接轨的先进服务理念和服务技术，各种因素影响推动下导致医务人员不断提高自身专业水平，患者自然纷至沓来；而基层的全科医生所在

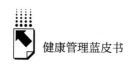

执业环境软硬件相对较落后，激励机制不到位，患者信任度不佳，缺乏大医院医师自我继续教育和业务发展的追求和欲望，不仅看不好常见急病，管不好慢病，更不知道如何科学"防病"。

（二）全科医生的服务动力不足

由于历史的原因和体制的关系，我国的医疗机构长期以"床位数量""门诊量""手术量""业务总收入"等作为医院等级、规模和临床科室比对的指标。新医改实施以来，上述情况已经有所扭转。但由于健康管理行业的作业内容整体上仍然以"体检"为主，无论是综合医院还是各种体检机构都是以追求体检业务量为主要目标，对于没有明确物价的、短期内看不见也摸不着收益的"健康评估后的管理"自然意兴阑珊。相应的从业人员在这方面也缺乏服务动力。随着家庭医生签约制度的试行，进一步优化签约医师的绩效考核方案，今后有望在这方面有所改善。

（三）创新模式和专业人才缺乏

以往全科医学学科在我国发展相对缓慢，全科医生社会地位不高，总体业务能力偏弱。现阶段迎来了全面发展的春天，但仍然面临诸多现实问题，如前期人才储备不足，学科体系建设尚在初级阶段，短期内还无法满足新兴的健康管理学科的发展要求和速度，造成相对滞后的状态，进行专业的健康管理的全科医生人才不足，虽有零星报道研究和探索基层健康管理的模式，但水平偏低，可采纳利用的不多，创新则更少。相信，随着全科医学和健康管理学科的不断发展，这种局面会逐渐改观。

五 全科医学健康管理的发展趋势与对策建议

（一）发展趋势

1. 全科医生参与下的健康管理体系将更加完善

健康管理学科体系、科学研究体系、医学互联网运用体系正在规范建立中。2018 年 10 月，国家卫生健康委印发了《关于进一步加强健康体检机构管理促进健康体检行业规范有序发展的通知》，有助于健康管理行业更加规范有序的发展。全科医生参与健康管理体系及工程的建设，根据个体不同的健康状况，建立健康档案，设计个体化评估包，进行健康评估。根据健康评估结果，给出具体健康干预措施和建议，并进行定期再次评估，形成良性循环。在全科医生的参与下，健康管理体系将更加完善。

2. 全科医生将是开展健康管理服务的主力军

一个优秀的全科医生首先是一名合格的临床医师，同时也是健康教育者、沟通者、守门人、管理者和组织协调者，具备娴熟的业务技能、强烈的人文情感和执着的科学精神，胜任各项社区卫生服务工作，这些正符合健康管理工作必须具备的基本素质。全科医学贯穿全程的人性化连续化服务的特点与健康管理的全程服务基本一致。全科医生作为社区卫生服务中心的核心成员，还需具备出色的管理能力，组织利用社区内各种医疗、非医疗资源，有助于健康管理服务的实施，同时服务人群面最为广大，因此全科医生必将是开展健康管理服务的主力军。

3. 智能化健康管理服务将成为主要方式

在"互联网 +"、人工智能的时代背景之下，各种"网络医院""云医院"层出不穷。医疗行为也早已不仅仅局限于医院、社区或者健康管理（体检）中心等特定的医疗场所，各种医学服务模式也越来越智能化和人性化。健康管理（体检）机构/中心内，不再是简单的体检项目叠加，将出现越来越多智能功能的个体化体检项目定制和预约系统、智能导诊或机器人引导体检和智能化（如人工智能语音等）检后解读、随访服务等。未来，在大数据和人工智能的支撑下，健康管理的服务能力和成效将大为提升。

4. 医疗健康大数据共享平台将成为重要支撑

健康管理是采集被管理者的各项健康指标，然后对其进行整理、分析，之后是对被管理者提出改进方案或进行干预。在整个健康管理的过程中，离不开"数据"。所有的一切健康干预措施的提出或者改进方案的指导实行都离不开健康大数据作为平台。全科医生或健康管理医师利用此平台大数据，

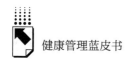

有助于进行常见疾病的发生、发展、筛查干预及诊疗的科学研究，也会促进健康管理方法、技术等的研究和开发。

（二）对策建议

1. 牢固树立以健康为中心的服务观念

无论是从事健康管理的医务工作者还是全科医生，在对辖区签约对象的日常管理中，不但管病，更要做好重要疾病危险因素的筛查和干预，必须牢记由"治病"为中心的医学服务观念向以"健康"为中心的服务观念转变，同时也要由只做社区个人或家庭健康调查登记和疾病筛查向进行健康风险干预管理的转变，这也是稳步提高全民健康素质和生活品质的主要策略。

2. 加快构建由全科医生为主导的健康管理服务体系

作为居民健康的"守门人"，健康管理是全科医生的天然使命。加快构建全科医生为主导的健康管理服务体系也是促进健康管理和全科医学学科和谐发展的重要方面，有助于更好地提升全科医生对居民进行健康管理服务的能力，有助于居民健康的促进。

现阶段，我国大力发展全科医学制度。社区全科医生是我国全科医学队伍的主力军，是我国居民健康的主要守护者；然而，社区全科医生的临床能力还有待于进一步提高，这其中也包括健康管理能力。社区全科医生应该转变观念，应在基层卫生服务机构大力推进健康管理（体检）机构/中心的建设，向优秀健康管理（体检）机构学习如何进行有效的居民健康管理，包括各种疾病早期预警、各种慢性病风险评估和筛查、体检后异常情况处理及连续性服务，以及居民健康数据的概括总结、优化研究等，以期更好地为城乡居民提供各种健康服务。

各健康管理（体检）机构也需要学习全科医学理念，将全科医学的"全人、全程"管理和"综合性、连续性"服务理念融会贯通于健康管理的各个过程中。浙江大学医学院附属第二医院国际保健中心和全科医学科一直致力于探索如何在与综合性三级医院专科竞争的过程中，扬长避短，真正发挥全科医学和健康管理的功能。经过十余年的协同发展，目前已建立了一支以全科医生为主体、专科医师为辅的满足健康管理和全科临床需求的医师队伍，创建了全科与健康管理融合发展的新模式，彰显了结合综合性医院和科室自身人员原专业优势的学科特色。近几年来，在全科医学与健康管理利好的发展政策和医院的支持下，科室成员以创业的心态，努力学习借鉴国内外经验，使得健康管理学科和全科医学学科齐头并进，相互促进：不仅医师的医疗健康服务能力得到不断提升，而且教学培训能力进一步加强，科研水平也有了长足的进步。从医院的边缘非重点科室蜕变成不可或缺的重要科室，具有相当的影响力和持续发展势头。

3. 积极在全科医生队伍中开展健康管理相关理论与技能的系统培训

全科医生对健康管理概念和有关技术还掌握不足，需要系统性进行健康管理学理论知识、管理范畴、常用方法、技术手段和服务流程等的培训。应建立适合基层全科医生的健康管理培训教程，使全科医生深刻了解健康管理内涵，更好掌握健康风险评估技术、健康危险因素干预技术、体检后连续服务、慢性病干预技术、心理管理技术、科学研究技术等健康管理相关技术。

4. 创新全科医生健康管理服务模式

全科医生开展健康管理服务要紧跟科技发展潮流，充分利用"云"数据＋互联网＋移动手段，开启智能化服务模式新时代，方便居民和医生的同时，更有助于后续利用大数据平台进行数据分析、干预处理以及双向反馈，形成良性数据循环和服务循环。

5. 建设国家和区域全科医生健康管理服务中心

率先在有条件的社区卫生服务中心大力发展规范的健康管理服务，在专业领域内起到带头作用和标杆作用，建立国家和区域的示范中心，带动后续整个基层健康管理服务的持续健康发展。

B.15
基于健康管理服务视角下商业
健康保险服务需求与挑战

李 石　王小轶*

摘　要： 我国商业健康险从 20 世纪 80 年代开始逐步发展，经过 30 多
年时间，随着经济发展稳中向好，经济结构不断优化，居民
收入水平不断提升，国民保险意识的不断强化，商业健康险
正在经历着蓬勃发展的黄金时期，健康险保费规模从 2011 年
的 691.72 亿元迅速增长到 2017 年的 4389.46 亿元。与此同
时，随着国民健康意识的提升，健康管理受到越来越多人的
关注，在此背景下，健康管理也成为商业保险公司研究的重
要课题，积极与健康管理服务行业深度融合，探索创新发展
模式，经过数年的发展，"保险+健康管理"的模式已经深
得人心。本文正是基于该行业背景，重温健康保险的起源与
发展，分析健康保险的发展现状及发展过程中面临的新机遇，
深刻分析了健康保险与健康管理深度融合中呈现的特点及形
式，也指出了存在的问题。最后，客观阐述了健康保险未来
发展面临的挑战及提出具体的建议。

关键词： 保险　商业健康保险　健康管理

---

* 李石，百年人寿保险股份有限公司个险发展部总经理、图易集团创始人，长期从事寿险产品
开发、营销与推动，以及健康管理服务方面的研究；王小轶，东北财经大学硕士，现就职于
百年人寿保险股份有限公司个险发展部，主要从事寿险产品研究和推动。

一　健康保险与商业健康保险服务的界定

（一）人身保险的由来

人身保险最早起源于海上保险。15 世纪后期，为了扩张北美殖民地，欧洲殖民者将大量的黑人奴隶贩卖到北美洲。在从非洲运送到北美洲的途中，由于船上条件恶劣，奴隶待遇极差，奴隶死亡是常有的事情，因奴隶死亡而遭受经济损失是奴隶贩不得不重视的问题，为了减少这种损失，奴隶贩把奴隶当作货物向保险公司进行投保，一旦黑奴死亡，保险公司将对奴隶贩进行补偿，发展到后来，船上的船员也可以投保，如果遇到意外伤害事故，可以从保险公司获得赔偿，这就是早期人身保险的形式。

19 世纪初，保险作为舶来品开始被引入中国。1805 年，英国商人在广州开设广州保险行，主要经营海上运输保险业务，这是中国的第一家保险公司。随着洋务运动的开展，民族保险业得以迅速发展，1865 年，中国第一家民族保险企业——义和公司保险行在上海成立，1899 年中国第一家人寿保险公司——永年人寿保险公司在香港成立。新中国成立后，1949 年 10 月 20 日中国人民保险公司成立，随着国家对工商业的整顿和改造，官僚资本的保险公司被政府所接管，外资保险纷纷撤离中国市场。

（二）健康保险的界定

1. 健康保险的由来与分类

在漫长的发展过程中，保险主要分为人身保险和财产保险两大类，简单理解，人身保险主要以人的身体和寿命为保险标的进行投保，而财产保险主要以货物、财物等物品为保险标的进行投保。

健康保险是从人身保险分支出来的一支独立险种。健康保险顾名思义与人的健康有关，是指以被保险人的身体作为保险标的，在被保险人遭受疾病或因意外事故而导致疾病或身故时的医疗费用支出和收入损失获得经济补偿

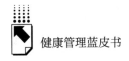

或给付的一种人身保险。健康保险根据其功能性，一般分为医疗保险、疾病保险、收入补偿保险和护理保险；根据其给付方式，一般分为给付型、报销型和津贴型。

疾病保险是健康保险中最具有代表性的险种，以重疾保险为主。重疾险的发明者其实并非保险公司的从业人员，而是一位南非的心脏外科医生——马里优斯·巴纳德博士（Dr. Marius Barnard）。巴纳德博士目睹了一位癌症患者原本成功接受了手术治疗，只要好好休息，完全可以康复，却因经济负担，不得不放弃休息，继续工作，在治疗不久之后，癌症复发，最终导致生命难以挽回的悲剧。这件事情深深地触动了巴纳德博士，作为医生可以治病救人，却无法解决患者因经济问题而放弃治疗的难题，因此巴纳德博士与南非一家保险公司合作设计出了一种保险产品，它能让患者在被确诊后，及时获得一笔保险金作为治疗、康复以及弥补收入损失的费用，由此诞生了重疾险。

2. 健康保险的作用意义

随着经济社会和医疗技术水平的不断发展，虽然疾病的发生率在逐年攀升，但是疾病的治愈率也在飞速发展。健康保险的存在正是基于这种现状，在人们不幸罹患疾病时给予必要的经济支持，以寻求更好的治疗方式，不至于"因病致贫"或"因病返贫"。正如重疾险在诞生之初就为了解决三个问题：治疗费用、康复费用和收入损失。

（三）商业健康保险的界定

1. 商业健康保险的内涵与范畴

商业健康保险是相对于社会基本医疗保险而言的，商业保险的经营主体包括寿险公司、财险公司以及专业健康险公司。

商业健康保险是商业保险公司通过疾病保险、医疗保险、失能收入损失保险和护理保险等方式对因健康原因导致的损失给付保险金的保险。商业保险公司经营的险种主要有疾病保险、医疗保险、失能收入损失保险、长期护理保险以及相关的意外医疗险等。

发展商业健康保险不仅仅是为了缓解社会医疗保险基金运作压力，更是满足广大消费者的个性化商业健康险需求。随着经济的发展，环境污染、生活工作压力等威胁健康的因素越来越多，加之医疗成本不断上涨，居民健康保障状况并不乐观。目前我国慢病患者已超过2亿人，因慢病死亡的人数占总死亡人数的比例高达86.6%，疾病负担占总疾病负担的70%以上。与此同时，由于人民的健康意识不断增强，广覆盖、低保障的社会医疗保险已经满足不了人们对健康保障的需求，而对个性化、定制化的健康保障产品有了明显的需求，这也激发了商业健康保险的蓬勃发展。

2. 商业健康保险的作用意义

发展商业健康保险迎合了社会的广泛需求，具有重要的现实意义。首先，在我国，商业健康保险与社会基本医疗保险互为补充，相互促进。商业保险的发展有利于与社会基本医疗保险衔接互补，形成合力，是我国多层次的医疗保障体系中不可或缺的环节；其次，商业保险的发展有利于满足消费者多层次的健康保障需求，是缓解医疗服务市场供需矛盾的重要手段；最后，发展商业健康保险有利于引入以需求为导向的健康管理理念和视角，进一步促进健康服务业的发展，为"健康中国2030"规划奠定坚实的基础。

二　我国商业健康保险的发展现状

（一）支持政策逐步完善

我国的商业保险是伴随着社会医疗保障体系的发展而不断完善的，两者相互依赖，共同发展。

国内保险业务从1979年开始逐步恢复，在基本医疗保险制度建立以前，商业健康保险的发展极其缓慢。伴随着1994年职工医保"两江"试点的开始，商业健康保险开始初步发展，推出的产品以重疾险为主。1998年，国务院颁布了《国务院关于建立城镇职工基本医疗保险制度的决定》，标志着社会基本医疗保险制度改革全面启动，此次改革为商业健康保险创造了极为

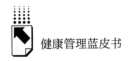

广阔的发展空间和历史机遇，商业健康保险迎来了它的第一个黄金发展时期，高端医疗险也是从这时候开始的①。

2008 年，伴随着新医改启动，大力支持与发展商业健康保险上升为国家战略，各项政策频频出台，利好政策不断。

2013 年国务院印发《关于促进健康服务业发展的若干意见》要求充分调动社会力量的积极性和创造性，力争到 2020 年基本建立覆盖全生命周期、内涵丰富、结构合理的健康服务业体系，健康服务业总规模达到 8 万亿元以上。

2014 年国务院印发《关于加快发展现代保险服务业的若干意见》明确提出到 2020 年我国保险深度（保费收入/国内生产总值）达到 5%，保险密度（保费收入/总人口）达到 3500 元/人，保险的社会"稳定器"和经济"助推器"作用得到有效发挥。

2014 年国务院办公厅印发《关于加快发展商业健康保险的若干意见》鼓励保险公司加大医疗险、疾病保险、收入失能险等险种的研发力度，大力发展与基本医疗保险有机衔接的商业健康险种。

2017 年保监会联合财政部、税务总局发布《关于将商业健康保险个人所得税试点政策推广到全国范围实施的通知》，标志着税优健康险在全国范围内推广实行。

随着国家政策的进一步支持，商业健康险迎来了一轮又一轮发展的高潮，正在逐步成为各家人寿保险公司销售险种、利润的主要贡献来源，商业健康险市场的争夺也越来越激烈。

（二）商业健康市场主体逐年增多，市场体系不断完善

我国保险法规定商业健康险的经营主体为寿险公司，但经过监管机构批准的财产险公司也可以经营短期健康险业务。目前我国商业健康险的市场经

---

① 赵斌：《商业健康保险发展历史和现状》，https：//www.zgylbx.com/index.php? m = content &c = index&a = show&catid = 10&id = 32915，2018 - 4 - 9。

营主体主要包括寿险公司、财产险公司以及专业健康险公司三大类①。截至2018 年 10 月，全国共有 96 家人身险保险公司、88 家财产险保险公司、7家专业健康险公司，基本形成了多种主体共同竞争的局面，但还是以寿险公司和财险公司为主，产品和服务占市场份额的 90% 以上，而专业健康险公司的产品和服务占比仅有 10% 左右。

随着中国保险市场的不扩大，市场经营主体不断扩充，商业健康险的保费收入增长明显。从 2011 年的 691.72 亿元增长到 2016 年的 4042.5 亿元，增长了近 5 倍。尽管，2017 年由于监管强化"保险姓保"的监管导向，市场规模增长率有所下滑，但是随着行业的转型升级，保障类的健康险已经逐步成为各家保险公司的主力产品，保费规模也正在逐步回升。

表1 2011~2017 年我国健康险原保费规模

单位：亿元，%

年份	健康险	
	保费收入	年增长率（%）
2011	691.72	2.10
2012	862.76	24.73
2013	1123.5	30.22
2014	1587.18	41.27
2015	2410.47	51.87
2016	4042.5	67.71
2017	4389.46	8.58

资料来源：《2017 年中国保险年鉴》。

（三）商业健康保险覆盖人群进一步扩大

随着健康险市场的不断发展，商业保险覆盖人群在深度和广度上都有所突破。从广度上来讲，保费规模的不断扩大意味着承保人次的扩张，2001 年我国

① 汪瑾：《商业健康险发展面临的机遇、挑战以及对策》，《上海立信会计金融学院学报》2018 年第 1 期。

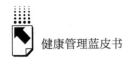

健康险承保人次首次超过 1 亿人次，而 2017 年这一数字已经上升到 9.2 亿人次。

从深度上来讲，商业健康险以人的健康和寿命为保险标的，考虑到保险公司的盈利性质，一般重疾险的承保人群均在 60 岁以下，并且投保时身体状况为健康的人群。随着我国人口老龄化越来越严重，特定慢性疾病人群在我国占比居高不下，单一的重疾险已经无法满足消费者的需求，在结合了国外经验后，国内保险公司开始尝试创新，近些年涌现出不少针对特定人群的健康险产品，包括专门针对 60 岁以上老人的产品、专门针对糖尿病患者的产品等。这些产品的出现不仅丰富了健康险市场的产品供给，而且可以惠及更多的人群，让更多的人获得保障。

（四）商业健康保险与健康管理的融合已成趋势

商业健康险蓬勃发展已经二十年有余，居民的保险意识已经有了进一步的提升。随着 2016 年《"健康中国 2030"规划纲要》和《"十三五"卫生与健康规划》的出台，居民对健康管理有了新的认识，并开始重视健康管理与商业健康保险发展的重要性。保险公司更是把握了这一重要历史机遇，纷纷开始研究如何将商业健康保险和健康管理有机结合，以赢得更多的客户、更广泛的市场。

2017 年保监会发布《健康保险管理办法（征求意见稿）》，对推动商业保险和健康管理服务融合起到了重要作用，使得这一发展趋势更加明朗。《征求意见稿》明确指出：保险公司可以将健康保险产品与健康管理服务相结合，提供健康风险评估和干预、疾病预防、健康体检、健康资讯、健康维护、慢性病管理、养生保健等服务，其分摊的成本不得超过净保险费的 20%。超过以上限额的服务，应当单独定价，不计入保险费，并在合同中明示健康管理服务价格。

目前在商业健康险市场上，各家险企都在积极尝试"保险＋健康管理"的模式，推出了不同的产品和服务，综合来看，有以下几种典型的形式①。

---

① 中国保险行业协会：《融合与创新：健康管理助力商业健康保险发展》，2017 年 6 月 21 日。

（1）细分市场。对客户进行区分，根据客户的健康状况提供不同的产品或服务，从而激发客户的健康意识。具有代表性的做法为在为定期寿险或重疾险定价时考虑被保险人是否吸烟，从而区分被保险人为优选体或者非优选体。优选体客户相比非优选体客户在保费支出上会有一定程度的优惠，优选体客户会有一种被奖赏的感觉，而非优选体客户会感觉自己因为吸烟而被加费。这一举措从保费支出的角度对客户进行了一定的筛选，对公司而言，一定程度上可以起到降低未来理赔率的作用；而对于消费者而言，通过保费刺激消费者要重视自己的身体健康，避免不健康的生活方式。

（2）通过可穿戴设备来对客户的健康状况进行检测，并给客户提供一定的保额优惠，从而激发客户的参与意识及自我健康管理意识。比如，国内某知名险企在一款重疾险设计中明确标明：被保险人可以参与其"指定的运动记录平台活动"，在前两个保单周年度内每日运动步数不低于10000步，则被保险人在第三个保单年度后罹患重疾可额外获得10%的保额赔付。这种形式，既可以增加客户的黏性，又可以激发客户的健康管理意识。

（3）与第三方健康管理平台合作，给客户提供健康咨询服务及就医安排服务。这种形式在险企中运用尤其广泛，保险公司给重疾保额或保费超过一定额度的客户提供一系列的服务，包括日常医疗电话咨询、预约挂号、国内知名专家电话咨询服务及手术安排、海外就医安排及相关服务等。这种形式作为商业保险的附加值服务，一方面可以起到宣传保险公司形象及促进销售的作用；另一方面与专业的健康管理公司合作，简单便捷、成本可控，因此备受险企欢迎。

三　我国商业健康保险面临的主要问题与挑战

（一）商业健康保险制约因素多，总体发展缓慢

近些年，我国商业健康险保费增速快速上升，与保险业整体快速发展密不可分，但由于商业保险发展制约因素较多，整体还处于起步阶段，发展水

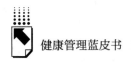

平较低，具体表现在以下几个方面。

1. 起步晚，底子薄

我国商业保险发展仅有 30 多年，尽管近些年发展势头迅猛，但许多人还不了解商业保险的意义，认为有了社保就不需要商业保险，保险意识远远落后于发达国家。可以从两个方面来看，从保险密度来看，2017 年全国保险密度为 2631.58 元/人，从保险深度来看，2017 年全国保险深度为 4.42%，也就是说全国 GDP 占比中保费收入仅占 4.42%，这一数字相比以前已经有了很大的提升，但是在发达国家，保险市场的深度已达 12%，保险密度高达 2000~3000 美元。可见虽然我国已经成为保险新兴大国，但国民的参保意识还有待进一步加强。

2. 地区发展不均衡

从地区来看，保费收入最高的地区集中在北京、长三角、珠三角这些发达地区，中西部地区则相对偏弱。从保险密度来看，2017 年我国保险密度前五的省市地区分别为北京、上海、江苏、广东以及浙江等发达省市地区，但值得注意的是，从保险深度来看，黑龙江、山西、辽宁欠发达地区也排名前列，保险深度超过 5%。这种现象说明商业保险的购买意愿与购买力并不完全等同，商业保险地区发展不均衡的背后不仅仅是经济发展水平不同，更与人口结构、教育水平、城镇化水平，社会保障财政支出、人群保险意识等社会性因素密切相关。

表 2　2017 年我国保险密度排名前五的省市地区

排名	省市地区	保险密度（元/人）
1	北　京	9090
2	上　海	6563
3	江　苏	4296
4	广　东	3914
5	浙　江	3841

资料来源：编者根据互联网数据整理。

表3　2017年我国保险深度排名前五的省市地区

排名	省市地区	保险深度（%）
1	北　京	7.05
2	黑龙江	5.75
3	山　西	5.50
4	辽　宁	5.33
5	上　海	5.27

资料来源：编者根据互联网数据整理。

3. 保险公司风险控制能力薄弱

健康险的经营涉及的范围比较广泛，从产品全流程来看，产品定价时需要大量的精算数据做支撑，投保时需要采用较为严格的核保机制，理赔时还需要与医疗服务机构进行对接。整个经营流程中对保险公司的风险管理要求较高、难度较大[①]。一方面，由于我国保险公司专业化运作经验尚且不足；另一方面，还需要防范投保人和被保险人的道德风险和逆选择。另外，防范医疗机构的道德风险也是保险公司难以控制的一类风险。保险公司的风险控制能力薄弱直接导致了商业健康险的赔付情况不容乐观，赔付率一直居高不下，保险公司盈利能力也受影响，客观上制约了健康险市场的发展。

（二）商业健康保险与医疗服务发展之间不平衡、不匹配问题突出

保险公司、医疗服务机构、消费者是商业健康险运行的三方主体，三者之间信息不对称，导致商业健康险市场中存在着大量的道德风险和逆选择。由于我国在医疗体制改革进程中存在诸多的历史遗留问题，医疗机构中"以药养医，以患养医"的现象仍然很严重，加之公立医疗机构在我国基本呈现垄断格局，健康险市场的市场化发展和医疗险服务发展并不统一，一定程度上助长了消费者和医疗机构逆选择和道德风险的发生。

---

① 江洁：《商业健康险的现状与挑战》，《中国金融》2018年7月16日。

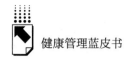
（三）商业健康保险险种少，服务单一

根据健康险的分类，疾病保险和医疗保险是我国健康险市场上的主要产品，而收入补偿保险和护理保险则长期缺位。

疾病保险以给付型的重大疾病保险为主，医疗保险则以费用补偿型为主，在国内健康险市场上，这两类保险虽然数量很多，每家公司至少有3~5款主打产品，但产品同质化现象非常严重，每家公司提供的附加值服务也大同小异，为了占领市场，只能进行价格竞争，一定程度上也影响了公司的盈利。

未来，健康险市场不仅需要补充收入补偿类保险和护理保险，更需要具有创新性的产品来满足客户的多样性需求。

（四）商业健康保险人才短缺

与银行、证券业相比，保险行业并非高学历人才的首选，随着保险业的不断发展，经营保险的主体越来越多，保险业人才显得更加匮乏，负责定价和风险控制的精算人才尤其缺乏。究其原因主要有以下几点。

（1）国民保险意识相对较差。与购买保险相同，金融背景的人才在找工作时，普遍首选银行、证券行业，认为进入银行和证券业更加体面，保险公司则是最后的选择。

（2）与银行、证券业相比保险业薪酬相对较低。银行、保险、证券作为金融三驾马车，待遇相差较大，据统计，从上市公司来看，2018年上半年，券商平均薪酬达到29.44万元，居首位；银行其次，平均薪酬9.09万元；而保险业最低，平均薪酬仅有6.35万元。

（3）精算考试难度较大造成保险公司关键岗位人才匮乏。保险公司的精算岗位一般需要通过精算考试才可以录用，而精算考试涉及数学、统计、金融、精算等相关知识，难度很大，通过率较低，一般的北美准精算师考试通过需要5~7年。

（五）商业健康保险同健康管理深度融合与协同发展不够

尽管我国许多商业保险公司已经开展了"保险＋健康管理"模式的探索，但目前来看，这种模式仍旧处于较低的发展水平，健康险与健康管理的融合有待进一步加深，主要表现在以下几个方面①。

（1）与健康险配套的健康管理服务的内容单一，同质化严重，缺乏针对性。目前保险公司提供的与健康险配套服务的健康管理以体检和健康咨询为主，可分为三大类：平台咨询类、特殊疾病类和高端定制类，其中平台咨询类占比最高。一般的形式为保险公司从健康管理公司采购相应的服务，包括体检预约、电话咨询、App 咨询、线上线下健康资讯及讲座等内容，这类服务面向普通大众，缺乏具体的针对性，体验一般。

（2）健康管理发展尚处于初期数据收集阶段。纵观国际成熟的健康管理模式，均是以庞大的数据量为支撑，而我国不论是健康管理还是健康险均处于起步阶段，数据量缺乏，并未建立起完整专业的健康管理流程，健康管理许多都流于形式，真正对健康的服务程度有限。

（3）数据收集质量参差不齐。保险公司和健康管理公司收集数据的手段主要是通过问卷或可穿戴设备。这两种收集数据的方式存在个人信息泄露的风险，而且市场上可穿戴设备的质量参差不齐，获得的数据精准度较低。

综上所述，"保险＋健康管理"的模式要想深入发展，保险公司和健康管理公司的融合需要进一步加强，不能仅停留在表面形式。

四　加快发展商业健康保险的对策建议

（一）加快出台发展商业健康保险的具体措施与办法

商业健康险的发展离不开良好的政策环境，每一次商业健康险的跳跃式

---

① 中国保险行业协会：《融合与创新：健康管理助力商业健康保险发展》，2017 年 6 月 21 日。

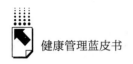

发展背后都有与之相关的政策出台。目前我国商业健康险市场险种单一，缺乏创新，在这种情况下，要想丰富险种类别，不仅需要出台相应的支持政策，而且需要出台详细的实施细则。

在健康险领域，以长期护理险为例，国内市场对长期护理险的需求非常旺盛，然而保险公司的产品供给却非常有限，这一供需矛盾比较突出。尽管在2016年人社部制定出台了《关于开展长期护理保险制度试点的指导意见》，正式确定在上海、长春、成都等15个城市启动长期护理保险制度试点，但收效甚微。未来应该进一步加快长期护理险试点的探索，出台详细的多角度支持政策，以便保险公司积极开展此类业务。

（二）加快构建商业健康保险专业化服务体系

健康险的经营与其他人身险的经营有所不同，不仅需要运用精算原理、严格的风险控制，而且必须依托专业的医药学技术、人才以及长期的医疗数据积累，才能进行专业的经营和管理。

从发达国家经验来看，许多国家将健康保险作为独立于寿险和财险的"第三方领域"，由专业的保险公司经营，并有明确的法律规定只有专业的健康保险公司才可以经营商业健康险。而国际上一些知名的金融保险集团如美国安泰保险，已经纷纷转型经营健康保险，可见专业化经营已经开始成为健康险发展的趋势。

从国内商业健康险发展的现状来看，商业健康险承担了全国90%以上的大病保险，覆盖人群广泛，关乎国民健康保障和医疗保障体系的平稳运行，需要长期稳健经营，专业化管理。而目前国内仅有7家专业健康险公司，这7家的市场占有额仅有10%左右，局面尴尬，大规模的寿险公司凭借雄厚的财力，挤压着专业健康险公司，致使健康险专业化经营一直未能建立。

加快构建商业健康险专业化的服务体系，有助于发挥专业健康保险公司的先天优势，让大病保险等业务管理更加精细、规范地经营，进一步提升健康险的保障作用。

（三）创先构建健康管理与商业健康保险的融合模式

商业健康险与健康管理的融合不能仅仅停留在体检、咨询等服务层面，必须加快融合进程和融合深度。目前，在国内成熟的保险公司已经开始建立属于自己的健康管理生态圈，以保险公司为核心，通过投资入股、并购等方式与医疗机构、医药企业、医疗技术企业、健康管理公司以及科技创新企业进行合作，整合不同的资源，旨在将单纯的销售健康险转变为一站式为客户提供健康管理解决方案的险种，提升健康管理的效率，真正为国民健康保障做出实质性的贡献。这种健康管理与商业保险公司结合的模式长远来看更加适合商业健康险的发展。这样深度的合作模式应该得到国家相关部门的大力扶持与关注，给予必要的资源匹配。

（四）加快商业健康保险的人力资源开发与人才培养

商业健康险的发展离不开专业化人才的培养，不仅需要专业的精算和管理类人才，而且需要招募具有临床医学背景的核保人员，并且在销售队伍上也要提高人才招募准入门槛。只有加快商业健康险专业人才的培养，才会给整个行业注入源源不断的新鲜血液，否则，行业竞争只会愈演愈烈。

首先，国家教育部门应该尽快开展商业健康保险的专业化教育，提升保险专业在整个金融、经济学专业的招生力度。其次，保险公司应该提高专业人才的薪资待遇及提供良好的职业发展路径，这样才能最大限度地留存专业人士。最后，保险公司在招聘销售队伍时，应该提高准入门槛，严格招聘规范流程，避免销售误导的发生。

（五）着力解决商业健康保险与健康服务相关业态之间的不平衡、不协调等突出问题

在我国，商业健康险的经营受银行保险监督管理委员会的监督和管理，监管环境比较严格，而健康管理服务业的发展并没有统一的监管和服务流程标准，这样就导致双方尽管发展迅速，但发展并不协调，很多资源无法匹配

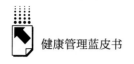

融合，形成更大的合力，作用于双方市场，造成一定程度的资源浪费。

要想解决此类问题，首先应该加快健康管理和健康保险业的顶层设计，将双方融合发展上升到国家发展战略层面，明确相关责任部门，制定相应的法律法规、出台相关政策，进一步规范各自发展。

其次，不论是健康保险还是健康管理服务，都是为国民健康服务，双方应该积极参与国家医疗卫生政策改革，加强与医疗机构的深度合作，推动新型合作模式的推广，建立跨行业的数据交流平台，以便进行高效的数据共享，更好地为国民服务。

最后，有针对性地借鉴和学习国外经验。一方面，提升健康管理数据采集的精确性和数据分析能力，将健康管理的数据运用于健康险的开发与设计中；另一方面，提高健康干预的效率和精准度，降低健康险的赔付率，共同推进达到双方和谐共赢的局面。

B.16
健康科技服务新动向

李 莹 王建刚*

摘 要： 凡是围绕和服务于人的生理和心理健康的科技咨询、科技信息和技术服务业即为健康科技服务。健康科技服务业具有科技性及服务性两大属性，既属于健康服务业，也同时是科技服务业的重要组成部分。随着健康中国战略的推进实施，健康科技服务得到了飞速发展，成为提高生物技术产业竞争力、推动医疗改革、提高国民健康水平、促进经济发展的重要手段。近年来，我国健康科技服务业发展势头良好，服务内容不断丰富，服务模式不断创新，服务质量和能力稳步提升。尤其是研究开发及其服务、检验检测认证服务以及创业孵化服务等方面取得了较大进展，具有巨大的发展前景。但总体上我国健康科技服务业仍处于发展初期，仍存在成果转化动力不足、服务体系不完善、人力资源缺乏等诸多问题亟待解决。

关键词： 科技服务业 健康科技服务业 生命科学与生物技术

---

* 李莹，医学博士，中南大学健康管理科，助理研究员，主要研究方向为心血管疾病健康管理；王建刚，临床医学博士，副主任医师，硕士生导师，中南大学湘雅三医院健康管理科行政主任，主要研究方向为心血管病防治。

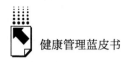
一 科技服务及健康科技服务相关界定

（一）科技服务的由来与发展

20 世纪中后期以来，伴随全球科技革命和经济发展浪潮，西方国家根据自身经济发展规律，不同程度地通过市场导向以及政府引导等手段，推进生产性服务业与制造业发展，逐渐形成人才智力密集、科技含量高、产业附加值大、辐射带动作用强的高端服务业。该服务类型在西方国家被认为隶属于新型知识密集型服务业，但在我国明确被命名为科技服务业[①]。

早在 1992 年，我国即在《关于加速发展科技咨询、科技信息和技术服务业意见》中明确将科技服务业定义为：科技咨询、科技信息和技术服务业的统称，同时指出科学技术是第三产业的重要组成部分。2014 年，由国务院发布了《关于加快科技服务业发展的若干意见》，首次对科技服务业进行了全方位的阐述，明确了其推动科技创新和科技成果转化、促进科技经济深度融合的客观要求，是我国调整优化产业结构、培育新经济增长点的重要举措。因此，可以说科技服务业起源于西方，但在我国得到了前所未有的大力发展。

经过 100 多年的历程，发达国家科技服务业已经得到了充分发展，全球产业结构已由"工业型经济"向"服务型经济"加速转型。数据表明，发达国家科技服务业目前已成为发达国家的主导产业和新型经济增长点，占GDP 的 7% ~ 10%。各国根据自身经济发展以及产业结构演变规律，已形成了基于本国现实情况的科技服务体系。根据张寒旭等作者在《科技服务业发展趋势及广东省的战略抉择》中的总结，目前国际上科技服务业主要包括以美国为代表的市场调节—政府支持模式、以欧盟为代表的市场驱动发展模式以及以日本为代表的政府直接支持模式三种。需要指出的是，无论何种

---

① 卢金贵、陈岩峰：《科技服务业简明读本》，暨南大学出版社，2013。

模式，政府都是科技服务业发展的核心要素之一，它们充分发挥了引领、推动科技服务业发展的职能①。

我国科技服务业起步较晚，但发展迅速，已成为国家推动经济发展、大力实施创新驱动发展战略的重要手段，在国民经济中的地位达到了前所未有的高度。20 世纪 90 年代，我国逐渐形成专业化的科技服务组织，科技服务业新业态逐步形成。"十二五"期间，检验检测认证、知识产权、科技咨询等专业科技服务和综合科技服务得到快速发展。党的十八大以来，创新驱动发展战略得到全面实施，全球创新指数排名从 2012 年的第 34 位跃升至 2018 年的第 17 位，科技服务业同时实现了跨越式发展。

（二）科技服务的范畴与分类

科技服务业是现代生产力的重要组成部分，是科技与经济结合最快、最活跃的领域之一，尤其在知识经济时代，科技服务业担负着改造和优化生产力的重任。广义的科技服务业，包括从事科技服务的新兴产业以及非独立机构的科技服务活动两类。前者是狭义的科技服务业，后者包括：①农业部门的科技活动；②采矿业部门的科技活动；③制造业部门的科技活动；④电力、燃气及水的生产与供应部门的科技活动；⑤非科技服务业的现代服务部门的科技活动。

科技服务业的分类是国民经济行业中的一大类别，即《国民经济行业分类》（GB/T4754 - 2017）中的 M 类（73 - 75）。分别是研究与试验发展（73）：自然科学研究与试验发展、工程和技术研究与试验发展、农业科学研究与试验发展、医学研究与试验发展、社会人文科学研究与试验发展；专业技术服务业（74）：包括气象服务、地震服务、海洋服务、测绘地理信息服务、质检技术服务业、环境与生态监测检测服务、地质勘查、工程技术与设计服务、工业与专业设计及其他专业技术服务等；科技推广和应用服务业（75）：包括技术推广服务、知识产权服务、科技中介服务、创业空间服务

---

① 张寒旭、邓媚：《科技服务业发展趋势及广东省的战略抉择》，电子工业出版社。

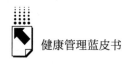

及其他科技推广服务。

2014 年国务院出台《关于加快科技服务业发展的若干意见》指出科技服务业重点为研究开发及其服务、技术转移服务、检验检测认证服务、创业孵化服务、知识产权服务、科技咨询服务、科技金融服务、科学技术普及服务和综合科技服务。鉴于该文件的指导性和权威性，以下重点根据该文件的分类进行介绍。

（三）健康科技服务内涵与范畴

我们认为，凡是围绕和服务于人的生理和心理健康的科技咨询、科技信息和技术服务业即为健康科技服务，是知识密集型服务业的代表。随着健康中国战略的推进实施，大健康理念的树立，健康科技服务得到了飞速发展。健康科技服务业具有科技性及服务性两大属性，既属于健康服务业，也同时是科技服务业的重要组成部分。

从《国民经济行业分类》上看，健康科技服务业涉及医学研究和试验发展（7340）、质检技术（745）（包含检验检疫、检测、标准化、认证认可等）、生物技术推广服务（7512）、知识产权（7520）以及科技中介（7530）等。近年来，我国健康科技服务业发展势头良好，服务内容不断丰富，服务模式不断创新，新型健康科技服务组织和服务业态不断涌现，服务质量和能力稳步提升。

根据《关于加快科技服务业发展的若干意见》的分类，我们认为目前健康科技服务主要包括研究开发及其服务、技术转移服务、检验检测认证服务、创业孵化服务、知识产权服务、科技咨询服务、科技金融服务、科学技术普及服务和综合科技服务。

（四）健康科技服务的作用意义

中国生命科学和生物技术发展发生着日新月异的变化，重大新药创制、精准医学研究、重大慢性非传染性疾病防控研究等科技重大专项陆续实施；医疗大数据、移动医疗兴起和迅速发展；基础研究、应用研究、技术开发不断产生价值，为健康管理的基础研究及关键技术的突破提供了有力的支撑。这些健康科技成果进行转化将成为国家推动经济发展、大力实施创新驱动发展战略的重要手段，为健康管理和慢病健康管理提供了中国解决方案和手段，同时为科技创新和产业发展提供支撑。

中共中央、国务院于2016年提出《"健康中国2030"规划纲要》，旨在推进健康中国建设，提高人民健康水平。报告指出发展基于互联网的健康服务，鼓励发展健康体检、咨询等健康服务，促进个性化健康管理服务发展，探索推进可穿戴设备、智能健康电子产品和健康医疗移动应用服务等发展。"十二五"期间我国服务业增加值占GDP的比重已达到50%左右，其中健康服务业也呈现快速增长趋势。由此可见，健康科技服务在科技服务甚至经济发展中占据重要位置。

二 我国健康科技服务的现状

（一）研究开发及其服务

研究开发是科技创新的基础，也是科技服务最基本的服务领域。我国历来重视卫生与健康科技创新工作。目前我国研发服务大多由高校、科研院所和其他研究机构承接，为科技创新事业贡献了重要力量。过去的一年中，生命科学与生命技术发展迅速，在基因组测序及其关联分析、结构生物学、干细胞等领域占据一定优势地位，在免疫学、神经生物学、表观遗传学等领域取得了突破性进展，无论是基础前沿还是转化应用的发展速度均显著高于全球平均水平[1]。

国家不断加大对健康科技研究的投入力度，支持开展多种形式的基础研究、应用研究。2018年科技部重大专项支持的项目中与健康管理相关的项

---

[1] 科学技术部社会发展科技司、科学技术部中国生物技术发展中心：《2017中国生命科学与生物技术发展报告》。

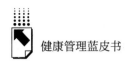

目包括精准医学研究 6 项，重大慢性非传染性疾病防控研究 10 项，生殖健康及重大出生缺陷防控研究 4 项，蛋白质机器与生命过程调控 15 项，生物安全关键技术研究 5 项，生物医用材料研发与组织器官修复替代 18 项，数字诊疗装备研发 4 项（见表 1）。

表 1　2018 年国家重点研发计划与健康管理相关的研究立项清单

专项名称	项目名称	项目负责人	中央财政经费（万元）
"精准医学"	医学生命组学数据质量控制关键技术研发与应用示范	杜红丽	1546
"精准医学"	面向临床的糖组学和糖蛋白质组学高效分析技术研发	顾建新	1569
"精准医学"	精准医学大数据的有效挖掘与关键信息技术研发	张学工	1433
"精准医学"	精准医学大数据的有效挖掘与关键信息技术研发	吕晖	1475
"精准医学"	基于实时高空间分辨率和多模态图像融合技术的食管癌临床诊疗方案研究	单鸿	1923
"精准医学"	精准医疗临床决策支持系统研发	李全政	2462
"生殖健康及重大出生缺陷防控研究"	早孕期自然流产病因学及临床防治研究	林羿	1500
"生殖健康及重大出生缺陷防控研究"	重大胎儿疾病宫内诊断和治疗新技术研究	段涛	1247
"生殖健康及重大出生缺陷防控研究"	线粒体遗传疾病治疗的辅助生殖新技术研究	匡延平	2952
"生殖健康及重大出生缺陷防控研究"	胚胎植入前遗传学诊断新技术研究及规范化研究	姚元庆	2642
"重大慢性非传染性疾病防控研究"	多病种联动综合防控技术集成策略、组织管理模式研究	凤玮	1404
"重大慢性非传染性疾病防控研究"	中南地区慢病防控科技综合示范研究	唐其柱	1860
"重大慢性非传染性疾病防控研究"	西南地区慢病防控科技综合示范研究	何俐	1786
"重大慢性非传染性疾病防控研究"	西北地区慢病防控科技综合示范研究	施秉银	1808

专项名称	项目名称	项目负责人	中央财政经费（万元）
"重大慢性非传染性疾病防控研究"	东北地区重大慢病防控科技综合示范研究	闻德亮	1632
"重大慢性非传染性疾病防控研究"	重大慢病流行病学监测大数据平台构建和关键技术研究	李新华	2154
"重大慢性非传染性疾病防控研究"	2型糖尿病临床研究大数据与生物样本库平台	王卫庆	1792
"重大慢性非传染性疾病防控研究"	呼吸系统疾病临床研究大数据与生物样本库平台	郑劲平	1498
"重大慢性非传染性疾病防控研究"	神经变性病临床研究大数据与生物样本库平台建设和应用研究	陈彪	1500
"重大慢性非传染性疾病防控研究"	恶性肿瘤规范化早诊早治关键技术集成及应用体系建设研究	赫捷	4862
"蛋白质机器与生命过程调控"	脂滴及互作细胞器的新型蛋白质机器与脂质稳态调控	李蓬	2759
"蛋白质机器与生命过程调控"	GPCR结构解析、配体发现以及信号转导机制研究	赵强	2674
"蛋白质机器与生命过程调控"	与非编码小RNA的生成、分泌和吸收相关的新型亚细胞器中的蛋白质机器研究	曾科	2553
"蛋白质机器与生命过程调控"	高致病性病毒转录复制过程关键蛋白质机器的功能和干预机制	陈新文	2838
"蛋白质机器与生命过程调控"	重要寄生虫感染与致病过程中关键蛋白质机器的结构和功能解析及干预研究	江陆斌	1647
"蛋白质机器与生命过程调控"	T细胞免疫应答新型关键蛋白质机器的功能与机制研究	曹雪涛	2863
"蛋白质机器与生命过程调控"	细胞分辨率的人体器官蛋白质组的解析与应用	张普民	1621
"蛋白质机器与生命过程调控"	蛋白质糖基化的化学标记与功能调控	陈兴	2671
"蛋白质机器与生命过程调控"	蛋白质机器动态、原位结构的整合方法学研究	唐淳	1664
"蛋白质机器与生命过程调控"	遗传性血液病蛋白质机器及标志物的发现与机制研究	王福俤	1720
"蛋白质机器与生命过程调控"	抑郁相关神经递质膜受体蛋白质机器促进胃癌侵袭转移的分子机制及靶向干预研究	欧阳勤	494

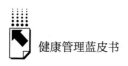

续表

专项名称	项目名称	项目负责人	中央财政经费（万元）
"蛋白质机器与生命过程调控"	肠道病原微生物免疫识别的分子机制和结构基础	朱书	440
"蛋白质机器与生命过程调控"	基于 GPCR 和离子通道结构的动态调控机制研究与变构调控分子发现	张海涛	464
"蛋白质机器与生命过程调控"	核受体降解相关蛋白质机器及靶向干预	李振斐	460
"蛋白质机器与生命过程调控"	线粒体融合的机理及其在 T 细胞肿瘤免疫治疗中的应用	高嵩	468
"生物安全关键技术研究"	突发急性和烈性传染病临床救治关键技术研究	赵金存	2904
"生物安全关键技术研究"	特殊生物资源监测与溯源技术研究	周日贵	1776
"生物安全关键技术研究"	生物安全四级实验室关键技术及设备研制	徐新喜	2908
"生物安全关键技术研究"	生物安全相关核心计量技术和标准物质研究	王晶	1797
"生物安全关键技术研究"	生物安全高效应对产品研发技术体系研究	步志高	2593
"生物医用材料研发与组织器官修复替代"	基于纳米簇新型材料的生物学效益及其仿生装配复合组织的基础研究	唐睿康	1328
"生物医用材料研发与组织器官修复替代"	生物材料与组织工程制品调控的免疫微环境对组织再生的影响及机制研究	吴成铁	1290
"生物医用材料研发与组织器官修复替代"	植入材料物理特性对细胞行为、组织结合与再生的调控作用及其分子机制	邓旭亮	1258
"生物医用材料研发与组织器官修复替代"	肌肉 - 骨骼系统修复材料和植入器械及其表面改性的工程化技术	叶招明	1246
"生物医用材料研发与组织器官修复替代"	心脑血管系统修复材料和植/介入器械表面改性关键技术研究及产品开发	欧阳晨曦	1149
"生物医用材料研发与组织器官修复替代"	医用级海洋源生物材料绿色规模化生产及先进功能产品研发	秦益民	1089
"生物医用材料研发与组织器官修复替代"	促进典型软硬组织再生的系列纳米生物材料制备及载药技术	张胜民	1187
"生物医用材料研发与组织器官修复替代"	生物力学调控组织再生核心技术研发及其临床应用转化	刘伟	1173

续表

专项名称	项目名称	项目负责人	中央财政经费（万元）
"生物医用材料研发与组织器官修复替代"	关节软骨再生性植入材料研发及功能评价	樊渝江	1163
"生物医用材料研发与组织器官修复替代"	角膜再生性材料制备暨有序组装关键技术与产品研发	王智崇	1076
"生物医用材料研发与组织器官修复替代"	新型高分子眼科功能性植入材料的研发和应用	范先群	1136
"生物医用材料研发与组织器官修复替代"	可诱导韧带再生的高强度植入物系统的研发	赵金忠	1246
"生物医用材料研发与组织器官修复替代"	纳米生物活性玻璃新型骨重建材料及产品研发	张长青	1267
"生物医用材料研发与组织器官修复替代"	基于 hiHep/HepGL 细胞和 ZhJ-Ⅲ 装置的混合型人工肝系统的构建与开发	潘国宇	1413
"生物医用材料研发与组织器官修复替代"	人红细胞代用品－戊二醛聚合猪血红蛋白中试工艺优化及功能评价	朱宏莉	1158
"生物医用材料研发与组织器官修复替代"	生物功能化新型医用金属材料及其产业化	李岩	1296
"生物医用材料研发与组织器官修复替代"	新型医用金属材料及植入器械产品标准及其审评科学基础研究	刘斌	865
"生物医用材料研发与组织器官修复替代"	成都生物医学材料产业示范园	蒋青	2777
"数字诊疗装备研发"	基于区域医联体模式的国产创新诊疗设备应用示范	梅浙川	1932
"数字诊疗装备研发"	基于创新国产诊疗装备的贫困地区医疗健康一体化服务规模化应用示范	王宇明	1753
"数字诊疗装备研发"	基于国产创新设备的消化道早癌筛查和宫颈癌诊疗应用示范研究	谢明星	1888
"数字诊疗装备研发"	国产创新数字诊疗装备区域协同分级诊疗服务模式和临床路径的建立与示范	王传新	1943

2011～2016 年，我国生物医药领域在国内外主要检索工具收录的科技论文逐年增加，其中临床医学、基础医学以及生物学论文数量增长迅速（见图1）。2016 年我国在国内外主要检索工具收录的科技论文 265469 篇，

其中生物科技约占 35% 。2017 年我国高水平的研究实现新的突破，以国内科研机构为主要完成单位发表的研究型高水平（Cell、Nature 和 Science 杂志）论文共计 69 篇，较 2016 年增加约 33% 。我国科学技术部评选的中国科学十大进展中有 3 项与生命科学有关。

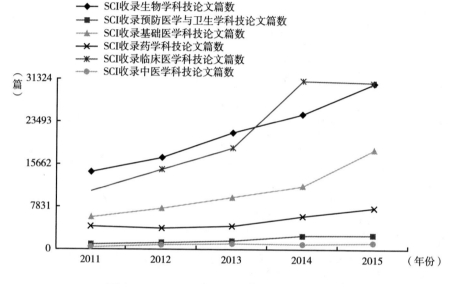

图1　2011～2015 年生物医药领域发表论文数

资料来源：国家统计局。

科技部为加强临床转化研究，目前已在 11 个疾病领域布局了 45 个国家临床医学研究中心，同时搭建了联合 260 个地级以上城市的 2100 余家医疗机构的协同创新网络。各地方临床医学研究中心的疾病领域和区域布局也在进行中，已建有近 200 个省级临床医学研究中心。例如辽宁省，从 2013 年开始开展了省临床医学研究中心建设工作。目前已在恶性肿瘤、心血管疾病、神经系统疾病等 15 个疾病领域布局建设了 34 个中心，分布在全省 13 家医院。2017 年，西藏自治区医疗卫生领域科技创新的转化共填补西藏空白新技术、新项目 398 项，132 种常见高原病、地方多发病的治疗得到解决。

近年来，随着国际大型合作研究组织（Contract Research Organization，

CRO）企业纷纷进入中国，我国新药研发水平不断增强。根据 Pharmaprojects 统计，中国已经取代日本，成为亚洲最大的新药研发国。与此同时，我国本土 CRO 行业澎湃发展，短短 20 年间形成了数百家 CRO 企业，行业增速高于全球水平；生物制药能力也急剧增加，据初步测算，中国生物药总产能将超过 160 万 L。值得一提的是，GEN 网站在一篇分析中国生物药生产的文章中指出，由于缺乏相似性检验、严格的 GMP 标准及临床对照试验，中国的药物严格意义上甚至不能称为类似药。2015 年 7 月 22 日，国家食品药品监督管理总局对即将批准生产的 1622 个药品展开了"史上最严格"的自查与核查，仅 1% 的通过率暴露了我国现行市售药品存在的质量隐患。2016 年 3 月 5 日，国务院办公厅发布《关于开展仿制药质量和疗效一致性评价的意见》。由此，一致性评价的大幕正式拉开，提高仿制药质量已上升为国家战略，中国生物药企业发展任重道远。

（二）技术转移服务

随着改革开放的兴起，技术转移从国外传入我国，以多种形式在我国各地区、各行业中演变和发展。2007 年，科技部、教育部、中国科学院联合实施了"国家技术转移促进行动"，技术转移机构开始进入快速发展时期。根据《2015 全国技术市场统计年度报告》，我国技术交易规模稳步增长，占据全国 GDP 的 1.45%。全国技术合同成交额达到 9835.79 亿元。技术开发、技术咨询、技术转让及技术服务四类合同均呈现增长态势，其中技术服务合同成交金额居首位，占全国技术合同成交额的 51.43%。技术转让增长迅猛。生物、医药和医疗器械相关技术合同成交额为 510.7 亿元，占 5.2%，列第 7 位。随着健康中国的战略实施，生物技术已在新一轮科技革命及产业革命中占据重要位置，生物、医药以及医疗器械技术转移不断增加。以上海市为例，据统计，2018 年 1～7 月，生物、医药以及医疗器械技术合同 2341 项，占 21.6%，交易额 51.13 亿元，占总交易额的 8.5%。

2008 年，科技部为促进和规范技术转移，组织开展国家级技术转移示范机构认定工作。目前已分六批次确定清华大学国家技术转移中心等 455 家国家技术转移示范机构。从机构属性分布上看，高校、科研院所的国家技术转移示范机构数量最多，企业类型的示范机构还有待加强。从机构专业技术领域分类看，共有 18 家国家级专门从事生物医药领域的技术转移示范机构（见表 2）。同时各省市也纷纷开展省市级技术转移示范机构。以云南省为例，先已认定昆明医科大学技术转移中心、云南中医学院生物医药技术转移中心等 12 家技术转移机构为第一批云南省技术转移示范机构。

表 2　生物医药领域国家技术转移示范机构

序号	单位	序号	单位	序号	单位
1	上海新生源医药研究有限公司	7	北京华创阳光医药科技发展有限公司	13	北京大学医学部技术转移办公室
2	上海市生物医药科技产业促进中心	8	武汉光谷新药孵化公共服务平台有限公司	14	新疆民族药关键技术及工艺工程研究中心
3	四川西部医药技术转移中心	9	新医药北京市技术转移中心	15	天津泰普医药知识产权流转储备中心有限公司
4	南京中医药大学技术转移中心	10	吉林省创新医药公共服务平台有限责任公司	16	山东省医学科学院药物研究所
5	济南百诺医药科技开发有限公司	11	中国科学院广州生物医药与健康研究院	17	武汉生物技术研究院
6	北京科信必成医药科技发展有限公司	12	北京蛋白质组研究中心	18	中国中医药科技开发交流中心

在保障机制上，为推进科技成果转化，国家颁布有关配套政策法规，持续完善技术转移服务体系。2015 年 10 月 1 日，新修订的《中华人民共和国促进科技成果转化法》正式施行，2016 年 4 月 21 日，国务院办公厅印发了《促进科技成果转移转化行动方案》。各省市也及时制定和修订有关配套政策法规，如 2015 年 10 月，湖北省出台了《推动高校院所科技人员服务企业研发活动的意见》。广东省通过与教育部、科技部、工信部、中国科学院、中国工程院建立"三部两院一省"多主体协同创新合作关系，同时构建了"三大推进机制""四大保障体系""五大创新模式"的配套执行保障机制。

打造广东省重大科技成果转化数据库，目前已有 7000 余项成果及需求入库，成为广东省重要的成果转移转化服务平台。

（三）检验检测认证服务

检验检测是服务经济社会发展的国家质量基础，医学检验在检验检测中占据重要位置。近年来随着国家政策的一再利好，医疗服务需求快速增长、医疗机构寻求成本控制、新医学诊断技术快速发展等原因，三方检验发展迅猛，前景广阔。

在政策支持上，2013 年国务院发布《促进健康服务业发展的若干意见》，明确指出大力发展第三方服务，引导发展专业的医学检验中心和影像中心，鼓励药学研究、临床试验等生物医药研发服务外包；2015 年国务院在《关于推进分级诊疗制度建设的指导意见》中，强调整合推进区域医疗资源共享，探索设置独立的区域医学检验机构、病理诊断机构、医学影像检查机构；2016 年卫计委在《关于推进分级诊疗试点工作的通知》中同样提出探索设置医学影像诊断中心、医学检验实验室等独立医疗机构，实现区域资源共享；同年卫计委再次发文，出台《医学检验实验室基本标准和管理规范（试行)》制定了医学检验实验室的相关标准和规范；2016 年国务院发布《关于进一步推广深化医药卫生体制改革经验的若干意见》中指出鼓励社会力量按有关规定建立独立的医学检验、医学影像诊断机构。

我国的第三方医学检验机构始于 20 世纪 90 年代。2013 年，国务院提出促进健康服务行业发展的若干意见后，我国第三方医学检验进入爆发式增长。2016 年 4 月，我国已有 245 家第三方医学检验所，其中的 107 家就是在那两年内新成立的。市场份额从 2010 年的 10 亿元跃升至 2016 年的 70 亿元，每年有 30% 的增长幅度。

（四）创业孵化服务

在创新驱动发展战略背景下，国家高度重视创新创业活动，鼓励地方设立创业基金，对众创空间等的办公用房、网络等给予优惠，大量资源开始向

创新创业以及孵化领域聚集。各地区也纷纷予以支持，例如广东省政府
2015 年出台了《关于加快科技创新的若干政策意见》，明确提出各地级以上
市每年可安排一定比例的全市计划用地作为科技企业孵化器建设用地。2016
年出台《关于加快众创空间发展服务实体经济转型升级的实施意见》，指出
综合运用无偿资助、业务奖励等方式，对众创空间的办公用房、用水、用
能、网络等软硬件设施给予补助。

2017 年国家级科技企业孵化器共计 988 家，其中以生物医药为主体的孵
化器 32 家，包括天津国际生物医药联合研究院有限公司、西安联创生物医药
孵化器有限公司、中山健康基地孵化器管理有限公司、北京中关村上地生物科
技发展有限公司等（见表 3）。以 2005 年成立的西安联创生物医药孵化器有限公
司为例，目前拥有总面积达 3.7 万平方米的孵化基地、1200 平方米开放性共享
生物医药专业实验室，已建成多个技术服务平台、研发中心、临床前研究及产
业化基地；全年孵化、服务区域内生物医药企业 220 家，累计转化科技成果 130
项，毕业企业达到 53 家。由此发起的西安生物医药公共服务平台始建于 2005
年，由新药研发、转化医学、天然药物、GMP 中试等四大专业公共服务平台组
成，平台总建筑面积 9000 余平方米，设备总投资 7200 余万元，为药品研发及降
低产业化风险，减少企业研发、检测成本，以及为生物医药研发与检测、新剂
型开发、成果产业化、动物实验等提供专业、便捷、集中的技术支撑与服务。

表 3　生物医药领域国家级科技企业孵化器

序号	企业	序号	企业	序号	企业
1	天津国际生物医药联合研究院有限公司	6	西安联创生物医药孵化器有限公司	11	中山健康基地孵化器管理有限公司
2	北京中关村上地生物科技发展有限公司	7	北京中关村生命科学园生物医药科技孵化有限公司	12	上海聚科生物园区有限责任公司
3	苏州科技城生物医学技术发展有限公司	8	滨海县宏智生物医药科技创业园管理有限公司	13	江苏华创医药研发平台管理有限公司
4	山东诚创医药技术开发有限公司	9	山东博科生物产业有限公司	14	青岛蓝色生物科技园发展有限责任公司
5	山东国际生物科技园发展有限公司	10	潍坊高新区生物医药科技产业园管理办公室	15	武汉光谷新药孵化公共服务平台有限公司

序号	企业	序号	企业	序号	企业
16	武汉光谷生物医药孵化器管理有限公司	22	武汉高科医疗器械企业孵化有限公司	28	武汉生物技术研究院管理有限责任公司
17	冠昊生命健康科技园有限公司	23	广州大学城健康产业科技园投资管理有限公司	29	深圳生物孵化器管理中心
18	成都天河中西医科技保育有限公司	24	云南创新生物产业孵化器管理有限公司	30	辽宁药都发展有限公司
19	南京鼎业百泰生物科技有限公司	25	南京生物医药谷建设发展有限公司	31	江苏仙林生命科技创新园发展有限公司
20	常州生物医药孵化器有限公司	26	海门临江生物医药科技创业园有限公司	32	江西桑海生物高科孵化器发展有限公司
21	广州国际生物岛科技投资开发有限公司	27	珠海康德莱医疗产业投资有限公司	33	绵阳高新区生物医药孵化器有限公司

（五）知识产权服务

2012～2016 年医药卫生领域专利申请受理量呈快速增长趋势，2016 年受理专利 160013 项，授权 57041 项（见图 2、图 3）。从专利分类看，我国在包含酶或微生物的测定或检验方法的专利申请数量最多，其次分别为突变或遗传工程、微生物本身、基于多于 20 个氨基酸的肽以及酶学或微生物学装置（数据来源：Innography 数据库）。

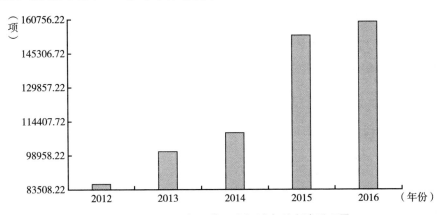

图 2　2012～2016 年医药卫生领域专利申请受理量

资料来源：国家统计局。

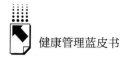

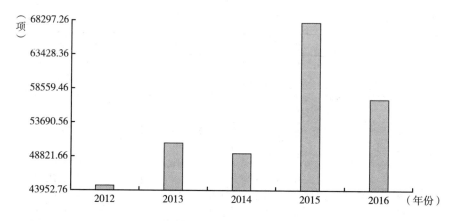

图3　2012～2016年医药卫生领域专利申请授权量

资料来源：国家统计局。

（六）科技咨询服务

健康科技咨询服务业是现代服务业的重要组成部分，它是智力高度集中的知识生产活动。发展健康科技咨询服务业可助力当地经济、促进医药卫生发展以及企业技术进步。健康科技咨询的核心作用是通过提高人的创新能力和决策水平来推动医药卫生事业快速、可持续发展。目前健康科技项目咨询工作主要分为两方面，一是针对相关企业提供咨询服务，如提供健康相关市场发展现状和趋势分析；二是为政府决策做相关的智力支持。如参与政府计划科研项目研究、热点发展行业分析以及一些关于科技创新、成果转化等方面的软课题研究。近年来健康科技咨询服务业发展较慢，仍有较大的发展空间，为国家及相关企业提供咨询服务。

（七）科技金融服务

2017年，在全球经济危机、投资市场遇冷等情况下，我国生命科学领域因受到"健康中国2030"规划等国家利好政策影响，投资数量持续增长，为455起，473亿元，融资项目均额10407亿万元。从分类上看，医疗信息化、科技医疗、药械消费以及流通渠道四个方面有所增加，而其他方面出现下滑，特别是医疗设备、大健康、寻医问药出现明显下降。种子轮/天使轮融资比重较 2015 年缩水一半。A 轮及更早轮次投资事件占比66%。技术创新所建立的融资优势已经显现，如生物技术、医疗信息化等热度持续高涨。从地区分布上看，最为活跃的地区为北京、上海、广东、江苏和浙江。从融资角度来看，传统制药、医药连锁等公司融资额度较大。2016 年，共有 36 家生命科学领域的企业完成 IPO，其中有 23 家为医药企业。2016 年，生命科学领域的并购交易超过 400 起，涉及金额 1572亿元，超过 15 亿元的并购案有 21 例，最高的是新华都向云南白药控股增资约 254 亿元。

（八）科学技术普及服务

健康科学技术普及服务是健康服务业的重要一环。随着社会经济和物质文化的不断发展，人们对获取优质健康知识及服务的需求日益增加。《"十三五"卫生与健康科技创新专项规划》明确将推动科学技术普及列为重点任务，旨在促进健康科普工作科学规范、精准有效地开展，引导公众树立正确的健康观念，养成健康的行为和生活方式，保障公众健康权益。

近年来，我国在开展科普服务、科技传播等方面取得了较多成绩。全国已通过成立科普联盟、开展科普大赛等活动促进健康科技普及服务。如成立中国健康科普联盟、评选全国优秀科普作品、开展首届中国医师节健康科普讲解大赛、2018 全国青年医生健康科普演讲大赛、首届全国健康科普视频大赛等比赛加强健康科普体系化建设工作，通过各种形式的健康科普传播活动，将健康领域的科学精神、科学知识和科学方法等向公众普及和传播，从而提高公众健康素养水平。例如 2017 年全国优秀科普作品包括《胡大一医生浅谈心脏健康》《郎景和院士"关爱女性健康"系列》《呦呦寻蒿记》《细胞与干细胞：神奇的生命科学》《小厨房大药房》等医药领域著作。

未来健康科学技术普及工作还需在健康产品研发，带动健康相关模

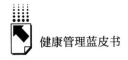

型、教具、展品等产业发展；推动科研机构、高校向社会开放科研设施；整合科普资源，建立区域合作机制等方面予以加强，促进健康科技服务发展。

（九）综合科技服务

综合科技业务主要是指跨领域融合、跨区域合作，以市场化方式整合现有科技服务资源，创新服务模式和商业模式，发展全链条的科技服务，形成集成总包、专业化分包的综合科技服务模式。这种以创新创业服务平台为基础，实现科技资源整合、信息开放共享、技术服务交易与科技金融服务无缝对接的服务模式，也将是健康科技服务的趋势。

三 我国健康科技服务的效益与成功案例

（一）我国健康科技服务的总体效益与评价

世界范围内，健康科技领域正在引发新的科技革命，在产业发展方面展示出了巨大的发展潜力。全球生物产业的销售额每 5 年翻一倍，复合平均增长率高达 30%，是世界经济增长率的 10 倍。生物医药业的蓬勃发展同时带动了生物服务市场的兴趣，从 Frost & Sullivan 数据看，生物制剂研发服务预计在 2021 年增长至 200 亿美元，蕴含前所未有的商业机遇，预计可创造巨大的价值。

我国随着改革开放的逐渐深入和市场经济体制的建立与完善，人民对于健康的需求不断增加以及国家政策一再利好等，健康科技服务业得到快速发展，产业规模不断壮大，服务功能不断完善。目前国家已经将科技医疗项目作为重点扶持发展对象，建立优先评审绿色通道，促进科技医疗发展。因此，健康科技服务业前景广泛，将在加快我国生物医药领域创新能力、培育壮大产业发展以及促进我国产业优化等方面发挥重要作用。

根据国家统计局数据，我国在 2012～2016 年，健康科技产业发展机构数呈现稳步增长态势，其中排名前两位的是医药制造业高技术产业研究与试验机构、医疗器械及仪器仪表制造业高技术产业研究与试验机构（见图4）。健康科技产业开发项目数总体来讲进入平台期，2013年项目数达到峰值后，在随后的3年有小幅度的回落，但医疗器械相关的高技术产品项目数较前有升高趋势（见图5）。健康科技产业项目经费近5年一直呈现快速增长趋势。其中的6个分类：医药制造业、化学药物制造、中成药制造、生物/生化制品的制造、医疗器械及仪器仪表制造、医疗仪器设备及器械制造均呈现不同程度的增长（见图6）。

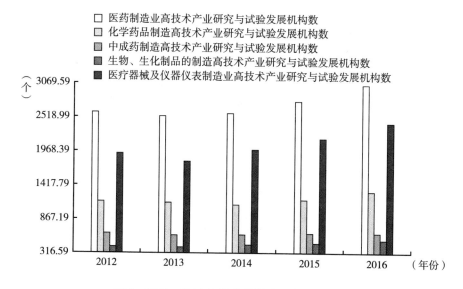

图4 2012~2016年健康科技产业发展机构数

资料来源：国家统计局。

根据2017年1~9月医药工业主要经济指标完成情况数据，2017年1~9月医药制造业实现营业收入22936.45亿元，同比增长11.70%，利润总额2557.26亿元，同比增速必将达到《"十三五"生物产业发展规划》提出的"预计到2020年，我国生物产业规模将达到8万亿~10万亿元"，创造的就业机会大幅增加，生物产业增加值占GDP的比例超过4%，成为国民经济的主导产业。

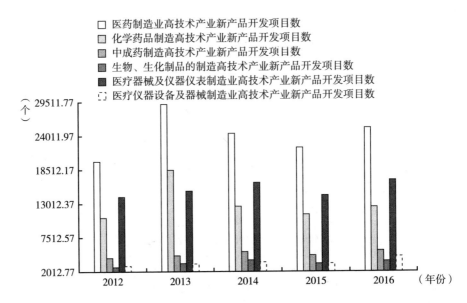

图5　2012～2016年健康科技产业开发项目数

资料来源：国家统计局。

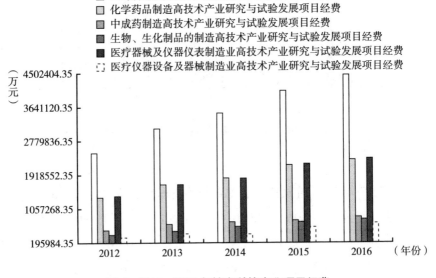

图6　2012～2016年健康科技产业项目经费

资料来源：国家统计局。

表4 2017年1~9月医药工业主营业务及利润总额完成情况

行业	主营业务收入（亿元）	同比（%）	2016年同期增速（%）	利润总额（亿元）	同比（%）	2016年同期增速（%）
化学药品原料药制造	3927.88	14.13	9.31	307.24	9.25	32.85
化学药品制剂制造	6249.90	10.85	10.82	878.79	24.79	18.76
中药饮片加工	1592.60	17.20	12.45	110.89	18.32	10.45
中成药制造	4548.13	9.69	7.93	499.50	10.89	5.67
生物药品制造	2562.61	11.17	10.22	361.91	26.26	6.13
卫生材料及医药用品制造	1753.85	14.09	11.90	163.75	17.15	8.11
制药专用设备制造	134.27	9.86	5.34	10.30	0.32	9.99
医疗仪器设备及器械制造	2167.21	9.24	12.03	224.87	7.4	36.63
医药工业	22936.45	11.70	10.09	2557.26	17.54	15.64

（二）健康科技服务的成功案例

1. 案例一：广州金域医学检验中心有限公司

广州金域医学检验中心成立于1994年，起源于广州医学院，是我国成立最早的第三方独立医学实验室。经过多年的发展，已成为国内规模最大、品牌与综合实力最强的全国性医学独立实验室集团。业务范围涵盖医学检验、病理诊断、新药临床试验、卫生检验、健康体检等多个生物技术领域。目前，可开展检验项目1600多项，在分子病理、细胞病理、血液病理、肾脏病理、医学遗传等学科构建了专科化发展的平台。

金域医学检验中心经过多年的发展，走出了一条第三方医学检验的发展道路。

（1）质量管理：金域已花费数千万元用于流程再造和治疗体系认证。2002年成为国内首家ISO/IEC 17025认可的独立实验室；2004年通过ISO 9001：2000认证；2008年8月金域通过美国CAP认可。代表着金域出具的检验报告在欧美等发达国家和地区均被认可，成为目前国内通过认可学科最多的医学独立实验室。

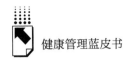

（2）整合资源：通过资源整合，与广州医学院、南方医科大学、中南大学湘雅医学院等知名医学院校建立合作关系，补充现有医院检验不足。充分弥补中小医院检验项目的不足，同时也是大型医院检验项目的有益补充。

（3）提高设备利用率：通过构建多个省级中心实验室，形成以广州为总部、辐射全国、面向国际的生物技术外包服务集团企业，实现提高设备利用率、降低社区医疗投资的有效途径。

2. 案例二：长沙都正生物科技有限责任公司

2015年7月22日，国家食品药品监督管理总局对即将批准生产的1622个药品展开了"史上最严格"的自查与核查，仅1%的通过率暴露了我国现行市售药品存在的质量隐患。2016年3月5日，国务院办公厅发布《关于开展仿制药质量和疗效一致性评价的意见》，药物一致性评价的大幕正式拉开。提高仿制药质量，上升为国家战略。

面对国家仿制药一致性评价的战略需求，建设高水平生物分析平台势在必行。长沙都正生物科技有限责任公司正是在这样的背景下于2015年成立，在短短2年间构建了华南地区规模最大、硬件最先进、管理最规范、分析能力最强的生物分析检测平台，研发相关技术及管理系统，为仿制药一致性评价提供优质服务。

（1）公司首创将近红外人脸识别技术应用于医药领域，开发出集身份证、指纹、平面人脸"三位一体"的受试者人脸识别系统，并实行全数据库联网机制，实现信息溯源，识别精准率达99.99%。彻底解决药物临床试验中受试者身份造假、信息源单一、缺乏监管手段的行业痛点，从源头上保障临床数据的真实性。

（2）自主研发实验室管理系统（LIMS），在国内首次实现了一致性评价过程中从生物样本管理、仪器进样、数据分析、药代动力学参数的全信息化管理，让数据的真实性与溯源性得到保障，打破国外垄断，建立中国标准。

（3）构建的临床研究数据一体化信息平台，提供了临床试验数据管理实际业务流程和数据管理模式，可用于临床研究数据管理，在保障临床研究数据质量、提升临床试验效率、控制数据缺陷风险等方面具有明显优势。

一般仿制药一致性评价项目需 5～6 个月完成，而都正生物用时 3 个月则完成了第一例仿制药物一致性评价。完成后，接受国家药审中心专家组成员核查，其中样品复测合格率达 96%，远超国际行业标准 67% 的水平要求，得到了专家组成员一致好评。

截至 2018 年 8 月，都正生物已为湘雅医院、浙江海正、华纳大等上百家企事业单位提供技术服务，完成一致性评价 25 个，进行中的项目 38 个，即将开展项目 122 个，已签订合同额度 131912340 元。都正生物仿制药一致性评价"一站式"服务的质量得到了国家政府部门和业内专家的高度认可，获得第七届中国创新创业大赛生物医药行业全国总决赛 14 强，第五届湖南创新创业大赛总冠军。

3. 案例三：四川大学华西医院产业集团

为了促进医疗相关产业开发，快速进行科技成果孵化，提高科研成果市场化率，实现国有资产保值增值，华西医院先后成立了 18 家院属全资/控股产业公司。1999 年由四川大学华西医院批准组建并全额投资成立四川华西健康科技有限公司。公司致力于医疗相关产业开发投资经营及科技成果孵化及转化，以提高科研成果市场化率为宗旨，以"发展高科技、实现产业化"为指导思想，以市场为导向，以政策支持和制度创新为支撑，以提高经济发展质量和效益为中心，积极推动医院科技成果的产品化、产业化。截至目前，公司旗下有成都格林豪斯生物科技有限公司、四川康城生物科技有限公司、成都华西精准医学产业技术研究院有限公司、四川华西康圣达血液病医学检验有限公司等 7 家参控股公司。

2017 年 5 月成立的成都华西精准医学产业技术研究院有限公司是由四川大学华西医院指定四川华西健康科技有限公司，成都市政府指定成都技术转移（集团）有限公司，两方共同出资成立。公司成立以来，研发推广先进诊疗技术，力争成为国内领先、国际先进的精准医学科技创新和产业化基地，目前已形成一系列具有自主知识产权的精准医学相关技术及产品。截至 2018 年 7 月，产研院已有 12 个科研项目通过成都市科技局科研项目立项评审，并获得科研经费资助。另外，还有 10 个项目正在评审中。涉及

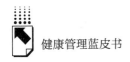

领域包括肺癌新型 PET/CT 核素探针及前体试剂的研发、乳腺超声人工智能技术及产品的研制、3D 打印鞋及鞋垫在糖尿病高危足及糖尿病足的临床应用研究、基于云平台的临床病理远程判定系统及 AI 临床病理诊断设备的研制等项目。

4. 案例四：石家庄以岭药业股份有限公司

1992 年成立的石家庄以岭药业股份有限公司由中国工程院吴以岭院士创建。公司以"科技健康明天"为经营理念，秉承以市场为龙头的科技创新发展战略，创立"理论—临床—科研—产业—教学"五位一体的独特运营模式，建立起以中医络病理论创新为指导的新药研发创新技术体系。

以岭医药研究院在石家庄、北京构建了先进的高技术新药研发平台，建立以中医络病理论创新为指导的新药研发技术体系，遵循"以临床实践为基础，以理论假说为指导，以治疗方药为依托，以临床疗效为标准"的创新中药研发模式，复方中药、组分中药、单体中药多渠道研发，涵盖了心脑血管病、糖尿病、肿瘤、呼吸、神经、泌尿等多发、重大疾病领域。先后承担和完成了国家 973、863、国家"十一五"支撑、国家"十二五"重大新药创制等国家级重大项目 30 余项，获得 5 项国家大奖，研发专利新药 10 余个，覆盖心脑血管疾病、呼吸系统疾病、肿瘤、糖尿病等重大疾病领域。通过国家 GMP 认证的中药生产线、通过欧盟认证的化学制剂生产车间保障了产品的高品质。获国内外发明专利 200 余项。以岭药业为国家创新型企业、中国医药上市公司 50 强。

目前公司产品主要分为创新新药系列、化学药系列、中成药系列以及健康产品。其中通心络胶囊、参松养心胶囊等科技中药产生了巨大的社会及经济价值。2018 年 1~6 月，公司实现营业总收入 270029.11 万元，同比增长 20.29%。

四 我国健康科技服务面临的挑战与对策

健康这个词，在中国被提升到前所未有的高度。发展健康科技服务业在保障人群健康、实现科技创新引领产业升级、推动国民经济发展中占据重要位置，是实施"健康中国梦"的重要途径。总体上我国健康科技服务业仍处于发展初期，仍存在诸多问题亟待解决。在思想认识层面，存在对于健康科技服务业认识不足，重基础研究投入、轻管理及服务研究的现象，亟须加大科技服务理论研究的支持力度；在政策方面，亟须强化相关法律法规建设；在服务体系方面，缺乏符合健康服务业特点的服务体系；在技术创新层面，缺乏创新技术的整合及跨界整合的能力；在产业规模方面，存在规模偏小、竞争能力整体较弱、区域发展不平衡、骨干机构偏少、品牌意识有待提高等问题；在人才方面，存在人力资源培训及成果转化动力不足的问题。建议从以下几方面入手，促进健康服务业发展。

（一）着力解决科技成果转化动力不足问题

目前我国高校在科学研究与试验发展（Research and Development，R&D）活动投入人力、R&D 经费以及科技成果登记数、学术论文发表数、专利申请数同步增长的前提下，科技成果转化率较低，约为西方发达国家的 1/6[1]，生物医药领域成果转化率更为低下，一直停留在 5% 左右[2]，发展相对滞后。科技成果转化不足的主要原因有投资不充分、技术市场发育不健全、科技成果评价体系不完善等。生物医药是战略性新兴产业，科技成果转化不足不仅降低了科技成果产出的经济效益，而且影响了我国社会健康、快速、可持续发展。

因此，制定优化高校科技成果转化动力机制的对策与措施对促进科技成果转化至关重要。可通过以下方式：①完善科技政策，进一步为强化科技成果转化创造有利环境；②健全技术市场，进一步为强化科技成果转化搭建良好的平台；③创新管理制度，从进一步为强化科技成果转化提高有力保障等方面入手，提高科技成果转化率，及时把科技创新成果转化为现实生产力或推动生产力发展。

---

① 赵正洲、李玮：《高校科技成果转化动力机制缺失及其对策》，《科技管理研究》2012 年第 15 期。

② 中国制药网，http：//www.zyzhan.com/news/detail/72021.html。

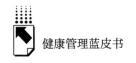

（二）加快建立有利于健康科技服务发展的体制机制

积极借鉴发达国家及地区的经验，构建有利于健康科技服务业发展的法律环境，研究制定促进科技服务业发展的政策举措，引导各级政府，建设符合生物医药特点的健康科技服务体系。

一是完善政策法规。完善由知识产权法案、反垄断法、资本市场规范法、研发和技术转让政策等组成的法律法规体系，通过明确生物医药高校、机构及企业等科技服务机构的法律地位、权利义务、组织制度和发展模式，形成法律定位清晰、政策扶持到位、公平有序的发展环境。

二是加大税收优惠政策落实力度。认真落实科技服务业税收优惠政策。根据财政部、国家税务总局、科技部相关政策，落实好科技服务费用税前加计扣除政策。确保符合条件的科技服务机构税收优惠落到实处。

三是加大政府采购科技服务的力度。鼓励政府将检验检测等业务交付专业健康服务机构，实现服务提供主体和提供方式多样化。

（三）加强科技服务体系建设

加强科技服务体系建设对于促进健康科技服务业至关重要。

一是通过政策引导，支持有条件的健康科技服务业企业独立或联合高校、科研院所建立科研技术中心，大力吸引外资企业在我国单独或联合设立健康科技研发中心。二是探索多种形式的科技服务协同创新体系，加快生物技术成果转化，推动健康科技服务新业态发展。三是加强科技研发及区域创新创业服务平台建设。发挥生物医药行业及战略联盟作用，推进大型仪器共享平台建设，提高仪器设备使用效率为产业创新发展提供科技支撑。

（四）重视健康科技服务的人力资源开发与人才培养

健康科技服务业的发展需要高素质的生物医药领域人才支撑，因此应建立向科技服务业倾斜的多层次、多渠道的培训体系、人才评定体系。

一是完善学历教育和职业培训体系，支持高校调整相关专业设置，加强对健康科技服务业从业人员的培养培训。同时依托科协组织、行业协会,开展健康科技服务人才专业技术培训,提高从业人员的专业素质和能力水平。

二是积极利用各类人才计划,引进和培养一批懂健康技术、懂市场、懂管理的复合型健康科技服务高端人才。

三是完善健康科技服务业人才评价体系,健全职业资格制度,调动高校、科研院所、企业等各类人才在健康科技服务领域创业创新的积极性。持续加大对健康科技服务研究机构的支持力度。支持有条件的健康科技服务研究机构建设成为新兴智库,加强现代健康科研服务业的技术前瞻、商业模式、产业发展战略和政策以及交叉学科领域的研究,为国家、行业和地方制定相关新政策提供决策支撑。

新业态报告

New Format Reports

B.17
中医健康状态管理新技术与新进展

杨朝阳*

摘　要： 中医健康管理作为契合医学模式转变需要、国家医改需求、
发挥中医药三大作用的重要抓手，具有广阔的社会应用前景。
本报告系统地梳理了中医健康状态管理新技术与新进展，分
析了当前中医健康状态管理发展的瓶颈问题，并针对性地提
出解决措施，可为后续推动中医健康管理理论创新、技术发
展提供新思路。

关键词： 中医健康管理　健康状态　人工智能　大数据

---

* 杨朝阳，医学博士，福建中医药大学中医学院副院长、教授，研究方向为中医证的客观化研
究和健康状态辨识方法体系研究。

一 中医健康状态管理新技术

中医健康状态管理是在中医学理论指导下，以中医状态学理论为依据，研究个体或人群生命全过程中的健康状态、影响健康的因素以及中医健康管理相关理论、方法、技术的一门学科。中医健康状态管理新技术的研发与探讨，可包括中医健康信息采集技术和健康状态的分类标准、辨识方法、风险预警与干预技术、疗效评价方法等。

（一）中医健康信息采集技术

传统中医的健康信息采集技术，是医生利用感官观察和患者对疾病的主观描述，获取患者的症状和体征信息。常见的中医健康信息采集技术有：日常工作记录和报告卡、统计报表、问卷调查、访谈、健康体检等。这种获取机体功能状态特征信息的感性方法，难以做出准确的定量描述，往往缺乏量化、客观化概念。而中医健康信息采集需要借助现代手段和方法，对健康信息进行全面、客观和准确地采集和处理，把健康信息有效地利用起来。

1. 智能中医健康信息采集技术

运用现代科学的新技术，特别是诸如嵌入式数据采集系统，包括计算技术、数据挖掘技术，自动地进行四诊"望、闻、问、切"的信息采集，从而帮助医生做出更加客观和可靠诊断的一类健康信息采集方法与技术。现就目前的智能四诊采集技术逐一介绍。

（1）智能中医望诊信息采集。望诊是运用现代面部识别技术和热成像技术来客观采集信息，可以作为中医望诊的延伸，如望诊仪。同时，亦可采用人工神经网络和图像分析算法对所采集的面像信息进行分析诊断。舌诊是望诊的重要部分，目前常用的是将舌象的光学信号转为数字信号，标准光源、舌色显像和舌体分割是舌像采集与分析要解决的关键科学问题。

（2）智能中医闻诊信息采集。闻诊，一般来说首先就是"听声音"，是

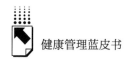

中医四诊范畴。近年来有学者运用声谱仪、频谱分析仪、语声仪、喉声气流图仪等，结合电子计算机，对语声、咳嗽等声音从振幅、频率、持续时间等不同角度做了分析，为闻诊的客观化研究提供新的思路。闻诊的另一内容是"嗅气味"。近年来，众多学者探索用颜色光谱、pH 试纸，乃至人工嗅觉——电子鼻等气味分析方法辨别气味，并与相关疾病或病征进行相关性分析。将中医闻诊与这些"听声音""闻气味"的诊断检测方法相结合，将为中医闻诊客观化研究提供新方法，同时也将为建立无损、便捷的临床检测提供新途径。

（3）智能中医问诊信息采集。问诊是获取患者主诉的最佳途径。近年来问诊取得一定成绩，但总体仍处于一个相对较低的阶段，受问诊本身、智能化技术等方面的多重制约。症状、证的术语标准化、规范化、客观化等成为问诊的制约因素，同时信息获取、信息库的复杂性也是智能化要解决的关键问题。可以预见，随着中医问诊的不断规范，智能化水平不断提高，未来利用技术可准确捕捉问诊信息将变为现实。

（4）智能中医脉诊信息采集。利用现代科学技术如传感器技术可以实现脉诊的客观化。目前常用的是脉象仪，主要起到描记脉象的作用，由传感器、信号处理装置、转化器、微控制器等组成，能够采集脉象、处理脉象、分析脉象。中医脉象的位、数、形、势等特征，可以在分析和处理脉搏信号的过程中辨别出来，从而可以将脉搏信号归纳界定为不同的中医脉象。到目前为止，脉象信息的采集、处理、分析仍处于探索阶段，仍需要不断改进与攻关。特别在智能化脉搏定位，智能化体现脉象八要素上尚研究不全面、不透彻。

中医学特别强调"望、闻、问、切"和"四诊合参"所获得的信息随着现代生物识别关键技术的发展，包括人脸识别技术、指纹识别技术、虹膜检测技术、声音识别技术、图像分析技术、电子鼻气味检测技术，以及神经网络、模式识别等智能传感与多信息融合技术等，未来可借助智能计算机实现中医数字化智能化诊断，将会推动中医"望、闻、问、切"四诊的发展，丰富中医诊断学的内涵和外延，提高中医健康管理水平。

2. 中医健康信息的集合筛选

中医健康信息的集合筛选，应遵循重要性大、敏感性高、独立性强、代表性好和确定性好的原则，并兼顾可操作性及可接受性，具体可考察参数的困难度、反应特征、辨别力、代表性和独立性等，实现对中医健康信息的集合、分析、筛选，使之满足临床工作的需要。现有以下筛选方法。

（1）无须预调查的参数筛选方法

①主观评价法。由医生或病人独立地对所提出的各个备选参数对健康状态辨识重要程度打分，可采用百分或十分制，可以依据平均分对参数进行排序，选择平均得分较高的参数，剔除平均得分较低的参数。

②德尔菲（Delphi）专家咨询法。选择出得分较高或位次靠前的一些参数（第一轮筛选）后，及时反馈给评价者，再用同样方法进行第二轮甚至第三轮参数筛选，逐步进行下去即可得到较为公认的重要参数。

（2）需预调查的参数筛选方法

①困难度分析。可用参数的应答率来反映。如某个参数很多人都未回答，则说明参数不适宜或难以被人理解，因此应答率不高。

②反应特征分析。考察被测者对各参数如何进行回答，即考察选择项的有效性。回答选项若集中于某一个特定的选择项或者对某个选择项完全没有回答都是不适宜的。

③离散趋势法。这是从参数的敏感性角度筛选参数。参数的离散趋势小，用于评价时区别能力就差。因此，应选离散趋势较大的参数。

④相关系数法。这是从代表性与独立性上筛选参数。前者指有代表性，可提供较多的信息；后者指有独立性，为其他参数所不能代替。

⑤因子分析法。这是从健康状态辨识的结构角度筛选参数。从各参数的相关矩阵出发进行因子分析，留下既符合设想结构又载荷较大者。

⑥聚类分析法。这也是从代表性角度筛选参数。先采用一种聚类方法（如系统聚类）对各参数进行聚类分析（R型聚类），把参数聚为一定数目的类别，然后选择每一类中代表性较好的参数，按相关系数的平方来选择代表性参数。

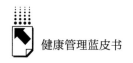

⑦逐步回归分析法。预调查时还要求被调查者对其总的健康状态进行评分。将总评分作为应变量 Y，然后用 Y 与各参数（X_1，X_2，…，X_n）进行多重逐步回归分析，筛选出对 Y 影响较大的参数。取不同的检验水准 α 即可得到不同数目的重要参数，以供进一步选择。

⑧逐步判别分析法。不同的人群（如病人与对照组正常人）其健康状态水平应有不同，好的健康状态辨识工具应具有这种区分能力。基于此，在预调查中可设计包括不同的人群（如病人和正常人两类），用逐步判别分析即可筛选出对于判别这两类人贡献较大的参数。由这些参数构成的量表就具有较好的区别能力。

3. 健康档案设计与应用

健康档案是医疗卫生服务的规范记录，由医疗机构为居民填写，由个人基本信息、健康体检记录、特殊健康服务记录、慢病人群健康管理以及其他相关卫生服务记录共同组成。健康档案有健康情况记录与回顾、健康状态评估与指导、健康状态风险与跟踪等作用，能够实现对健康信息的保存与动态增加，是居民个人健康资料的重要组成。

（1）健康档案设计。在现代网络技术的推动下，健康档案电子化，能提供实时添加与获取、资源共享与共用、动态监测与评估的作用。在网络化的条件下，在任何时间、地点收集居民健康信息，记录基本信息、病情病史、病程、诊疗情况等，建立起以居民为中心，以健康为导向的信息档案。

（2）健康档案应用。自 2010 年 4 月起，卫生部发布了《电子病历试点工作方案》。2016 年 6 月，福建省厦门市成立城市级临床影像大数据中心，包含了市民健康档案智能化管理电子医保卡、慢病管理大数据应用、智慧养老信息平台等，重点在于医疗信息的共享、互联互通，真正发挥医疗健康大数据的作用。

（二）健康状态的分类标准

根据中医状态学的基本知识和基本理论，状态的概念涵盖了生理病理特点、体质、证、病和健康状态的各个阶段等。根据整体与局部的关系，可以把状态做一个纵向分类阐释当前局部状态兼杂的问题，即一个人同时表现出生理病理特点、体质、证、病等不同状态；也可以将状态做一个横向分类以阐释当前整体状态所处的健康状态水平，即未病、欲病、已病。

1. 生理、病理特点、体质、证、病

状态的概念涵盖了健康与疾病。生命是一个时序的连续过程，疾病只是相对短暂的阶段，在不同的生命阶段，还存在不同的生理病理特点和个体的差异，因此，状态涵盖了生理病理特点、体质、病和证。状态是健康认知的逻辑起点，把握状态是维护健康的关键。

传统中医通过四诊获取病情资料以诊病辨证，体质、生理、病理、证等状态信息都通过外在表征参数表现出来，利用状态辨识原理可以使状态辨识更客观与准确。

2. 未病态、欲病态、已病态、病后态

根据中医状态学理论，可将人体状态大致分为未病状态、欲病状态、已病状态与病后状态等四种，涵盖人的生命全过程和疾病发生发展的不同阶段。

（1）未病状态，是对于内外因素刺激，人体可通过自我调整机制，维持"阴阳自和"即维持人体脏腑、经络、气血等功能稳态，达到"阴平阳秘"，即"平人"状态。也就是说，未病即健康。人体要维持健康的状态，达到延年益寿的境界，除了躯体的完整性和健全外，还包括心理及社会的适应能力的正常。

（2）欲病状态，是人体处于未病与已病之间的一种状态，虽然有不适的症状表现，常常表现为"苦似不如平常"，临床上还不足以诊断患病。

（3）已病状态，是指外在刺激或体内的应激导致人体的脏腑、经络、气血的功能出现了偏颇，超过了阴阳的调节能力，生命体处于"阴阳失衡"状态。在已病状态下，生命体个体存在着特殊性，即机体脏腑、气血的特殊性，在疾病发生发展的过程中，机体往往表现出发生疾病可能性的大小方面的差异性，同时也表现出对某些疾病存在倾向性、易感性，病邪袭于人体之后，与正气相搏，形成一定的病性、病位，这就是病证，又根据生命体气

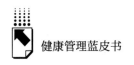

血、脏腑的特殊性，疾病发生发展"从化"现象。因此，疾病是一种特殊的、病态的健康状态。

（4）病后状态，也可称为恢复期状态，是指疾病基本解除后，机体还需要一段时间恢复状态，包括痊愈和好转。病后态往往存在极不稳定的阴阳自和，稍有不慎即可再患病；由于病后纳食减少或消耗增加，以及正邪相争而耗伤正气，易处正虚邪恋状态，若失于调护，可使故疾再起或患他病；此外还有脏腑、形体虽无器质损害，但其功能尚未达到常态的体用失谐状态。因此，对病后态不可掉以轻心，要认真调护，以免变化丛生。

（三）健康状态的辨识方法

尽管健康是一个很复杂的过程，所包含的状态也是多种多样的，但是，无论状态怎么复杂，都可以用状态要素来描述，包括程度、部位、性质等。随着现代医学快速发展，人工智能、数据挖掘等技术也应用到了健康状态的辨识领域，具体如下。

1. 中医多源异构大数据的融合与辨识方法

以数据为导向研究的中医诊疗方法，采取中医药多源异构大数据融合方法具有重要的应用价值。通过多源异构中医药数据融合及其支持下的中医处方的数据融合方法，采用定量研究方法，设计一种泛化的中医处方大数据模型，使语义丰富的中医数据可以在一定标准下得到存储和识别，揭示大数据和"互联网＋"背景下中医病证结合诊疗规律的新特性。

目前中医处方规律的研究多集中在一类病或一类证上，某些特定的数据可能只适合使用某种特定的方法进行分析，而大数据具有未分类、高维度的特性，发现并描述科学合理的中医诊疗规律，以便进行健康状态的辨识，为中医"互联网＋"服务和中医临床辅助医疗提供理论支撑，具有重要的理论意义和工程应用价值。

2. 中医健康多状态兼夹的多标记学习方法

多标记学习方法实质为解决一个样本和多个类标相关联，与中医健康状态多兼夹有着许多相似之处。由于复杂程度较大，运用该方法尚存在降维方法和特征选择方法较少的缺点与不足。多标记学习算法符合中医临床症候兼夹、状态兼夹的特点，基于多标记学习算法，应用在中医健康状态辨识模型中，提高模型识别率；同时结合信息增益等特征选择方法，也显著提高了证候的识别率。

3. 五运六气辨识技术

人体的体质禀赋与五运六气有着密切联系。五运六气辨识技术，是运用运气理论，研究"五运""六气"太过与不及和生化克制诸因素，结合生理病理特点、状态表征、体质、病证，辨识人体五脏六腑功能状态及其相互关系影响的一项技术，可实现评估当前所处的健康状态，甚至可根据运气之盛衰生克，对某一时间的疾病风险进行预警，也可对某一类疾病在何时患病或加重进行风险预警。

（四）健康状态的预警与干预技术

健康状态的预警与干预技术可包括中医健康状态风险评估、干预和监测等，具体如下。

1. 中医健康状态风险评估

《中国家庭健康大数据报告（2017）》数据显示：53.2%的被访者家人患慢性病；慢性病增加并且呈现年轻化趋势。中医健康状态风险评估是以中医理论知识为指导，建立中医健康评估模块，告知未来可能罹患的疾病和健康风险可能，并给予指导、干预等关键技术。风险评估是风险管理的基础和关键。

2. 中医健康状态干预技术

中医健康状态干预技术则是发挥中医的特色，以整体观、自然观、时空观为理念，按照防治结合、内外兼顾和身心并重等原则对人体健康状态做出调整和干预，根据风险评估等级采取不同的干预方法，促进人们提高、维护和改善自身健康。

3. 中医健康管理监测

随着社会的进步，人们虽然对于健康越来越重视，但是人们对于无明显

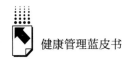

表现的"未病"和"欲病"不甚了解,甚至忽视,国家实施的医疗保障也只有生病之后方能使用,防病但不预防。因此当人们处于"未病"和"欲病"等状态时,目前社会医疗保险不能提供合适解决方案。建构防患于未然的中医健康管理监测体系,找出可能引起疾病的危险因素并加以干预是十分必要的。

(五)健康状态的疗效评价方法

健康状态的疗效评价方法可包括健康状态实时跟踪与反馈、综合评价等技术,具体如下。

1. 健康状态实时跟踪与反馈技术

健康状态实时跟踪与反馈是可实现评估、干预后的健康状态实时评价、动态观察和反馈,实时调整干预方案,达到健康管理效果最大化。

2. 健康状况综合评价技术

综合评价技术包括主客观评价指标体系设计,自觉健康状态与他觉健康状态双重评价技术,实现从多角度、多层次对健康信息进行评估与分析,并根据评估分析的目的不同,对收集的健康信息从不同角度进行筛选。

二 中医健康状态管理的新进展

(一)中医健康管理 WEB 信息平台

"21 世纪的医学是使人不生病的医学",面对全球医疗危机和医学模式的转变,我国已经将医学发展的战略优势从"以治愈疾病为目的的高技术追求",转向"预防疾病的损伤,维持和促进健康",并列入《国家中长期科学和技术发展规划纲要(2006~2020 年)》,同时人们对自身健康问题的关心也达到前所未有的高度,中医健康服务"治未病"体系的优势得到了前所未有的重视。因此,以中医状态学思想为核心的中医健康管理研究和产业具有显著的社会价值和经济价值。

目前福建中医药大学健康管理研究中心提出了"59H"的中医健康管理模式，初步建立了以统一的线上中医健康管理平台，"5 个状态管理环节"为管理流程，"9 个健康管理模块"为输出结果和质控标准的新型中医健康管理模式。

1. 中医健康管理平台

应用系统科学原理和中医状态学理论，建立中医四诊智能化采集系统和中医临床数据共享与反馈机制，形成饮食调理、运动调理、音乐调理、精神调理等自助干预方案，能够对人体健康状态进行实时、整体、动态、个性化的把握，将受试者的被动参与转为主动健康管理，从单一案例效果评估转向过程性、全程性的整体评估和体验。中医健康管理平台共包括：中医健康状态智能管理系统、中医门诊智慧系统、中医四诊仪、健康试试看，实现了中医健康管理理论与实践的结合转化，可作为 21 世纪健康产业的关键技术。

2. 中医健康管理系统

中医健康管理系统是利用现代信息技术如计算机、网络、数据库等，采集、存储、处理个人或群体的健康信息，结合中医手段并运用监测、评估、干预的方法对个人健康状态进行动态、全面管理，以达到提高人们生活质量的一种综合系统软件。其目的一方面是对个人建立健康档案，从宏观、中观、微观等三个层面采集健康信息、辨识健康状态；另一方面还可以对有共同特征的群体的健康状况进行评估。基于此信息资源，还有助于完善不同人群的中医药干预数据库，包括经络调理、药膳调理、饮食调理、情志调理、运动调理等健康指导方案。同时，还可辅助中医师的诊疗工作，不仅提供诊断及干预方案参考，还可形成规范的个人健康电子档案。

总而言之，我国健康管理的理论研究与技术应用起步较晚，目前健康管理软件主要以现代医学为主导，主要应用在疾病风险的防控，更多的是慢性疾病的管理，与中医健康管理有着一定的区别。近几年有关中医特色的健康管理系统的研发正逐步兴起。目前报道的中医健康管理系统主要分为两大类，一类是偏于中医体质辨识和体质调养的中医健康管理系统；一类是体现中医辨证论治特色综合干预的中医健康管理系统。体质调养类系统大多是针对特定人群或体质调养方面的管理，使用范围比较狭小，且偏于中医体质辨识和体质调养，主要以问卷调查形式呈现，功能相对单一，并不能真正体现中医辨证论治特色。另一类体现中医辨证论治特色综合干预的中医健康管理系统主要有：赵红等提出以系统生物学信息构建中医"治未病"的现代化体系；陈霄等提出运用"四诊—辨识"的模式构建现代化健康管理系统；胡广芹等人提出了基于云计算的中医健康管理系统；林庆等人提出了基于中医四诊合参辅助诊疗系统构建社区健康管理平台。这些中医健康管理系统在状态辨识、干预方案等方面仍以主观判断为主，缺乏统一标准智能化处理，不能提供实时的状态变化情况。

福建中医药大学以状态辨识为核心的中医健康管理系统，较好地实现了对多维健康状态信息的智能诊断和处方干预，同时可追踪用户特定时间内的健康状态变化情况。系统具有：①宏观、中观、微观三观健康状态表证参数采集；②人机结合半自动化中医体质状态、证型、中西医疾病、生理特点、风险预测等诊断；③对身体健康状态适时、整体、动态、个性化的把握；④食疗、药膳、膏方等多维自助个性化干预方案的自动推荐；⑤对健康管理对象的跟踪访问及疗效评价。

（二）中医健康管理移动应用 App

移动医疗具有实时、方便、个性化、定制服务等特点，得到了广泛应用，并在健康管理领域中展现了极大潜力，正在改变人们传统的医疗方式，将成为未来医疗模式的新趋势。中医健康管理移动应用 App，利用智能手机新媒体，以医院、健康管理中心为基础延伸健康管理行为，把健康带进生活处处。

基于健康状态的中医健康管理移动 App 主要包括三个模块，分别是中医健康状态辨识系统 App、健康我知道 App 和专科专病 App，三者紧密结合，从未病态、欲病态和已病态和病后态等四层面为人们提供具有权威性、针对性的健康管理服务，逐渐形成一条新型中医健康管理产业链。

1. 中医健康状态辨识系统 App

中医健康状态辨识系统 App 是中医健康管理移动应用 App 中最基本也是最重要的部分。通过对 App 使用者的基本健康信息，如身高、体重、血压、体温、脉搏、心率、声音、面色、日常饮食习惯、生活方式等数据的全程、全方位收集，经 App 智能分析处理，为使用者提供准确、专业的个人中医健康状态数据信息，以便使用者更好地了解当前身体健康状态情况。

该 App 具有双向使用模式，即使用者可通过其输入个人基本健康信息，获知个人健康状态信息，同时，在使用者知情并同意的情况下，专业中医健康管理人员可通过 App 分析使用者上传的健康信息数据，从而为使用者提供精准的健康状态评估信息，并可提供适合使用者不同健康状态的精准指导建议。

2. 健康我知道 App

健康我知道 App 主要基于使用者的中医健康状态数据信息给出相关的健康知识，或者对使用者主动搜索的健康知识给予专业解读。当前大部分人群处于亚健康状态，即中医所讲的"欲病态"，是人体处于未病与已病之间的一种状态，借助该软件可以较为明确地了解自身当前状态是处于未病还是已病还是两者之间，并根据使用者具体健康状态情况给予对应的专业指导。

3. 专科专病 App

专科专病 App 主要基于使用者的中医健康状态数据信息及时给出相关的疾病知识，或者对使用者主动搜索的疾病知识给予专业解读。当前不少患病人群由于对自己所患疾病的不了解，出现了错过最佳治疗时间、过度治疗、盲目就医等状况，借助该软件可以很大程度上帮助使用者做出准确的诊治选择。该 App 一方面可以为使用者普及准确的临床常见专科专病信息；另一方面还可以为使用者推荐合理的专科医院、专科医生等资源。

（三）中医智能健康设备

随着人工智能发展，中医健康管理进入人工智能领域，和人工智能紧密结合已经是必然趋势。西医学重视人体结构，中医学重视人体功能，故中医在健康管理领域，应有其独特的优势。但由于中医强调因人因时因地制宜，强调个性化，且临床数据采集完整性、准确性取决于临床医师的水平与经验，数据在人工智能领域起到至关重要的作用，数据的优劣直接影响了算法、模型的优劣，直接影响了人工智能的可靠程度。因此，保证诊断信息采集的"客观性""准确性""规范性"成为当前中医智能健康管理的问题和挑战。目前中医智能健康设备主要有以下几种。

1. 智能健康检测设备

中医的诊断信息采集主要来自"望、闻、问、切"四诊合参，目前研究较多的为望诊中的舌诊，以及脉诊和问诊，其他则研究较少。[①]

（1）舌诊。舌诊是望诊的最主要内容，多版中医诊断学教材对舌诊有单独描述。近年来舌诊与现代设备的结合取得了较大发展。屠立平等应用 TDA－1 型舌诊仪用图像采集进行舌诊分析，符合传统中医舌象颜色分类规律，且使用方便具有较好的临床应用价值[②]。蒋依吾等使用 RGB 彩色影像对舌象进行采集分析，舌质和舌苔两大特征与临床医生识别结果吻合[③]。王郁中等用图像分割技术，使舌诊得以量化，为舌诊的客观化打下基础[④]。

（2）脉诊。脉诊是中医四诊中差异性最大的，也是最需要客观化、标准化的一环。脉诊的研究一直是中医界的热点，各种脉诊仪数不胜数。目前脉诊仪都是靠传感器来采集信息，目前传感器主要分为压力式的、超声式的以及结合混合式的。由于脉象形成原理复杂，可能与多种因素相关（如血管硬度、血液黏稠度等），目前不能形成统一标准。

（3）问诊及其他。目前问诊研究主要采取德尔菲专家咨询的方式制作

① 张建峰、许家佗：《中医诊断信息智能化研究进展》，中国中西医结合学会诊断专业委员会第十次全国学术研讨会论文集。
② 屠立平、张敏、陆纯燕等：《TDA－1 型舌诊仪在舌象图像采集分析中的应用》，中国中西医结合学会第六届全国诊断学术会议论文集。
③ 蒋依吾、陈建仲、张恒鸿：《电脑化中医舌诊系统》，《中国中西医结合杂志》2000 年第 2 期。
④ 王郁中、杨杰、周越等：《图像分割技术在中医舌诊客观化研究中的应用》，《生物医学工程学杂志》2005 年第 6 期。

量表，制作标准，所需现代化设备较为简单。而其他如研究主要有电子鼻，面部望诊则多采用数码摄像结合红外线成像技术等。

2. 智能健康监测设备

目前智能健康监测设备品种繁多，主要通过便携式、非侵入式设备，如智能手环、智能手表等通过连接手机 App 对人体主要健康指标进行监测。体域网的兴起，使中医智能健康监测成为发展的契机。

目前中医智能健康监测已发展出以石墨烯为材质的中医脉诊手环，在此基础上，可在手环中加入电子鼻闻诊，与手机 App 结合，通过手机摄像头实行望诊，甚至于把部分问诊内容用仪器设备采集信息参数（如寒热、汗出、二便、睡眠等），而无法展示的问诊内容，可以适当采用问卷的形式加以采集，完成中医四诊合参，数据分析后通过人工智能给出相应干预或不干预的方案。

3. 智能健康医疗设备

人工智能在医疗设备上已取得长足发展，如智能诊疗，即让计算机学习专家知识库，模拟临床专家思维，给出诊疗方案；如智能机器人，辅助医护日常工作；如智能假肢等①。中医在医疗设备和人工智能结合方向上，也取得了不错的成绩。如福建中医药大学自主研发的"中医健康管理太空舱"已经成为中医健康管理的重要组成部分。

总之，人工智能是科技发展的必然趋势，能否搭上这轮科技发展的快车，对于中医现代化极为重要。

三 中医健康状态管理发展的瓶颈与应对措施

（一）目前挑战

1. 人口老龄化

老龄化问题是我国要面对的社会问题，与其他国家不同，我国人口老龄

---

① 吴智星：《人工智能在医疗设备中的应用》，《数字技术与应用》2018 年第 6 期。

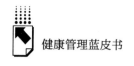

化有以下 4 个特点。

（1）老年人口数量多、基数大。截至 2017 年，我国 60 周岁以上老年人口超 2.4 亿人，占比高达 17.3%，按目前的趋势，到 2050 年前后，我国 60 岁以上人口将超 4.5 亿人。

（2）老龄化速度快。这主要表现在两个方面，一方面是"未富先老"；另一方面是老龄化的增速快。目前我国的经济发展水平仍不高，社会已经出现人口老龄化，可以说是"未富先老"。同时我国的社会老龄化率将有一个急剧拉升的阶段。2010 年之后的 40 年，每十年老年人口比重将分别提高 4.7 个百分点、8.0 个百分点、5.2 个百分点、5.3 个百分点。

（3）老龄化出现不平衡。一是农村、城镇不平衡，农村的老年人口比例要高于城镇；二是东部、西部不平衡，东部地区人口老龄化要早于西部地区；三是老龄化结构不平衡，我国的出生人口存在起落现象，人口年龄结构有失衡，因此老龄化结构也会随之出现不平衡。

（4）老龄化承载基础弱。表现为制度准备不足、资金准备不足、人才准备不足、社会准备不足（包括养老机构、养老设备等）以及观念准备不足。

2. 医改的重心下移、关口前移

医药卫生事业关系亿万人民的健康，关系千家万户的幸福，是重大民生问题。国家卫计委统计数据显示，截至 2017 年 3 月底，我国基层医疗卫生机构占比达到 93.4%，接诊人数却仅占总诊疗人数的 53%。大医院一床难求、小医院门可罗雀。优质高效的医疗卫生服务体系的组成，不仅依靠单一公立医院或者公立医疗机构。基层医疗卫生服务体系应起到主力军作用。

基层医疗的社会办医应该成为社会办医的主要方向，一头是基层，一头是办更多高端或者满足高层次的特需服务，包括现在推进的健康旅游等。此外，社会办基层医疗机构的发展也是有利于推动公立医院改革，更好形成倒逼机制。

解决医疗资源的重心下移和关口前移主要包括两个方面，一方面是硬件设施方面，主要靠政府和民间投资；另一方面是人才的引进和制度保障，让人才到基层有保障。同时面临着医疗卫生投入效率不高、公平性下降、服务能力有待提升等现实问题。需要举全社会之力，在党和政府的正确指导下，优化医疗资源配置。

（二）存在问题

1. 运行和管理机制尚不成熟

自 2008 年以来，"治未病"在全国正式铺开；近年来，中医健康管理作为"治未病"落地实践的有效模式也得到政府的高度重视和支持。许多医院、科研院所聚焦中医健康管理的关键问题，开展了试点工作，如使用"中医 KY3H 健康保障服务模式"。但也要清醒认识到，中医健康管理处于起步阶段，尚存在运行机制和管理机制不成熟的问题，相关政策法规、行业指导性文件尚未得到很好的实施。

2. 缺乏标准规范

规范、标准是一个行业可持续发展的关键因素。对于中医健康管理行业而言，目前尚缺乏从业人员标准、服务标准、机构准入标准规范等问题；试点机构虽多，但"各说各话"，难以形成统一的标准，难以建立统一的标杆，成为可复制、可推广的规范行为。

3. 中医健康管理人才缺乏

人才短缺是制约中医健康管理快速发展的致命因素。就目前中医健康管理的从业人员来看，大部分是从相关专业转岗而来的人员，普遍缺乏学科带头人、专家型人才；尚缺乏有系统中医健康管理培训的人才。同时随着中医健康管理服务下基层的开展，中医健康管理师的需求将会进一步扩大，届时中医健康管理人才缺乏就更加突出。

4. 社会的认知度和认同度有待提高

正确的"健康观念"以及"医疗模式"，逐渐为人们所接受，但仍需要更多的时间使"健康医学"成为大众所认可的模式；中医药参与维护百姓健康是老百姓所乐于接受的，但是"正确使用中医药维护健康"这一观念需要得到更多的民众、中医健康管理从业人员和社会的认可。

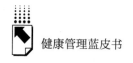

（三）应对措施

1. 加快中医健康管理人才队伍建设

人才是各行业最关键的发展要素，加快中医健康管理人才队伍的建设，能有效为医疗卫生事业注入新活力、输送新血液；针对性培养专业型中医健康管理人才，能够促进中医健康知识的正确传播。扩大中医健康管理师培养途径，制定健康管理标准并积极推动健康管理机构的建设，都将有效解决瓶颈问题。

2. 推动多学科交叉融合

中医健康管理不局限于医疗领域，而是一个跨领域、跨地域，与其他学科相互交叉、相互渗透的综合性学科。因此，应该充分借鉴人工智能、大数据、物联网等现代科技与信息技术，并整合中医与西医的优势资源，从而构建多学科优势互补的健康管理模式。

3. 建立标准，规范行业

中医健康管理要建立一定的标准，要从中医"治未病"的理念出发，以中医状态学理论为基石，将中医药优势与健康管理结合，形成融体检、养老、保险、文化、旅游为一体的中医健康管理模式。

4. 构建符合中国国情和特色的服务业态

（1）随着社会进步，生活水平的提高，人们对健康有了更高的要求，防病重于治病的理念也被广大群众所接受，故应构建个性化、全生命周期以及以"治未病"为核心的中医健康管理模式。

（2）我国幅员辽阔，各地域气候差异较大，故应设计有地域差异的健康服务业态。

（3）逐渐步入老龄化社会，老年病增多，故应重视健康养老产业的发展，并充分发挥中医药治疗慢性病的优势。

B.18
医疗健康零售业发展动力与机遇

陈良恩　武留信*

摘　要： 医疗健康零售业是医疗健康服务与商业零售结合产生的新业态。相对于传统医疗健康服务，医疗健康零售可以更好地满足人们个性化、多样化、便捷化的医疗健康需求。医疗健康零售业的出现和发展是经济发展、技术进步和社会医疗需求变化的结果，也是解决当前中国社会医疗供需矛盾的有效途径。医疗健康零售在中国尚处于起步阶段，但随着政府在政策、人才方面的大力扶持，医疗健康零售业将不断发展壮大。

关键词： 医疗健康零售　医疗健康商城　个体诊所

一　医疗健康零售业相关界定

（一）兴起与发展

传统的医疗健康服务一般在医院进行。我国是世界上最早设置医院的国家，早在西汉年间，汉武帝刘彻就在各地设置医治场所，配备医生、药物，为百姓解除病痛。18世纪末叶的资产阶级革命后，欧洲医院组织获得快速

---

* 陈良恩，博士，中关村新智源健康管理研究院副研究员，研究方向为健康产业政策；武留信，中关村新智源健康管理研究院院长，研究方向为心血管病临床、军事飞行人员医学选拔与健康鉴定、亚健康与健康管理。

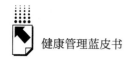

发展，西医由传教士传入我国，出现了以西医治疗为主的医院。新中国后，随着我国医疗卫生事业的发展，医院的数目迅速增加。

医院医疗健康资源集中，尤其是以处理各种疾病和损伤的综合性医院，在这里你可以得到所有的医疗健康服务。但随着中国经济的发展、人口老龄化的到来以及人们对自身健康重视程度的提高，医疗健康服务数量需求急剧增长，医疗健康服务质量以及个性化要求越来越高，医院拥有的医疗健康资源以及所能提供的医疗健康服务逐渐难以适应人们的需求，看病难、看病贵问题突出。同时，医院就诊需要排队挂号、候诊、检查、交费、取药等诸多手续，费时、费力，给患者带来很多不便。这为医疗健康零售业在中国的出现提出了市场需求。

事实上，小型的医疗健康零售在中国存在已久，即个体诊所，个体诊所场地、设备简单，患者就诊方便灵活，一般以解决常见病为主。规模较大的医疗健康零售是当前发展势头迅猛的医疗健康商城（也称 Medical Mall），在中国属于新兴业态，是医疗健康零售业的主角。

在国家为解决医疗健康供需矛盾，出台系列政策鼓励社会资本进入医疗卫生领域的背景下，在个性化、多样化医疗健康市场需求下，中国的健康零售业迎来了蓬勃发展的春天。近几年，许多医疗健康从业人员开始走出体制，加入医疗健康零售业的人才队伍；诸多地产商转型布局医疗健康零售业，抢占医疗健康零售业的市场发展先机。

（二）内涵与范畴

医疗健康零售业是零售业和健康服务业相结合所产生的新兴业态，是将医疗资源分散配置，通过零售业态的手法，根据客户需求提供医疗健康服务。

零售的商业定义是向消费个人或社会团体出售生活消费品及其相关服务，以供其最终消费之用的全部活动。所以零售是以客户为中心，向最终消费者出售的不仅是商品，更多的是提供从售前到售后的全链条服务，通过优质服务来为产品的销售提供附加值，从而获取更高的客单价和推升销售规模。医疗健康零售业零售的产品是医疗健康服务,医疗健康服务本身即是一种服务,采用零售业态的手法后,将更多地以医疗健康消费者需求为中心,提供全方位的从诊前到诊后的服务,达到提升医疗健康服务整体服务能力,满足服务对象个性化医疗健康需求的目的。

传统医疗健康服务业场所是医院,医疗健康零售业主要场所是商城,医院与医疗健康商城的比较见表1。

表1 医疗健康商城和医院的比较

	医院	医疗健康商城
主要业态	医疗服务	医疗、保健、商业零售等
医疗单元的所有人不一样	医院是单一所有人,即临床科室、检验科、药房、后勤部门等都归属于同一所有者	医疗健康单元不同的承租人
医疗服务功能	病人在医院能够得到从问诊到检查到治疗的一条龙服务	功能相对单一,主要提供消费属性较重的医疗服务,如牙科、医美、体检和健康管理等,一般不提供非急性医疗服务
客群不同	综合医院往往提供基础医疗服务,有社保作为支付方,面向大众	顾客大多自费或用商保报销,客群相对高端
选址要求	医院没有特别选址要求	医疗健康商城倾向于靠近商圈或CBD,顾客可以在逛街休闲娱乐的同时,获取消费级或轻医疗服务
运营	一体化运营,财务和运营具有一致性	开放式的平台,进驻的医疗和零售机构在财务和经营上各自为政

资料来源:根据《医疗圈热议的 Medical Mall,会在中国遍地开花吗?》(http://www.sohu.com/a/194099506_377326)整理。

(三)主要分类与业态

医疗健康零售业在世界各国发展程度不同,美国医疗健康零售业发展时间较长,目前主要有四类:诊所集群、零售诊所、医疗健康商城(Medical Mall)和个体诊所。中国医疗健康零售业尚处于发展初期,个体诊所和医疗健康商城是主要存在形式。

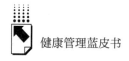
1. 个体诊所

个体诊所多是个人资金或者合伙、合资兴办的医疗健康机构，医疗健康服务所得收益用于开业者的经济回报①。个体诊所通常开展一些风险较小、利润较高或前期投入较小的医疗健康服务，分散在写字楼、商城中间，或独立在一些居民小区内。个体诊所在流动人员中保有较强的吸引力，往往成为其首诊或首治机构。由于目前实施的新型农村合作医疗制度和城镇职工基本医疗保险制度大多是基于户籍所在地或人事关系而建立的，彼此兼容性较差，所以户籍所在地或人事关系在农村但工作、生活在城市的流动人员就被排除在医疗保险体系之外，尤其在看病难、看病贵的现实情况下，流动人员更愿意到个体诊所诊疗就诊。② 当前，个体诊所的发展处境比较艰难，一方面，由于国家医疗政策限制，诊所很难纳入医保；另一方面，个体诊所良莠不齐，医疗健康服务质量有时难以保证，而且本身抗风险能力小，容易造成医疗事故，营利模式单一，经营手法落伍，利润增长点太少，多数生存处境艰难。

2. 医疗健康商城

医疗健康商城属于舶来品，美国早在20世纪70年代已经存在的医疗健康服务形态，通常称为Medical Mall，是将医疗健康服务设置在商业综合体内，使其同时具备商业购物功能和医疗健康服务功能。据调查，目前全球Medical Mall 有30多家，横跨欧洲、北美洲、亚洲和大洋洲，其中美国拥有22家，远高于其他国家（见表2）。医疗健康商城涉及的投资方包括地产商、医疗机构、零售机构等。中国医疗健康商城的产生与商场零售业的困境以及房地产商的转型等社会背景有关。随着中国互联网购物的发展壮大，去商场购物的顾客越来越少，尼尔森的《2016年度中国卖场超市购物者趋势报告》显示，网购渗透率一年内上涨16%，传统商城和超市面临的生存压

---

① 邱岚、胡元佳、王一涛：《营利性医疗机构的发展现状及投资前景》，《经济导刊》2011年第6期。

② 尹菁菁、周晓媛：《基于私人诊所构建农民工门诊医疗保障体系》，《现代预防医学》2009年第22期。

力越来越大。同时地产行业也结束了发展的黄金时期，面临着投资增速下滑，库存攀升，政策风险积累的困境。此时，也恰逢国家为解决医疗健康供需矛盾，出台政策允许社会资本进入医疗卫生领域，放宽医疗市场准入之际。于是商业零售及商业地产纷纷向医疗健康行业转型，以谋求新的增长点。在医疗、消费者、地产、零售等多方因素驱动下，医疗健康产业走进了零售商场，诞生了中国的医疗健康商城。2017 年，被认为是中国首家真正意义上的医疗健康商城杭州全程国际健康医疗中心开业，引起了社会对医疗健康零售新兴业态的广泛关注。医疗健康商城一般以轻医疗健康服务为主，侧重于常见疾病、预防保健等与健康相关的医疗咨询和健康管理。

表 2　国外主要医疗健康商城概况

名称	年份	地域	面积（平方米）	商业模式	定位
Dubai Healthcare City	2002	迪拜	2424800	租赁	医疗 + 商业综合体
Tokyo Midtown	2007	日本	569000	租赁	医疗 + 商业综合体
Pharmarise Medical Mall SApporo	2007	日本	不明确	租赁	诊所大楼
Novena Medical Center	2013	新加坡	170000	租赁	医疗 + 医学研究
Paragon Medical	1991	新加坡	412300	租赁	诊所大楼
Parkway Health	1987	新加坡	不明确	自建	医疗 + 商业综合体
Queenstown Medical Center	1970	新西兰	不明确	自建,不租赁不出售	诊所大楼
Centuria　Medical Makati	2017	菲律宾	74000	租赁	医疗 + 商业综合体
Jackson Medical Mall	1996	美国	83600	自建,可租赁	医疗 + 商业综合体
Shelby Macomb Medical Mall	2008	美国	18600	自建,不租赁不出售	诊所大楼
Rock Haven Medical Mall	2011	美国	7200	租赁	医疗 + 医学研究

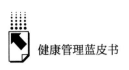
续表

名称	年份	地域	面积（平方米）	商业模式	定位
T. J. Health Pavilion	2013	美国	21100	租赁	医疗＋商业综合体
Johnston Medical Mall	2003	美国	不明确	租赁	诊所大楼
Huntsville Hospital Medical Mall	2015	美国	不明确	自建	诊所大楼
Medical Mall Pharmacy	1973	美国	不明确	自建	医药商城
HIMG Regional Medical Center	2006	美国	13900	自建，可租赁	诊所大楼
Metro Health Village	2007	美国	638000	自建	医疗＋商业综合体
New Handover Regional Medical Center	1967	美国	不明确	租赁	诊所大楼
Tigard Medical Mall	1982	美国	400	租赁	医疗＋商业综合体
Biltmore Medical Mall	2004	美国	14900	租赁	诊所大楼
Appalachian Regional Healthcare	2009	美国	111500	自建，可租赁	诊所大楼
Mira Mesa Medical Mall	1997	美国	不明确	租赁	医疗＋商业综合体
Eastern Maine Healthcare	1998	美国	不明确	自建，不租赁不出售	诊所大楼
Yacoob Mall A Medical Corp	2001	美国	不明确	自建	医疗＋商业综合体
Station Medical Center	2003	美国	93100	租赁	医疗＋商业综合体
Metro Medical Mall	2003	美国	不明确	租赁	医疗＋医学研究
Alexian Medical Mall	2004	美国	2200	自建	诊所大楼
Carondelet Medical Mall	2005	美国	2300	自建，可租赁	诊所大楼
McClellan Park Medical Mall	2008	美国	3900	租赁	诊所大楼
Elizabeth G. Means Medical Pavilion	2011	美国	9300	自建	诊所大楼

资料来源：根据《一文透视30家Medical Mall商业模式》（http://www.sohu.com/a/192942316_139908）整理。

受零售场所环境以及医疗条件的限制，医疗健康零售业态主要以轻医疗为主，一些市场需求旺盛、利润回报率高的业态成为医疗健康零售的主角，目前市场上较为成熟的业态及发展趋势见表3。

表3　医疗健康零售主要业态及发展趋势

主要业态	发展趋势
健康体检	2018 年中国健康体检人次达到 5.75 亿人次,占全部人口的 42%。相比美、日与德国分别为 73.4%、74.2% 和 96.9% 的体检覆盖率,中国健康体检的覆盖率相对还比较低。从健康体检人次数来看,健康体检人次从 2011 年的 3.44 亿人次增长到 2018 年的 5.75 亿人次,年复合增长率为 6.63%,人次和覆盖率快速增长。随着我国的消费升级和健康意识增强,健康体检的需求还将进一步提升,健康体检市场规模还将进一步增大
医疗美容 & 生活美容	2017 年,中国医疗美容有近 2000 万人次,已经总量超 1000 万例,市场规模达 2000 亿元,已经超越巴西成为世界第二大医美市场。预计未来十年,中国医美市场将突破万亿元,整形美容业也成为居房地产、汽车、旅游之后的第四大服务行业
口腔健康	我国口腔市场 2017 年已接近 900 亿元,十年复合增长率达到 18%。目前国人不管是口腔保健意识还是口腔健康水平,整体偏差,青少年龋齿率平均高达 80% 以上、成年人牙周病患率平均高达 90% 以上、老年人牙齿保有率少于 40%,口腔健康水平相对于欧美日等国家差距十分巨大。随着居民口腔保健意识增强,市场会持续增长
眼健康	我国眼科有千亿级的市场,且持续高增长,年复合增长率达到 14%。我国患者基数大,治疗渗透率低,行业增长空间大。我国约有 5.5 亿近视、1000 万青光眼、600 万白内障以及 1160 万眼底新生血管疾病患者。从治疗渗透率角度,目前我国现有眼病诊疗市场的开发程度较低,以白内障手术率为例,日本为 10198/百万,同期美国和印度分别达到了 6253/百万和 4830/百万,而我国仅略超 1400/百万,与老龄化进程和个人生活水平提升不相匹配。在青光眼、眼底病、角膜病等眼病的诊疗方面目前也处于同样低治疗渗透率的现状
儿童健康	我国平均每千名儿童配备的儿科医生数量还不足 1 人,严重低于美国平均每千名儿童拥有 1.46 位儿科医师比例。在需求刺激下,新型儿科诊所品牌不断涌现,到 2018 年 3 月,我国新型儿科诊所品牌数量约为 150 家左右,65% 为近三年成立。而随着二孩政策的放开,预计到 2024 年,儿童人口有望达到 2.65 亿人,占比达到 18.3%。儿科是一个很大且服务远远未得到满足的医疗服务市场
医疗康复	康复是维护和改善人体功能与活动水平的一项综合性服务。康复服务是健康中国工程的重要内容。随着中国老龄化人口的增加,慢性病患者将成为康复的主要服务群体。当前我国康复服务的发展落后于其他医疗服务,是卫生健康工作的短板。据统计,目前各级各类康复医疗机构提供的康复服务仅能满足 20% 的康复需求。医院由于资源有限,主要为急性期患者开展康复服务。更多的疾病恢复期的患者、慢性病患者需要长期的、可持续的康复,康复服务的市场需求巨大

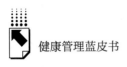
主要业态	发展趋势
月子会所	国内月子会所虽然刚起步,但发展速度快,2017 年我国月子会所市场规模约 105 亿元,年复合增长率达 41.6%,有相当大的市场潜力。台湾地区有七成的产妇会选择到月子会所,在大陆的一线城市尚不到一成。随着我国"80 后""90 后"步入生育高峰期,尤其是二孩政策的刺激,将引发新一轮的人口增长高潮,对月子会所的刚性需求会大大增加,而庞大的需求自然会造就紧俏的市场,预计到 2022 年月子会所的市场规模在 320 亿元以上
睡眠健康	睡眠产业是个覆盖全民的、快速发展的新兴产业。中国国民的失眠发生率约为 38%,老人是高发人群,比例达 40%,儿童、成人发病率各为 20%。睡眠不好直接影响健康甚至寿命,越来越多的人愿意付出金钱的代价,解决睡眠障碍问题,各种睡眠健康产业快速发展。2015 年我国涉及改善睡眠产品行业细分市场为 2114 亿元,预计到 2022 年将增长至 5317 亿元
中医健康服务	中医药是中国医药卫生事业的重要特征和显著优势。随着健康观念的变化和医学模式的转变,中医热日渐兴起,中医诊所、中医养生馆等中医医疗健康零售服务迎来了新的发展机遇。同时,生活节奏不断加快,处于亚健康状况的人群不断增多,中医养生理念越来越受到推崇。在中国中医药利好政策的扶持下,中医服务的市场前景广阔
互联网医院	2009~2017 年,互联网医疗市场规模从 2 亿元增至 325 亿元,复合增速达 89%,互联网医疗产业链已经逐步成形。目前已覆盖在线挂号、线上诊疗、在线问诊、在线支付、诊后服务和医药电商等一系列互联网医疗服务。截至 2018 年 3 月,互联网医院数量增加至 95 家,包括上线运营 82 家、在建 13 家。2018 年 4 月 28 日,国务院办公厅发布《关于促进"互联网 + 医疗健康"发展的意见》,国家层面的政策引导将进一步刺激互联网医疗的发展,预计未来互联网医疗市场增速将维持在 40% 左右,预计到 2020 年我国联网医疗市场规模有望达到 900 亿元

二　我国医疗健康零售业的发展现状

(一)发展需求潜力巨大

随着中国经济的发展和中国老龄化进程的加快,人民群众的医疗健康需求快速增长。但卫生资源总量明显不足,尤其是优质卫生资源不足,且一般集中在经济发达地区以及一、二线大城市,分布明显不均。同时,随着人民生活水平的提高，人们对自身健康越来越重视，养生保健、医疗美容、健康管理以及其他个性化医疗健康需求旺盛，单纯依靠医院医疗资源无法解决。依靠社会资本，发展医疗健康零售则是缓解卫生资源供需矛盾、解决人们个性化医疗健康需求的最佳途径。一是发展医疗健康零售业可以减轻政府财政负担。新建或扩建医疗机构，投资大，工效长，而依靠社会资本发展医疗健康零售业，无须政府承担建设成本，又可以有效增加卫生服务能力。二是可以满足多元化医疗卫生服务需求。与医院的医疗健康服务相比，医疗健康零售业在提供优质、多元化、个性化卫生服务方面具有明显的优势和潜力。

（二）国家部分支持政策出台

近两年，为了支持社会办医，解决医疗健康供需矛盾，落实健康中国的国家战略，从中央到地方促进健康产业发展的相关政策密集出台。2017年5月，国务院办公厅印发《关于支持社会力量提供多层次多样化医疗服务的意见》（以下简称《意见》）。《意见》提出，要进一步激发医疗领域社会投资活力，支持社会办医拓展多层次多样化服务，进一步扩大市场开放，放宽市场准入，简化优化审批服务，强化对社会办医的政策支持，加强人力资源保障，加强财税和投融资支持等。2017年8月，国家卫生计生委又印发了《关于深化"放管服"改革激发医疗领域投资活力的通知》，提出了激发医疗领域投资活力的十项举措，进一步简化了医疗机构审批程序，更大激发了医疗领域的市场活力和社会创造力。国家在鼓励社会资本进入医疗健康领域、降低社会办医的门槛的同时，也在为医院的医生松绑。2017年2月，国家卫计委发布的《医师执业注册管理办法》，其中最大的改变和突破是将医师执业地点由过去的"医疗、预防、保健机构"修改为"医疗、预防、保健机构所在地的省级或者县级行政区划"，执业医师的注册地点为省级行政区划，执业助理医师的注册地点为县级行政区划，实现"一次注册、区域有效"。医师在医疗、预防、保健机构执业以合同（协议）为依据，确定一家主要执业机构进行注册，其他执业机构进行备

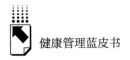

案，执业机构数量不受限制。健康产业政策促进了医疗健康人才的流动，加快了医疗健康零售业的发展。

（三）发展模式创新

互联网技术改变了零售业，也影响着医疗服务业。互联网医疗在中国不断地发展壮大，通过互联网技术可以实现健康教育、电子健康档案、在线疾病咨询、医疗信息查询、疾病风险评估、电子处方、远程会诊及远程治疗和康复等多种形式的健康医疗服务。2018年4月，国务院办公厅印发《关于促进"互联网＋医疗健康"发展的意见》，明确了支持"互联网＋医疗健康"发展的鲜明态度，并提出了一系列政策措施。阿里巴巴创始人马云提出了"新零售"，他认为新零售是未来的趋势。① 新零售实际上就是线上线下和物流的结合，线下的企业必须走到线上去，线上的企业必须走到线下来，线上线下加上现代物流合在一起，产生新零售。医疗健康零售业的发展也必然是融合互联网医疗技术，走新零售的路线，采用线上线下相结合的创新模式发展。

（四）服务特色鲜明

在健康中国建设的大背景下，健康产业蓬勃发展，医疗健康零售业提供的服务不会局限在医疗领域，而会涉及整个健康产业，包括健康咨询、健康管理、健康教育、养生保健甚至健康旅游等服务内容。其中，中医养生保健是最具有中国特色的服务内容。2016年2月，国务院印发《中医药发展战略规划纲要（2016～2030年）》，提出提高中医医疗服务能力、发展中医药养生保健服务等今后一个阶段中医药发展的重点任务。中医药是我国独特的卫生资源，在维护人民群众健康方面发挥着重要作用，中医药医疗健康零售独具特色。中医药医疗健康零售，尤其是中医药健康养

---

① 《医疗也能零售？嗯，未来将是诊所的天下》，http：//www.sohu.com/a/238891264_456060。

生，正伴随中医健康产业的壮大不断发展。社会上的中医健康养生零售以中医经络养生、针灸推拿、中医美容养生、中药药膳、足疗保健等服务内容为主，此外，以中医药为主的保健食品、养生美容和抗衰老产品在市场上也深受欢迎。①

三　我国医疗健康零售业发展主要挑战与对策

中国的医疗健康零售业刚刚起步发展，在地产开发商、零售商、医疗服务提供方都热衷于医疗健康零售的同时，医疗健康零售业还面临诸多的挑战。从消费者的消费认知、政策支持、服务提供等方面还都需要不断地完善，以更好促进医疗健康零售业在中国的发展。

（一）主要挑战

1.认识尚不统一

医疗健康零售业作为新兴业态，得到多数人的认可，同时社会上也存在不同的声音，认为医疗健康零售弊端较多，概括有以下几个方面：一是认为医疗健康零售业核心是谋取经济效益，在这个思想指导下，会采取不正当的竞争手段，与医院抢夺病人，甚至会通过诋毁医院声誉等方式为个人谋取私利。二是认为医疗健康零售业，尤其是个人诊所，由于缺乏正规化的管理和监督，存在医疗操作不规范以及药物滥用等情况，容易造成医疗事故。三是担心医疗健康零售业发展会引起公立医院人才流失，导致公立医院医疗水平降低②。因此，不赞成通过社会办医、发展医疗健康零售来解决医疗健康供需矛盾，更希望通过壮大公立医院解决当前医疗困境。诚然，医疗健康零售与医院相比，资源相对分散，尤其是个体诊所，医疗监管存在一定困难，使

---

① 司富春、宋雪杰、高燕：《中医养生保健在我国的发展及思考》，《中医研究》2013年第7期。

② 《医生流动的纠结》，http://www.360doc.com/content/15/0609/08/20989025_476712821. shtml。

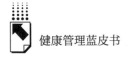
得部分服务水平低、医疗技能差的医疗健康零售从业人员滥竽充数，存在良莠不齐、恶性竞争现象，严重危害了人民群众的利益。但只要通过严格医疗监管、加强医疗健康零售业的行业自律，不给行业内的害群之马生存机会，保证行业的健康发展，人民群众对医疗健康零售业的接受程度会不断提高。同时，加强医疗健康人才的培养，让患者或消费者无论在公立医院，还是在其他社会医疗健康机构，都能得到优质的医疗健康服务。

2. 政策尚不完善

尽管国家密集出台政策鼓励社会资本投资医疗健康领域，发展医疗健康零售，但国内现有医疗领域的政策制定，无论从医疗机构审批程序要求，还是医疗消费的支付方式，都仍以传统医疗机构为依据，难以适用于当前健康产业发展迅速过程中出现的一些新兴业态。杭州全程国际健康医疗中心被认为是国内首个医疗商场，实行医疗资源共享的模式。浙江省卫计委对杭州全程健康医疗门诊部开展医技等共享服务试点的批复是直接突破现行的医疗机构设置标准的，提出对入驻全程国际健康医疗中心的医疗机构科室设置和设施不做硬性要求，检验、病理、超声、医学影像等医技科室及药房、手术室等可以共享。

从支付制度上说，我国目前医生的劳动价值并没有通过价格体现出来。医生无法通过自己的知识、经验获取正当的、合情合理的报酬，而是非常不合理的、畸形的"堤内损失堤外补"的薪酬制度，这种不正常的劳动报酬获取方式严重影响了医生从事医疗健康零售业的积极性。医生的劳动价值解决需要从改革当前支付制度入手，让医生的劳动价值真正从个人收入上体现出来，这样就会调动起医生从事医疗健康零售业的积极性。

此外，目前的医疗制度很难将医疗健康零售机构纳入医保签约范围，医疗健康零售机构的消费需要个人自己解决。目前，中国的医疗商业保险还不成熟，而中国的商业保险用户还非常少，承担医疗费用比例仅占2%左右，难以带动客群规模，医疗健康零售业的发展对自费市场的依赖不利于其市场的扩大。

3. 模式尚不成熟

医疗健康商城在中国既是医疗健康零售业的新宠，也是未来医疗健康零售业的主力，是目前社会资本介入的热点，但医疗健康商场的发展还在路上，目前其模式并不成熟。

从商城的结构设计到运营管理来看，医疗健康商城既是商业零售的场所，同时也是医疗健康的服务场所，涉及医疗功能单元之间，以及与娱乐购物场所之间的布局设计，医疗垃圾以及污水的处理等，要求从商场筹建开始，就要根据不同单元的用途做好建筑的结构设计，设计人员最好在医疗建筑设计方面经验丰富；另外，医疗健康零售毕竟不同于传统的商业零售，对于后期的运营管理有较高的要求，需要既具备医疗健康方面的知识，又有一定商业零售经验的管理人员，目前这种综合性人才国内比较缺乏。如果医疗健康零售商城项目仓促上马，考虑不周，就会给项目后期带来一系列问题。

从我国医疗服务业的结构来看，公立医院占绝对垄断地位，而且目前仍在不断扩张，医疗健康零售业获取的客户资源有限，可能会因客户不足而经营困难。此外，法律规定，医生的执业场所必须在医疗机构，那么对于医疗健康商城到底算不算医疗机构，还没有明确认定。如果医生以多点执业的形式到医疗健康商城工作，那么承担医疗事故的法律主体是其备案的医疗机构还是医疗健康商城也无明确规定，医生个人可能会承担较高的医疗风险，还需要建立健全医疗事故责任险和医保医师制度等来解决。因此，医疗健康商城的发展还需要从硬件到软件不断地完善。

4. 人力资源与人才短缺问题突出

在医疗健康领域最关键的资源、最核心的资源是医生资源，医生资源要达到均衡发展，需要相当长的过程。在医生多点执业流动方面，虽然已经获得政策允许，但阻碍重重，多点执业仍在路上。阻碍的最大因素是目前的人事管理制度，医师的人事关系和事业单位编制依然存在，医师仍然需要通过编制来获得诸如职称、学术地位等，仍然需要通过公立医院来打出自己的品牌、完成职业发展。因此，医师虽然可以多点执业，但要接受第一执业机构的管理，比如多点执业原则上需要通过第一执业机构的核准，在工作安排上

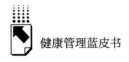
要以第一执业机构的安排为主等，导致医生这一核心要素脱离医院的动机不强，有些医院还会为医生多点执业设置障碍，医生自由流动的难度较大。医师多点执业还需要一系列的政策配套，需要社会保障制度进一步改革，解决医师多点执业后的社会保障问题。同时需要充分放开医疗服务的空间，打破不合理的医疗服务规划，降低对医疗机构设置的过度限制。如果这些配套改革没有落到实处，医生不敢跳出体制实现真正的多点执业，包括医疗健康零售业在内的社会医疗机构就难以获得优质医疗资源，也无法获得大规模发展。

医疗健康零售业的发展除了医疗人才以外，还需要养生保健、医学美容、健康管理、健康旅游以及医疗健康零售管理等各方面人才，还需要通过不断的人才培养加以解决。

（二）对策与建议

1. 加快完善政策制度

医疗健康零售业的健康发展需要政策的大力支持，完善医疗机构入住医疗健康商城的审批，明确医疗健康商城的性质以及运营方和入驻医疗机构的责权利；加强中小个人诊所的监管，规范其医疗行为，增强人民群众对其的信任度。进一步深化医疗制度改革，让医生真正流动起来；改革支付制度，让医生的价值能够在医疗活动中真正体现出来，增强医生从事医疗健康零售业的积极性。

2. 加强统筹协调，支持差异发展

统筹协调公立医院与医疗健康商城零售业等社会办医机构的角色功能。公立性医院以公益性为基础，以满足基本医疗需求为目的，服务普通大众。普通个体诊所则可以通过低收费，延长运营时间来获得更多客户资源，服务范围宜以常见病、多发病为主，包括感冒、咳嗽、轻伤等。医疗健康商城可以走高端化、个性化路线，服务于高收入群体，通过优质服务提升医疗健康服务品质。

3. 加快人才培养，鼓励人才流动

加快医疗人才流动，建立以医师为主体的医疗责任事故保险，使多点执业的医师成为责任主体，摆脱对单位的依赖。同时，改革医保支付制度，建立以医师作为支付对象的医保医师制度，使医师的医保定点脱离单位，医保向医师的支付不需要通过单位。逐步剥离附着在事业单位编制身份上面的职称评定、社会保障等福利，将之社会化，使医师不管是公立医院的职工还是多点执业的医师都可以获得平等的待遇。编制最终成为只具有管理职能的一个工具，而不是身份制的象征。要放开医师执业的空间，鼓励和支持多种形式的社会化的医疗机构，取消不合理的医疗机构设置规划和审批，逐步改为备案制。只有医师多点执业的政策环境到位了，多点执业的问题也才能消失，从而实现多点执业的良性发展。

4. 借鉴国际成功经验，争取后来者居上

借鉴国外健康零售业发展的先进经验，不断消化吸收，结合中国医疗制度的特点，不断完善现有医疗健康零售业。在此基础上，国内尚未出现的医疗健康新业态也可以借鉴发展，比如美国的集群诊所，中国的医生集团，可以以集群诊所的形式走健康零售业之路。又比如零售诊所，这种业态由于收费低，运营时间比医院长、布点多，价格、时间、空间和人员上的灵活性都优于医院，可以有效降低医疗费用，满足大多数人的医疗健康需求。

四 国内外案例介绍

1. 迪拜健康城

迪拜健康城建于2002年，38万平方米，可以满足生活在欧洲和东亚之间的20亿人口的医药和健康需求，是世界上第一个医疗保健商业中心。迪拜健康城由医院、医学院、诊所、诊断实验室以及其他商业零售服务构成。按照功能分区，健康城又分为医疗区与度假疗养区。

医疗区可以提供传统的医疗服务、替代性医疗服务、医疗研究教育、医疗基础服务及其他支持服务。医疗服务是将医生办公室、综合医院、专科医

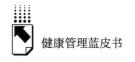

院、门诊手术中心以及诊断实验室等集合在一起，提供国际标准的诊断和治疗服务；替代性医疗服务主要为来健康城的游客提供养生保健类服务，如针灸、松骨服务等；医疗研究教育主要是指医学基础研究和医学医疗健康培训教育；医疗基础服务是指健康城为支持医疗区有效运转设置的诊断实验室、药房、医疗设备公司、医疗保健公司、医疗咨询公司、制药公司等。

度假疗养区由健康护理社区医院、社区门诊诊所、疾病预防及疗养中心、美容中心以及运动康复中心等构成。健康护理社区医院的任务是保障整个健康城的护理需要；社区门诊诊所主要为游客提供轻医疗服务；疾病预防及疗养中心则为游客呈现世界级的优质护理和医疗服务，提供的服务内容包括健康管理、疾病预防及中西医结合的治疗等；美容中心有顶级整形美容外科医生和皮肤科医生，提供整容与美容服务；运动康复中心开展体育运动医学研究，可以为各年龄的运动员运动损伤提供治疗、康复服务。

2. 杭州全程国际健康医疗中心

杭州全程国际健康医疗中心落户在杭州大厦501的9～22层，大厦地下1层至地面5层为生活广场，总建筑面积约2万平方米。

杭州全程国际健康医疗中心由杭州全程国际健康医疗管理中心有限公司和浙江大学医学院附属邵逸夫医院共同打造、经营，建筑面积逾6000平方米，2017年8月正式运营。

邵逸夫国际医疗中心是全程国际健康医疗中心的主力店，位于大厦的17～22层，设立了健康促进、抗衰老、专家门诊、医技支撑、就医服务和会员服务六大核心模块。

全程国际健康医疗中心还引进了十几家专科连锁品牌医疗机构，包括齿科、儿科、中医、眼科、医美等，位于大厦的9～16层。这些专科品牌店可以共享全程国际健康医疗中心内设立的检验、病理、超声、医学影像等医技科室及药房、手术室等服务。

全程国际健康医疗中心用零售商业的思维方式，重新整合传统医疗的优质资源，为人们带来更生活化的专业医疗服务。

3. 鹏瑞利国际医疗健康中心

鹏瑞利国际医疗健康中心位于成都东站西广场旁，是新加坡鹏瑞利置地集团在中国设立的第一个"医疗健康中心＋零售商业"的综合体项目，建筑面积近 30 万平方米，2018 年 6 月正式运营。目前入驻企业包括来自新加坡的百汇医疗、圣丹福国际医疗以及深圳爱帝宫、华大基因、香港新风天域旗下顾连医疗等 8 家国内外高端医疗品牌服务机构。健康中心汇聚国内外顶尖医疗资源，可满足从新生儿出生到老年人养生保健全生命周期各种健康服务需求的高端医疗健康产业集群。

鹏瑞利国际医疗健康中心的医疗健康服务可以分设"品味健康"和"定制健康"两大模块。品味健康类业态分布在 L1/L2/L2M 三个楼层，涵盖保健器材、咖啡厅、便利店、花店、药妆、眼镜店、水果店、中医保健品店、旗舰药店、口腔、儿童心理辅导、养生餐饮等丰富多样的服务类型；定制健康类业态则分布于较高的 L3/L4/L4M 三层，注重比较深入细致的健康服务，主要有中医馆、月子中心、骨科、医疗整形等。

鹏瑞利国际医疗健康中心将商业与健康零售业充分融合，在大力发展健康医疗业态的同时，也没有忘记零售商业的本质，为消费者提供最完美医疗健康服务和购物体验。

B.19
医疗健康旅游服务新需求与新趋势

赵琳琳　曹霞*

摘　要： 医疗健康旅游是健康服务业的新业态之一。医疗健康旅游是
常规旅游与预防、保健、健身、养生等项目的有机结合。
2016年10月国务院出台《"健康中国2030"规划纲要》，该战
略成为我国医疗健康旅游产业发展的重要引擎。医疗健康旅游
作为健康服务业的重要组成部分，在党的十九大"必须树立和
践行绿水青山就是金山银山"理念指引下，绿色生态效益持续
稳定、不断增值，促进医疗健康旅游发展规模逐年上升。本报
告主要介绍了医疗健康旅游的发展现状，医疗健康旅游新需求
和新趋势，并对现阶段存在问题、挑战与展望做出分析。

关键词： 健康旅居　医疗健康旅游　健康小镇

一　医疗健康旅游服务的界定

（一）旅游、医疗旅游、健康旅游、医疗健康旅游的内涵

1. 旅游的内涵

旅游（Tourism）是一种因人际交往而产生的社会现象，具有空间位置

---

* 赵琳琳，医学博士，中南大学湘雅三医院健康管理科，主管技师，研究方向为中医健康管理；
曹霞，临床医学博士，主治医师，中南大学健康管理科副主任，研究方向为慢病健康管理、
健康管理服务评价。

的移动，有一个或多个动机，需要一定的交通、住宿、景区服务支持等特性，具有产业属性、文化属性、社会属性等多种属性①。

2. 医疗旅游的内涵

医疗旅游（Medical Tourism）是一种医疗服务和休闲旅游服务相结合的新型旅游种类。世界旅游组织将其定义为以医疗与护理、疾病与健康、康复与疗养为主题的旅游服务②。一般说来，因本地的医疗服务有待完善或者价格昂贵，被目的地价格低廉、优势医疗项目、康复、旅游等服务所吸引，到目的地接受医疗护理、康复疗养、保健等医疗服务与休闲、度假等旅游服务的过程③。狭义医疗旅游是单纯以治疗为目的的旅游，包括口腔、皮肤病、妇科治疗等无生命危险的项目和器官移植等有生命危险、医疗资源稀缺的项目。如客源国尚未开发或法律禁止的项目也包含其中，例如干细胞移植、堕胎等。而广义的医疗旅游还包含以康体、养生等为目的的保健旅游。

3. 健康旅游的内涵

健康旅游（Wellness Tourism）指以维持和促进健康为目的的旅游，涵盖医疗、营养素治疗、卫生、美容、体育/健身等。健康旅游服务全人群，涵盖健康人群、亚健康人群、患病人群等，提供预防保健、康复疗养、休闲养生、健康促进等全方位服务，实现在旅游中促进健康的新型服务模式。

4. 医疗旅游与健康旅游的区别与联系

医疗旅游服务内容侧重于当地特色医疗服务项目，旅行者以治疗、康复、美容为目的，可获得费用低廉、高品质、差异化的医疗服务。而健康旅游关注人身体、心理、精神三个方面健康状态的提高、疾病预防、维护健康等。旅行者以健康保健为目的，可获得保健强身、健身塑形、康复、放松/

---

① 张凌云：《国际上流行的旅游定义和概念综述——兼对旅游本质的再认识》，《旅游学刊》2008 年第 1 期。

② 肖书媛：《医疗旅游市场分析及我国医疗旅游企业发展策略》，上海大学，2010。

③ Hung-chi Chen, Hsin-chih Kuo, Kuopiao Chung, et al. Classification and Comparison of Niche Services for Developing Strategy of Medical Tourism in Asian Countries. *International Surgery*, 2010, 95（2）：108 – 116.

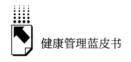

静修、美容、疗养等服务。医疗旅游与健康旅游在服务内容和范畴上有重合之处。

5.医疗健康旅游的内涵

《"健康中国2030"规划纲要》首次提出健康医疗旅游作为新业态,应大力支持发展。医疗健康旅游涵盖医疗旅游和健康旅游,是常规旅游与医疗卫生服务设施相结合的旅游产品,其服务对象是患者或是健康人。医疗健康旅游多为"轻医疗"项目,包括抗衰老、医治、美容、康养、保健、体检等,医疗健康旅游需求及实现方式见表1。

表1　医疗健康旅游的服务需求及实现方式

需求	实现方式
医疗	健康体检、慢病管理、中医治疗、专科治疗、体重管理
康复	康复训练、营养、健身、微量元素补充、茶疗
情绪	芳香疗法、冥想、压力管理、艺术、生物反馈疗法
养生	中医调理、民族医药调养、印度草药调养、瑜伽、气功
美容	按摩、洗浴、美发美甲、面部护理、营养素干预、微整形
生态休闲	爬山、自行车、温泉、生态栖息、田园采摘
自我成长	放松/静修、生命教练、冥想、阅读、音乐、灵修、独处

资料来源:编者整理。

（二）医疗健康旅游的由来

医疗健康旅游的发展经历了自发式发展、自主式发展和规模化、体制化发展三个阶段。

近年来,各国政府加大对医疗健康旅游的政策支持和相关配套服务的完善,医疗健康旅游发展势态良好。

医疗健康旅游目的地经历以下三个阶段演变（见图2）[①]:

---

① 中国发展网,http://tt.chinadevelopment.com.cn/Home/Article/detail/id/4237.html。

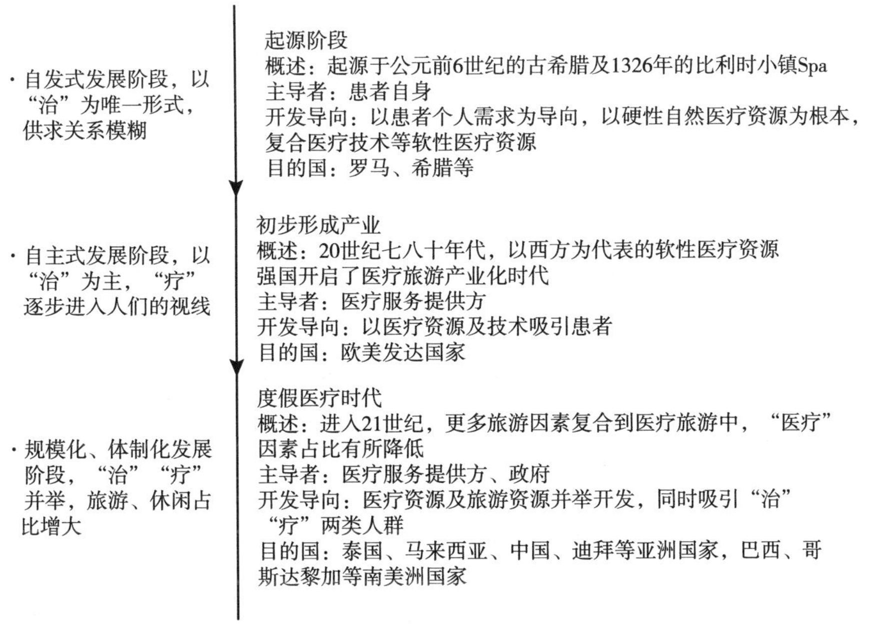

· 自发式发展阶段，以"治"为唯一形式，供求关系模糊

起源阶段
概述：起源于公元前6世纪的古希腊及1326年的比利时小镇Spa
主导者：患者自身
开发导向：以患者个人需求为导向，以硬性自然医疗资源为根本，复合医疗技术等软性医疗资源
目的国：罗马、希腊等

· 自主式发展阶段，以"治"为主，"疗"逐步进入人们的视线

初步形成产业
概述：20世纪七八十年代，以西方为代表的软性医疗资源强国开启了医疗旅游产业化时代
主导者：医疗服务提供方
开发导向：以医疗资源及技术吸引患者
目的国：欧美发达国家

· 规模化、体制化发展阶段，"治""疗"并举，旅游、休闲占比增大

度假医疗时代
概述：进入21世纪，更多旅游因素复合到医疗旅游中，"医疗"因素占比有所降低
主导者：医疗服务提供方、政府
开发导向：医疗资源及旅游资源并举开发，同时吸引"治""疗"两类人群
目的国：泰国、马来西亚、中国、迪拜等亚洲国家，巴西、哥斯达黎加等南美洲国家

图1　医疗健康旅游经历阶段

资料来源：编者整理。

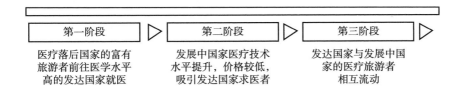

第一阶段	第二阶段	第三阶段
医疗落后国家的富有旅游者前往医学水平高的发达国家就医	发展中国家医疗技术水平提升，价格较低，吸引发达国家求医者	发达国家与发展中国家的医疗旅游者相互流动

图2　医疗健康旅游目的地发展特点

资料来源：编者整理。

（三）医疗健康旅游的特点

根据国内外学界对医疗健康旅游的研究，梳理、总结出医疗健康旅游具有生态性、普适性、康复性、复合性、文化性和技术性六大特点（见表2）。

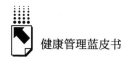

表 2　医疗健康旅游特点

特点	描　　述
生态性	依赖独特的自然环境,让人们回归自然,以达到安抚身心的作用
普适性	覆盖生命全周期的健康人群、亚健康人群及患者
康复性	以医疗和旅游的双重动机,满足人们对治病、保健、康复、养生与娱乐的双重标准
复合性	医疗保健服务与旅游相融合,涵盖抗衰老、医疗、预防、美容、康养、保健、体检等于一体
文化性	浓厚的文化特征,与养生文化、健康文化、长寿文化等密切相关
技术性	依托一定的医学知识、医疗设施与医务人员,有医学技术及相关法律法规支持

资料来源:编者整理。

(四)医疗健康旅游的分类

目前,医疗健康旅游无统一分类标准,按照不同的分类原则,课题组总结出以下分类(见表3)。

表 3　医疗健康旅游分类

分类原则	优　　势
治疗专科	口腔旅游、生育健康旅游、器官移植旅游、干细胞旅游
依赖资源	自然环境、特色中药资源、中医名家、高科技医疗技术
健康需求	求医疗养、休闲调整、增强体质、自我实现
旅游产品	温泉旅游、森林旅游、水体旅游、高山旅游
文化性	浓厚的文化特征,与养生文化、健康文化、长寿文化等密切相关

资料来源:编者整理。

二　我国医疗健康旅游的发展现状

中国医疗健康旅游起步较晚,但是行业发展较快。与健康中国国家战略、旅游资源丰富、国民健康意识提升、中医药传统优势、中介机构的兴起密切相关。

（一）政策不断完善，支持力度明显加强

"健康中国战略"的提出，逐渐形成对健康产业的顶层设计，健康产业日益成为继 IT 产业之后的"财富第五波"。近年来政府紧密出台相关政策，加速推动旅游与健康服务业的融合发展。

国务院出台的《关于促进健康服务业发展的若干意见》明确指出，大健康服务业到 2020 年总规模达到 8 万亿元，占到 GDP 的 8% 左右，成为我国新的支柱性产业之一。在国家利好政策的引导与"健康中国"的大环境下，各种医疗健康旅游相关政策相继出台，医疗健康旅游处于飞速发展时期。图 3 为一系列政策利好，医疗健康旅游迎来了新的发展契机。

政策利好成为医疗健康旅游主要推动力
2013年以来，国家相继出台的旅游政策文件中都明确提出了对医疗健康旅游发展的相关要求和指导意见。各部委、地方政府也相继出台相应政策，大力促进医疗健康旅游蓬勃发展

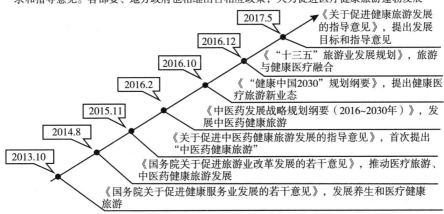

图3　医疗健康旅游政策支撑

资料来源：编者整理。

（二）医疗健康旅游成为国民追逐美好健康生活的新业态

国民健康意识逐渐提升，希望通过诸多途径改善身体状况，医疗、健康

支出逐年上涨。2018 年前三季度人均医疗保健消费支出 1275 元，增长 17.4%，占人均消费支出的比重为 8.9%①。国家统计局数据显示②，卫生支出总费用及人均卫生支出费用均逐年增高。图 4 显示近年来卫生支出情况。国民健康意识提高及生活水平改善极大激发了医疗健康旅游新需求，中国医疗健康旅游正迎来发展新机遇，成为国民追逐美好健康生活的新业态。

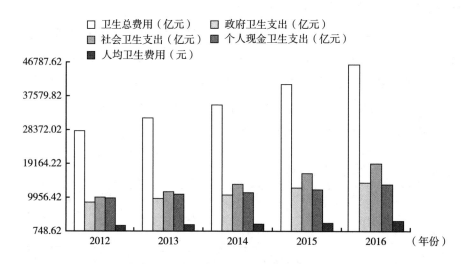

图 4 2012～2016 年卫生支出情况

资料来源：国家统计局。

（三）独特的旅游资源成为医疗健康旅游服务获客的重要源泉

我国优美的生态环境、璀璨的文明历史、浓厚的旅游文化使得近年来旅游人次增加迅速，以健康中国战略为契机，单纯的观光旅游较易转型为集休闲、度假、康养、医疗于一体的医疗健康旅游产业，图 5 显示，我国入境游客数量稳步上升。

---

① 国家统计局，http：//www. stats. gov. cn/tjsj/zxfb/201810/t20181019_ 1628650. html。

② 国家统计局，http：//data. stats. gov. cn/easyquery. htm？cn = C01。

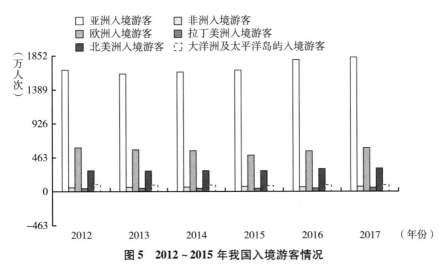

图 5　2012～2015 年我国入境游客情况

资料来源：国家统计局。

（四）中医药特色服务成为医疗健康旅游的新亮点

中医药作为我国国粹，有着深厚且长远的文化积淀，中医药旅游是医疗健康旅游的重要组成部分，彰显我国医疗健康旅游的独特魅力。以中医药深厚的历史渊源和文化内涵、独特理论优势和内容为依托，以中医特色适宜技术和健身方法、药材的观赏和购买为发展动因，我国已经形成一批中医药特色旅游小镇，名贵中药材种植、生态养生旅游结合的养生体验和观赏基地。

（五）医疗健康旅游中介机构成为医疗健康旅游的重要媒介

医疗旅游中介公司可向患者提供一系列服务，诸如医疗、交通、住宿、保健、翻译等。中介公司的兴起，提高了出国看病的效率和体验，并融入高端旅游的元素，让客户尽情享受海外医疗旅程。

三　医疗健康旅游新需求

健康是促进人类全面发展的前提条件，是经济社会发展的重要基础。在

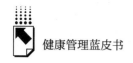
习近平总书记"绿水青山就是金山银山"理念引领下和"旅游＋"融合发展的背景下，医疗健康旅游已成为满足人民群众健康及旅游需求的新方式，出现了抗衰老自然养生服务、银发活力休闲旅游、旅居康养旅游、健康查体旅游、生殖健康旅游等市场热点。

（一）抗衰老自然养生服务

随着中国社会经济的发展，人口结构发生巨变，中国的国家战略已经从计划生育控制人口增长转变为抗衰老，应战人口老龄化。抗衰老养生作为21世纪最重要的医疗保健新模式，可提供预防、早发现、早治疗甚至逆转衰老的保健措施。通过抗衰老养生之旅，可提高个体的生命力，修复受损细胞，促进新细胞的再生，进而恢复人体精力和体力。据一项研究报告显示，亚太地区将是全球抗衰老市场最大的成长区域之一，年增长率达15%。图6为全球及中国抗衰老市场统计。

瑞士、德国因为国际领先的医疗科技水平成为中国较高收入者最信赖的抗衰国度，由于地域及价格优势，泰国成为抗衰老养生新热点国家。

（二）银发活力休闲旅游

近年来，银发活力休闲旅游成为热点。老年旅游产业发展快速，老年旅游需求增加，老年旅游市场交易活跃并有逐步扩大趋势。全国老龄委调查发现，目前我国每年老年人旅游人数超过全国旅游总人数的20%，且老年群体出游意愿更为强烈[1]。退休以后到一个气候温暖、医疗保健设施完善、生活成本负担得起的国家生活是当下很多退休人士的一大选择。对于很多退休的人来说，在境外不仅医疗旅游成本低，餐饮、住宿方面也会节省很多成本，于是他们往往会毫不犹豫地在医疗旅游目的地停留更长时间。调查显示[2]，2015年，我国14.31%的老年人有旅游消费，平均消费金额为4928元，13.1%的老

---

① 全国老龄办官网，http：//www.cncaprc.gov.cn/contents/16/182530.html。
② 社会科学文献出版社，https：//www.ssap.com.cn/c/2018－05－17/1068009.shtml。

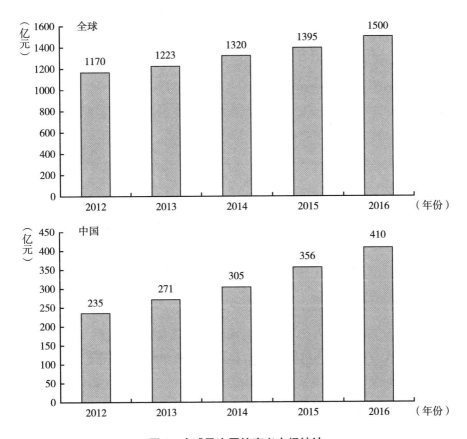

图6 全球及中国抗衰老市场统计

资料来源：编者整理。

年人未来一年有出游计划，9.1%的老年人未来一年有可能外出旅游。从年龄分层来看，低龄老年人作为旅游的主体，占比68%。国家统计局数据显示[①]，65岁以上外国人入境旅游人次逐年呈上升趋势（见图7）。

（三）旅居康养旅游

旅游与养老具有天然的关联性，"旅居康养旅游"指老年人在不同季节，多个地区，健康养生与休闲旅游相结合的新型医疗健康旅游形式。随着

---

① 国家统计局，http：//data. stats. gov. cn/easyquery. htm？cn = C01。

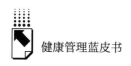

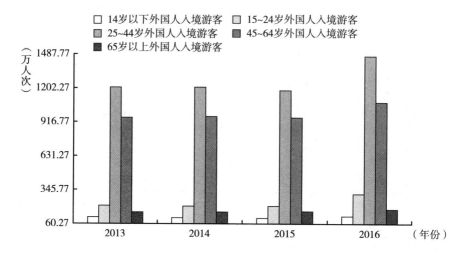

图7　不同年龄段外国人入境旅游人次

资料来源：国家统计局。

空巢、高龄、失能老年人的增加，对养老服务需求日益凸显。2015年，我国城乡老年人自报需要照护服务占比15.3%，比2000年上升8.7%。其中，38.1%的老年人有上门看病服务需求，12.1%的老年人有家务服务需求，11.3%的老年人有康复护理服务需求①。由此可见，照护服务成为城乡老年人消费的重要项目。随着老年人收入的不断提高，这些潜在需求都将转变成老年人的新风尚。"旅居康养旅游"有乡村旅游、酒店公寓、异地养老社区、旅居换住等不同模式②。旅居康养旅游可提升老年人的生活品质和幸福指数，解决养老面临的问题，可促进医疗健康旅游目的地资源有效配置。

（四）健康查体旅游

以健康查体为特色的主题旅游顺应了人们追求健康的新观点，有着蓬勃的发展势能，可带动诸多相关行业，富有经济活力，成为医疗健康旅游新热点。主要目的地是日本，排名前四的依次是：日本、美国、新加坡和韩国。

①　社会科学文献出版社，https：//www. ssap. com. cn/c/2018－05－17/1068009. shtml。

②　《经济参考报》，http：//www. jjckb. cn/2018－03/19/c_ 137048797. htm。

日本有成熟的医疗体系和先进的医疗技术，例如，日本早期癌症检测能力世界第一，约80%的癌症发现处于早初期，其中80%的人可以得到治愈，日本的风景名胜闻名世界，来诊者不但可体验到日本之美，更可以在日本接受世界领先的医疗设施来帮助发现和排除300多种早期癌症，使每一名癌症患者都能得到最及时的治疗，早日享受舒适生活①。据有关报道②，早在2008年8月，第一个台湾健康体检旅游团抵达厦门，指出因国内医疗技术和肿瘤筛查水平的提高，并有语言、文化相通和费用相对便宜的优势，预计将来会有更多海外游客入境进行健康体检。

（五）生殖健康旅游

近年来，由于国内生殖技术短缺、不孕不育人群增多，尤其是二孩的开放，使生殖医疗需求上升，在优生优育的家庭与社会观念的影响下和试管婴儿技术的逐渐成熟，给大多数家庭特别是高龄家庭带来了希望。前瞻产业研究院数据显示③，2016年中国患者在国外花费了74亿元（约合11亿美元）用于生育治疗。另有研究预测2022年中国国内生育服务市场有望达到15亿美元。美国和泰国被公认为主要的生育旅游目的地。

四 医疗健康旅游新趋势

（一）旅游与医疗健康服务深度融合

在"健康中国"和全域旅游时代背景影响下，作为五大幸福产业重要组成的旅游和健康深度融合，形成医疗健康旅游新兴业态。新业态的发展有助于满足人民美好生活向往，并促进新时代社会进步。据相关预测④，到2020

---

① 搜狐网，https：//www.sohu.com/a/245264016_ 100189305。
② 楚燕：《台海新闻》，《厦门日报》2008年8月6日。
③ 网易，http：//tech.163.com/18/0920/00/DS3U20O300097U7H.html。
④ 搜狐网，http：//www.sohu.com/a/155899777_ 374902。

年，医疗健康服务业将成为全球最大新兴产业，旅游相关服务业位居第二，两者之和将占全球 GDP 的 22%。而我国健康旅游产业正迎来前所未有的发展机遇，有专家提出①：2020 年中国旅游业和健康服务业规模将达到 7 万亿元和 8 万亿元。2017 年 6 月，国家公布第一批健康旅游示范基地②（见表 4）。

表 4　13 家第一批健康旅游示范基地

省份	示范区名称
天津	天津健康产业园
河北	河北秦皇岛市北戴河
上海	上海新虹桥国际医学中心
江苏	江苏泰州市姜堰区
浙江	浙江舟山群岛新区
安徽	安徽池州市九华山
福建	福建平潭综合实验区
山东	山东青岛崂山湾国际生态健康城
广东	广东广州南沙新区
广西	广西桂林市
海南	海南三亚市
海南	海南博鳌乐城国际医疗旅游先行区
贵州	贵州遵义市桃花江

（二）"中医药健康服务 + 旅游"进入新时代

中华民族积淀了几千年的中医药文化智慧，集儒释道及诸子百家思想于一体，遵循"天人合一"法则，以辨证论治和整体观为理念，在健康服务业中发挥着重要的作用，随着疾病谱的变化，老龄化社会和健康观念的转变，中医药健康服务的优势越来越明显。而中医药健康旅游是健康旅游的独特魅力所在，国务院办公厅出台《关于进一步促进旅游投资和消费的若干意见》中明确提出发展中医药健康旅游，开发集中医药理疗康复、保健养生、文化

---

① 网易，http://news.163.com/17/1222/03/D67TOBQD00018AOP.html。
② 中国政府网，http://www.moh.gov.cn/guihuaxxs/s7824k/201706/137049e5f683438eb4748a6ed4bbf4aa.shtml。

体验于一体的中医药健康旅游示范产品。促进中医药健康服务与旅游深度融合。根据一项24个省（区、市）中医药健康旅游服务情况调查显示[1]，共有450多个景区点、90多个中医药机构从事、开展或参与包括推拿、按摩、膏方、药浴、针灸的中医药健康旅游服务。2016年，国家旅游局与中医药管理局组织打造的"国家中医药健康旅游示范区"建设启动。2017年9月5日，国家中医药管理局公布15家中医药健康旅游示范区创建单位[2]（见表5）。

表5　15家中医药健康示范区创建单位

省份	示范区名称
北京	北京东城国家中医药健康旅游示范区
河北	河北安国国家中医药健康旅游示范区
山西	山西平顺国家中医药健康旅游示范区
吉林	吉林通化国家中医药健康旅游示范区
上海	上海浦东国家中医药健康旅游示范区
江苏	江苏泰州国家中医药健康旅游示范区
安徽	安徽亳州国家中医药健康旅游示范区
江西	江西上饶国家中医药健康旅游示范区
山东	山东日照国家中医药健康旅游示范区
湖北	湖北蕲春国家中医药健康旅游示范区
广西	广西南宁国家中医药健康旅游示范区
重庆	重庆南川国家中医药健康旅游示范区
四川	四川都江堰国家中医药健康旅游示范区
贵州	贵州黔东南国家中医药健康旅游示范区
陕西	陕西铜川国家中医药健康旅游示范区

（三）国内、国际健康旅游双向深度融合

国际医疗健康旅游是全球增长最快的新兴产业之一，增速达到旅游业的两倍。国际医疗旅游品牌持续推进，跨境医疗健康旅游焕发勃勃生机、热度

---

① 搜狐网，https://www.sohu.com/a/156514631_423490。

② 国家中医药管理局，http://www.satcm.gov.cn/guohesi/zhengcewenjian/2018－03－24/3939.html。

不减。2017年中国跨国医疗健康旅游目的地国家主要是美国、日本、印度等，国人对于海外医疗项目的主要需求是重大疾病的治疗、体检、辅助生殖以及医疗整容等（见图8）。其中，癌症等重症治疗是目前国人海外医疗最大的需求。

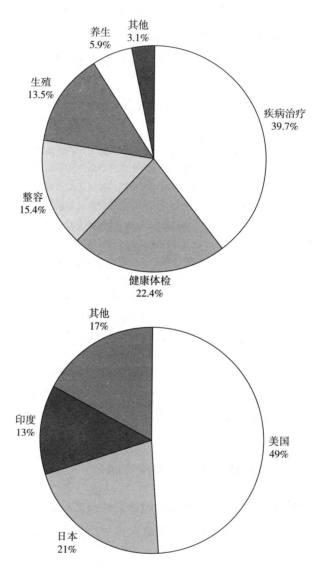

图8 国人海外医疗项目构成及目的国分布

资料来源：http://www.chyxx.com/industry/201807/656225.html。

另外，因其独特的自然风光，高性价比的医疗资源及特色医疗优势等，亚洲已发展成为全球医疗健康旅游"领头羊"（见表6），泰国、印度、新加坡、马来西亚、菲律宾成为国际医疗健康旅游目的地排名前五名，特别是泰国、印度、新加坡三国占据亚洲医疗旅游服务市场份额的90%，提供牙科、疫苗、基因检测、健康体检等"轻医疗"项目。泰国的优势在其美容医疗服务方面，印度的优势在其优惠的医疗价格，而新加坡的优势则在其高水平的医疗服务。

表6 国际医疗健康旅游目的地与输出地的关系

单位：%

目的地 输出国	北美	欧洲	亚洲	拉丁美洲	中东
非　　洲	—	4	95	1	—
亚　　洲	6	1	93	—	—
欧　　洲	33	10	39	5	13
拉丁美洲	87	—	1	12	
中　　东	58	8	32	—	2
北　　美	27	—	45	26	2
大　洋　洲	—	—	99	1	—

资料来源：2013年11月德勤管理咨询报告数据、《亚洲经济一体化进程2011年度报告》。

大量的中国患者涌现在全球顶级医院，是源于中国与发达国家在诊断、医疗、设备、药品等方面存在差距，以及中国富裕阶层的崛起[①]。仅以乳腺癌为例，欧美国家的保乳率在40%以上，而中国的平均保乳率为5%～10%。在癌症领域，中国患者五年生存率为36.9%，美国的这一数字为66%（见表7[②]）。

---

① 健康界，https：//www.cn–healthcare.com/article/20170103/content–488543.html。

② 数据来源：中国的数据来源于《2015年中国城市癌症数据报告》、日本的统计数据来源于日本国立癌症研究中心数据、美国的统计数据来源于CA CANCER J LIN。

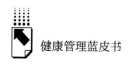

表7　中美日癌症五年生存率对比

单位：%

癌种	中国	美国	日本	癌种	中国	美国	日本
乳腺癌	73.1	89	93.6	宫颈癌	45.4	68	74.6
甲状腺癌	67.5	98	92.8	卵巢癌	38.9	44	61.6
膀胱癌	67.3	78	76	胃癌	27.4	28	74.5
肾癌	62.0	72	72.5	食道癌	20.9	47	43.4
子宫癌	55.1	83	86.4	白血病	19.6	79	—
前列腺癌	53.8	99	100	肝癌	10.1	16	36.2
喉癌	51.7	—	78.7	合计	36.9	66	68.4
结直肠癌	47.2	65	75.7				

资料来源：编者整理。

　　医疗健康旅游中介机构的发展，为国际医疗健康旅游提供便捷。目前，国际医疗健康旅游中介机构主要有三种类型：传统的跨境医疗机构、"互联网＋"跨境医疗机构、海外医疗机构国内办事机构。另外，传统类的目的地大部分在美国、德国等以技术建立优势的国家，互联网类目的地大部分在泰国、印度、新加坡等以价格建立优势的国家①。表8显示部分医疗健康旅游中介机构。

表8　部分医疗健康旅游中介机构

类型	机构名称	服务特色	优势
传统的跨境医疗机构	盛诺一家	美国、日本、德国、英国、新加坡等海外就诊，日本体检、美国试管婴儿	合作医院数量较多
传统的跨境医疗机构	厚朴方舟	美国、日本就诊	日本合作医院较多
传统的跨境医疗机构	优翔国际	瑞士抗衰老之旅，日本健康之旅，转诊服务	医疗健康旅游发展较早者

---

　　① 动脉网，https：//vcbeat.net/35027。

续表

类型	机构名称	服务特色	优势
"互联网＋"跨境医疗机构	春雨国际	美国、泰国、日本就医	互联网服务平台
"互联网＋"跨境医疗机构	微医集团	提供网上预约挂号、健康咨询以及健康管理等互联网医疗健康服务	互联网医疗服务平台
海外医疗机构国内办事机构	惠美医疗	美国梅奥诊所转诊服务	美国梅奥诊所在国内办事机构
海外医疗机构国内办事机构	尚泰国际医疗	泰国试管前期咨询、泰国试管疗程导向、泰国疗程期间生活服务等业务	泰国康民国际医院的中国国际转诊办事处

资料来源：编者整理。

（四）健康旅游小镇成为重要依托

健康小镇是以"健康"为开发宗旨，融健康、休闲、养生、旅游、养老为一体的主题型小镇。健康小镇具有环境资源好，规模较大的特点，另外，健康小镇以健康产业为主，功能性强大，可推动旅游、体育、健身等业态的深度融合发展。特色小镇的选址主要侧重区位优势、交通便捷、生态环境优美和文化底蕴等多重因素①。得益于特色小镇系列政策的陆续出台和健康养生养老行业巨大的市场前景，近两年，国内以健康、养生、养老为主题的特色小镇建设热潮迅速兴起，涉及医药、养生、养老、高科技、休闲旅游等产业以及养生、预防、治疗相结合的全生命周期的健康生活方式。健康小镇将成为下一步中国各地健康水平整体提升、产业升级和经济发展的主流特色发展模式之一。表9列出部分健康小镇及特色项目。健康小镇分为温泉养生小镇、生态康养小镇、长寿/宗教文化养生小镇、医养结合小镇、健康养老小镇五种类型。

---

① 搜狐网，https://www.sohu.com/a/205641671_481314。

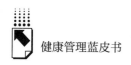
表9 部分健康小镇及特色项目

健康小镇	特色
北京小汤山汤泉古镇	现代农业与旅游休闲、文化①创意等有机融合
辽宁汤沟温泉小镇	温泉旅游产业
青岛森林康养小镇	医疗、文化旅游、教育、健康产业相融合
日照智慧康养小镇	以医养结合为核心，集医疗康复、养老养生、休闲度假于一体
泰州大泗中药养生小镇	中药养生、休闲娱乐、医疗器械
绍兴平水养生小镇	生态养生、休闲旅游
杭州桐庐健康小镇	健康养生、中医药保健、健康旅游、健康食品与健康管理等
温州瓯海生命健康特色小镇	基础研究、生物医药、生命科学、国际交流、配套商业
长沙灰汤温泉小镇	温泉养生、运动休闲、会议培训、健康体检
三亚海棠湾上工谷	康养酒店、民宿、农业、文化展示、会议
内蒙古凉城县岱海温泉冰雪康养小镇	冰雪产业、温泉产业、现代农业、康体养老
浙南健康小镇	从食养、药养、水养、文养、气养五方面发展长寿经济
西安蓝田汤峪温泉小镇	温泉度假、酒店会务、休闲农业、生态旅游
湖北丹江口市南神道小镇	道家养生文化、养生、太极文化、养老、膳食医药
峨眉山半山康养小镇	养生、康养抗衰、健康产业
绿城乌镇雅园养老小镇	温泉度假、民俗文化、生态旅游
西昌邛海康养小镇	养老、健康旅游
攀枝花红格阳光温泉康养旅游小镇	运动健身、医疗、美食
湖州碧水桂乡康养小镇	康复医疗、健康服务、休闲农业、文化体验

资料来源：编者整理。

五 问题、挑战与展望

（一）存在问题及挑战

1. 旅游资源优势挖掘不够，医疗健康旅游品牌特色不突出

医疗旅游资源是开发医疗旅游的基础条件，目前我国医疗旅游业得到了一定程度的发展，但资源优势没有得到充分发挥，医疗健康旅游产品同质化

---

① 搜狐网，https：//www.sohu.com/a/210367450_ 100006154。

较为严重，缺乏特色优势，大部分尚未对自身地域文化特色的健康养生稀缺资源进行挖掘，国际竞争力相对较弱。我国悠久的中医药历史和文化尚未形成品牌优势。因此，医疗旅游资源开发深度和广度亟待加强，亟须打造中医药健康旅游品牌效应。

2. 区域政策尚待完善，相关约束性法律、法规亟待建立

国家已出台对医疗健康旅游的顶层设计，使得旅游和健康服务业加速融合。但是，更具针对性的政策仍有待深入与细化。现阶段，亟须国家出台政策对医疗健康旅游新业态予以推动、规范和引导，确保行业有序发展。另外，当前我国医疗健康旅游市场还缺乏相关法律、法规，行业监管力度欠缺，部分无相关资质的医疗机构及个人在经济利益的驱动下，干扰市场，对中国医疗健康旅游市场负面影响较大。我国急需出台相关法律法规，制定相应管理政策，医疗健康旅游相关部门间联手合作，为医疗健康旅游新业态的顺利开展创造良好的市场氛围。

3. 医疗健康旅游业人力资源与人才短缺问题突出

作为一个新兴业态，医疗健康旅游业尚处于发展起步阶段，医疗健康旅游复合型人才缺乏，势必造成该业态发展动力不足，阻碍该业态的长期稳步发展，因此提升医疗健康旅游服务专业人员的服务技能和服务水平迫在眉睫。

4. 国际品牌挑战压力持续存在，国内服务品牌特色尚未形成

韩国整容、日本体检、瑞士的抗衰老服务等已形成品牌效应，吸引各国游客前往体验。最近几年，由于丰厚的生态资源及特色的医疗项目吸引，医疗健康旅游业的重心正移步亚太，亚洲占据全球医疗健康旅游的重要份额。而中国入境医疗旅游产业尚处于早期萌芽阶段，资源尚未整合、发展不规范、优势特色项目尚未形成。我国医疗健康旅游游客九成以上以出境为主①，成为全球最大的游客输出国，而入境态势清冷，远远落后于韩国、日本、泰国等邻国。

① 搜狐网，http://business. sohu. com/20140410/n398034966. shtml。

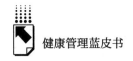

（二）发展建议

1. 完善区域配套支持政策，营造良好医疗健康旅游环境

通过规范行业相应的准入制度，出台配套支持政策，在政策利好的刺激下，吸引众多的投资者进入，从旅游项目、旅游服务、基础建设、生态资源、历史文化等方面入手，通过创新服务理念，引导产业发展，注重特色优势，促进行业融合，打造良好旅游环境。

2. 做强做好中医健康特色服务，加快形成吸引国外游客的优势品牌

独特的优势项目特色与定位是国际著名医疗健康旅游目的地的共同之处，而发展中医药健康特色旅游是我国占据国际市场的最佳突破口。中医作为我国国粹，应充分发挥其作为医疗健康旅游资源的优势，在政府宏观指导及中医、旅游相关行业共同努力下，结合当地医学流派，生态旅游资源优势，建设一批集治疗、养生、保健、养老、休闲等于一体的中医药医疗健康旅游示范区，打造中医药优势旅游品牌。

3. 深度挖掘中医文化宝藏，发展"一带一路"中医健康旅游

中医文化是中华民族璀璨的医学宝藏，具有深厚的文化底蕴和强大生命力。通过继承、挖掘、创新，形成了独具特色的中医药文化，其精华为世界医学做出了突出的贡献。历史上，中医药也是古丝绸之路沿线国家交流合作的重要内容，伴随早期的商贸活动在沿线国家落地生根，造福世界人民。国家中医药管理局和国家发改委发布《中医药"一带一路"发展规划（2016 ~ 2020 年）》[①]，指出我国将整合中医药医疗、养生保健机构等资源，传播中医药文化为主题，融中医医疗、养生、康复、养老、文化与旅游等于一体的 10 个中医药健康旅游示范区、100 个示范基地和 1000 个示范项目。

4. 创新发展相关技术与产品，建立完善的服务体系与规范

创新发展产品技术，提升医疗健康旅游服务质量，打造多学科医学服务

---

① 国家中医药管理局网站，http：//www. satcm. gov. cn/bangongshi/gongzuodongtai/2018 - 03 - 24/1330. html。

团队，提供优质的医疗健康服务。相关医疗健康旅游机构应积极探索，与国际医疗健康旅游接轨，完善配套服务规范，建立行业标准，提升产品服务质量，创新医疗健康旅游供给方式，丰富产业业态。

5. 加大人才培养与开发力度，满足多层次多样化的旅游健康服务需求

加强医疗健康旅游专业人才培养，鼓励社会资本创办培训机构，规范并加大人才培养与管理力度。针对健康医疗服务机构、咨询机构等现有从业人员的专业培训和技能培训。同时，鼓励海内外优秀医疗人员回国就业，稳步提高医疗健康旅游的服务品质和管理水平。

六 成功医疗旅游模式与旅游健康小镇案例

（一）成功医疗旅游模式

国际医疗健康旅游处于高速发展期，医疗机构与旅游企业强强联合，推动医疗服务质量和旅游服务水平不断提升，拓展服务发展空间，延伸服务产业链，为游客提供体检、养老、健康管理、康复、医疗服务等多方面完整的健康服务，为我国医疗健康旅游发展提供诸多可借鉴经验。表10列举部分可借鉴医疗健康旅游典型案例。

表10 可借鉴医疗健康旅游典型案例

可借鉴模式	优质医疗模式	性价比医疗模式	特色医疗模式	产业发展模式	理疗游模式	美容游模式
代表案例	德国	印度、阿波罗	匈牙利	日本、迪拜	泰国SPA、日本温泉	韩国整容
特点	国家层面上的支持，多设有研究所，注重医学人才培养	硬件设施一流，服务意识超群，多提供综合性医疗服务，多位于发展中国家	单一医疗产业高度发达，医院高度集中，有一定的旅游资源	政府主导带头发展，产学研一体，公私共同开发	以特色自然资源、技法为特色和核心吸引，主要针对有保健需求游客	以产业特色或特色医疗服务为核心，多主打某一主题的美容服务

可借鉴模式	优质医疗模式	性价比医疗模式	特色医疗模式	产业发展模式	理疗游模式	美容游模式
产品设置	综合性医院＋专科医院、科研机构	综合性医院	大量专科医院、诊所	综合医疗中心	资源文化展示类产品，度假及休闲设施	小规模、专业性诊所、医院
模式研究	各学科领域共同发展，主推若干特色项目，依托国家、城市等宏观载体发展，以"治"为主、"旅"为辅	以综合医疗服务为主，突出个别尖端项目，多以医院、集团等形式出现，以"治"为主、"旅"为辅	注重单一医疗项目的突破式发展，以区域、小城形式出现，以"治""旅"并举	政府牵头，多依托城市、产业城等，以产业及"治"为核心	从国家到度假村的各个层级，主推某一项特色康疗服务，"疗""旅"并举	多以地区或小镇形式存在，主推某一特色的美容服务，"疗""旅"并举，"治"为辅

（二）旅游健康小镇案例

1. 温泉养生小镇

以天然的温泉资源为特色产业，诸如温泉酒店、温泉养生、温泉会议、温泉休闲等，形成健康养生、休闲旅游、娱乐度假等温泉养生小镇。

典型案例：湖南长沙灰汤温泉小镇，位于长沙市宁乡灰汤镇，总面积达48平方公里，温泉区占地8平方公里，温泉水量丰富。泉水温度高达89.5℃，与台湾北投、西藏羊八井构成中国三大著名高温复合温泉，以天然温泉为亮点，开发集温泉酒店、温泉会议、温泉休闲等于一体的旅游休闲设施，融温泉养生、休闲运动、会议培训、健康体检为一体的温泉养生小镇。

2. 生态康养小镇

依靠自然生态环境，以健康养生、休闲旅游为开发核心，重点开发养生养老、休闲旅游、生态养殖等，集健康养生、康复疗养、生态种植、休闲旅游等于一体的健康小镇。

典型案例：杭州桐庐健康小镇，位于杭州桐庐县，紧邻大奇山国家森林公园，是桐庐富春山健康城的核心区块，小镇创建于 2015 年，是浙江省首批特色小镇。常年空气清新，负氧离子浓度 5130 个/cm³ 以上，是一般城市的 50 倍，噪音仅为 20～30 分贝。小镇由巴比松米勒庄园、大奇山郡、凤川玫瑰园、桐君堂医药博物馆、颐居养生园、大奇山村落风景区等组成。打造健康养生、中医药保健、生命科学、休闲旅游四大特色产业。

3. 长寿/宗教文化养生型

依托长寿文化或宗教资源，集宗教文化、养生、休闲、旅游、养老于一体，该类小镇多有悠久的历史文化背景。

典型案例：湖北省武当山太极湖生态文化旅游区，位于道教文化遗产武当山下，总规划面积 40 平方公里，是以武当山为龙头、太极湖为引擎，集旅游休闲、养生养老、医疗于一体的综合度假区，分为太极湖新区和太极湖旅游区[1]，太极湖新区以发展旅游发展中心、武当国际武术交流中心、太极湖医院、太极湖学校和太极剧场等项目为重点，太极湖旅游区以太极小镇、武当山功夫城、老子学院、山地运功公园、太极养生谷等为重点。

4. 医养结合型

是医养资源与休闲旅游融合，集健康体检、医疗护理、养老休闲、健康养生、生态旅游于一体的医养特色小镇。

典型案例：日照智慧康养小镇，位于日照市东港区大黄山片区，规划用地面积约 4500 亩[2]，项目包括核心医疗区、医养康复区、黄山郊野公园、智慧健康养生社区、商业配套区、康养服务设施研发产业园区以及配套道路及市政基础建设等。通过以大黄山片区整体生态品质提升为基础，整合自然旅游资源，打造康养产业品牌，形成以郊野生态为载体、智慧康养为特色、医养结合为核心、康养产业为支撑、"宜居、宜养、宜游、宜业"的智慧康养特色小镇。

---

[1] 中国园林网，http：//design. yuanlin. com/HTML/Opus/2011 － 11/Yuanlin ＿ Design ＿ 4761. html。

[2] 日照市东港区人民政府，http：//www. rzdonggang. gov. cn/rzdggov/xwzx12/jryw/177736/index. html。

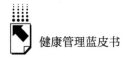

5. 养老小镇型

依托原生态自然环境资源，有经济实力较强的老年客户群体，打造集养老、医疗养护、休闲娱乐于一体的养老小镇。健康养老小镇将成为医疗服务导入型医疗健康小镇的主要和基础模式①。

典型案例：绿城乌镇雅园，位于我国历史文化名镇——乌镇，为国家5A 级景区，有"中国最后的枕水人家"美誉，已有 1300 年之久的建镇史，是江南六大古镇之一，有"鱼米之乡，丝绸之府"之称。依托于原生态环境，规划有老年大学、医院、养老示范中心、酒店会议中心等功能板块，成功塑造集医疗护理、养生养老、休闲旅游于一体的特色养老小镇。实现让老人们在最文艺的地方养老，老有所养，老有所医，老有所学。

---

① 搜狐网，https：//www.sohu.com/a/199230692_ 466446。

热点报告

Hot Spot Reports

B.20
体重健康管理服务的新挑战与新策略

张友琴　田雅军　张玫媚　王彦人　罗　毅*

摘　要： 在社会和科技日益发展的今天，"肥胖就像全球变暖和禽流感一样威胁着世界。"肥胖及其相关的慢性病已成为世界范围的重要公共问题。近年来，中国人的肥胖率飞速增长。"健康体重"是促进中国慢性病中长期防治计划（2017～2025年）所建立的全民健康生活方式的一项特殊行动，是预防和治疗的重要战略。本文分析了我国体重健康管理服务的现状，指出理念认识、技术方法、标准规范、体系机制、模式路径和人才队伍等面临的挑战和问题，提出针对

* 张友琴，空军杭州特勤疗养中心医训部副部长，研究方向为健康管理、医疗卫生理论及实践；田雅军，空军杭州特勤疗养中心医训部副部长，研究方向为消化内镜诊断、治疗，慢性疾病的筛查、评估、干预；张玫媚，安徽医科大学解放军杭州临床学院硕士研究生；王彦人，安徽医科大学解放军杭州临床学院硕士研究生；罗毅，空军杭州特勤疗养中心全军健康管理专科中心执行主任，研究方向为健康管理和卫生事业管理。

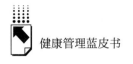
性的措施和策略。

关键词： 体重管理　健康管理　健康服务　健康产业

随着人们生活方式的西化、不良生活方式的泛滥，人体营养失衡和体力活动显著减少，人们陷入体重增加、腰围增粗和肥胖度加重的困境。在过去20年中，中国的超重与肥胖率迅速增长，已逐步成为一种流行趋势。体重管理技术、产品和服务已成为促进健康管理的重要手段，体重管理服务业也已成为现代健康产业的重要领域。

一　体重健康管理服务的界定

体重不只是身体肥胖或消瘦的反映，更是个体内部功能组织代谢分泌的外在表现，是反映健康状况的重要指标。体重管理服务是健康管理服务的重要组成部分[①]。

（一）体重健康管理服务的兴起与发展

"体重管理"一词起源于美国，在欧洲与美国备受重视。目前，体重管理在欧美等国家正处于第三次革命中。从广义上讲，"体重管理"分为减肥和体重增加。它强调健康的生活理念和生活方式，注重培养良好的生活习惯。美国专业纤体机构 Lindora 以营养学、运动医学和心理学为基础，建立了合理膳食、日常锻炼、健康生活方式以及支持性环境营造的系统体重管理方法。该方法获得了美国著名医疗保险公司 Blue Cross 的批准。该公司声明：用 Lindora 纤体方法纤体成功的人投保，保费减半，保额不变。由此，

①　王维民：《综合性医院启动慢性非传染性疾病管理服务的探讨》，《中国医院管理》2011 年第 6 期。

"体重管理"的理念和方法逐步深入人心。1988年，美国首次发布肥胖指南，同时美国疾病控制中心针对肥胖采取了推进健康饮食搭配等管理措施。2013年11月，美国心脏协会、心脏病学院和肥胖学会，与国家心肺和血液研究所合作，联合出版了《2013AHA/ACC/TOS成人超重和肥胖管理指南》①。由此，"体重管理"的模式和方法，得到了进一步的规范。相关数据显示，2005~2010年，"体重管理"促进了美国人的综合素质，肥胖指数下降了1.1，平均预期寿命高达79.3岁。在日本，行政机关和民间健康组织共同对所有公民实施了体重管理，日本家庭通常享有健康管理机构和医疗保健提供者的长期随访服务，并出台了腰围年检的专项政策。

我国的"体重管理"起步较晚。2003年，中华人民共和国卫生部疾病控制司发布了《成人超重和肥胖预防控制指南（试行）》，倡导非药物干预，辅以药物和手术干预，预防和控制肥胖。要求在专业机构的指导下，积极改变饮食习惯，适度增加体力活动，纠正吸烟、饮酒等行为和习惯。鼓励摄入低脂肪、低能量、适量的蛋白质、碳水化合物，以及富含微量元素和维生素的食物，在全国范围内推进体重健康管理服务②。然而，由于收入和认知等各种因素影响，我国大多数减肥者的减肥手段，仍然采用传统的减肥产品或手术方式。

近年来，在国家政策的大力支持和相关企业的自主创新与推广下，科学健康的非药物减肥理念逐步显现，体重管理理念逐步被超重与肥胖人群接受，出现了"诺特健康""百e健康"等一批有竞争力的优势企业，"营养棒""脂老虎"等体重管理产品，"探寻互信，肥胖评估，干预建议，目标共识和互动支持"等体重管理模式，以及"变啦App"等"互联网+"体重管理技术日趋成熟。2010年11月，中国健康促进基金会在北京成立非药物干预体重管理专项基金管理委员会③，为中国的体重健康管理提供了一个新的平台。

---

① 邹忠江、陈秋：《中医研究肥胖病的治疗近况》，《中医临床研究》2015年第7期。
② 曾强：《预防超重科学减肥》，《中华健康管理学杂志》2013年第1期。
③ 曾强：《体重管理的发展和产业前景》，《中华健康管理学杂志》2015年第1期。

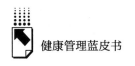
（二）健康体重的概念与判定标准

健康体重即长期保持体重良好的健康状态。判断健康体重最常用的指标是体重指数（BMI）。体重指数的计算公式为：BMI = 体重（kg）/身高（m）^{2}。我国健康成年人（18 ~ 64 岁）的 BMI 应在 18.5 ~ 23.9kg/（m）^{2}。BMI 综合考虑体重和身高两个因素，可操作性强，无损伤作用，适用范围广。成人 BMI 参考范围详见表 1。

表 1 成人 BMI 参考范围

分类	中国成人的 BMI	WHO 成人的 BMI	亚洲成人的 BMI
体重过低	<18.5	<18.5	<18.5
正常范围	18.5 ~ 23.9	18.5 ~ 24.9	18.5 ~ 22.9
超　　重	24.0 ~ 27.9	≥25.0	≥23.0
肥胖前期	—	25.0 ~ 29.9	23.0 ~ 24.9
Ⅰ度肥胖	≥28	30.0 ~ 34.9	25.0 ~ 29.9
Ⅱ度肥胖	—	35.0 ~ 39.9	≥30.0
Ⅲ度肥胖	—	≥40	—

然而，BMI 不能准确描述体脂分布，也不能区分脂肪和肌肉质量[1]。

已证明，腰围是反映腹部脂肪最直观的标识，也是世界卫生组织推荐用于评估中心性肥胖的首选指标。中国成年男性腰围≥85cm，女性腰围≥80cm 是中心性肥胖。但是腰围只是一个单一的测量指标，腰围相同的人也可有不同的体型。

腰臀比，根据腰围校正臀围，是衡量向心性肥胖的独特指标。许多研究表明，臀部脂肪堆积往往比腹部积聚更好。然而，腰围和臀围都是动态指标。

腰高比，也称为中心肥胖指数（ICO），是近年来的热门话题。当高度

---

[1]　张艺宏、王梅、孙君志等：《2014 年中国城乡居民超重肥胖流行现状——基于 22 省（市、区）国家国民体质监测点的形态数据》，《成都体育学院学报》2016 年第 5 期。

差大时，仅通过腰围评估中心性肥胖可能导致误判。目前，国内外相对公认的诊断临界点是 ICO > 0.5 诊断为中心性肥胖[①]。维持健康体重主要通过改变身体活动和食物摄入两个要素。因此，各年龄段的人都应该控制能量摄入，增加能量消耗，以维持能量平衡和健康体重。

（三）体重管理服务的主要内容和范围

体重健康管理服务是以提升客户的健康水平为目标，专业技术服务人员根据客户的体质特征，综合生理、心理、社会等影响因素和营养、运动、生活方式等管理要素，定制个体化体重管理方案，并使用现代信息技术实时跟踪和管理新型体重管理服务。健康的体重管理，摒弃片面的传统观念和做法，旨在科学瘦身的同时，增强身体免疫力，由此实现全生命周期的体重控制。

与传统的减肥方法相比，体重管理具有明显的优势。在服务目标上，体重健康管理强调从根源上改变体质，预防疾病；在管理模式上，注重科学饮食、均衡营养、适量运动的协调统一；在干预手段上，突出减除多余的脂肪；在实施过程上，强化一对一专业指导，形成习惯，防止反弹；在服务结果上，坚持养成健康的生活习惯，增强人体免疫力。体重健康管理和传统减肥方法的特征比对如表2所示。

表2　体重健康管理与传统减肥方法对比

	体重健康管理	传统减肥方法
服务目标	从根源上改变体质,预防疾病	仅针对当前肥胖,治标不治本
管理模式	科学饮食＋均衡营养＋适量运动	尽力节食、控制食欲＋非科学运动
干预手段	只减除多余脂肪	减除脂肪、肌肉、水
实施过程	一对一专业指导,形成习惯,不反弹	个人盲目减肥,极易放弃,导致反弹
服务结果	养成健康生活习惯,免疫力增强	对身体造成伤害,免疫力降低

体重健康管理坚持以循证医学证据为基础，强调科学减肥与提高身体免疫力并行，对人的体重进行系统综合的终身管理。主要包括三个方面的重点内容：（1）科学饮食。体重健康管理专业人员应指导人群正确认识各种天

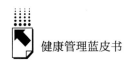

然食物的独特营养成分，摒弃单纯追求减肥效果，却忽视身体素质的错误观念，杜绝通过节食、单一饮食等传统的错误饮食方式，逐渐建立良好的饮食习惯及饮食方法。（2）均衡营养。遵循在控制总能量的基础上平衡膳食的饮食调整原则，合理搭配膳食，保证每日三大营养素的摄入来源和比例合理。也就是说，碳水化合物提供的能量占总能量的 55% ~ 65%，脂肪占20% ~ 25%，蛋白质占 10% ~ 15%。原则上，应每天减少 300 ~ 500 卡路里的能量摄入，严格控制食用油脂的摄入量，并控制适量的白米饭和肉类，以确保摄入足够的蔬菜、水果和牛奶。同时，根据个人营养需求，合理选择合适的营养补品。在实施体重管理的同时，科学饮食，平衡营养，达到保持健康、预防疾病、增强体质的效果。（3）适量运动。适量运动可提高身体代谢水平，增加肌肉和骨骼组织，改善机体血糖调节、脂肪代谢的能力，提高循环与呼吸功能。在体重健康管理过程中，科学指导人群适量运动，不仅可以控制体重，更重要的是能够降低发生慢性疾病的风险。原则上，超重或肥胖的人应进行每周 5 ~ 7 天中等强度的有氧运动，每次累积 60 ~ 90 分钟；隔天进行抗阻肌力量运动，每次 10 ~ 20 分钟。并且，应根据自身健康状况及个人偏好，合理选择运动方式，倡导循序渐进。

（四）体重健康管理服务的作用意义

体重健康管理的目标是在控制体重的基础上，控制与之相关的各类慢性病的发生和发展，提高客户对健康管理服务的认可度，从根本上降低医疗费用。

1. 体重管理是常见慢性病治疗和风险管理的重要着力点

体重作为人体的健康指标，可以反映隐藏在体内的许多隐患。体重过轻，表明身体虚弱，抵抗力低，易感染；体重过重，糖尿病、高血压、冠心病、脂肪肝及其他慢性疾病的发生与发展都将变得无法预测。世界卫生组织于 1948 年将肥胖列入疾病的范畴[1]。除了影响自身正常行为与生活外，肥

---

[1] 何威：《中国人与美国白人脂肪及脂肪分布的种族对比研究》，浙江大学博士学位论文，2013。

胖还与各种慢性疾病密切相关。世界卫生组织对肥胖和其他相关疾病的发病风险等级做了如下报告，表3所示。

表3　肥胖和疾病危险等级

高度危险 RR≥3	中度危险 RR:2~3	危险 RR:1~2
2 型糖尿病	冠状动脉心脏病	生殖激素异常
胆囊疾病	高血压	多囊卵巢综合征
血脂异常	骨（膝）关节炎	生育功能受损
胰岛素阻抗	高尿酸/痛风	背下部疼痛
气喘	脂肪肝	麻醉并发症
睡眠中阻塞性呼吸暂停		

注：RR，相对风险是指肥胖人群中肥胖相关疾病的患病率。

因此，实施体重管理，维持健康体重，能够预防与控制循环、呼吸、消化、代谢、运动等系统的慢性疾病的发生与发展，提高精神、心理和情绪的健康水平，有效降低健康风险。

2. 体重管理是提高健康管理有效性和改善医疗服务合规性的重要途径

健康管理的大众理念是"疾病前积极预防，疾病后科学管理，跟踪服务不间断"，重点是健康风险因素干预和慢性病管理[①]。因此，健康管理服务的目标达成及其成效呈现，与客户的依从程度密切相关。

体重健康管理着眼于"体重"这一人体内部综合健康状况的表象反映，实施综合管理，一方面，体重健康管理能够清理身体多余的脂肪，调理塑造标准的体重体型，清除体内的毒素和垃圾，调节平衡人体的酸碱度，其作用成效能够被服务对象直接感知；另一方面，体重健康管理的服务过程，其实质是健康素养的培育过程，良好生活方式与行为习惯的塑造过程，以及精力与体能维护促进、慢性疾病康复的体验过程，服务对象的可持续行为目标和健康期望能够达成一致，进而形成遵从健康管理、掌握健康命运的行动自觉。

---

① 杨红：《科学认识健康管理构建健康管理学科与服务体系》，《中国卫生标准管理》2015 年第 13 期。

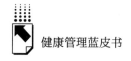

3. 体重管理是降低医疗费用，提高基本健康水平的重要措施

日前，慢性病是影响人们健康的主要因素，也是医疗费用的主要负担。据统计，全国高血压、糖尿病、冠心病、脑血管病这4种慢性病的医疗费用占全国卫生支出的 12. 5%①。

研究证实，肥胖是各类慢性疾病重要的危险因素②。肥胖症的患病率不断上升，治疗肥胖和相关慢性病的成本更是逐年大幅度增加。

美国、澳大利亚和加拿大等国家的研究结果显示，超重和肥胖引起的疾病医疗费用负担占该国医疗支出总费用的 2% ~ 7%。其中，澳大利亚占 2. 0%，加拿大占 2. 4%，而美国高达 7. 0%，并均有逐年上升的趋势。研究表明，在美国，肥胖人群每年额外支付的医疗费用为 1429 美元；而在中国，肥胖人群比正常体重人群需多花费 34% 的卫生费用。《2012 年中国卫生统计年鉴》显示，仅糖尿病和高血压患者的住院医药费用，就高达 97. 15 亿元。根据 2015 ~ 2035 年卫生费用增长影响因素分解表明，到 2035 年，如果把高血压患病率降低 25 个百分点，预计当年将减少 3. 4% 的经常性卫生费用，节约当年 GDP 的 0. 32%。肥胖人群中高血压的发病率可高达 46. 3%，其发病率随肥胖程度的加重而增加。临床统计资料显示，20 ~ 30 岁人群中一旦肥胖被消除，高血压就会得到缓解。

体重健康管理能够有效抑制高血压、糖尿病等慢性病的发生与发展，提升肥胖和超重人群的健康基础水平，降低相关医疗费用支出，提高生活质量。

二 我国体重健康管理服务的现状

在世界范围内的主要种族和国家中，我国人群一直以低体重为特征。1982 年，国人中的超重和肥胖仍然很少，分别为 6. 0% 和 0. 6%。1992 年，

---

① 宋蕾：《基本医疗保险慢性病管理与支付方式研究》，2013。

② 王维夫：《山东省农村地区超重与肥胖对医疗费用的影响研究》，山东大学硕士学位论文，2009。

全国营养调查数据显示，中国 20～70 岁成年人的超重率为 14%，而肥胖率低于 3%。改革开放以来，随着经济的快速发展，中国的肥胖率迅速增长，体重健康管理服务越来越引起国家和社会的关注。

（一）国人超重肥胖流行飙升，危害大

自 20 世纪 90 年代中期以来，中国成年人超重和肥胖呈现加速增长趋势[①]。相关研究表明，中国超重和肥胖的患病率具有以下特征：

1. 超重与肥胖的患病率增长迅猛

中国健康营养调查数据报告显示，1993～2009 年，中国成年人超重和肥胖的患病率从 13.4% 增加到 26.4%。相关调查显示，2002 年，中国超重和肥胖成人人数为 2.7 亿，超重和肥胖率达到 29.9%。其中，超重率为 22.8%，肥胖率为 7.1%；城市居民超重和肥胖率分别为 28.1% 和 9.8%。而到 2012 年，中国城市居民的超重和肥胖率分别上升至 32.4% 和 13.2%，人口分别约为 2.1 亿人和 8600 万人。超重和肥胖的快速增长，已成为当今世界最大的流行病，也是全世界共同面临的重大公共卫生服务挑战[②]。

2. 中心性肥胖发病比例相对较高

研究显示，我国成人无论是男性还是女性，在各种体重状况下，都存在着一定比例的中心性肥胖个体，且成人中心性肥胖率的增长速度超过了以 BMI 作为判断指标的肥胖率的增长速度。张艺宏等调查发现，肥胖者中，中心性肥胖占 86.48%～98.26%，体重超重者中则占 67.69%～80.45%[③]。张群等研究显示，正常体重组男性有 11.4%、女性有 17.1% 的为中心性肥胖者，超重组男性和女性中心性肥胖者的占比分别为 73.2%、73.0%，而肥胖组的则分别达到了 96.7%、96.8%，甚至在低体重组仍然有 1.4% 的为中

---

① 杨小伶、刘先锋、刘达伟等：《重庆市居民超重与肥胖现状及影响因素分析》，《中国公共卫生》2007 年第 7 期。

② 何耀：《我国超重/肥胖流行趋势及其对公共卫生的挑战》，《中华流行病学杂志》2014 年第 4 期。

③ 张艺宏、王梅、孙君志等：《2014 年中国城乡居民超重肥胖流行现状——基于 22 省（市、区）国家国民体质监测点的形态数据》，《成都体育学院学报》2016 年第 5 期。

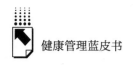

心性肥胖个体[1]。

3. 青少年超重和肥胖的飞速增长趋势令人担忧

1985 年前后，中国青少年肥胖率仅为 0.1%，没有肥胖流行；1985 ~ 1995 年，以城市为代表，出现了超重的趋势。1995 年，城市男女超重率为 6.44% 和 4.22%，而乡村男女超重率为 2.06% 和 2.49%；1995 ~ 2005 年，人口超重和肥胖率显著增加，肥胖在城市地区普遍存在。2005 年，城市男女肥胖率已经达到 7.12% 和 3.60%，乡村男女肥胖率则达到 2.82% 和 1.68%；2005 ~ 2010 年，超重和肥胖普遍流行于全国。2010 年，我国城市男性、城市女性、农村男性和农村女性的超重与肥胖率分别为 23.2%、13.8%、12.7% 和 8.6%。目前，中国年轻人的超重和肥胖增长率是显而易见的，超重与肥胖的预防任务非常艰巨。

4. 农村地区超重和肥胖率迅速上升

相关调查显示，近年来，在中国城乡人口中，不论性别，中心性肥胖人数均大幅增加，农村地区增加的幅度和速度更是明显快于城市地区。研究数据显示，2014 年中国农村超重和肥胖总发病率为 47.17%，高于城市的 44.22%，其中，农村妇女的超重和肥胖尤为突出。随着城市化和工业化的推进，农村居民的忙碌时间缩短，劳动强度降低，农民的职业能量消耗减少，体力活动总体水平显著下降，原有的农村工作方式和生活方式发生了根本性的变化。然而，农村居民却并没有意识到通过增加身体活动来维持能量平衡，并且对健康饮食和身体活动存在误解，导致超重和肥胖水平的快速上升。结合农村的基础医疗卫生资源不平衡的环境情况，农村人口将成为未来 10 ~ 20 年超重和肥胖的关键发病人群[2]。

（二）体重管理仍是健康管理服务的重点和难点

现代医学研究证明，影响超重和肥胖的因素包括遗传因素和其他更重要

---

[1] 杨虹：《成年人中心性肥胖流行特征研究现状》，《应用预防医学》2010 年第 2 期。

[2] 何耀：《我国超重/肥胖流行趋势及其对公共卫生的挑战》，《中华流行病学杂志》2014 年第 4 期。

的因素，如环境、生活方式、体力活动过少、进食过量、摄入过多高脂肪含量食物，以及精神心理压力、健康文化素养等。这些因素相互影响、相互作用，导致超重和肥胖不断加剧。

预防和治疗慢性病是健康中国的重中之重。生活行为方式的改变、不良饮食习惯的养成以及体力活动的减少，是中国乃至众多发展中国家超重和肥胖发病率迅速上升的主要原因。也是我国乃至全世界慢性病高发、疾病谱变化的根本原因，这种现象俨然已成为一个严重的公共健康问题。

健康管理是一个以健康为中心，长期持久、周期反复、螺旋上升，全人、全程、全方位的健康服务过程[①]。而体重管理是健康管理的重要组成部分。体重管理提倡科学控制体重，要求尽早针对不良生活习惯，采用营养干预、心理指导、适宜运动、合理膳食等健康管理方式进行有效干预，对人体健康影响因素进行全面管理，在管理体重的同时，帮助服务对象养成正确的生活习惯，有效阻断肥胖以及肥胖引发的相关疾病，是慢性病预防的最佳时机。因此，体重健康管理是投入最少、效果最好的初级防病措施，是健康管理服务有效落地的重要着力点。

（三）体重健康管理研究报告多，获益循证证据多

超重与肥胖流行的危害之大已经成为不争的事实，关于体重健康管理获益循证，成为国内外健康服务界研究的热点和焦点，各类体重健康管理报告层出不穷。

中国医疗保健国际交流促进会营养与代谢管理分会联合中国医师协会营养医师专业委员会和中国营养学会 67 名专家，编写并出版了《中国超重/肥胖医学营养治疗专家共识》（以下简称《共识》），结合国内外研究成果，对体重健康管理的获益循证证据进行了归纳和总结。一是归纳形成了三种主要类型的体重管理饮食，即能量均衡饮食、高蛋白饮食模式、轻断食饮食模

---

① 张思昂：《社区卫生服务人员对健康管理知识需求的调查研究》，杭州师范大学硕士学位论文，2013。

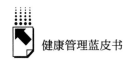

式。二是归纳形成了三种体重管理干预模型的建议，即运动疗法、认知－行为及心理干预、减肥治疗后的维持。三是归纳形成了4类特殊人群体重管理的推荐意见，即儿童/青少年肥胖、围孕期、多卵巢综合征以及超重/肥胖者合并代谢综合征。四是系统明确的规范了超重/肥胖的减重流程、院内外的随访过程，以及 BMI 的分级、危险因素测量、风险因素评估、医学营养减重评估、减重方式选择、减重目标等技术方法和工作要求。

《共识》的发布，进一步规范了体重健康管理的基本原则、模式路径、技术方法和服务流程，较好地指导了我国体重健康管理工作。

（四）体重管理服务的新技术，新产品和新方法层出不穷

体重健康管理的根本，在于科学健康生活方式的塑造。宾夕法尼亚大学医学院提出了"LEARN"体重管理的基本原则，即生活方式（L）：要养成良好的生活和饮食习惯；运动（E）：养成有规律的运动习惯，特别是有氧运动；态度（A）：包括情绪、思想和情感，对体重和饮食有良好的态度；关系（R）：需要获得社会和环境有关人员的支持；营养（N）：吃低热量，营养丰富的食物。

基于这样的根本认识和基本原则，近年来，体重健康管理产业发展较快，新技术、新产品、新方法层出不穷，并逐步形成了各具特色的服务体系和创新模式。

"百 e 健康"的"互联网＋"体重健康管理服务模式，以"变啦 App"为载体，以体重管理及预防肥胖相关慢性病为切入点，以线上线下联动为健康服务基本方式，整合研发肥胖检测、代谢评估、健康分析、风险评价、营养干预技术、体重管理、健康教育、动态监测、生化调节、智能推荐等十大核心技术，搭建用户互动的平台与空间，为用户提供个性化智能健康管理方案和以后台健康数据分析为核心的健康检测、健康指导、健康教育等服务，形成了线下线上无缝对接，市场推广、用户服务、产品技术闭环衔接的体重健康管理服务产业链。

"诺特健康"的"服务＋营养干预食品"综合体重管理服务体系，坚持

"探索互信，肥胖评估，干预建议，目标共识和互动支持"的五步体重管理方法。在探索互信阶段，通过与客户友好的沟通，获得客户信任，并初步了解客户需求；在肥胖评估阶段，为客户进行人体成分检测，结合体检报告、诊断报告，评估肥胖程度及其形成高血压、高血脂、高血糖等相关疾病的风险；在干预建议阶段，根据客户个人习惯和口味偏好，给予科学的膳食建议，协助客户选择适合的、温和的、能够坚持的运动方式；在目标共识阶段，与客户就体重管理和行为改善目标的总体预期达成共识，并制订客户可依从的体重管理计划；在互动支持阶段，根据目标联合制定体重管理计划，采用"一对一"的方法指导客户完成整个科学干预过程。加强有效的沟通和心理干预，创造一个支持性的环境，并定期跟进以加强客户与体重健康管理师之间的积极互动。

（五）体重健康管理（减重、减脂）成为国家政策与科技规划支持的重点内容

近年来，国家政策大力支持体重管理行业的发展。2014年，国务院办公厅发布《中国食品与营养发展纲要（2014～2020年）》，指出："居民营养不足与过剩并存，营养与健康知识缺乏，必须引起高度重视。"《中国慢性病预防和治疗中长期计划（2017～2025年）》明确，"促进全民健康生活，实施'三减三健'特别行动（减盐，减油，减糖，健康口腔，健康体重，健康骨骼），开发和推广健康和适当的技术和支持工具，以提高人们维持和促进自身健康的能力。"

各省市的健康规划，对体重健康管理产业发展和模式创新给予了高度关注和支持。《"健康北京2030"规划纲要》强调，"普及健康生活方式。实施国家营养计划，充分普及膳食营养知识。深化'三减三健'行动。"《"健康上海2030"规划纲要》要求，加强对家庭和高危人群健康生活方式的指导和干预，并开展健康心理、健康体重、健康口腔和健康骨骼等特殊行动[1]。对

---

[1] 中国共产党中央委员会、中华人民共和国国务院：《"健康中国2030"规划纲要》，《中国实用乡村医生杂志》2017年第7期。

有利于健康生活的技术和用品要进行积极研发和推广。《"健康浙江2030"行动纲要》明确，"支持互联网＋医疗卫生服务标准的发展，推动医疗临床和科学数据大数据的应用，培养新的智能健康形式，增强信息技术支持健康和健康的能力。"

在《"健康中国2030"规划纲要》中，将"发展健康产业"纳入建设"健康中国"的五大基本战略之一①。2018年国家颁布的最新系列文件和政策反映了对卫生与健康行业发展的高度关注。《关于加强科技服务业发展的若干意见》明确指出，健康科技服务已成为一种新形式，2020年达到8万亿元；《关于加快发展体育产业，促进体育消费的意见》要求2025年体育产业总规模应超过5万亿元；《关于促进消费业发展意见》指出，健康信息消费成为新业态，2017～2020的发展目标是6万亿元，同时要拉动相关产业15万亿元；《关于加快发展健身休闲产业指导意见》要求，2025年健身休闲产业的规模要达到3万亿元，卫生与健康服务及其体重管理行业，正迎来中国加速发展的战略机遇期。

三　体重管理服务的主要挑战和对策

体重管理作为健康服务管理产业中的基础力量，目前已呈现出爆炸式的增长需求，具有十分广阔的发展空间，但同时也存在着诸多挑战。

（一）主要挑战

体重健康管理领域的技术、模式、人才、管理等问题和挑战，要求行业直面应对，砥砺前行。

1.国民体重健康管理的认识模糊，素养低，信息不足，自我管理能力差

健康的生活方式是体重管理向人群传递的理念。基于这种理念，要求人

---

① 王昊、张毓辉、王秀峰等：《我国民族地区健康产业发展现状及战略研究》，《中国卫生经济》2018年第3期。

们持续保持科学的饮食、合理的运动、阳光的心态，实时监测身体变化，将全方位的合理体重，作为判定健康的显性指标，实施全面健康管理。

科学认识体重是一门学问。合理评价体重应包括三个方面：实际体重、体脂、体型。体重超标与体脂超标是两个概念，有些体育运动员体重过重，但超标的是体内肌肉；体重达标也不能反映体脂的真实情况，标准体重也可能伴有体脂率远超上限。而有些人体脂正常，但脂肪向肚子集中，形成中心性肥胖。

健康管理是个人或人群健康风险因素综合管理的过程。然而许多人对健康的定义仍然停留在"不生病"，这种落后的"有病治病，无病不管"的观念表明，中国人的健康管理意识还未全面形成，更不用说体重健康管理的意义和价值。调查显示，目前国内民众对体重健康管理的认识普遍比较模糊，提到"体重管理"，大多数人都表示不太清楚，或者认为就是减肥。在应用层面，体重管理常常沦为推销营养补充剂的工具；甚至存在以合理体重代替健康，把体重管理作为治病手段的现象。综上所述，表明人群自我管理的意识和能力还处于较低水平，缺乏对体重管理长期性、持续性、复杂性、反复性的思想准备。

2. 缺乏适合大众的体重管理有效工具与方法

目前，中国有 3.25 亿超重和肥胖人群，每年都在以"令人担忧"的速度上升，其特点是年龄越来越小，严重威胁国民的健康，亟待构建成熟的大众化体重管理模式。

据了解，目前国内仍然十分缺乏适合大众的体重管理有效工具和方法。虽然有一些健康管理机构或减肥机构，参照国外的体重管理模式运营管理，可以通过营养师和训练师，能够为客户提供专业的个性化减肥计划，在相对较短的时间内，指导和帮助消费者，采用不伤害身体健康的方式，实现控制体重、维护健康的目标。然而，这类机构通常针对高端消费群体，专业营养师和培训师的服务费用非常昂贵。普通消费者难免"无法接受"，理想的"体重管理"难以维持。

体重健康管理是一场持久战。必须尽快建立符合国情的大众化体重管理体系，着力提升国人体重管理的意识，鼓励实施方便、低成本的体重管理模

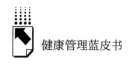

式，使体重管理人人享有。

3. 缺乏体重管理的制度准入标准和行业规范

标准是由公认的机构协商和批准，共同使用和重复使用的规范性文件，以便在一定范围内获得最佳秩序并促进最佳社会效益。行业标准与规范是衡量行业成熟与否的重要标志。一个行业只有在统一标准规范的约束下，才能健康持续发展。否则，就只能是鱼龙混杂，最终导致行业市场混乱。

目前，我国体重健康管理行业社会需求旺盛、发展前景广阔，但产业基础仍然十分薄弱，产业发展仍然处于初级阶段，重要的标志是缺乏基本标准和规范，缺乏准入标准、制度标准、市场标准、服务标准、科普教育标准、从业者专业标准等。

标准缺失的后果，导致了国内体重管理衍生"片段式利用"的应用通病，突出表现为"科学饮食和合理运动"的片面运用：一种是片面强化饮食的影响，通过摄入药物和低热量食物代替正常饮食，达到减肥的目的；另一种是片面放大运动减脂的效果，通过剧烈运动增加卡路里消耗，达到减脂的目的。对于单纯性的减肥而言，这两种方法都会产生一定的效果。然而，高强度运动常超出身体的运动负荷极限，伤害身体，增加疾病隐患。另外，仅摄入药物和低热量代餐食物会破坏身体的营养平衡，长期必会引发疾病。因此，目前中国流行的减肥方法，大多只是强调有效控制体重，而不是均衡饮食和规律作息。应将适量的运动和良好的心理调节作为核心要素，鼓励开展科学与健康的体重管理。

4. 缺少适合不同人群和不同生活场所的体重健康管理有效模式与途径

研究证实，不同人群、不同生活场所的超重与肥胖，其发生发展的循证证据各有不同，干预策略也应各有侧重。《中国超重/肥胖医学营养治疗专家共识（2016 年版）》已经为不同人群的体重管理提供了循证证据和建议，并达成了共识①。例如，对于超重和肥胖的儿童/青少年，研究发现，与未

① 张莹、杨威、吴宝伟：《超重及肥胖急性白血病患者血清中脂肪素表达的研究》2018 年第 3 期。

接种的新生儿相比，母乳喂养患者的儿童肥胖比例下降了 22 个百分点，母乳喂养时间与肥胖发生率之间存在剂量 – 效应关系①。与经常吃早餐的青少年相比，不吃早餐的青少年超重和肥胖的发生比例更大。又如，对于围产期的体重管理，大量研究表明，孕前孕妇和妊娠期肥胖与妊娠并发症和不良妊娠结局有关，包括妊娠期糖尿病、妊娠高血压、子痫、早产、死胎、巨子、过期分娩、剖宫产、先天性畸形等；远期危害包括产后母亲和后代肥胖，增加母婴患 2 型糖尿病，高血压和其他代谢综合征的风险。再如，对于患有代谢综合征的超重/肥胖患者，其体重管理在临床证据中一致的是将生活方式干预作为减肥和改善代谢紊乱的基本疗法。

然而，上述共识在指导和推进国内体重健康管理产业发展过程中，并没有实现有效的落地转化，形成适合不同人群和不同生活场所的体重健康管理的模型和途径。面对体重健康管理的个体化、个性化需求，需要更多新的思维、新的模式、新的业态。

5. 体重管理服务缺乏专业人才，人力资源不足

著名的美国营养师 Joey Bower 认为，体重可以显示体内各种功能组织的代谢分泌。体重管理的本质是一套科学、全面的健康解决方案。

健康管理服务包括健康管理技术服务、健康技术、健康文化传播、健康管理人才、健康管理网络技术、营养与食品、中医保健、运动休闲、养老保健、健康保险等健康相关服务②。体重健康管理的新模式，包括物理、心理和信息技术等多方面，形成了从研发到服务的完整服务链。从表面上看，体重管理只是"减几斤"的问题，但其实质是如何运用科学的理论知识、科学的工具手段以及更为科学的服务模式与路径，实现既管体重又要健康的目标。

体重管理是挑战自我、战胜自我、超越自我的长期战斗，需要全社会的

① 张雪燕、郭磊、张志平等：《儿童单纯性肥胖和母乳喂养关系的研究进展》，《中华实用儿科临床杂志》2014 年第 8 期。

② 廖佩玲、赵承初：《综合性医院健康管理体系的构建与实施探析》，《中华健康管理学杂志》2012 年第 2 期。

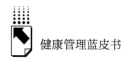

参与和努力，更需要无数专业精锐力量的支援和帮助。目前，国内体重健康管理从业人员的专业层次，大都停留在技能层面，专业理论的基础比较薄弱，知识面相对较窄，往往单纯局限于营养辅导或训练指导，具备综合素质和能力的人才十分缺乏，跨越生理、心理、社会和信息技术等多领域的人才，更是非常难得。

（二）对策建议

健康是人们对美好生活最基本、最朴素的追求。超重与肥胖既是关乎个人健康的重大问题，也是关乎社会和谐稳定的社会问题和经济问题。全民参与体重健康管理对实现"健康中国"起到重要的推动作用。

1. 普及健康生活，提高国民体重管理的素养与自我管理能力

促进健康生活，要提高国民体重管理的意识和素养，改变不良生活方式和行为，加强自我管理能力[①]。一是前移预防关口。将健康教育纳入中小学教学计划，将健康的生活方式融入学校的素质教育中，培养健康的体重观念和自我管理习惯。二是加强健康宣传力度。促进人们形成健康的生活方式，完善饮食结构，控制体重，远离烟草、酒精和毒品等危害健康的因素。动员全社会参与，共同建立和谐的体重健康管理支持性环境。三是强化宏观管理。依托专业机构指导，调整膳食结构，适度增加运动，矫正过度进食，改变抽烟、饮酒等行为和习惯，从国家层面推广健康体重管理服务。

2. 改进体重管理服务的准入标准和行业规范

标准是服务于管理必须遵循的准则和依据。标准化是世界公认的"工程与技术科学的重要基础学科"。标准和标准化相辅相成，没有标准化的过程就没有标准；反之，缺少标准化的实施，标准则会失去意义。2018年12月，《中华健康管理管理学杂志》发布了《超重或肥胖人群体重管理专家共识及团体标准》，从基本信息与病史采集、体检及辅助检查、生活方式风险

---

① 倪小婷、陈娟、王琳等：《慢性病的社区干预状况——以高血压的社区干预为例》，《中国保健营养旬刊》2013 年第 9 期。

评估、评估与分期、体重管理方案、互动管理、复诊等七个方面，明确了超重或肥胖人群的体重管理标准流程和相关支持内容。但这只是初步的成果，需要在医院相关科室或其他体重管理机构开展体重管理服务工作的过程中，经受检验和完善，不断推进标准化的实施。同时针对体重管理的各个环节，应建立健全机构准入、服务管理、人员资质、产品质量等方面的标准，逐步构建完整的体重健康管理标准与标准化体系。

3. 通过重要的循证证据，加速转化和推广用于体重管理的新技术、新方法和新产品

技术是各类产业的核心力量，体重管理产业的发展，主要依靠体重健康管理技术的创新和发展。技术创新与产品创新之间是紧密相关的，技术创新、商业创新和设计创新都属于产品创新的范畴。目前，体重管理行业的发展正面临着挑战和机遇，社会关注度高，研究涉及面广，获益循证证据多，应通过重要的循证证据，加速体重管理新技术、新方法和新产品的转化和推广。一方面，积极推动技术和产品创新，加强产业应用中的互利合作，推动前沿技术的转化；另一方面，创新扩展体重管理服务模式，融合大数据、云计算、可穿戴、"互联网＋"以及人工智能等现代信息技术，整合数据管理、移动终端应用、营养师服务和营养产品等线上线下元素，通过传承、迭代、共享等方式，打造体重管理领域新生态。

4. 建立依托主流媒体的体重健康管理宣传教育平台和科普宣传网络

健康教育是一种有组织、有计划的社会教育活动，使人们有意识地形成健康的行为生活方式。健康教育的核心是帮助人群树立健康意识，提高健康素养，改善不良生活习惯，培养健康的生活方式，从而降低健康的风险因素。通过健康教育，可以帮助人们辨别影响健康的行为，并主动选择有益于健康的行为生活方式。国民的超重与肥胖问题，既关乎个人健康，更牵扯社会全局，单靠政府、行业、个人任何一方的力量，推动成果都极其有限。应建立依托主流媒体的体重健康管理宣传教育平台和科普宣传网络，创建健康生活方式的微信平台，创造流传度高的健康科普作品，提高体重管理和教育的社会性、可参与性和可持续性；将体重健康管理的思想理念融入相关政策

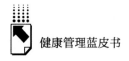

制度，如增加不健康食品的税收；将体育纳入教育考核中，对运动产业提供相应补贴；高校选修体重管理课程积攒学分等，大力营造全民关注体重健康管理的社会支持性环境。

5. 加强体重管理服务专业队伍的建设和教育

人才就是效率，人才就是财富，人才就是事业的根本。体重健康管理产业的健康持续发展，实质上应加强体重健康管理服务专业人才队伍的建设与教育培训。一是要普及广度。学会协会牵头，社会力量共同参与，扩大教育培训的覆盖面，保证体重健康管理行业专业服务群体的基数。二是要夯实厚度。规范体重管理专业人员教育培训的基本要求、培训内容和考核标准，贯通营养指导、运动带教、心理支持、信息服务的知识体系。三是要加大力度。配套政策制度，构建体重健康管理专业人员的职业晋升体系，逐步建成一支渠道畅通、梯次合理、素质过硬的体重健康管理专业人才队伍。2017年3月，中国健康促进基金会"非药物干预体重管理专项基金管理委员会"，组织并发起了"健康体重中国行"公益活动，举办了8期"体重管理师"培训班，先后培养了体重管理专业人员800余人，对于加强体重健康管理服务专业人才队伍的建设与教育培训，发挥了较好的示范和推动作用①。

---

① 陈刚、武留信、张圣芬：《中华医学会健康管理学分会工作回顾与展望》，《中华健康管理学杂志》2010 年第 1 期。

B.21
生殖健康服务新机遇与新发展

摘　要： 生殖健康服务主要包括婴幼儿生殖健康服务、青春期生殖健
康服务、孕产妇生殖健康保健、围绝经期生殖健康保健、男
性生殖健康保健、性健康保健。2018年科技部国家重点专项
研发计划将生殖健康立项为重点专项。随着我国生殖健康产
业的快速发展，生殖健康技术研发和产品质量进一步提升，
新技术、新产品不断涌现。"全面二孩"政策促进整体生殖
健康服务发展，是引领转型的新引擎、新动力。我国"一带
一路"的倡议建立了新的发展合作机制，也为生殖健康服务
及产业发展带来新的契机。目前，生殖健康服务主要面临国
家相关配套政策支持力度不够、国民对生殖健康服务认识不
足，行业与机构缺少准入标准与规范，新技术、新产品集成
转化应用不足等问题。

关键词： 生殖健康服务　"全面二孩"政策　新技术　新产品

一　生殖健康服务的界定

（一）生殖健康的概念与发展

生殖健康是指人类的性和生殖（包括人体的所有结构、功能和生理过

---

* 杨娉婷，临床医学博士，中南大学湘雅三医院健康管理科，主治医师，研究方向为慢病健康
管理；赵琳，医学博士，中南大学湘雅三医院健康管理科，主管技师，研究方向为中医健
康管理。

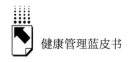
程）有关的体格、心理与行为的完美状态，也包括人与环境和人与社会协调发展。以上是世界卫生组织（WHO）做出的定义。生殖健康主要包括六个方面：（1）正常和健全的性与生殖功能及发育；（2）孕产妇及新生儿的健康与保健；（3）安全、有效的节育技术和优良的计划生育服务；（4）不孕/不育的预防、诊断与治疗；（5）性及生殖系统疾病的预防、诊断与治疗；（6）减少环境对人类性与生殖的危害。

生殖健康的概念最早是由世界卫生组织人类生殖研究发展培训规划署主任巴泽拉图于 1988 年提出的，该概念包括四个方面：孕产妇保健、婴幼儿保健、计划生育、控制性传播疾病。1994 年，国际人口和发展大会提出了到 2015 年人人享有生殖健康的保健目标，要求在此之前全世界的所有国家要提供适龄人群的生殖健康服务，并将这一目标列入《行动纲领》。这标志着生殖健康列入各国的初级保健制度，成为人类发展优先关注的领域，已得到国际社会的普遍认可和接受。

（二）生殖健康服务的概念与范畴

生殖健康服务包括对民众的性健康教育、提供生殖健康咨询、提供免费避孕用具及药物和生殖健康的医疗服务。生殖健康不仅起源于对妇女的关注，而且女性也一直是生殖健康服务工作的主体。主要是女性生殖系统更复杂，患病和失调的影响超过生殖年龄，不仅是从青春期到围绝经期，还包括其他各个年龄阶段。针对女性的生殖健康服务包括婴幼儿期、儿童期、育龄期（青春期）、围绝经期和老年期。近年，对男性的生殖健康关注程度也不断增加，男性的性功能障碍和性传播疾病发病率升高，男性的这些问题也是导致女性缺乏性快感和引起家庭性生活不和谐的主要因素。因此生殖健康不仅要关注女性，更要关心男性，要给全社会有需求的人群提供全面、综合和优质的生殖健康保健服务。

"生殖健康服务"从 1994 年开始出现相关研究，2010 年达到最热，至今共有 691 篇相关论文。随着研究的不断深入，出现了越来越多与"生殖健康服务"相关的研究点，跨学科研究也发展迅猛，已深入到社会学、公共卫生与预防医学等多个学科，并衍生出许多学科交叉主题，形成了巨大的研究网络，主要研究点包括流动人口、育龄妇女、计划生育、生殖保健、避孕节育、青少年生殖健康（见图1、图2）。

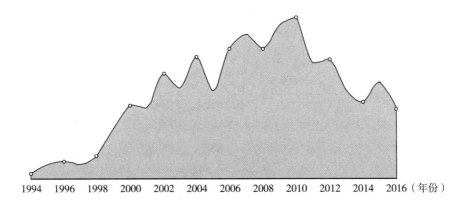

图1 以"生殖健康服务"为关键词发表文章情况

资料来源：百度学术，http://xueshu.baidu.com/。

（三）生殖健康服务的主要内容

1. 婴幼儿生殖健康服务

由于重男轻女等传统观念的影响，某些夫妻为了生育儿子，往往在孕期就通过各种手段进行胎儿性别鉴定，如果是女婴则进行流产或堕胎。这种非医学需要的胎儿性别鉴定是对女婴人身权利的践踏，也是生殖健康保健应该关注的重要问题。女婴出生后受到遗弃和冷遇等不公平的对待，这些都源于对女性的性别歧视。因此，婴幼儿的生殖健康保健应该从围生期开始。

2. 青春期生殖健康服务

对于青春期的学生，需要树立健康的性观念和良好的道德品质，避免和减少婚前性行为及意外妊娠的发生，加强校内性教育和开设性健康服务机构及针对青少年意外怀孕及心理障碍干预的救助机构，对青少年开展性及生殖健康的教育和咨询，对受到性伤害的青少年提供心理及医

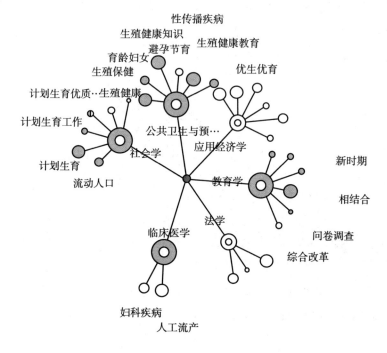

图2　"生殖健康服务"研究的学科渗透情况

资料来源：百度学术，http://xueshu.baidu.com/。

疗帮助。

3. 孕产妇生殖健康保健

孕产妇生殖健康保健的目的是降低孕产妇、围生期胎儿和刚出生婴儿的死亡率，主要是围绕母亲安全和婴儿健康开展。这是我国妇幼保健和生殖健康服务工作的重点和重要指标，今后还要加入以优生优育、降低出生缺陷为目的的生殖健康服务指标。

4. 围绝经期生殖健康保健

围绝经期是指从接近绝经时出现卵巢功能紊乱到绝经后一年内的一段时间，这段时间激素水平的变化，导致外阴萎缩、焦虑和抑郁情绪障碍、性欲减退、宫颈癌和乳腺癌的发病率增高等问题。因此对以上这些生理和心理问题进行保健指导是生殖健康保健的重点，并且还要树立妇女定期妇科检查的健康意识。

5. 男性生殖健康保健

现在观点认为男性也有更年期，人到中年由于生理、心理及环境的改变，如精神压力、职业危机、工作压力、家庭琐事、罹患各类慢性疾病等，将造成各种程度的心理危机，如再出现性功能障碍或其他疾病则更雪上加霜，所以男性更需生殖健康保健服务。

6. 性健康保健

性健康保健是生殖健康保健的重要内容之一。性健康强调与性有关的身体、心理和社会文化方面的完满状态。性健康保健是我国乃至世界医疗保健链条上的薄弱环节，特别是长期忽视女性性功能障碍的治疗，如大多数的妇产科学术书籍中都没有关于女性性功能障碍治疗的内容，妇产科也很少有针对女性性功能障碍的亚专科。但夫妻性生活涉及两性的性健康，所以广泛开展性与生殖健康咨询、性医学和性治疗工作将是未来性健康保健的发展方向。

（四）生殖健康服务的作用意义

生殖健康服务是全生命周期健康管理的一个起点和全过程，是适龄健康管理服务的关注点，是健康管理服务的新业态，是健康产业的新趋势，是公共卫生服务的项目。生殖健康服务的重要意义包括：（1）促进民众行使生殖健康的权利，促进政府提供生殖健康保健服务。（2）提高民众对性健康的认识，促进和谐家庭的建立。（3）防治性传播疾病，提高全民生殖健康水平。（4）提高女性社会地位，降低女性因生育造成的生理和心理疾病。（5）通过产前咨询、筛查和围产期保健等出生缺陷干预措施，提高出生人口的质量。（6）有利于人口政策工作的进一步开展，有利于推行以人为本的服务理念、推广和深化优生优育服务措施，还有利于提倡男性主动参与和承担生殖健康义务。

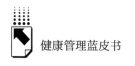

二 我国生殖健康服务的发展现状

（一）生殖健康研究步伐加快

1. 生殖健康列入科技部国家重点专项研发计划

2018 年生殖健康作为重点专项列入科技部国家重点专项研发计划，这体现了国家加快生殖健康领域研究的决心，专项研究重点解决问题包括：建立涵盖我国育龄人群和出生人口的队列，监控生殖健康疾病、出生缺陷和辅助生殖技术；建立国家级的生殖健康和出生缺陷生物样本库和信息库；开展对人类生殖、早期发育、妊娠结局相关因素研究。开展与出生缺陷和遗传疾病诊治相关的新技术、新产品研究，研发人工生殖防治适宜技术和避孕节育新产品；建立适合中国人群的生殖健康相关疾病早筛、早诊、早治的综合防治示范应用平台。该项目自 2018 年起，实施周期三年，总经费约 4.8 亿元。

"生殖健康及重大出生缺陷防控研究"列入国家重点研发计划，标志着国家对生殖健康研究的重视程度，为全面提升我国生殖疾病和出生缺陷防控提供高水平科技支撑。

2. 生殖健康研究热点

以下三个方面是目前生殖健康的研究热点。

（1）出生缺陷和生殖健康相关疾病的病因学研究：探讨对生殖健康影响重大的排卵异常的疾病发生发展机制，对排卵异常的临床干预研究；探寻药物治疗的新途径、新靶点、新技术，并且对有效性及安全性进行评价，为出生缺陷的干预研究新途径提供科学依据。我国"出生缺陷"从 1975 年开始出现相关研究，2010 年达到最热（见图 3），至今共有 6910 篇相关论文。图 4 为在"出生缺陷"研究领域发文量高的研究机构。

（2）与妊娠结果相关的分子事件及生殖、生命早期发育规律及机制研究：原始生殖细胞迁移、归巢的机制；生殖细胞染色体行为的分子调控；精子发生和成熟的机制；雌性生殖细胞发生的分子机制；胚胎植入前发育的调

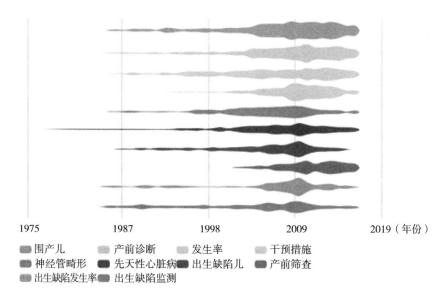

1975　　　　1987　　　　1998　　　　2009　　　　2019（年份）

■ 围产儿　　■ 产前诊断　　■ 发生率　　■ 干预措施
■ 神经管畸形　■ 先天性心脏病　■ 出生缺陷儿　■ 产前筛查
■ 出生缺陷发生率　■ 出生缺陷监测

图3　"出生缺陷"相关研究热点及趋势

资料来源：百度学术，http：//xueshu. baidu. com/。

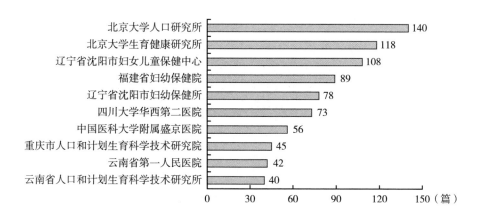

图4　"出生缺陷"高发文量的研究机构

资料来源：百度学术，http：//xueshu. baidu. com/。

控情况；胎盘形成机制；环境因素对胚胎发育的影响机制；获得性性状的生殖传递机制；分娩启动和早产机理与干预；神经系统异常与生殖疾病。我国

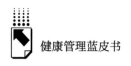

"早期发育"从 1960 年开始出现相关研究，2014 年达到最热，至今共有 1518 篇相关论文。图 5 为在"早期发育"研究领域发文量高的研究机构。

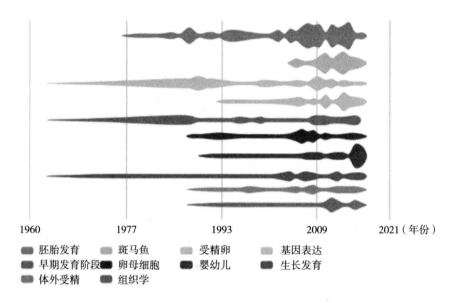

图 5 "早期发育"相关研究热点及趋势

资料来源：百度学术，http：//xueshu. baidu. com/。

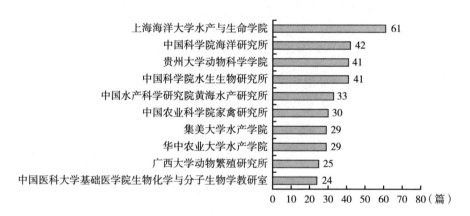

图 6 "早期发育"高发文量的研究机构

资料来源：百度学术，http：//xueshu. baidu. com/。

（3）建立不孕不育防治技术平台，开展辅助生殖新技术研发，研究生殖细胞发育成熟的调节因子，探讨生殖细胞衰老凋亡的分子机制，开展基于组织再生的生殖能力重塑的分子基础和关键技术；对辅助生殖技术的安全性进行评价，明确相关技术环节对子代出生缺陷及疾病发生是否存在关联，以及对子代长期基因稳定性的影响，阐明配子及植入前胚胎表观遗传学改变与子代出生缺陷，主要组织器官生长发育异常以及代谢功能紊乱的相关性和调控机制。我国"辅助生殖技术"从1894年开始出现相关研究，2012年达到最热，至今共有2550篇相关论文。图8为在"辅助生殖技术"研究领域发文量高的研究机构。

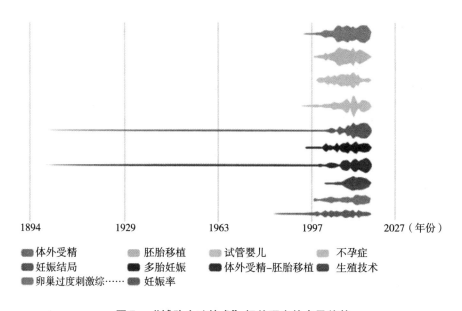

图7 "辅助生殖技术"相关研究热点及趋势

资料来源：百度学术，http://xueshu.baidu.com/。

（二）生殖健康服务新技术、新产品不断涌现

随着我国生殖健康产业的快速发展，目前已经有数千家形成一定规模的企业直接从事生殖健康技术研发和产品生产。产品数量不断扩大，产品质量

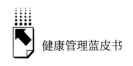

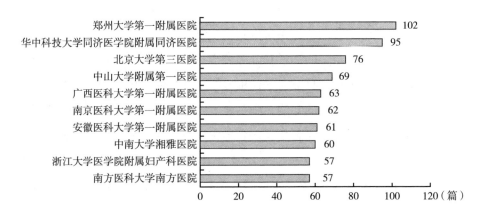

图8 "辅助生殖技术"高发文量的研究机构

资料来源：百度学术，http://xueshu.baidu.com/。

进一步提升，新技术、新产品不断涌现，大部分企业的产品质量达到国际标准。以下围绕生殖健康服务的六个方面分别进行介绍。

1. 婴幼儿生殖健康服务

目前，我国10%～15%的育龄夫妇因各种疾病存在不孕不育的情况，同时我国因避孕失败或未避孕而致意外妊娠导致流产发生的数量占到了全球女性人工流产数的一半。并且，我国出生缺陷的数量也居高不下，每年新增的出生缺陷婴儿达到90万例，占新生儿总数的5.6%，其中有明显临床可见缺陷的婴儿约25万例，带来沉重的社会负担，也给家庭个体造成难以承受的痛苦①。另外，全面二孩生育政策实施后，高龄二胎妊娠妇女人数增加，随之而来对高危妊娠并发症的管理，高危孕产妇和新生儿危急重症情况救治、预防新生儿出生缺陷等都提出了更高的要求。因此，对于我国这样的人口大国，婴幼儿生殖健康事关国计民生。

（1）母婴护理服务：母婴护理服务是一种新兴的服务行业，为孕妇产后的健康恢复、饮食调理、体型重塑和新生儿的生长发育、健康护理等提供服务。目前这种服务形式主要以个人的"月嫂"形式和月子中心（月子会

---

① 中华人民共和国卫生部：《中国出生缺陷防治报告（2012）》。

所）的形式存在。我国第一家月子中心于 1999 年成立，到 2006 年前后，月子中心开始扩张，主要集中在我国的一线城市如北、上、广、深。目前，我国月子中心的数量已超过 4000 家，80% 左右的月子中心集中在一线城市，成规模的月子中心数量也已超过 1000 家。随着人们消费观念的改变、经济状况的提高及全面二孩政策的实施，越来越多的产妇选择在月子中心进行产后康复，我国月子中心在全国范围内迅速增加。2017 年我国月子中心的营业额达到 103 亿元。2010~2016 年月子中心的平均增长率约 40%（见图 9、图 10）。

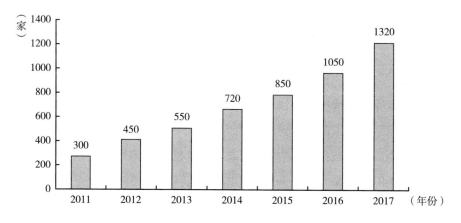

图 9　2011~2017 年中国月子中心数量

资料来源：前瞻产业研究院整理。

（2）新生儿疾病筛查：在婴儿出生后立即对先天性甲状腺功能低下、苯丙酮尿症、葡萄糖－6－磷酸脱氢酶缺乏症等可以控制和治疗的疾病进行出生筛查，能减少先天残疾的发生，提高人口素质。2016 年我国新生儿筛查中心共有 240 家，全国新筛覆盖率达 96.1%，其中东、中、西部地区新筛覆盖率分别为 99.5%、94.2% 和 94.3%，我国新筛覆盖率已接近发达国家水平[①]。目前串联质谱技术在一些发达国家中开始应用，该技术具有超敏

---

① 赖婷、李小洪、邓奎等：《2006~2016 年中国新生儿疾病筛查覆盖率分析》，《中国妇幼保健》2018 年第 16 期。

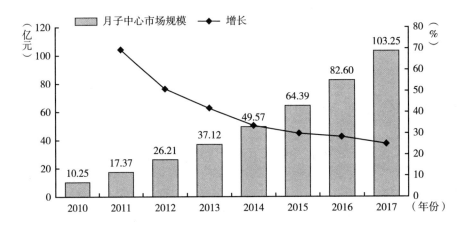

图10　2010～2017 年中国月子中心市场规模及增长情况

资料来源：前瞻产业研究院整理。

性、高特异性、高选择性和快速检验的优点，能在 2 分钟内分析出一个标本的几十种代谢产物，即同时检测出几十种遗传代谢病（氨基酸代谢性疾病、有机酸代谢紊乱等），目前该串联质谱技术也已在其他国家的新生儿筛查领域推广和应用，为新生儿疾病筛查在内容和质量上的提高提供技术支持。

（3）胎儿宫内手术：随着医学相关学科如产前介入诊断技术、产前生化筛查、产前影像技术、细胞及分子遗传、临床遗传及小儿外科的快速发展，相关学者提出"胎儿也是人，患病的胎儿也是病人"理论，认为应该对胎儿实施宫内治疗。目前针对胎儿下尿道梗阻、先天性膈疝、脊髓脊膜膨出、胎儿先天性肺囊腺瘤样病变、选择性减胎术、双胎输血综合征等疾病可开展宫内治疗[1]。2018 年 7 月，孙路明（胎儿医学科及产前诊断中心主任）、李奋（上海儿童医学中心心内科主任）、吴琳（复旦大学附属儿科医院心导管室主任）3 位专家带领团队，共同为一名尚在宫内的 29 孕周的胎儿实施了心脏介入手术，该手术是微创肺动脉瓣球囊扩张，通过宫内手术的早期干预，能够促进胎儿心脏的发育，改善先天性心脏病的预后。宫内胎儿心脏介

---

[1]　孙路明、段涛：《胎儿宫内治疗的现状及进展》，《实用妇产科杂志》2013 年第 29（5）期。

入术的技术要求非常高，难度极大，国际上仅有少数医疗机构能够开展，上海市第一妇婴保健院孙路明教授团队主刀的宫内胎儿心脏介入术是我国首例。目前经复查母亲和胎儿的状况均良好。

（4）胎儿干细胞治疗和基因治疗：目前这部分治疗尚处于动物实验研究阶段，主要研究动物包括羊、非人类灵长类、小鼠等，进行包括腺病毒、逆转录病毒、慢病毒等病毒载体及非病毒载体植入研究。近期掀起轩然大波的"基因编辑婴儿事件"，贺建奎伪造伦理审查书，招募艾滋病夫妇志愿者参加研究，实施国家明令禁止的以生殖为目的的人类胚胎基因编辑活动，生下基因敲除的双胞胎女婴，这一行为严重违背伦理道德和科研诚信，严重违反国家有关规定，在国内外造成恶劣影响。可见胎儿干细胞治疗和基因治疗的研究必须合法合规，遵循伦理道德，要应用到临床还有很长的路要走。

2. 青春期生殖健康服务

在 2017 年发布的《中国儿童青少年健康状况白皮书》中显示，在目前我国 4.5 亿的青少年中，有超过 20% 的人群，存在性发育异常的情况，如性早熟、性发育延迟、性功能低下等[1]。"大学生性与生殖健康现状调查报告"发现，约 80% 的大学生能够接受婚前性行为，20.3% 的在校被调查对象曾经发生过性行为，其中 45.6% 的人是在 11～18 岁发生的第一次性行为，11% 的曾经发生过性行为的大学生有过怀孕经历。17.83% 的大学生认为自己存在同性恋倾向，其中 1.65% 的人承认自己是同性恋[2]。

（1）女性健康管理 App：2018 年发布的《关于促进"互联网＋医疗健康"发展的指导意见》，推动了中国互联网医疗进入发展新阶段。我国，与女性健康相关的 App 的使用人数已经超过了 2000 万，约占互联网医疗健康软件使用率的四成。在国内，针对女性生殖健康管理的应用程序以"大姨吗""美柚""排卵期计算器""月月佳"等为代表。专注女性生殖健康垂直领域，从简单的女性生育数据跟踪到备孕以及不孕不育医疗。

---

① 中国医师协会：《中国儿童青少年健康状况白皮书（2017）》。
② 中国计划生育协会：《大学生性与生殖健康现状调查报告（2016）》。

（2）性早熟治疗："性早熟"是指女孩在 8 岁以前，男孩在 9 岁以前出现青春性征发育现象。针对性早熟首先应考虑病因治疗，对于中枢神经系统器质性病变（肿瘤）导致，应进行手术及相关治疗，对于特发性无器质性病变即真性性早熟，则使用促性腺素释放激素类似物等药物治疗，可抑制黄体生成素分泌，降低性激素分泌，延缓性腺发育，延缓骨骺的闭合时间，达到延长生长年限的目的。同时，性早熟的治疗不仅要改善患儿成年期最终身高的目的，更重要的还要防治因性早熟带来的心理问题[①]。

3. 孕产妇生殖健康保健

2017 年，我国孕产妇产前检查率为 96.5%，住院分娩率为 99.9%，完成产后访视为率94.0%，产妇系统管理率达 89.6%。

（1）孕前健康管理：1995 年英国大卫巴克教授首先提出都哈理论，即健康与疾病的发育起源（Developmental Origins of Health and Disease，DOHaD），他认为成年人慢性病可能来源于生命胚胎期，生命在发育初期如果经历营养不良或恶劣环境等，将会增加其成年后各类慢性病的患病率，而且这种影响可能持续几代人。我国苏州大学附属第一医院徐智策教授研究发现，母亲孕期如出现营养缺乏，将使后代高血压、糖尿病、肥胖等心血管代谢性疾病的发生率大大增加，由此提出"胎源性疾病"学说。

现代生殖健康服务的目光已从传统的吸烟、饮酒、营养缺乏等危险因素转变为肠道菌群失调、慢性炎症反应、食物不耐受、环境污染、致病/易感基因、激素水平及围受孕期营养改变等。相应产生了一系列新技术和新产品，如：肠道菌群检测、食物不耐受检测、炎性因子检测、重金属（铅、镉）及塑化剂检测、激素水平检测、基因检测等。

（2）基因检测：基因检测能让我们了解宫内的胎儿情况，在怀孕早期知道胎儿是否罹患遗传性疾病，或是其他慢性病风险。随着基因检测技术的发展，女性从备孕到怀孕及产后各个阶段，都可以进行具体的检测项目，目

---

① 中华医学会儿科学分会内分泌遗传代谢学组、《中华儿科杂志》编辑委员会：《中枢性性早熟诊断与治疗共识（2015）》。

前应用较广泛的包括 NIPT（非整倍体无创基因检测）、安全用药基因检测、耳聋基因检测等。

（3）辅助生殖技术（ART）：目前我国育龄夫妇的不孕不育率为10%～15%。近20年来，辅助生殖技术的飞速发展给不孕症的治疗带来新希望。目前辅助生殖技术主要包括以下三种，体外受精–胚胎移植（IVF-ET）：取不孕症患者夫妇的精子和卵子，通过在培养皿的培养液中进行体外受精并发育成胚胎，选取优质胚胎移植回女性患者的子宫腔内，继续胚胎发育诞生婴儿。单精注射技术（ICSI）：通过人工将单个精子直接注入卵子细胞胞浆内，培育成胚胎。这是一种显微镜下体外受精——胚胎移植技术，是由显微技术发展起来的显微镜下受精技术。种植前基因诊断 PGD 技术：该技术能在植入前进行胚胎遗传学诊断，即从体外受精的胚胎取部分细胞进行基因检测，选取优良胚胎后才进行移植。

（4）产后抑郁症：我国有50%～80%的产后妇女出现产后的抑郁情绪，产后抑郁发病的报道根据不同地域存在差异，平均发病率为14.7%。其中20%的产后抑郁患者在1年后病情仍存在，13%的在产后2年仍存在抑郁的情况[①]。但目前产妇家属及妇产科医生主要关注着孕产妇的产后身体康复情况，常常忽略了其心理健康。由于国内对产后抑郁重视度不够，造成了发现和治疗率均低的状况。产后抑郁症治疗主要包括：心理治疗（人际心理治疗、认知行为治疗）、药物治疗、物理治疗（改良电痉挛治疗、重复经颅磁治疗）、其他疗法（运动疗法、光疗、音乐治疗、饮食疗法）[②]。

（5）盆底功能障碍性疾病：在我国45%的已婚已育女性均存在不同程度的盆底功能障碍。盆底功能障碍性疾病的症状有喷嚏、咳嗽、大笑或提重物时出现漏尿等压力性尿失禁，严重影响了生活质量和社交生活。在欧美等发达国家，已经在生育后妇女中普及了凯格尔（Kegel）训练及盆底肌肉康复治疗。凯格尔（Kegel）训练它由20世纪40年代 Kegel 医生最先提出，其

---

① 《2014产后抑郁障碍防治指南的专家共识（基于产科和社区医生）》。

② Stewart DE. Postpartum Depression. The New England journal of medicine, 2016, 375（22）: 2177–2186.

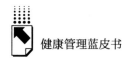

原理是对盆底肌肉群进行自主收缩锻炼。中南大学湘雅三医院康复医学科近年来致力于女性盆底疾病的诊治，是中国妇女盆底功能障碍防治项目诊治中心，引进法国 PHENIX 盆底康复治疗仪，采用电刺激和生物反馈机制，评估患者盆底肌功能情况并训练患者掌握康复技巧，提高治疗效果。

4. 围绝经期生殖健康保健

目前中国更年期女性已达到1.6亿人，每年有超过1.2亿名女性深受更年期综合征的困扰，中国的更年期女性人数跃居世界首位，并且90%以上的更年期女性并不知道如何正确应对。

（1）更年期综合征治疗：更年期综合征是指在女性绝经前后，体内性激素水平减少导致的躯体及精神症状，如植物神经系统功能紊乱、生殖系统萎缩、焦虑、抑郁和睡眠障碍等。因此对围绝经期女性进行生活方式指导和激素补充治疗，能缓解更年期症状，改善和提高生活质量。绝经激素治疗主要包括：单孕激素补充方案、单雌激素补充方案、雌孕激素序贯方案、雌孕激素连续联合方案等[1]。

（2）阴道微生态诊治：阴道微生态失调状态是指阴道菌群的密集度、多样性、优势菌、pH 值等指标的异常。近年来，随着阴道微生态评价体系的建立和推广应用，从微生态角度来审视阴道感染性疾病，重新制定了阴道感染性疾病的治疗原则——合理使用抗生素、修复受损的阴道黏膜和恢复阴道微生态平衡。目前，治疗可采用商品化的非人源性乳酸杆菌、自体乳酸杆菌体外增殖后再回植、阴道微生态制剂——益生菌避孕套等[2]。

5. 男性生殖健康保健

中华医学发展研究会在北京发布的《中国男性性福指数调查报告（2015）》显示，七成中国男性认为自己的性福指数不及格。中国内地 ED（勃起功能障碍）总体患病率26.1%，40 岁以上 ED 患者达到40.2%以上。

---

① 中华医学会妇产科学分会绝经学组：《中国绝经管理与绝经激素治疗指南（2018）》。

② 安瑞芳、曾宪玲：《阴道微生态诊治的最新进展》，《中国实用妇科与产科杂志》2017 年第 7 期。

男性不育率在 3% ~ 11%，个别地区高达 13% ~ 14%[①]。

（1）勃起功能障碍：药物治疗包括外用的中成药（淫羊藿、蛇床子、当归、仙茅、肉苁蓉、丁香）、前列腺素 E1 制剂 Topiglan 与 Muse：Topiglan、西地那非乳霜。内用的多巴胺受体激动剂、黑皮质素受体激动剂、可溶性鸟苷酸环化酶激动剂、Rho 激酶抑制剂等。还有电子通络穴位刺激治疗和真空负压治疗等非药物治疗男性性功能障碍的方法和设备。

（2）男性不育症辅助生殖技术

目前男性不育症的治疗也得到了快速的发展，通过植入前遗传学诊断（PGD）、人工授精等辅助生殖技术，使越来越多的男性不育症患者当上了父亲。

6. 性健康保健

《中国在线成人用品消费趋势报告（2017）》，围绕京东海量的在线成人用品消费行为进行了分析。报告将成人用品市场分为计生用品和情趣用品两部分。计生用品包括安全套、避孕药等两性刚需用品，情趣用品则包括飞机杯、震动棒、情趣内衣等"升级式"两性用品。2014 年下半年至 2017 年上半年，情趣用品市场规模为计生用品市场规模的 1.78 ~ 2.25 倍。中国避孕套销量将从 2015 年约 127 亿只，18.8 亿美元，预测至 2024 年销量 50.4 亿美元，年复合增长率 8.1%。

（1）功能性避孕套：如药物型避孕套，在避孕套上添加了壬苯醇醚杀精剂、消炎药、性兴奋延缓剂等具有消炎、避孕等功能的新兴避孕套；另有的避孕套防病墙技术，可以有效预防淋病、尖锐湿疣、艾滋病、妇科炎症等多种性传播疾病。

（2）智能硬件与虚拟现实：近年日本各种虚拟现实两性应用陆续推出。虚拟现实和增强现实技术、基于各种传感器的检测技术、基于传感器检测和反馈的生物反馈系统、基于传感器和手机的实时互动带来的智能控制，都在影响成人用品行业。

[①] 中华医学发展研究会：《中国男性性福指数调查报告（2015）》。

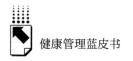
（三）国家放开"二孩"政策成为生殖健康服务发展的新引擎

2015 年 10 月，中共中央通过了《中共中央关于制定国民经济和社会发展第十三个五年规划的建议》，全面实施一对夫妇可生育两个孩子的政策。国家统计局发布数据显示，2017 年，二孩出生数量比 2016 年增加 162 万人，达到 883 万人。2017 年二孩人数占总出生人口的 51.2%，较 2016 年增长 11 个百分点。虽然我国出生人口数量和出生率两个指标同时出现了下降，但这两项数据仍是 2000 年以来的历史第二高值（见图 11）。

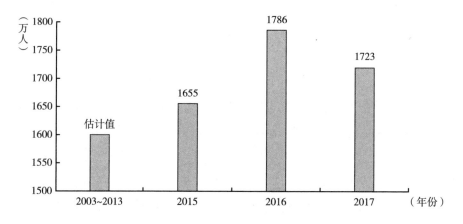

图 11　2003～2017 年全国出生人口

资料来源：根据公开数据整理。

随着"全面二孩"政策实施，许多家庭选择了再生育，也带来高龄产妇、高危妊娠、不孕不育等实际问题。同时，由于我国人口基数大、出生缺陷患儿绝对数量多，出生缺陷病种多、病因复杂等，防治出生缺陷、提高出生人口素质等问题成为生殖健康服务面临的难点。但全面放开"二孩"，从远期来说对生殖健康服务发展的现在和未来都是利好。根据估算，未来每年平均新增的小孩规模预计将在 250 万人左右，由此带来的生殖健康服务的需求及产业规模十分可观。辅助生殖市场需求迅速放量，围绕"优生优育、辅助生殖质量控制、基因检测技术、生育力保护"等方面的新型生殖健康

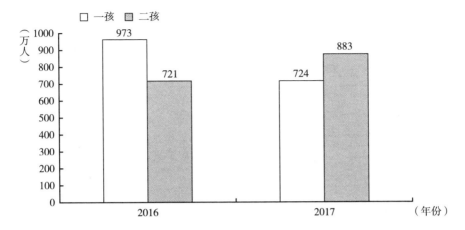

图12　2016～2017年全国"一孩"和"二孩"出生情况

资料来源：根据公开数据整理。

服务内容具有广阔的发展空间。大力发展生殖健康服务业，对于我们推动生殖健康服务内容战略性调整、深化产业发展、扩大国际合作，都具有重要意义。"全面二孩"政策带来的生殖健康服务需求不仅日益成为促进整体生殖健康服务发展、引领转型的新引擎、新方向，也是健康服务长期持续良性发展与优化升级的新引擎、新动力。

（四）生殖健康管理成为健康服务新业态

随着全球经济发展，大健康产业正面临着良好的市场机遇。到2030年，我国健康产业规模将逐步扩大，健康服务业总规模将达16万亿元。据测算，全球生殖健康产业市场规模达到上万亿美元，由于我国人口基数大，其中约7亿女性，3.5亿个家庭，因此我国也是生殖健康产品和服务的消费大国。2015年全国生殖健康产值约2000亿元，从业人数达到数百万，生殖健康产品销售额正以每年30%～50%的速度增加。

生殖健康服务涉及人生的每个阶段，是人们健康的基本需求。一个国家的生殖健康服务水平是评价国家社会文明程度的重要指标。随着我国经济的飞速发展，人民生活水平的不断提高，生育政策的逐步放开，人们对生殖健康服务的要求越来越高，对优生优育及个性化、多元化的生殖健康服务及相关产业需求巨大。生殖健康服务融生命科学、生物技术、健康管理服务于一体，包括产前检查、基因筛查、生殖健康相关医疗新技术和新产品的研发推广、性保健文化服务与传播等领域，涵盖生殖健康相关药物、保健品、医疗器械，生理心理疾病防治，生殖健康保险业等内容。催生生殖健康体检、旅游、休闲保健等新产业、新业态的发展。

预计到2020年，我国辅助生殖服务市场规模将达到300亿元，其中无创产前检测约92亿元。目前辅助生殖市场构成中，检查项目约占20%，药品约占40%，服务类收费约占40%。将来在辅助生殖技术中，冷冻胚胎移植技术逐渐普及，与此相关的技术服务增加，这将有助于服务类收入的增加，估测服务类收入占比会提升至50%左右。

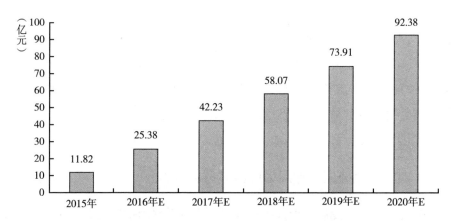

图13 2015～2020年我国无创产前检测预计市场规模

资料来源：根据公开数据整理。

近年，全球成人用品（不含避孕套）市场规模的年增长率为5.68%，预计2020年将达到163.1亿美元，我国2015年成人用品市场规模为47亿美元，预计2020年将到达86.6亿美元。

生殖健康管理是一个跨地区、跨部门、跨行业的新兴健康管理业态，我们要发展基于互联网的生殖健康管理服务，推动个性化、优质的生殖健康管理服务，如孕前生殖健康咨询、产前风险筛查、孕期基因检测等。培

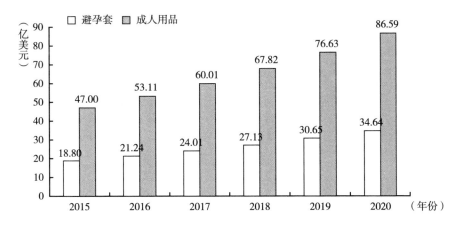

图14 2015～2020年我国成人用品市场规模测算

资料来源：根据公开数据整理。

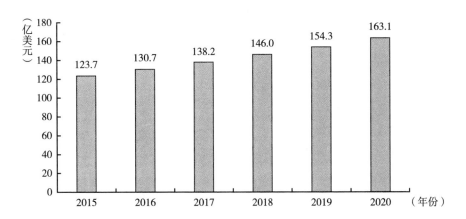

图15 2015～2020年全球成人用品（不含避孕套）市场规模测算

资料来源：根据公开数据整理。

育规范的生殖健康服务产业，使母婴护理服务良性发展。制定生殖健康服务的行业标准，提升我国生殖健康旅游服务的全球竞争力。以市场需求为导向，依托科技创新，集中发展优势企业，提高国际竞争能力，使我国的生殖健康服务不仅能满足人民群众的健康需求，还能作为国家人口战略的核心支撑。

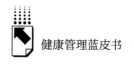

（五）生殖健康服务成为"一带一路"医疗健康旅游的关注点

我国"一带一路"的倡议不仅加强了沿线国家间经济贸易的合作，也为生殖健康服务及产业发展带来新的契机。

2018 年 6 月"一带一路"生殖健康妇幼保健研讨会暨第二届中欧健康论坛上为了更好地加强生殖健康领域的合作，提出了三个倡议：（1）建立常态化交流合作机制，在青少年性与生殖健康、家庭健康促进、妇幼保健、健康老龄化等领域进行技术交流、经验共享、项目实施等多形式开展合作。（2）整合资源，聚焦与百姓健康和生命息息相关的重点问题，特别是加大青少年艾滋病感染、孕产妇和婴幼儿死亡等方面的干预力度和资源投入。（3）突出非政府组织合作优势，贴近民生需求，深入基层社区，打造民心相通的合作品牌，以期为"一带一路"沿线国家女性生殖健康管理提供优质医疗服务。

《中国不孕不育现状调研报告》显示，中国的不孕不育发病率在 12.5% ~ 15%，患者人数超过 4000 万，即意味着 8 对夫妇中就有 1 对患有不孕不育问题。在二胎政策开放后，国内符合二孩标准的夫妻大约在 9000 万对，其中有 6000 万女性在 35 岁以上。以上存在不孕不育问题的和二胎开放后的高龄怀孕问题，都需要辅助生殖手段。很多消费者不能在国内实现个性化需求，随着目前国内生活水平明显提高，境外游成为热门，境外生殖医疗一般家庭也能负担得起。结合生殖健康服务的海外医疗渐渐成为新热门，目前国内出现多家较大的出国看病全程咨询与服务机构，这些公司通过与国外著名的医疗机构和医院合作，为患者海外就医提供当地接机、住宿安排、翻译等全面服务，即解决了消费者海外远程会诊、出国看病等所面临的问题，又可为消费者提供当地旅游的服务。

去海外做试管婴儿的消费者，除了考虑技术、医生方案设计和实验室水平之外，主要看重海外有些区域可进行性别筛选、基因检测、代孕和供卵等政策，有小部分消费者的特殊需求国内得不到解决，比如捐卵以及代孕，但是临床上又无法通过其他方式解决，只能通过求助国外。并且医院环境和服务差异也是重要的考虑方面。目前泰国的杰特宁、BNH 以及 iBaby，中国台湾的送子鸟医院，以及日本的加藤医院和英医院等健康旅游与生殖健康服务相结合的医疗项目是广大消费者的首选。

三　生殖健康服务面临的挑战与对策

目前在全社会的关注及国家政策支持的大环境下，我国的生殖健康服务发展取得了显著的进步，为实现全民生殖健康保障服务奠定了良好基础，但仍面临诸多严峻问题，如我国人口基数大，经济发展不平衡，农村的基础医疗保健水平较低，农村妇女的健康素养有待提高，专业人员缺乏且服务水平低下，性传播疾病流行态势严峻等。这主要与国家支持政策力度不够、民众对生殖健康服务认识不足、行业与机构缺少准入标准与规范、国家生殖健康服务体系不完善、生殖健康服务单一、新技术和新产品集成转化应用不足、生殖健康服务专业队伍薄弱等因素有关。

（一）面临挑战

1. 国家相关配套政策支持力度不够

当前全国各级政府出台的相关法律政策中涉及生殖健康方面的内容，其重点在人口政策、母婴保健、计划生育服务、产前诊断、减少出生缺陷和残疾等方面，并未全面地对生殖健康服务的各方面进行政策上的规定和细化。在三十余年计划生育政策的实施下，我国人口结构发生了极大的变化，每年新生儿出生率不断下降，低生育水平成为中国社会持续发展的一大风险。为此我国政府调整生育国策，取消"独生子女"的政策，从放开"单独二孩"到"全面二孩"。虽然生育政策放开，但全面实施二孩的相关配套政策尚未完善，使得很多家庭在生育二孩的过程中遇到诸多问题难以靠自身解决。

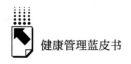

表1　我国生殖健康方面主要法律法规

序号	相关法律法规
1	《中华人民共和国人口和计划生育法》
2	《中华人民共和国未成年人保护法》
3	《中华人民共和国人口法》
4	《中华人民共和国母婴保健法实施办法》
5	《中华人民共和国母婴保健法》
6	《中华人民共和国妇女权益保障法》
7	《中国提高出生人口素质、减少出生缺陷和残疾行动计划(2002~2010年)》
8	《中共中央关于制定国民经济和社会发展第十三个五年制规划的建议》
9	《孕前保健服务工作规范》
10	《孕期保健管理办法》
11	《新生儿疾病筛查管理办法》
12	《卫生部贯彻2011~2020年中国妇女儿童发展纲要实施方案》
13	《食品药品监管局办公厅关于基因分析仪等3个产品分类界定的通知》
14	《人类精子库管理办法》
15	《人类辅助生殖技术管理办法》
16	《全国新生儿破伤风监测方案(试行)》
17	《全国听力障碍预防与康复规划(2007~2015年)》
18	《全国儿童保健工作规范》
19	《全国城市围产保健管理办法》
20	《母婴保健专项技术服务许可及人员资格管理办法》
21	《母婴保健专项技术服务基本标准》
22	《母婴保健医学技术鉴定管理办法》
23	《母婴保健服务场所通用要求》
24	《母乳代用品销售管理办法》
25	《计划生育技术服务管理条例实施细则》
26	《计划生育技术服务管理条例》
27	《婚前保健工作规范》
28	《关于禁止非医学需要的胎儿性别鉴定和选择性别的人工终止妊娠的规定》
29	《关于加强临床使用基因测序相关产品和技术管理的通知》
30	《关于辅助生殖机构开展高通量基因测序植入前胚胎遗传学诊断临床应用试点工作的通知》
31	《关于产前诊断机构开展高通量测序产前筛查与诊断临床应用试点工作的通知》
32	《高通量基因测序产前筛查与诊断技术规范(试行)》
33	《妇幼卫生工作条例》
34	《第二代基因测序诊断产品批准上市》
35	《产前诊断技术管理办法》
36	《产后母婴康复机构管理和服务指南》

2. 国民对生殖健康服务认识不足，生殖健康素养低下

在中国几千年封建思想的影响下，国人"谈性色变"，认为性是人的本能，无须学习和教育，对于个体性或生殖健康方面的问题总是羞于启齿，不知如何处理，这使得难以获取专业、权威的知识与治疗方法，而延误相关病情，这也将为疾病的医治乃至个人的健康埋下隐患。国民对性教育及生殖健康服务的认识水平较低，以致难以通过正确途径获得生殖健康服务，这在一定程度上阻碍了全社会生殖健康服务的发展。

3. 行业与机构缺少准入标准与规范

生殖健康服务涵盖面广，包括母婴保健、性传播疾病防治、优生优育、性保健等诸多方面，使该行业处于"多头管理"状态。导致部分行业缺乏有效监管和行业标准，出现各保健服务机构多、服务内容和服务标准不统一，从业人员参差不齐等现象。

4. 国家生殖健康服务体系不完善

我国生殖健康服务水平较低、体系不完善，难以满足目前人们日益增长的医疗服务需求。意外怀孕、人工流产、婚前性行为、性传播性疾病感染增加也不容忽视，出生缺陷发生率居高不下，不孕不育、生殖系统肿瘤发病率呈上升趋势。随着二孩政策的全面放开，人手本来就紧缺的儿科、产科医生短缺问题更加突出，供需不平衡将进一步加剧。再加上目前政府各有关部门对自身担负的生殖健康工作职责认识不清，重视不够，工作不主动，沟通协调不畅，落实国家政策力度不够等，均是生殖健康服务体系不完善的主要原因。

5. 生殖健康服务单一，新技术、新产品集成转化应用不足

随着人们对自身的生殖健康以及生殖健康权利重视，传统的、过于单一的妇幼保健和计划生育模式的生殖健康服务已经不能满足人们的需求，广大社会居民需要全方位、多层次的生殖健康保健优质服务。对生育生殖健康新技术、新产品的研发重视程度不够，很多新技术及产品停留在试验阶段，研发成果得不到很好的集成和转化，导致好的技术产品不能服务于目标人群。

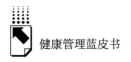

6. 生殖健康服务专业队伍薄弱

全面二孩政策使本就紧张的儿科、妇产科医生面临雪上加霜的局面，各地的相关专业医疗人员紧缺。加之基层生殖健康服务人才队伍薄弱。基层医疗卫生机构难以吸引和留住优秀人才。再者为了推动中国生殖健康产业可持续性地发展，需要引入医学、生物科学、生命科学、教育学等诸多领域的复合型专业人才。优秀人才缺失是目前生殖健康领域的薄弱环节，这直接导致了服务能力不足、供需失衡等问题。

（二）对策建议

1. 加快出台国家相关政策

政策倾斜，为我国生殖健康服务的发展创造良好的支持环境，相关政策的出台将能为生殖健康服务的发展创造良好的空间。到目前为止，我国在生殖健康服务的很多领域还没有形成专门的法律法规，如流动人口生殖健康管理、残疾人生殖健康、同性人群生殖健康管理等。对这部分生殖健康服务的重点人群的公共服务方面相关的规定也是散见于各个人口和计生管理法律法规之中。因此，政府有关部门要加快对生殖健康服务深化普及的相关法规政策的出台，把维护全民性和生殖健康服务合法权益纳入法制轨道。同时，要抓紧完善和修订人口相关的政策，保证政策之间的配套衔接，避免政策和相关规定冲突，为做好生殖健康管理和服务工作创造良好的法制环境。

2. 加快构建生殖健康服务体系与行业标准

随着"全面二孩"政策的落地，更增大了生殖健康服务的工作任务难度。健全保障体系是落实新形势下生殖健康服务工作的先决条件。主要需从以下三个方面进一步强化保障体系建设。（1）充分做好资源整合工作。基层计生服务资源与卫生妇幼保健资源进行整合，为生殖健康服务提供技术、人员、管理和组织网络的优势。扩大服务队伍，改善服务环境，增强技术力量，规范服务管理。（2）关注生殖健康服务的信息化和行业标准建设，把其纳入卫生计生信息化建设的重要内容，做好信息的监测维护工作。建立健全生殖健康服务的行业标准，标化服务规范和工作流程，确保生殖健康服务工作深入持久地开展。（3）加强基层服务队伍建设。建设基层服务队伍是生殖健康服务的根本保障，要进一步稳定和加强基层生殖健康服务人员队伍，提高专业素质和能力，以适应新的工作要求。

3. 加强生殖健康的国情教育，提高国民对生殖健康重要性的认识和素养

加强国民生殖健康的国情教育，提高全民生殖健康素养。加大科普宣传力度以切实提高国民对生殖健康重要性的认识，为切实提高全民生殖保健意识，各级党委和地方政府要通过各种行之有效的途径，对全民及重点人群如流动人口、青少年、农村人口及孕产妇等进行多种形式的生殖健康宣传培训，普及性传播疾病科普知识、避孕节育知识，倡导健康性行为，提高优生优育筛查比例，减少缺陷人口出生等。卫生主管部门应在合理配置卫生资源的基础上，抓住当前大力发展社区卫生服务的契机，强化社区健康教育的作用，公立大医院则更应充分发挥其资源优势，积极承担民族教育的社会责任，以培养民众正确的世界观、人生观、恋爱观和健全的人格，规避危险性行为，提高全民对生殖健康重要性的认识和素养。

4. 重视生殖健康服务的人才培养和新技术、新产品的转化利用

培养生殖健康服务专业人才和生殖健康服务新技术和新产品的开发，对提高出生人口素质，推动公共事业发展，调整国民经济结构，满足群众生殖健康需求等方面都发挥重要作用。目前的主要任务：（1）加大生殖健康相关领域科技创新，如孕前筛查新技术、避孕节育新材料、重大出生缺陷干预技术的研究等。（2）促进生殖健康领域的新技术、新产品的利用转化，通过政策的引导，加快新技术、新产品成果的产业化推广，并带动我国生殖健康服务全面升级。（3）多渠道、多形式培养人才。支持有条件的高校增设儿科学、生殖健康专业，培养医学专业人才，增加生殖健康咨询师、健康管理师、营养师等技能型健康服务人才培养，提高生殖健康技术服务，提升全民生殖健康水平。

B.22
骨健康管理服务体系的构建

郭智萍　滕军燕　李小玲　李纳*

摘　要：　随着骨骼疾病的青年化，骨骼及相关疾病也成了公众健康的主要威胁。骨健康管理重要价值在于人群骨骼健康生活的质量提高和高危人群病前状态的有效干预，顺应健康理念发展趋势下的骨特色的健康管理体系。本文从骨健康管理服务的内涵、主要内容与范畴，骨健康的发展现状及目前存在的问题等方面阐述了骨健康管理服务体系在现阶段发展状况，旨在提高国民对骨健康管理服务体系的认知、完善构建骨健康管理服务体系、加强人才队伍建设、增加资金投入和构建教育传播平台，对促进骨健康管理服务的推广具有重要意义。

关键词：　骨健康　健康管理　体系构建

一　骨健康管理服务的界定

（一）骨健康管理服务的提出

健康管理最早出现在美国，由全科医师和健康保险业以及健康体检发展

---

* 郭智萍，医学博士，河南省正骨研究院院长，主任医师，研究方向为医学影像学与骨健康管理；滕军燕，医学博士，河南省洛阳正骨医院（河南省骨科医院）郑州院区管委会委员、健康管理中心主任，副主任医师，研究方向为心血管内科疾病等慢性疾病的健康管理；李小玲，管理学硕士，河南省洛阳正骨医院（河南省骨科医院）健康管理中心副主任，副主任护师，研究方向为体检评估、健康管理，骨健康评估及干预；李纳，医学硕士，河南省洛阳正骨医院（河南省骨科医院），主治医师，研究方向为内科临床及呼吸内科疾病等慢性病的健康管理。

共同衍生而来。健康管理的核心是健康及影响健康风险因素的管理，主要任务是改善和促进健康，预防疾病或病伤以及延缓衰老，通过提供方便、可支付和高效的健康管理服务来控制医疗费用，减轻个人、家庭、企业、社会与国家的负担。20 世纪下半叶，英、德、法、加、日等发达国家也积极效仿美国，开展预防性体检和实施健康管理服务。

健康管理学是一门研究人体健康与影响人体健康的相关因素，及健康管理服务的相关理论、方法和技术的一门新兴学科，是健康医学学科的重要组成部分，是一门相对独立的医学科学知识体系。骨健康管理学作为其中一个专业分支学科，由河南省洛阳正骨医院（河南省骨科医院）首先提出，在国内外研究重点主要涉及骨质疏松及骨折的预防，尚无肌骨系统联合总结管理的先例。骨健康管理重要价值在于人群骨骼健康生活的质量提高和高危人群病前状态的有效干预。

随着体检软件等产品技术开始研发和应用，相关学术组织和学术机构的引领推动，商业模式在骨健康管理的应用还处在起始阶段，国内外提出的骨健康管理主要针对骨质疏松等疾病展开的宣教、筛查及干预研究，在平乐正骨之前对于肌骨系统（筋骨并重）的健康管理在国内没有明确的概念及相关专著出版。

（二）骨健康的概念与内涵

1. 骨健康概念

骨健康管理学是一门研究人体骨关节、骨骼肌及其辅助装置（筋膜、腱鞘、滑液囊）等运动系统的健康与影响其健康的因素，及健康管理的相关理论、方法和技术的一门新学科，是从健康管理学服务实践中分支出的一门新兴学科，也占据着健康医学的重要一方面，是对健康管理学科学的继承和创新，是一门相对独立的医学体系。

骨健康是指骨骼、骨关节、骨周围组织、骨代谢的机能状态、营养状况、结构状况的综合分析。骨骼健康是随着年龄变化、生活环境改变及健康状态而发生改变的。骨骼健康是生命健康的重要保障，骨骼有着"生命之

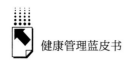

工厂、体质之银行"的称号，具有支持形体健康和保护内脏健康等功能。

2.骨健康的内涵

（1）专门研究个体或群体的骨骼健康与影响骨骼健康的因素，即研究人的健康概念、理念、观念、健康评价指标体系与评价标准、健康影响因素等（包括有害和有利因素）。

（2）研究骨健康管理学的相关理论：即骨健康测量学、骨健康行为学、骨健康信息学、骨健康管理理论、骨健康评估学、"零级预防"与慢病风险管理理论等。

（3）骨健康管理适宜技术与方法：适宜技术包括骨健康信息采集与分析技术、疾病风险评估技术、健康干预与健康跟踪技术等。方法包括骨健康自测自评方法、骨健康测量评价方法、骨健康的信息分析与模型建立、骨健康管理调查与随访、骨健康管理干预方案研究、骨健康管理的效益评价应用。

（4）概括总结骨健康管理的创新成果和实践经验，明确骨健康管理学的学科定位，对骨健康管理学的发展创新具有重要意义。

（三）骨健康管理服务的主要内容与范畴

骨健康管理主要是通过骨健康保健和医疗技术，建立起一套整体、详细及个性化的服务流程，帮助维护促进骨骼健康，以及维护骨骼健康的方式方法，实施建立起一整套健康有序的生活方式及生活态度，降低疾病的危险因素，以达到防治骨及相关骨骼疾病的目的。骨健康管理服务并不是单纯的健康体检服务模式。骨健康管理服务的主要内容是运用先进的骨科学经验，结合现代管理科学的理论和方法，通过明确的目标、周密的计划及有组织的管理方法，来调动社会民众积极性，通过全面的详细调查，采集民众信息，评估其危险因素，用于骨健康的咨询与指导，制订骨健康的维护促进计划，实施一系列的骨健康管理措施，主要以干预方案为主。主要包括以下几方面。

骨健康调查与信息采集。骨健康调查是为了了解和掌握社会民众重点关注的骨骼健康的问题和需求的一种健康管理服务模式，是一种及时解决上述问题的重要方法。其意义在于发现影响骨骼及其骨骼相关健康的各种潜在因素，使我们的医护医护人员在诊疗过程中的能够增强疾病预见性和主观能动性。

骨健康评估与相关风险预测。骨骼及其相关疾病的正确诊断与防治是建立在骨健康评估基础上的，其重点在于把参与调查者的一般基本信息、基因遗传因素、日常生活方式、身体行为状况及其工作生活环境等诸多因素，采用定性和定量相结合的分析方法对其骨健康进行相关风险预测。

健康咨询与指导。系统全面地根据自身骨骼健康特征，量身定制，对广大社会民众有针对性地提供骨健康及其相关方面的咨询方案，并制定出全面化、系统化、规范化的骨骼健康保健方案。

通过对骨相关疾病的预防及诱因控制，并广泛开展骨健康教育，指导并改变广大社会民众的不良的生活行为方式，并对已患有骨骼相关疾病的人群进行康复教育指导等一系列措施。事实证明，通过对上述人群进行全面管理后，在预防和控制骨骼疾病、延缓疾病的自然发展发生、降低我国医疗成本等诸多方面有着明显优势。

（四）骨健康管理服务的作用意义

随着交通工具的改善，人类运动减少，骨关节及肌肉的退变在逐步加快，有年轻化的趋势。不良生活行为，出现颈椎、腰椎等骨健康问题的提前出现，不科学的运动方式引起骨关节磨损出现骨关节的不同程度病变。所有的不良工作及生活方式促使慢病高发，脊柱关节亚健康问题突出，医疗负担急剧增加。我国广大民众已经习惯病后就医这个生存模式，大部分人在骨骼及相关疾病未完全发病的情况下，疏忽自己的骨骼健康状况，缺乏自我健康管理的意识和方法。同时，随着社会经济文化的发展及全民健康素养的提升，广大人民群众对骨骼健康的需求日益迫切。所以，维护骨骼健康势在必行。积极有效正规的骨健康宣教，提升大众对骨健康的认识，掌握骨健康相关的知识，改善不良生活习惯和生活方式，调理亚健康的状态。骨健康管理面临的问题非常紧迫。建立结构清晰、内容充实、覆盖全生命周期的骨健康

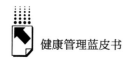

服务体系符合时代发展的要求，有利于完善我国医疗卫生服务体系，促进医学模式转换，是完成医疗卫生体制改革目标的需要，实现人们与健康的进一步靠近。

二 骨健康管理服务的发展现状

（一）骨健康管理服务进入国家政策规划

针对目前严峻形势，《国务院关于促进健康服务业发展的若干意见》，首次界定了健康服务业的内涵外延，到 2020 年，健康服务业成为推动社会持续发展重要力量的总体目标。2016 年，国家发布了《健康中国 2030 规划纲要》，纲要中明确提出了"健康骨骼"的专项行动目标，"以基层为重点，以改革创新为动力，预防为主，中西医并重，将健康融入所有政策，人民共建共享"，"要把人民健康放在优先发展的战略地位。"提高国民健康素养，到 2030 年基本实现以县（市、区）为单位全覆盖，这将成为我国公共卫生服务和全民健康指标的重要测量方式，也是今后 15 年推进健康中国建设的行动纲领。《中国防治慢性病中长期规划（2017~2025 年）》提出，"由疾病治疗向健康管理转变，创新和丰富预防方式，贯彻零级预防理念"。健康管理成为重点，零级预防成为重要关注点，慢病健康管理成为重点目标。"健康中国"国家战略和健康服务业发展规划对骨健康管理带来了空前的机遇与牵引。骨关节病作为慢性病，已成为全世界共同面对的问题，骨健康问题尤应引起人们的重视。健康骨骼的管理是我们的重要使命。

（二）骨健康管理服务是健康服务的新业态

2013 年 8 月，李克强总理在国务院常务会议上部署促进健康服务业发展工作时强调要不断催生出更多新产业、新业态、新模式。骨健康管理服务是健康管理服务学的一个专业分支，目前还处在起始阶段，要在健康管理服务实践中接受检验。骨健康管理学强调以人的骨骼健康为中心，以骨骼健康或骨科疾病风险管理为重点，以最小投入获取最大健康效益作为骨健康管理的核心理念。骨健康管理学是一门新的学科体系，是对健康管理学的创新和发展。骨健康管理学与健康管理学科德内涵要求与基本环节相吻合，突出了以人的骨骼健康为中心，以慢病早查和早期康复为特点，以"检测、评估、干预、跟踪"为基本环节。以健康信息标准为支撑，以全民健康水平为目标，形成骨健康管理学科与专业优势，体现了医学科学的传承和创新。

（三）国民骨健康问题多，骨健康管理服务需求紧迫

各种慢性疾病包括骨关节疾病严重威胁着老年人的健康，且呈现逐步增长趋势，2015 年伴随人口老龄化出现的肌骨系统慢病问题增多，影响晚年生活质量。1998 年，世界卫生组织统计显示，全世界人口中约有 3.5 亿人患有各种的骨关节方面的疾病，而在亚洲地区，这个发病比例更高，据统计，患有骨关节疾病的人群约占亚洲地区人口的 10%；世界卫生组织推算，到 2025 年，全球患关节疾病的人口将超过 8 亿人，其患病率仅次于心血管相关疾病，而骨关节炎在骨关节疾病中又被称为"不死的癌症"，已然成为威胁人类健康的第三大杀手。骨关节炎是全世界内最常见的骨关节病，其发病状态呈世界性分布。有研究显示，我国患骨关节疾病的人群占 1.5 亿左右，而且没有明显的地域差异。其中 55 岁以上的患有骨关节病的人群约占 60%，65 岁以上的发病率可达 85%，75 岁以上的老年人骨关节的发病率更是接近 100%[①]。骨关节疾病也是致残率最高的疾病之一，所以骨健康管理势在必行。

（四）骨健康与骨健康管理服务的体系与流程基本建立

1. 骨健康管理服务体系的建立

近年来，随着卫生体制改革的发展，我国卫生医疗体制发生了很大的变

---

① 陈聪、倪博文：《骨骼健康》，《大家健康》（学术版）2014 年第 8 期。

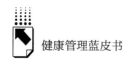

化，过去的预防医学模式也随之悄然发生改变，从原来单一的生物医学模式向生物 – 心理 – 社会医学 3P 模式转变，从对疾病的治疗模式向防治和综合干预的模式转变。我国应结合时代发展要求，把健康理念及健康知识融入社会民众心里，使他们从心理上更易接受，而使我们更好地对广大民众进行健康管理服务。首先需要我们构建完善的医疗体系和科普教育体系，完善的医疗体系应涵盖范围较广，从三级医院到二级医院到社区医院，培养一批专职的健康管理医生和基层专职医师；科普教育体系应体现在社会的每个小单元里，具体在社区或楼宇内，将骨健康科普教育及干预措施融入生活和工作的每个角落，进行网上、网下相结合的综合干预，以达到全民施教、全民受教为目的的教育科普体系。

2. 骨健康管理服务流程的建立

（1）构建完善骨健康档案骨健康档案主要负责记录个体或群体的骨骼基础健康状况，提供完善基础资料，完善后期骨健康管理体系构建，档案内容主要包含以下几个方面：个体基本信息采集、骨骼体检状况分析、危险因素分析及干预，骨关节、骨质疏松等慢性病的发展记录及更新，广大民众可根据档案的构建实现对自身机体骨骼健康状况及其变化情况有更深一步的了解，并根据骨骼健康状况及时采取合理有效的措施干预疾病或机体危险因素发生。（2）量身定制骨健康指导方案骨健康指导方案制定过程中，需根据自身机体的具体情况及危险因素进行量身定制，有计划、有目的、有针对性地促进骨健康管理，其内容主要涉及对个体或群体的定期随访，疾病的康复及危险因素实施干预等；对于骨关节等慢性疾病康复期人群，应促进机体功能恢复，严防疾病复发。

现阶段，随着人们生活压力大及快节奏的生活方式，颈椎、腰椎等骨健康问题提前出现，不科学的运动方式使骨骼老态化，人们开始逐渐重视对自我骨骼健康的管理，根据此类需求，医护人员可将健康教育、养生保健等融入骨健康管理服务中，不断开展骨健康活动，维护促进骨骼健康；另外，还需对个体的生活行为方式给予管理，调整个体的日常生活方式及行为干预实现对骨骼疾病的控制和管理。

（五）骨健康管理服务机构与行业组织开始成立

目前，骨健康管理服务工作已逐步展开，逐渐向各个城市推广应用，通过骨健康管理档案的构建，制订出个体化的骨骼健康调养方法，初步形成了骨健康管理服务模式，该骨健康管理模式会根据社会民众不同的骨健康需求，开展科普宣传教育、个体危险因素干预、骨科医师专业指导、社区居民互动性交流等，提高民众自我管理、自我预防、自我康复意识。

山东聊城首先开展了骨骼健康惠民项目，作为全民健康的一项重点项目，向社会民众提出了"一评二控三减四健"的生活行为改变，主要从健康评估，控烟，控酒，减盐、减油、减糖，健康心理、健康体重、健康口腔、健康骨骼等方面的专项行动，推动并提高了广大民众维护促进自身骨健康的能力；但广大市民对骨骼健康知识的认知、信念及行为仍存在差异。目前上海市居民骨健康管理体系已分别在医疗体系、社区体系和科普体系中得到广泛应用推广，效果良好，并对该体系中存在的问题提出了应对措施，为医疗和政府相关部门完善该体系，发挥其最大功能提供决策借鉴。重庆市健康教育所所长顾康乐说，中国目前年龄超过 50 岁的人群有将近 7 万人受到骨关节病的困扰，重庆市政府通过和骨骼健康管理平台建立合作，大力提高了公众对骨骼健康重要性的认识，然后通过健康教育来改善人们的生活行为方式，从而保持骨骼健康。

（六）骨健康管理服务成效开始显现

随着骨健康管理服务的工作开展，得到了广大社会民众的认可和欢迎，骨健康管理服务也取得了一定成果。目前，几大城市的骨健康管理服务工作已成功推向社区，首先构建骨健康管理档案，量身定做个体化健骨康管理方案，为骨健康服务保障工作夯实了基础。随着骨健康管理服务走进社区的形式，初步形成了一定的模式，即社区化骨健康管理服务模式，此模式根据社会居民骨健康管理服务的需求，开展科普宣传教育、个体危险因素干预、骨科医师专业指导、社区居民互动性交流等，提高民众自我管理、自我预防、

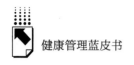

自我康复意识。

社区医疗工作人员通过对健康人群和患有骨关节病的高危人群建立健康档案，了解居民的疾病危险因素，根据社区居民的文化水平、生活习惯、工作环境和社区环境等，定制出一套针对性极强的健康教育计划；另外，通过报刊专栏、社区宣传栏、骨病防治健康知识讲座、骨病防治知识手册等多样化宣传方式，通过一系列免费医疗模式，如免费上门随访、免费医疗咨询、免费电话咨询等方式，使社会民众通过各种各样的渠道了解骨骼健康的重要性，采纳有益于自身健康的行为生活行为方式，重点使骨健康观念深入人心，逐步提高居民的骨健康素养。

三　目前存在的主要问题与挑战

（一）国家支持政策不完善

尽管我国政府大力发展健康产业与健康服务业，从全局出发制定并出台了支持、鼓励和扶持社会力量投资医疗、保健、康复、体检等机构，多样化实施医疗健康产业政策规划，为健康管理和健康产业发展指明了方向，但配套政策及法规尚未健全。另外，健康管理机构临聘人员较多，服务质量参差不齐，市场混乱。虽然政府高层对促进健康产业的发展十分期待，但一些地区和政府部门至今未见有具体的措施落实，抑或贯彻落实国家的方针政策，成效不明显。自从国家出台政策以来，各省区市之间的健康服务业及健康管理发展不平衡，或是在贯彻政策的过程中，不能根据自己的特长优势发展健康服务产业链，甚至有些单位和公司没有涉及健康管理服务的内容，导致骨健康管理和健康产业政策落空。

（二）骨健康服务技术单一

目前起始阶段，骨健康技术服务较为单一，患有骨骼疾病的人群往往备受关注，而处于起始阶段的骨健康管理对未患有骨骼疾病的人群关注度不够；骨健康管理流程较为单一，首尾工作衔接较差，比如只注重疾病的诊断，对已患疾病人群的信息收集得较为零散片面，影响疾病发生发展的因素未能全部获取，从而影响疾病的干预手段或健康管理方法的选取；骨健康管理的效果评价单一，从目前来看，我们主要关注骨密度、骨强度等局部的改变，没有将自身全面的信息纳入效果评价体系，从目前的研究来看，大部分文献只注重于疾病或健康人群的短期疗效评价，远期疗效评价追踪研究几乎欠缺；所以，骨健康管理服务应深度挖掘和整合所有可利用的资源，如政府政策资源、医疗医护资源、社区单元资源等，构建医养康护一体化的骨健康管理服务体系，实现骨健康管理的飞速发展，完善骨健康管理服务体系，大力驱动医疗和健康管理协同发展。健全骨健康筛查、风险评估、干预、监测、效果评估等一系列服务链条。使骨健康管理可持续、大规模、科学规范地发展。

（三）骨健康科研与科技创新不够

我们应正确处理骨健康管理服务与科研的关系。向其他已成熟的学科体系学习，大力开展骨健康管理科研工作，大量研究表明，科研工作可以更好地指导临床，带动临床发展，而临床的发展反过来又可以指导科研的发展和进步，打造出一个共同发展、相互补充的大好局面。另外，我们更要不断完善科研方法学的研究，构建一个完善的科研方法学体系。虽然健康管理学术理论研究与会议较多，学术交流有所提升，但科技创新平台及人才队伍还没有建立起来。骨健康管理人力资源缺乏，人才构成单一，科研课题与科研成果少，而骨健康管理的技术推行，骨健康管理的成果推广、骨病的干预技术和骨健康的研发产品少之又少。与临床医学、基础医学相比，骨健康管理无论从国家科研规划制定到获准科研立项研究研发，无论是高水平研究成果还是研究成果转化都有相当大的差距。研究、集成、转化、推广科研成果较少，不能满足广大人民群众的健康保障需求。骨健康的研究平台少，而科学规范化的、研究体系完善的相关研究平台更少，所以在研究的过程中很难形成相关的标准和规范。

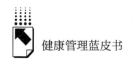

没有骨健康管理相关的较大的数据库，也没有形成特色的骨健康管理模式体系，骨健康管理服务原始资料较少、数据少，不能为骨健康研究提供足够充分庞大的数据库。另外，骨健康管理软件的应用少，相关软件的研究满足不了日益发展的骨健康管理服务，急需一个操作简便，具备档案管理、追踪随访和统计合作的功能，并且易在行业内推广的骨健康管理系统。

（四）骨健康专业队伍与人才匮乏

虽然骨健康管理人才在质量和数量上在近几年有一定的增长，但是在总体数量上仍处于短缺状态，在人才队伍建设中问题突出，总体水平较低，缺乏高层次人才队伍，为了骨健康管理服务学科的发展，急需一批骨健康管理服务学科带头人，通过骨健康管理服务系统的知识培训，促进骨健康的发展。另外，骨健康管理作为一个新兴事物，专科性较高，相对于其他专业学科来说，骨科专业技术人员相对较少，人才配比较低。人体骨骼有206块骨头，主要分为躯干、头部、四肢，在骨科疾病中，专业划分较细，大部分医疗人员没有全面地接受过系统培训。在骨健康管理服务的发展中，骨科专业技术人员也存在着专业不专的问题。在基层骨健康管理服务中，医疗服务人员的知识水平低下，在科普宣教、危险因素干预方面，疾病康复后期，档案保存方面等人员较为欠缺。

（五）骨健康管理服务覆盖人群小，区域间发展不平衡

目前骨健康仍处于起始发展阶段，覆盖人群小，大部分居民对骨健康知识内容了解较狭窄、片面，大部分人是在已患骨病后才逐渐开始了解骨健康，但是对于具体的骨健康管理服务项目并不了解。另外，我国人口众多，因各个地区经济发展不平衡，贫富差距较大，尤其乡村发展滞后于城市发展，而造成的公共医疗卫生资源也随之严重失衡。我国贫困人口的基数大，大部分贫困地区和低收入人群接受社会科普教育的途径方式少，健康意识淡薄，公共卫生服务设施欠缺，高层次医疗卫生人员缺失，多方面因素导致了区域间发展不均衡。我国大部分地区不能为广大民众提供科普健康教育、基

本健康信息的档案管理及慢性病及骨关节病的防治康复等。基层医生大多为全科医生,专业性不强,亟须培训一批骨健康管理医师,定期为居民举行骨健康科普学术讲座,并开展一些具有骨特色的健康科普教育及小型义诊活动等,使更多的人接受骨健康管理知识培训。

四 骨健康管理服务的对策建议

(一)加快出台支持骨健康服务的具体政策

从国家到地方的各级政府要投入大量经费,增加在骨健康管理平台建设方面的投入,为骨健康管理服务提供大的施展平台,这样才能吸引人才,培养人才,为构建骨健康管理服务体系提供基本保证。然后,各个地方政府部门应充分发挥其政府职能引导作用,积极探索并建立多个渠道的经费投入机制,完善科学研究经费保障,在国家级科研项目中多投入一些骨健康相关的研究,支持重点项目的研究与成果研发。通过骨健康平台建设、人才培养、科学研究及相关产品研发等多个方面共同投入,促进骨健康管理服务发展。

骨健康管理服务作为一项新兴产业,属于健康管理服务的一个骨科专业分支,新的一个学分支科体系在起始阶段必然存在诸多问题。为了保证这个体系平稳长远发展,我们必须建立一个相对完善的服务保障体系,构建一套具有中国特色的骨健康管理服务保障体系,这是健康管理服务首先要解决的。医疗保障体系的构建,不仅为了解决我国人民看病贵问题,更是为了让大家未病先防,已病防治。有调查研究显示①,在健康管理服务中每投入1元钱,就可以节约出来大概4.5元的医疗诊治费用,所以,健全良好的医疗保障体系,不仅符合广大民众的需求,更是符合我国目前的国情,将健康管

---

① 杨璐:《中医"治未病"在慢性病健康管理中的应用》,《中国现代医药杂志》2017年第5期。

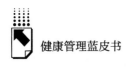

理服务纳入医保体系，医保支付从社区基层健康管理服务做起，实现全民的健康管理服务医疗保障体系。

专业人员职称体系的保障。目前专门从事骨健康管理专业人员较少，职称体系评定仍按临床医疗专业人员评定办法，分为初级、中级、副高级和高级职称来评定，历时长，过程烦琐，尽量从从业人员的切身利益考虑，完善健康管理服务人员评价标准及职称评定体系，有利于促进健康管理服务事业的平衡长远发展。

（二）加强骨健康科研与科技创新，丰富骨健康技术产品供给

首先注重具有科学研究型人才的培养，通过国家政策及地方政府政策，先培养出一批骨科及管理专业性强的高水平科研骨干队伍，多主持承担国家级或省级课题研究与科技创新工作，建设出一支学科性强，集科学研究、技术转化与成果转化与管理培训为一体的队伍。

1. 加强科学研究

大力开展加强骨健康管理的科学研究，有利于骨健康管理服务工作的健康平衡发展。以骨健康管理服务科学研究为出发点，深入研究骨健康管理理论、骨健康生活方式干预、骨健康相关产品和骨健康穿戴技术等。骨健康管理服务日趋成熟，逐渐形成一套规范化的学科体系，骨健康管理的发展可以带动科研的发展，科研的发展反过来又可以指导促进骨健康的发展，从而形成一个全面发展、相互促进的良好循环。我们可以从以下内容展开研究：骨健康管理方法学研究、骨健康管理理论研究、骨病危险因素干预方法研究、临床疗效评价研究、远期追踪研究、回顾性分析研究等。

2. 加快科技创新，丰富产品供给

科技创新研究及科技成果的研发主要目的在于满足广大人民群众的需求，科学技术是第一生产力，骨健康管理服务长远平稳发展的核心是技术创新，产品创新，所以我们要着重开发骨健康管理服务新技术、新产品、新平台建设、新干预手段的重点研究，根据人民群众体质、疾病状态和病情变化的不同，有效服务于不同的人群。政府政策应鼓励不同形式的创新研究并给

予相应的激励措施，通过整合骨健康相关的不同资源，大力开展骨健康管理软件开发、新型检测仪器技术等研究，骨健康相关穿戴技术的研发。

（三）重视骨健康服务的教育培训和人才培养

根据骨健康管理服务的需求，应大力培养骨健康管理服务所需的各类型人才，主要从高校人才队伍培养、医院人才队伍培养和政府政策着手。一是高等院校培养时首先建立骨健康管理学科，学科体系成立后，整合多方面可以利用的资源，建立骨健康管理服务培训基地，创新人才培养模式，培养出一批集学、研、管理为一体的复合型人才。二是培养一批医院现有人才，满足现阶段骨健康管理服务人员欠缺的现状。医院可充分利用本单位的有利资源，培养出多层次的人才，从基础知识、专业技能、健康管理及软件使用等方面为出发点，逐层提高，培养出一批骨健康管理服务的复合型人才，提供有力的人力保障，维护促进骨健康管理体系的发展。三是政府各级部门出面协调，各个单位协同合作，构建一个专业的骨健康科普知识宣传队伍和网络平台，开发拓展各种信息传播途径，鼓励各种形式的骨健康科普宣传教育传播，提高社会民众对骨健康管理服务的关注、认识及接纳。这对于骨健康管理服务发展也具有重要意义。

（四）普及骨健康科普知识，提高国民骨健康素养和骨健康自我管理能力

我国健康教育相对于广大人民群众多样化的健康需求有一定差距，我国居民健康素养水平低下，全社会可接触的健康教育平台较少，区域之间差距较大。我们可建立广覆盖的网络平台传播骨健康科普知识，提高国民的认知度及关注度，使广大民众时刻了解并关注自己的骨骼健康。普及骨健康科普知识，提高国民的健康素养，增强国民的健康意识，通过科普教育方式使他们自主改善生活方式和健康相关行为，培养自律的健康行为，时刻为国民的骨健康保驾护航，到2020年努力实现全国居民健康素养水平达到20%的战略目标。在我国广大民众已经习惯了病后就医，未生病前大多数人对自身骨

健康都不了解，不关注，缺乏相关骨健康知识，更缺乏有效的自我管理方法和意识。一些国内外研究显示，疾病自我管理效果显著。国内一项调查研究显示①，经过健康知识教育后，实验组对疾病的认识、疾病预防知识掌握情况和生活习惯上的改变都优于对照组。经过各种健康知识教育之后，体检人员对疾病的认识、健康意识和生活习惯都有所改善。通过掌握骨骼健康知识，改善生活方式，摒弃不良行为，经过一系列自我管理后，骨密度和骨矿含量均增加，腰背痛、腿抽筋的临床症状明显改善或消失。另外，提高骨健康素养，可以延缓或阻滞骨质疏松症的发生。Adams RJ 等②研究显示，国外对大多慢性病采用"自我管理"模式后就取得了良好的效果。将自我管理模式运用到慢性病如糖尿病、哮喘等的治疗中，医疗费用下降明显，节约出大量的医疗资源。

（五）加大骨健康服务的覆盖面和加快协同发展步伐

重视骨健康管理服务的科普宣传，加大骨健康服务的覆盖面，提高广大民众的认知度与关注度，建设覆盖全面的科普知识宣传队伍和网络，拓展多方面的信息渠道，以各种形式传播骨健康管理服务知识，提高国民对骨健康管理服务发展的重要性。政府出台有关制度大力筹建骨健康管理服务中心，引导建立规范的健康管理服务市场。

1. 构建骨健康教育传播平台，加大覆盖面

健康传播是普及全民健康知识，增强国民健康意识的重要途径，是国民获得健康信息的重要来源。我们除了政府重视及其政策支持外，更要依靠高校、医疗单位及媒体等多方面的有力资源，通过社区科普宣传骨健康知识，构建有效的健康教育传播平台，将骨健康管理服务的理念、知识、疾病预

① 齐然、贾春霞、马红霞：《骨质疏松健康教育知识在健康人群中的应用效果分析》，《中国卫生产业》2016 年第 13 期。

② Adams R J, Albers G, Alberts M J, et al. Update to the AHA/ASA recommendations for the prevention of stroke in patients with stroke and transient ischemic attack. *Chinese Journal of Cerebrovascular Diseases*, 2008, 39 (5): 1647 - 1652.

防、危险因素干预、慢性病管理等向社会大力宣传教育传播。依靠传统媒体力量向广大民众传递骨健康管理的知识理念，让每个居民融入进来，及时掌握骨健康知识，定期更新骨健康知识点，改变不良的生活方式。骨健康管理发展初期，可定期开展社区义诊活动，使骨健康管理的新服务和新仪器进入社区，给居民建立档案，定期面对面宣教，使广大居民做出有利于骨健康的行为方式。通过新媒体如"微信""微博"构建关于骨健康管理服务的公众号，并定期邀请骨健康教育专家开讲网络课程。医疗机构也可以定期邀请本单位或国内外骨病专家举办骨健康知识讲座。

2. 政府倡导开展骨健康管理服务点，协调发展

政府应大力筹建骨健康管理服务点，并为这些服务点配备完善的骨健康管理平台、一定比例的专业技术人员、新型的检测仪器等，逐渐壮大骨健康管理服务的队伍。医疗相关部门应定期开展骨健康管理的知识培训活动，培养出一批高素养的专业医疗队伍，能够全面掌握骨骼健康管理服务的各项技能。政府可整合利用医院的专家资源，专门设立专家小组和医疗人员组，形成多层次的人才队伍。

B.23
口腔健康服务

李 艳　杨娉婷*

摘　要： 口腔健康是衡量健康的重要标准，是全身健康的"晴雨表"，是防控全身慢性病的重要环节，对促进全身健康具有重要意义。口腔健康被世界卫生组织列为衡量人体健康的 10 条标准之一。在 2017 年《中国防治慢性病中长期规划》中，口腔疾病与心脑血管疾病、癌症等并列为五大慢性病。然而我国群众口腔保健意识较低，加之基本医疗机构的口腔健康服务的缺乏，使我国口腔健康服务具有巨大发展潜力和空间。口腔健康服务以口腔医疗为基础，集口腔健康管理、口腔健康促进于一体，从建立口腔健康档案开始，再进行口腔健康评估及危险预警，最后通过落实健康促进。口腔健康服务的周期长、范围广，需求巨大且层次多样化，是最具潜力和最具发展前景的健康管理与促进服务新业态，有望成为推动全身医疗健康零售化的引擎。

关键词： 口腔健康　健康服务　健康促进

---

* 李艳，口腔医学博士，中南大学湘雅三医院健康管理科，主治医师，研究方向为口腔疾病健康管理；杨娉婷，临床医学博士，中南大学湘雅三医院健康管理科，主治医师，研究方向为慢病健康管理。

一 口腔健康服务的界定

（一）口腔健康服务的由来

在欧美发达国家，民众的口腔健康保健意识很强，口腔健康管理开展较早，口腔健康服务以私人诊所为主要基础展开。民众大多从小便有专属的私人家庭口腔医生，可以享受定期的口腔检查、治疗及维护的专业指导，并建立详细的口腔医疗档案，进行系统管理，预防疾病的早期发生并进行早期诊治，因此这些国家民众的口腔健康维持在较高水平，口腔健康服务也由此应运而生不断发展。

英国国民保健制度中有三种类型的口腔医疗服务：普通口腔医疗服务、社区牙科服务、医院口腔医疗服务。每个英国公民都有自己专属的全科牙医，除急诊外，任何牙科病患均需要先到专属全科牙医的普通牙医诊所就诊登记，才能获得提供的保险服务，免费享受国民卫生服务。美国的口腔健康保健服务主要由私人诊所提供，不同于欧洲的是支付方式为"第三方支付"，即保险公司支付基本保健费用。由此可见，国外发达国家口腔健康服务的特点主要有：（1）重点从源头上进行干预，通过改变生活习惯、降低疾病危险因素，发挥社区卫生服务的作用；（2）覆盖面广，弱势群体如儿童、低收入者的基本医疗服务可以保障；（3）费用支付主要是保险机构。

（二）口腔健康的概念与内涵

口腔健康是全身健康重要的组成部分，主要包括"无口腔颌面部慢性疼痛、口咽癌、口腔溃疡、先天性缺陷如唇腭裂、牙周（牙龈）疾病、龋病、牙齿丧失以及影响口腔的其他疾病和功能紊乱。"口腔健康也被世界卫生组织列为衡量人体健康的 10 条标准之一。

2007 年，世界卫生组织提出，口腔疾病是严重的公共卫生问题，需要积极防治。口腔疾病如龋齿、牙周病会破坏牙齿及牙槽骨等硬组织及周围软组织，严重影响咀嚼、发音等功能，也影响美观，同时还会引起社交困难和心理障碍，更甚者可引起或加重糖尿病等全身系统性疾病，危害全身健康。口腔健康与全身健康相互影响，是观察全身其他脏器健康的重要"窗口"，是全身健康不可或缺的一部分。

（三）口腔健康成为慢病防治的重要环节

2017 年 1 月 22 日国务院办公厅印发的《中国防治慢性病中长期规划（2017～2025 年）》[1] 中明确指出，慢性病主要包括心脑血管疾病、癌症、慢性呼吸系统疾病、糖尿病和口腔疾病，以及内分泌、肾脏、骨骼、神经等疾病。明确将口腔疾病与心脑血管疾病、癌症等并列为五大慢性病。口腔疾病与全身慢性病有着共同的危险因素，同时口腔疾病既有相对独立而又必须与全身慢性病共同防治的特点，因此口腔健康成为慢性病防控的重要环节。

1. 口腔健康与心血管系统疾病

有研究表明，牙周炎是引发动脉粥样硬化性等心脑血管疾病的独立危险因素。患有牙周炎的人群比无牙周炎人群的冠心病发生率增加了 25 个百分点[2]。牙周致病菌反复进入血液，诱导机体产生炎症反应，引起血管内膜增生；微生物还会增加血液的黏稠度，加速动脉粥样硬化的发生。此外，口腔出现严重的疼痛、感染，会引起血压心率上升，给心脏带来更大的负担，增加出现严重并发症的风险。

2. 口腔健康与内分泌系统疾病

很多研究证实，牙周炎与糖尿病为双向促进关系，牙周炎是糖尿病的第六大并发症，糖尿病也是牙周炎的危险因素。研究发现，牙周病可以增加胰

---

[1] 国办发〔2017〕12 号。

[2] Lockhart PB, et al. Periodontal disease and atherosclerotic vascular disease: does the evidence support an independent association?: a scientific statement from the AmericanHeart Association. *Circulation*, 2012, 125 (20): 2520 – 2544.

岛素抵抗，导致糖尿病不易控制，有研究表明，患有牙周病的糖尿病患者血糖控制不佳的概率是牙周健康的糖尿病患者的 4 倍。而积极治疗牙周疾病，能够降低空腹血糖及糖化血红蛋白，减少降糖用药量[1]。

3. 口腔健康与呼吸系统疾病

研究发现，牙菌斑可能是呼吸道致病菌的寄居地，口腔卫生差者的呼吸系统疾病发病率是口腔卫生良好者的 1.3 倍，牙周疾病可增加慢性阻塞性肺病患病的危险性[2]。

4. 口腔健康与消化系统疾病

幽门螺杆菌是导致消化系统疾病的重要致病因子。研究发现，牙菌斑和牙周袋很可能是幽门螺杆菌的一个储存库，是引发胃炎或者胃炎复发的主要危险因素。通过牙周治疗改善口腔卫生可以提高胃黏膜中幽门螺杆菌的根治率，从而达到预防胃炎复发的目的[3]。另外，口腔致病菌群可以导致肠道菌群结构的紊乱，从而导致肠道炎症以及结直肠癌的发生。

综上所述，口腔健康是全身健康的重要组成部分，是全身健康的"晴雨表"，口腔微生物菌群的失调，会影响肠道菌群及呼吸道菌群，并通过炎症及免疫反应危害全身健康。因此，口腔健康是防控全身慢性病的重要环节，口腔健康的防控对促进全身健康具有重要意义。

（四）口腔健康服务内容与范畴

口腔科学的进步加速了口腔健康服务的创新发展，口腔健康服务是健康服务业的新内容、新业态，是指以规范的口腔健康检查、评估、诊疗干预及监测随访等手段，通过口腔健康教育，树立良好的口腔健康意识、减少影响

---

[1] Ohlrich EJ, et al. Diabetes, periodontitis, and the subgingival microbiota. *J Oral Microbiol*, 2010：2.

[2] Kumar S. From focal sepsis to periodontal medicine：a century of exploring the role of the oral microbiome in systemic disease. *J Physiol*, 2017, 595（2）：465 – 476.

[3] Sheu BS, Cheng HC, Yang YJ, et al. The presence of dental diseasecan be a risk factor for recurrent Helicobacter pylori infectionafter eradication therapy：a 3 – year follow – up. *Endoscopy*, 2007, 39（11）：942 – 947.

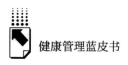

口腔健康的危险因素，对口腔健康问题进行全程、全域式的管理；以早发现、早干预口腔健康问题，达到改善、维持口腔健康的目的，从而不断地促进全身健康。

口腔健康服务的流程主要包括通过各种形式的口腔健康教育不断提升口腔健康意识；建立口腔健康档案；通过健康检查评估口腔健康状态；最后通过诊疗建立通畅的转诊通道。口腔健康服务主要以疾病预防为目的，可根据不同时期分为婴儿期、学龄前儿童期、学龄儿童及青少年期、成年期、老年期以及妊娠期，为民众提供全程健康服务。

表 1　口腔健康服务的内容及种类

分类	口腔健康指南	口腔健康服务内容
婴儿期	1. 婴儿出生后,家长应用软纱布或软毛刷擦洗口腔和牙齿 2. 乳牙萌出后,应用软毛刷每天清洁所有牙面 3. 不当的喂养危害口腔健康 4. 莫把病菌"口口相传"给孩子 5. 注意喂养器具的消毒 6. 乳牙萌出后,每 6 个月接受一次口腔健康检查	1. 口腔健康检查 2. 口腔及乳牙清洁
学龄前儿童期	1. 完整的乳牙列是恒牙健康的基础 2. 鼓励多吃纤维性食物,增强咀嚼功能 3. 刷牙后睡前不再进食 4. 儿童学习刷牙,家长应帮助和监督 5. 尽早戒除口腔不良习惯 6. 每 6 个月接受一次口腔检查 7. 早期矫治反牙合畸形 8. 局部用氟预防龋齿 9. 乳牙龋病应及时治疗 10. 及时治疗乳牙外伤	1. 口腔健康检查 2. 儿童刷牙指导 3. 科学用氟 4. 早期干预防治反牙合及其他颌骨畸形
学龄儿童及青少年期	1. 乳恒牙更替时如果发现异常及时就诊 2. 积极治疗牙齿外伤 3. 窝沟封闭预防第一恒磨牙窝沟龋 4. 牙列不齐应及时就诊 5. 积极防治青少年牙龈炎	1. 口腔健康检查 2. 日常口腔卫生清洁 3. 窝沟封闭治疗 4. 牙列不齐的诊治

分类	口腔健康指南	口腔健康服务内容
成年期	1. 坚持每天至少两次刷牙,使用含氟牙膏 2. 坚持每天使用牙线,清洁牙齿之间以及牙龈缘下的菌斑 3. 每天限制进食含糖量高以及黏性高的食物 4. 定期进行口腔检查,建议每年两次洁牙	1. 口腔健康检查 2. 日常口腔卫生清洁 3. 牙周健康维护
老年期	1. 人老可以不掉牙,坚持维持口腔健康 2. 积极防治牙根面龋 3. 食物堪塞应及时到医院就诊 4. 每天清洁可摘义齿 5. 关注口腔黏膜变化 6. 每半年做一次口腔健康检查,建议每年洁牙两次 7. 根据医生建议拔除残根残冠	1. 口腔健康检查 2. 日常口腔卫生清洁 3. 缺牙的修复及咬合功能重建 4. 牙周健康维护
妊娠期	1. 女性备孕时要做口腔检查,及时治疗口腔疾患 2. 备孕前拔除阻生智齿 3. 孕期和产后应坚持正确刷牙、漱口 4. 晨起呕吐会导致胃酸口内残留,需要及时漱口	1. 口腔健康检查 2. 日常口腔卫生清洁 3. 妊娠期牙龈炎的防治

资料来源:《中国居民口腔健康指南》,编者整理。

(五)口腔健康服务作用及意义

口腔疾病已经被世界卫生组织列为人类三大重点防治疾病之一,与心血管疾病、肿瘤并列。研究表明,随着社会经济的发展,口腔疾病的发病率呈明显上升趋势,如不有效控制,对民众的口腔健康及全身健康都会造成危害,成为严重的公共卫生问题。我国是人口大国,口腔健康服务是一项系统工程,应坚持预防为主,防治结合的原则,积极普及口腔健康知识,不断强化口腔保健意识,增强民众自觉维护口腔健康的责任感。同时从源头上进行生活方式、口腔卫生习惯干预,预防减少口腔疾病的发生,对提高民众的口腔健康甚至全身健康都有着重要的意义。

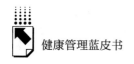
二 我国口腔健康服务的现状

（一）起步晚，以牙科诊疗服务为主

与国外发达国家相比，我国的口腔健康服务起步较晚，目前国内很少有专业机构涉足口腔健康管理，国内的口腔医院、综合医院的口腔科及口腔诊所一般只局限为前来就诊的患者提供诊疗服务，很少有机构为每一位患者建立档案，建立长期的保健及治疗计划。口腔健康保健的缺失一方面与中国城市人口密度大，流动性强等因素有关；另一方面也与服务群体不明确以及医师的口腔健康服务理念薄弱有关。长期的口腔保健服务的缺失导致了群众口腔保健意识较低，没有养成定期口腔检查的习惯，再加上专业的口腔机构很少主动对患者的口腔健康保健进行提醒及指导。各个环节的缺失导致我国口腔健康卫生状况较差。

并且，我国现行的医疗保险制度是为了补偿劳动者因疾病风险造成的经济损失而建立的一项社会保险制度，事后予以参保人经济补偿，只能一定程度上减轻损失，并不能降低疾病的发生。鉴于预防大于治疗的原则，口腔健康服务才是保障全民口腔健康的最主要工作。虽然国内的口腔健康服务处于刚起步阶段，大部分地区存在服务的缺失，另一方面来看也有着巨大的市场。

（二）口腔健康进入国家慢病防治中长期规划

近年来，国家多次出台政策及指南，明确了口腔健康的重要性，将口腔健康列为国家慢性病防治中长期规划，这些政策的出台促使口腔健康服务成为慢性病防治策略中的重中之重。

国家出台的主要政策如下：2016 年 10 月 25 日出台了《"健康中国 2030"规划纲要》，在纲要中提出全民健康生活方式行动健康口腔专项行动，到 2030年基本实现以县级为单位的全覆盖；明确要求加强口腔卫生，将 12 岁儿童龋齿率在 2030 年控制到 25% 以内；2017 年 1 月 10 日出台了《"十三五"卫生与健康规划》，规划中将口腔健康检查纳入常规体检；将重点人群口腔疾病综合干预纳入重大疾病防治项目；倡导全民健康口腔的生活方式；加快健康产业发展，鼓励社会力量发展口腔保健满足多元需求的服务；2017 年 1 月 22 日，出台了《中国防治慢性病中长期规划（2017～2025 年）》，规划中明确指出口腔疾病属于慢性病。在策略与实施计划中提出："全面加强幼儿园、中小学口腔保健，进行健康知识和行为教育，将预防工作的关口向前移；在口腔专项行动中，提出推广口腔健康适宜的技术和工具，增强群众维护和促进口腔健康的能力；通过社区卫生服务中心和乡镇卫生院逐步提供口腔预防保健服务；开展针对儿童和老年人的个性化干预，加大牙周病、龋病等口腔常见病的干预力度，实施儿童牙体局部用氟、窝沟封闭等保健措施。"

（三）口腔健康服务成为我国健康服务新业态

口腔健康服务不仅仅是口腔疾病的医疗诊治过程，还是以维护和促进民众口腔健康乃至身心健康为目标，涉及医疗诊治、口腔健康管理与促进等所有相关服务。口腔健康服务的服务对象广泛——为全体人民群众，服务周期长——可伴随全生命周期，服务需求巨大且层次多样化，是最具潜力和最具发展前景的健康管理与促进服务新业态。

自 2014 年 11 月李克强总理在出席首届世界互联网大会时指出"互联网是大众创业、万众创新的新工具"以来，口腔医疗行也不断进行"互联网＋"转型升级，涌现出多样的互联网医疗，如口腔 SaaS、互联网导流平台、2B 及医生服务、电商平台等，依靠大数据、云计算等技术力量，来逐步解决医患管理信息化水平低、医患双方信息不对称、沟通匮乏、医生品牌难树立等难点，逐渐形成贯穿于口腔健康服务全环节的高效体系，催生出智慧健康服务新兴业态。

（四）国家已逐步出台相关政策支持口腔健康服务发展

为提高我国民众口腔健康水平，加速口腔健康服务的发展，自 2016 年以来我国制定了一系列口腔医疗相关政策（见表 2）。

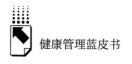

表2   2016 年以来口腔医疗行业的各类政策

时间	名称	主要内容
2016 年 10 月 20 日	《国家慢性病综合防控示范区建设管理办法》	对 2011 年印发的《慢性非传染性疾病综合防控示范区管理办法》进行了修订,要求学校、幼儿园等开展多种方式的口腔教育,针对儿童等重点人群推广窝沟封闭、区部用氟保护漆等口腔预防适宜技术,在重点人群中开展口腔病防治
2016 年 10 月 25 日	《"健康中国 2030"规划纲要》	在纲要中提出全民健康生活方式行动健康口腔专项行动,到 2030 年基本实现以县级为单位的全覆盖;明确要求加强口腔卫生,将 12 岁儿童龋齿率在 2030 年控制到 25% 以内
2017 年 1 月 10 日	《"十三五"卫生与健康规划》	将口腔健康检查纳入常规体检;将重点人群口腔疾病综合干预纳入重大疾病防治项目;倡导全民健康口腔的生活方式;加快健康产业发展,鼓励社会力量发展口腔保健满足多元需求的服务
2017 年 1 月 22 日	《中国防治慢性病中长期规划（2017 ~ 2025 年）》	明确指出口腔疾病属于慢性病。在策略与实施计划中提出:全面加强幼儿园、中小学口腔保健,进行健康知识和行为教育,将预防工作的关口向前移;在口腔专项行动中,提出推广口腔健康适宜的技术和工具,增强群众维护和促进口腔健康的能力;通过社区卫生服务中心和乡镇卫生院逐步提供口腔预防保健服务;开展针对儿童和老年人的个性化干预,加大牙周病、龋病等口腔常见病的干预力度,实施儿童牙体局部用氟、窝沟封闭等保健措施
2017 年 4 月 1 日	《医疗机构管理条例实施细则修正版》	在职医生可以多点执业和自主创业。口腔医生将成为这一变革的受益者
2017 年 6 月 12 日	《医疗机构基本标准（试行）》	替换了 1994 年的旧版标准。对包括口腔医院在内的各种医疗机构的标准进行了明确规定
2017 年 7 月 12 日	《关于深化医教协同,进一步推进医学教育改革与发展的意见》	要深化口腔医学等专业学位研究生教育改革,加强职业素质和临床能力考查;积极探索和完善接受住院医师规范化培训、专科医师规范化培训的人员取得口腔医学硕士和博士专业学位的办法,逐步建立统一规范的毕业后医学教育制度
2017 年 11 月 2 日	《关于印发"十三五"健康老龄化规划重点任务分工的通知》	开展老年口腔疾病的筛查干预和健康指导

资料来源:根据公开资料整理。

从国家发布的口腔医疗相关政策来看，口腔健康服务得到国家政策规划支持，未来我国的口腔健康服务将呈现以下发展趋势。

（1）口腔健康教育和口腔疾病的防治作为慢性病管理的重点内容：政策中提到，要全面加强幼儿园、中小学口腔保健等健康知识和行为方式教育，实现预防工作的关口前移；开展健康口腔专项行动，开发推广健康适宜技术和支持工具，增强群众维护和促进自身健康的能力；通过社区卫生服务中心和乡镇卫生院逐步提供口腔预防保健等服务，促进慢病早期发现，并将口腔健康检查纳入常规体检内容；开展针对儿童和老年人的个性化干预，加大口腔常见病的干预力度，重视老年人口腔疾病防治的指导与干预。

（2）鼓励社会力量举办医疗预防机构，加强学科建设，引进和培养人才，提升学术地位。社会力量的口腔医疗机构将迎来重大发展机遇。

（3）完善了口腔医疗机构的资源配置和服务能力。最新的《医疗机构基本标准（试行）》对包括口腔医院在内的各类型的综合医院和专科医院的设立标准进行了明确的规定。这将对规范我国口腔医疗机构的设立具有重大意义。

（五）口腔健康服务成为医疗健康零售化的重要引擎

《中国卫生和计划生育统计年鉴》数据显示，2008年我国医院口腔科门急诊总量为70508174人次，到2016年已攀升至131548837人次，增长率为8.1%。与其他市场化相对较高的医疗行业，如皮肤科、耳鼻喉科、眼科相比，无论是就诊人次还是增长率均呈现更快速地发展。

《2018中国卫生健康统计年鉴》数据显示，2017年我国全国共有口腔执业医师（含执业助理医师）18.8万人；口腔类别执业/助理医师增长速度由2016年的年均1.3万人上升到2017年年均增长2.2万人，增速69.2%。

目前，我国的口腔机构大致分为以下四类：口腔专科医院、综合性医院口腔科、民营连锁口腔机构和个体口腔诊所。各类经营主体对比见表3。

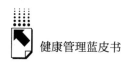

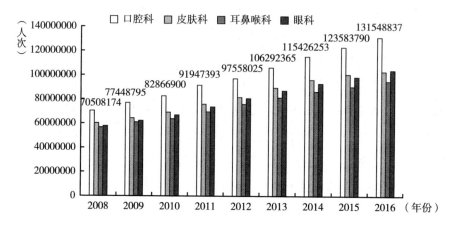

图1　2008～2016年我国医疗卫生机构分科门急诊人次

资料来源：《2018年口腔行业白皮书》。

表3　我国口腔机构的特点比较

项目	口腔专科医院	综合性医院口腔科	民营连锁口腔机构	个体口腔诊所
分布	一线城市,省会城市,部分经济较为发达的地级市	各个城镇大型的综合性医院基本均设有口腔科	目前主要集中于北、上、广、深等一线城市	遍地开花,主要分布于各生活小区周边
硬件设备水平	其建设规模较大,设备精良	硬件水平较高,但与专科医院比有一定差距	设备精良,就医环境,服务态度,病员体验好	良莠不齐,大多投资规模在,100万元左右
医师技能水平	大量知名专家,一般员工大多具有硕士及以上学历,技能水平极高	学历构成一般为本科及硕士,技能水平较高	一般大多具有本科以上学历,技能水平较高	技能水平一般,学历水平一般
医疗服务范围	各种口腔疾病,疑难杂症的诊疗,包括龋病,牙周,种植,正畸,修复,口腔颌面外科等	各种口腔疾病的诊疗,但是很多单位并未开展口腔颌面外科	赢利主要来源于非医保范围内的口腔美容与保健,包括种植,修复,正畸等	口腔医疗中最为常见的"拔,镶,补"等

项目	口腔专科医院	综合性医院口腔科	民营连锁口腔机构	个体口腔诊所
服务人群	一线口腔专科医院可以辐射到全国,大部分口腔专科医院在当地已有品牌效应	在缺少口腔专科医院的地区,综合性医院口腔科占据主导地位	经济发达城市的高中端人群,外籍人士,收费高	社区内有牙科疾病的患者,中低收入人群,就近诊治
科教研水平	科教研都较为先进,大多为国内各口腔医学院附属医院	科教研较为普通,可为各口腔医学院的实习基地	近年来有一些大的连锁机构逐渐变成一些口腔医学院的实习基地	无

资料来源:前瞻产业研究院整理。

在口腔专科医院及综合性医院口腔科中,根据2018年11月17日,复旦大学医院管理研究所推出的《2017年度中国医院专科声誉排行榜》,口腔专科全国排名见表4。

表4　2017年度口腔专科声誉排行榜

口腔科	医院名	平均声誉值
1	北京大学口腔医院	10.778
2	四川大学华西口腔医院	10.302
3	上海交通大学医学院附属第九人民医院	8.667
4	空军军医大学口腔医院	7.317
5	武汉大学口腔医院	6.881
6	中山大学光华口腔医学院附属口腔医院	5.341
7	首都医科大学附属北京口腔医院	4.452
8	南京医科大学附属口腔医院	2.730
9	中国医科大学附属口腔医院	1.952
10	南京市口腔医院	1.246
获提名医院	浙江大学医学院附属口腔医院、重庆医科大学附属口腔医院、吉林大学口腔医院、广东省口腔医院、同济大学附属口腔医院、西安交通大学口腔医院、天津市口腔医院、广西医科大学附属口腔医院、中国医学科学院北京协和医院、中国人民解放军总医院、中南大学湘雅医院、山东大学口腔医院	

资料来源:复旦大学医院管理研究所:《2017年度中国医院专科声誉排行榜》。

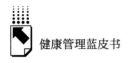
在国家支持医疗机构引入多元化经营主体的政策出台后，口腔医疗机构也从单一的公有制向多元化转变，各种性质的民营连锁口腔机构不断涌现，可以就近为民众提供便捷的口腔健康服务，更好地促进了口腔健康服务零售化。我国民营口腔连锁领域的主要参与者见表5。

表5　民营口腔连锁领域主要参与者

序号	公司名称	公司简介	布局区域	机构数量
1	拜博医疗集团有限公司(拜博口腔)	成立于1993年,总部设在北京。截至2017年末,拥有门店数为212家,包括53家医院和159家诊所	全国	200余家
2	北京瑞尔圣彬医疗科技有限公司(瑞尔齿科)	成立于1999年,致力于为中国中产阶层和外籍人士提供专业的口腔医疗服务。医疗团队全部由经验丰富的医生和口腔专科护士组成	北京、上海、深圳、广州、杭州、厦门、天津等	40余家
3	上海置略马泷投资管理有限公司(马泷齿科)	1995年,马泷齿科创建于葡萄牙里斯本,是全球连锁专业齿科机构,迄今已有100余家诊所	北京、上海、澳门、广州、深圳、青岛、成都、郑州、沈阳等	19家
4	深圳市同步齿科医疗股份有限公司(同步齿科)	成立于1993年,是国内较早采用专业化连锁经营模式的口腔医疗机构之一	深圳、东莞、珠海等地	20余家
5	上海尚亿宾大医疗管理有限公司(亿大口腔)	由赛贝恩资本投资的高端齿科医疗领先品牌,全国首创公利口腔连锁经营模式	上海、云南、四川	3家
6	美维口腔投资管理集团	隶属天亿集团,致力于打造"中国口腔医疗第一平台"。目前已拥有维乐口腔、新桥口腔、中山口腔、同喆口腔、美尔口腔、爱齿口腔、致美口腔、韩美口腔等8家口腔连锁机构品牌	北京、上海、南京、天津、成都、福州等	85家

序号	公司名称	公司简介	布局区域	机构数量
7	上海摩尔口腔医院投资管理有限公司(摩尔齿科)	集口腔医疗服务、业务管理、项目投资、器械经营、义齿加工、口腔新技术培训与口腔学术研究为一体的口腔大健康产业集团公司	全国	30余家
8	上海极橙医疗科技有限公司(极橙齿科)	专注于儿童齿科的牙科诊所,采用"游戏化看牙"策略,让孩子在"闯关打怪"中完成牙齿治疗	上海、天津	2家
9	北京劲松口腔医疗集团(劲松口腔)	集医疗、教学、科研为一体的口腔专科医院,拥有17年历史品牌的连锁机构	北京	8家
10	北京佳美医院管理有限责任公司(佳美口腔)	国内连锁经营的大型现代化口腔门诊,2013被胡润百富评为"最佳口腔医疗服务机构"	全国	超过100家
11	长沙市岳麓区好牙依西美口腔门诊部(好牙伊口腔)	以临床、教学、科研为一体的大型口腔医疗机构;并率先引进国际高品质医疗管理理念进行管理和运营,在美国、法国、韩国、香港等地均设有分机构及技术研究中心	湖南	17家
12	北京永康怡美口腔门诊部有限公司(永康口腔)	成立于2006年,是北京一家专业从事口腔医疗行业。获得永康口腔医疗集团的大力支持	全国	38家
13	成都亚非牙科有限公司(亚非牙科)	成立于1988年,精于细节,追求完美的从业精神,使之成为国际高端牙科医院,总医疗面积一万多平方米	成都、拉萨、台州等地	9家
14	六和口腔医疗投资管理有限公司(六和拜耳)	国际口腔界资深连锁机构,借鉴国际成熟的口腔诊疗模式,以会员制的会所管理提供个性化和全方位口腔健康管理服务	珠三角及港澳台等地区	

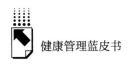

续表

序号	公司名称	公司简介	布局区域	机构数量
15	德仁口腔	1915年成立于香港,1982年第三代传人梁志驱先生命名为德仁口腔	广东	9家以上
16	湖北省恩东口腔医疗管理股份有限公司	为口腔行业提供管理提升培训、医技人才培养与输送、品牌打造与提升、医疗设备耗材供应等为主的综合性专业服务机构	湖北省	10余家
17	北京欢乐英卓医院管理有限公司(欢乐口腔)	成立于2007年,是集医疗、科研、教学、培训、管理于一体的连锁机构,拥有欢乐口腔和固瑞齿科两个品牌,是国内口腔医疗领域医生合伙人制经营管理模式并取得成功的企业之一	全国	45家以上
18	上海美奥口腔医疗服务有限公司(美奥口腔)	品牌连锁口腔机构,全球品质口腔医疗资源整合者。目前以每年十家的速度扩张,单院面积平均在2000平方米以上	全国	15家
19	杭州艾芽健康管理有限公司(艾维口腔)	2007年成立于杭州,致力于提供系统、专业、无痛、舒适的终身口腔健康管理。发展至今有超过100台口腔综合治疗台,总门诊面积近8000平方米	浙江省	8家

资料来源:前瞻产业研究院整理。

口腔医护人员是推进口腔健康服务的主体,但个人的口腔卫生护理也尤为重要,"刷牙,漱口,用牙线"口腔日常护理三部曲,是口腔健康维护的第一步,也是最重要的一环。随着民众口腔健康保健意识的不断提升,消费市场急速发展,也得到了社会企业力量的关注与支持,结合"大健康"的理念,不断地推出高品质的口腔健康护理产品。

表6　口腔主要护理产品品牌

十大牙膏品牌	十大电动牙刷品牌	十大漱口水品牌
云南白药	飞利浦	李施德林
黑人	欧乐－B	高露洁
高露洁	松下	皓乐齿
佳洁士	高露洁	佳洁士
中华	力博得	舒客
舒适达	细齿洁	狮王
狮王	海尔	黑人
欧乐－B	舒客	丽齿健
舒客	素士	威露士
皓乐齿	博皓	三金

资料来源：CNPP 品牌数据研究整理。

口腔健康服务从建立口腔健康档案开始，再进行口腔健康评估及危险预警，最后通过落实健康促进实现从诊前到诊后的链条服务。不同于其他慢性病，口腔健康服务的循环周期短，落实口腔健康促进后的显效快，能够让民众切实感受到医疗健康零售化的便捷与优惠，从而成为医疗健康零售化的典范。通过推进口腔健康服务的零售化，可以更好地给患者提供"售后"（诊疗后）服务，成为推动全身医疗健康零售化的重要引擎。

三　口腔健康服务面临的主要挑战与对策

（一）主要挑战

1. 口腔健康服务人群巨大，服务产品和供给明显不足

我国地域广阔，口腔健康服务人群巨大，2017 年 9 月国家卫生计生委公布的第四次全国口腔健康流行病学调查结果显示，5 岁儿童乳牙龋患率70.9%，12 岁儿童恒牙龋患率34.5%；在35～44 岁居民中，牙结石的检出

率96.7%，牙龈出血的检出率87.4%，65～74岁老年人中，存留牙数为22.5颗，缺牙已修复治疗比例为63.2%。我国民众口腔疾病的患病率非常高，可以说几乎每一个人都存在着不同程度的口腔问题。但是我国口腔医生供给不足人力资源短缺，《2018中国卫生健康统计年鉴》数据显示，2017年我国拥有执业口腔医生15.2万人（非助理口腔医生），每10万人口腔医生数量为10.9人；依据American Dental Association发布的数据显示，2017年全美共拥有执业口腔医生19.9万人，每10万人口腔医生数量为60.9人，为我国的6倍。按照我国的人口基础及发达国家的口腔行业标准，理论上我国的口腔执业医师缺口超过90万人。

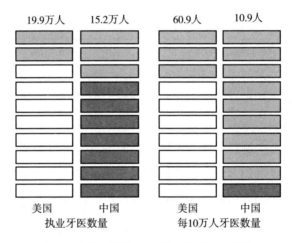

图2　中美口腔执业医师（非助理）对比

资料来源：《2018年口腔行业白皮书》。

同时由于社会、经济状况及卫生服务水平有很大差异，这就意味我国居民口腔健康服务资源差距巨大，口腔卫生经费和资源配置不平衡，口腔健康服务供给不足，表现为民众对口腔健康服务的享有程度不公平。在部分欠发达地区，部分民众的基本医疗保健需求尚不能满足，更难以享受基本的口腔健康服务。

2. 国民口腔健康素养低，对口腔不健康可导致慢性疾病缺乏认识

长期以来我国民众对口腔健康的认识不足，认为"牙疼不是病"，"老

掉牙是自然现象"。这种错误的观点虽然在发达地区已经得到了纠正，但在非发达地区以及贫困地区这种观点仍然广泛存在。2017 年 9 月国家卫生计生委公布的第四次全国口腔健康流行病学调查结果显示，居民口腔健康知识知晓率为 60.1%，84.9% 的人对口腔保健持积极态度。但是每天两次刷牙、使用含氟牙膏等口腔健康行为形成比例仍有较大提升空间。我国 5 岁儿童、12 岁儿童及成年人，每天两次刷牙率分别为 24.1%、31.9%、36.1%，含氟牙膏使用率分别为 42.1%、55% 和 61%。这就意味着只有不足四成的成年人坚持每天两次刷牙，民众的口腔健康认知水平还有很大的提升空间。同时，民众对于口腔健康的认识还局限在口腔内，对于口腔健康影响全身健康的认识更是严重不足。越来越多的研究证明，口腔健康会影响心脑血管系统、呼吸系统、内分泌系统、消化系统等全身疾病，积极维护口腔健康对全身疾病的控制有重要意义。

3. 口腔健康服务的理念陈旧，服务模式单一，服务能力及品质有待提高

2016 年全国卫生与健康大会上，习近平总书记强调新时期的全国卫生工作要坚定不移贯彻预防为主方针，但是现阶段的口腔健康服务的重点还是对已患疾病的诊治上，理念较陈旧服务模式单一，因此社会、个人以及口腔卫生工作者应该不断更新理念，将治疗为主向预防为主转变，开展口腔健康教育及普及预防服务，实施有效的口腔健康管理。在国内屈指可数的公立口腔医院，尽管占尽人才、设施、管理、政策优势，但毕竟服务供给能力有限，长期存在"挂号难，看病难"的难题；民营口腔机构可以就近为民众提供便捷的口腔健康服务，但是整体水平和素质存在参差不齐的现象，有些私人诊所资质不健全，技术、服务质量也参差不齐，服务能力及品质有待进一步提高。此外，随着经济发展和生活水平的不断提升，民众对于口腔健康服务的潜在需求将不断释放，患者希望得到更加舒适化、人性化的服务，对医疗服务质量也会有更进一步的要求。

4. 口腔健康服务新技术、新产品转化利用滞后

我国拥有丰富的口腔临床资源，口腔基础科学研究也位于世界前列，但是普遍存在临床医学与生命科学相脱节、科研成果的临床转化能力弱、国内

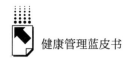

先进的诊疗技术向基层医疗机构推广慢，这些难题使口腔健康服务的新技术、新产品转化利用滞后。同时，口腔健康服务水平在很大程度上依赖于口腔医疗设备和器材的进步，目前，国内的口腔医疗设备产业基本能满足中低端市场需求，但是在高端市场，我国的设备制造和研发水平与发达国家还存在着一定的差距。因此，今后还需不断加大科技成果的转化，将相应的临床诊疗方案、科研成果、技术产品应用到口腔疾病的防治当中。

5. 口腔健康服务缺少行业标准与规范

目前我国现行的口腔卫生相关的法律法规，一部分是口腔卫生行业专门的规章及标准，另一部分包含在其他法律、法规或规章中，还没有专门的法律法规来规范、约束口腔健康服务工作。同时，口腔健康服务的需求日益增加，但口腔卫生法规政策和行业规范的制定更新较慢，执行力度评价效果欠佳，不能与之相适应。例如，公共口腔卫生保健措施如局部用氟、窝沟封闭等，虽然公认为有效，但缺乏从上而下的口腔卫生工作策略和规范，很难广泛推广。

（二）对策与建议

1. 加快出台促进口腔健康服务的配套政策与措施

促进口腔健康服务的政策与规划是各地方政府及卫生部门实施宏观调控的重要手段，是合理配置口腔卫生资源的依据，因此，建议加快制定口腔健康服务发展规划，全面地规定我国口腔健康服务发展方向和任务，并且应根据社会的发展需求，定期将内容和目标更新。进而如何制定与口腔健康服务需求相适应的法规政策是摆在当前的重要课题。这就要求卫生部门加强调研，借鉴发达国家及地区的口腔健康政策和内容，结合我国的国情和民众需求，掌握各地口腔健康服务工作的开展情况，及时制定或修订相关的口腔健康服务的法律法规，规范我国口腔健康服务的工作内容，不断促进我国口腔健康服务的法制化发展。

2. 加快口腔健康科技开发与成果转化，丰富口腔健康的技术与产品

坚持需求为导向，面向应用，科技开发与成果转化应坚持为临床应用

服务，所有成果要惠及民众，不断丰富口腔健康服务的技术与产品。另外，要坚持系统集成，将相应的科技开发的资源、产业的资源、技术转移的资源努力整合到一起，搭建协作平台，助力科技成果的转化。同时，先进的技术、产品、规范、标准要由中央向地方转移，带动口腔健康服务的整体提升。

3. 提高国民口腔健康素养与自我管理能力

健康素养是反映经济社会发展水平的综合性指标，受经济、教育水平、社会文化、卫生政策、卫生服务等多种因素的影响，因此国家层面上要不断完善多部门协作的机制，共同合作推进提升，把健康融入所有政策，营造健康社会氛围。将预防保健的关口前移，倡导"每个人是自己健康的第一责任人"的理念，不断创新丰富口腔健康教育的形式和内容，利用好互联网平台，使民众乐于接受口腔健康知识，使口腔健康变成一种时尚；加强儿童口腔健康知识和行为方式教育，从小培养健康口腔的理念和自律的卫生习惯；不断开发促进口腔健康的技术和支持工具，增强民众维护口腔健康的自我管理能力。同时还要完善口腔健康素养的监测体系，定期开展监测，动态掌握国民口腔健康素养情况。

4. 加强口腔健康服务的人力资源开发与人才培养

以我国民众的口腔健康需要和需求为向导，健全"金字塔"口腔健康服务体系与创新模式，需要不断加强口腔健康服务人力资源的开发。在国家多点执业政策的推动下，不断鼓励人力资源向匮乏的地区流动，同时要加强民营机构、社区、农村口腔人力资源的开发，保障民众的初级口腔健康保健，提高口腔健康服务的质量和效率。口腔教育方面要加强与我国口腔健康需求的结合，科学地规划统筹不同层次、不同阶段的口腔医学教育，加强口腔医学生的口腔健康服务意识，增强社会责任感。同时，不断鼓励和发展终身继续教育，卫生管理部门也要进行定期教学、培训及考核，提升广大口腔健康服务人才的素质，不断加强人才培养。

5. 尽快建立口腔健康服务认证认可体系和认证制度

目前国内尚未建立完善的口腔健康服务体系，对能够开展口腔服务项

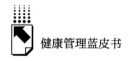

目的医疗机构的资质认证流程尚未建立，相应的口腔服务项目也没有正式定价，缺乏服务质量监管体系。因此，口腔医学会有必要组织起草口腔健康服务的认证基本规范和认证规则，征求相关管理办法。政府相关部门尽快建立一整套完善的从机构资质认定到服务质量监管的体系，以便更好地为民众服务。

B.24
"互联网＋医疗健康服务"的亮点与难点

冯南海　陈良恩*

摘　要： 2018年，国务院印发了《关于促进"互联网＋医疗健康"发展的意见》，明确提出，医疗联合体要积极运用互联网技术，推动构建有序的分级诊疗格局。"互联网＋医疗健康"是以互联网技术为手段，将一部分可以通过非现场方式进行的服务转移到互联网平台，为不同消费群体提供医疗、保健服务。当下"互联网＋医疗健康"成为业界关注热点，产生了众多概念，这些概念相互交叉重合，但其实质都是借助信息技术改变传统医疗服务模式。本篇报告，从多个角度探讨"互联网＋医疗健康服务"的亮点与难点。

关键词： 互联网＋　互联网＋医疗　互联网＋医疗健康

一　"互联网＋医疗健康服务"的定义

（一）"互联网＋医疗健康服务"的兴起

"互联网＋医疗健康服务"是以互联网、物联网为载体，以信息技术为

---

* 冯南海，北京利安盛华科技有限公司董事长，中关村新智源健康管理研究院健康监测可穿戴技术与大数据合作中心主任，研究方向为家庭可穿戴技术、家庭主动健康信息化；陈良恩，博士，中关村新智源健康管理研究院副研究员，研究方向为健康产业政策。

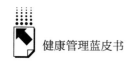

手段，提供医疗健康服务的一种新业态。早在 20 世纪 60 年代，国外已经出现了远程医学和远程医疗的概念。从 20 世纪 90 年代开始，为控制逐年递增的医疗费，欧美国家积极推动信息技术在整个医疗领域进行应用，以电子健康档案为基础、以医疗信息交换为具体任务的区域医疗卫生信息化。随着科技的发展，移动通信产品被广泛应用于医疗健康数据的采集工具（如心电、血压、脉搏、体温等的采集），互联网、物联网健康管理应用，为用户提供更加方便的移动医疗健康服务的科技属性。

"互联网 + 医疗健康服务"在国内起步较晚，自 2009 年深化医药卫生体制改革启动以来，医院在建立一体化医院管理信息系统，以及在发展远程医疗方面取得了一定的成效，发展较快。部分大型三甲医院开始推出了移动应用试点项目。随着医疗健康需求的增长，"互联网 +"逐渐融合到医疗健康领域的各个方面。"互联网 + 医疗健康服务"得到了政府的极大重视，政府陆续出台若干政策，推进和规范互联网 + 健康服务的发展。在强劲的市场需求和政策推动下，"互联网 + 医疗健康服务"作为一种新兴业态，在中国不断壮大。

（二）"互联网 + 医疗健康服务"的范畴与分类

"互联网 + 医疗健康服务"是以互联网为载体、以信息技术为手段（包括移动通信技术、云计算、大数据、物联网等），与传统医疗健康服务深度融合而形成的一种新型服务业态的总称。

目前"互联网 + 医疗健康服务"可细分为："互联网 + 医疗""互联网 + 健康体检""互联网 + 健康养老"等。

互联网 + 医疗服务主要内容包括以互联网为载体和技术手段的电子健康档案、电子处方、在线疾病咨询、远程会诊、远程治疗、疾病风险评估、健康教育、医疗信息查询以及康复等多种形式的健康医疗服务。

互联网 + 健康体检是指线上、线下结合的一种体检服务方式，包括检前、检中、检后全程服务，是前期沟通、后期干预的过程化管理。用户可以通过在线服务实时了解自己的体检数据，与历史数据的对比，甚至体检所用试剂都可实现查询。体检机构可以通过健康大数据的分析与挖掘，为用户提供更具针对性的健康服务。

互联网＋健康养老是借助互联网技术，结合云计算以及大数据、可穿戴设备等处理方法，把传统养老服务和互联网技术有效地融合，有效地调动各种社会资源，更好地服务老龄化群体，满足老龄群体多层次、多元化的养老需要。互联网信息平台不仅可以为老年人提供相关的产品和服务信息，还可以根据老年人的服务需求信息进行分门别类的梳理，从而实现个性化信息及服务的提供。

（三）"互联网＋医疗健康服务"作用及意义

互联网与医疗健康服务业相结合是当今时代的发展必然趋势，同时也为落实"健康中国"的发展战略提供了重要保障。"互联网＋医疗健康服务"，有利于医生资源的有效整合，提高医生资源的利用效率，解决国内医疗健康资源分布不平衡和日益增长的医疗供需矛盾，是国家政策积极引导的医疗健康服务发展模式；同时，也有利于医疗健康行业进行大数据的收集挖掘以及与客户的沟通交流，从而为民众的医疗健康需求提供更加精细化服务。对民众来说，"互联网＋医疗健康服务"的发展，可以学习更多的健康养生知识和疾病预防、治疗经验，更好地参与健康培训活动，提倡的就是我的健康我做主的主动健康管理理念。

二 "互联网＋医疗健康服务"发展状况

（一）"互联网＋医疗健康服务"发展状况

近年来，国家对医疗的政策坚冰已经逐步消融。而且，鉴于互联网、物联网技术有助于提升现有医院医疗资源的使用效率，政府对互联网医疗的肯定态度也日趋明朗。其中远程医疗、健康数据采集、互联网医院、移动医疗解决方案等被列为发展重点，目的让百姓少跑路。

中国的医疗产业链在不断地延伸。整个医疗健康产业已经初步融合了移

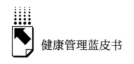

动医疗服务商、医疗设备制造商、风险资本、数据公司和保险企业等众多参与者。未来，随着互联网新兴技术的快速发展、新产品开发加快，加上企业经营实力与创新能力的不断增强，互联网医疗产业链将向纵深方向迅速发展。

互联网医疗健康的商机，吸引越来越多企业前来"抢滩"。近年来，苹果、谷歌、三星、百度、阿里、腾讯、地产等知名企业通过投资或并购的形式入驻国内知名在线医疗健康平台。行业巨头的涉足，将会是一股强有力的推力，引领整个互联网医疗朝着更成熟完善的方向发展。

（二）"互联网＋医疗健康服务"取得的成就

随着"互联网＋"的步伐向前迈进，互联网＋医疗健康带来的成果近年来逐步显现。在医疗服务中，医生、患者与医院，每个环节都存在若干个亟须解决的"痛点"。互联网技术则以独特的商业模式，改变了医疗服务的运作方式。

"互联网＋"医疗健康的示范应用，缓解了医患之间的信息不对称等诸多问题，提高了效率，优化了用户体验，增强优质医疗资源的可及性。患者的需求完全可以在手指轻划间获得满足。

中国医疗资源配置不合理的状况将得到改善，让稀缺的医生资源利用效率更高。这为医疗产业的发展提供了有力支持，尤其是对于互联网医院的发展，提供了一块肥沃的土壤。

三 "互联网＋医疗健康服务"亮点

（一）国家政策大力扶持

2018 年，"互联网＋医疗健康"的政策文件频发，国医改办、卫健委、民政部、工信部等多部门出台政策，促进医疗健康发展。

2018 年 4 月，《国务院关于促进"互联网＋医疗健康"发展的意见》成为互联网医疗布局的基础蓝图。

2018 年 7 月，国家卫生健康委员会和国家中医药管理局联合发布《关于深入开展"互联网＋医疗健康"便民惠民活动的通知》，提出 30 条具体措施，落实"互联网＋医疗健康"服务体系，为老百姓看病就医带来便捷。

根据这些政策性文件，医疗行业发生了重大变化。

国家明确鼓励发展互联网医院。在要求建立完善网上预约诊疗服务平台之外，在确保医疗质量和信息安全的前提下，全面鼓励积极为患者在线提供部分常见病、慢性病复诊服务，以及随访管理和远程指导，进一步实现患者居家康复，不出家门就能享受优质高效的复诊服务。

鼓励医院通过自助机具、手机客户端等多种途径，优化支付流程，改善结算模式。在保障信息安全的前提下，加强与医保、银联、第三方支付机构紧密合作，为患者提供多种在线支付方式。到 2020 年，二级以上医院均能普遍提供移动支付等"一站式"结算服务。

我国尚未建立全国统一的慢病防治信息平台，国家明确了加强健康档案平台建设，是慢病管理的硬件基础。慢病患者的基础医疗信息无法在不同医疗机构间有效流转的局势将得到改变。医生通过互联网＋医疗健康云服务平台等新技术可以获得慢病患者有效的生活习惯和生活行为数据，可以对患者做出个性化、精准化的诊疗服务方案。

（二）优化社会医疗资源

当前的治疗模式无疑是围绕着医院而展开，医生只是医院中的一项技术配置，而真正的医疗核心并不是医院，而是医生。当前以医院为重心的医疗模式，导致大小病、轻重病患者都需要亲自前往医院进行各项排队、各项检查、各项咨询，患者预约挂号难、医院拥挤不堪、医疗效率低下、医疗服务质量低等问题的出现是一种必然现象。

当前先进的医疗器械和优质的医护资源都集中在三甲大医院，这就导致大量的患者涌入大医院，导致这些大医院专家医生每天有挂不完的号，患者或许只是个感冒。医院专家时间花费在了与自身专攻方向无关的病患身上是极大的资源浪费。

另外，我国分级医疗体系效率低下。大医院门庭若市，门诊量超万人的

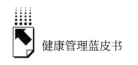

医院数目大大增加的现象在大城市随处可见，但医疗服务质量和工作效率在政府强力监管下并未获得有效提高。

"互联网＋"医疗将在很大程度上改变这种现状，借助于互联网可以将实体的诊所虚拟化，也就是当前的在线问诊与远程医疗。

在线问诊，最直接地解决了线下受时间、空间限制的诊断模式。在当前的医院治疗体系中，我们要想寻找某些特定的医生必须要跑到特定的地点，在特定的时间经过漫长的排队才能见到。但借助于在线问诊，患者可以随时随地向相关专业的医生进行咨询，甚至是根据医生的要求在任意一家符合要求的医院完成诊断所需要的相关检查报告，并将这些报告传送到在线问诊系统，同时患者还可以对自身的病情进行详细的描述。医生在接收患者的相关检查报告与病情描述之后，在其任意的碎片化时间中对患者进行诊断，并将诊断结果以及相关药方发送给患者。

对于一些特殊的患者而言，医患双方还可以根据相互时间的协定进行在线视频诊断，然后给出诊断结果以及相应的治疗方案。患者完全可以根据医生所给出的建议在当地任一药房或诊所或医院购买相关药品，并由当地社区诊所医生协助其药物处理。

远程医疗更侧重于医疗机构之间的互动，比如今天上海有个患者在当地会诊无法把握具体病情与治疗方案，而香港则有这方面的专业医生，此时完全可以通过远程医疗进行会诊。

（三）降低得大病概率，实现"无病智养""有病治医"

"人一生患重大疾病的概率是72%。"曾在许多专业书籍和互联网上看到这个概率。我们得重疾的概率真的有72%这么高吗？

《中国人身保险业重大疾病经验发生率表（2006~2010）》及《中国人寿保险行业经验生命表（2000~2003）》。经过测算得出，一个20岁的男性一生中所换重疾的概率是74.16%，但是不代表所有年龄都是同一概率。比如，105岁的男性当年患重大疾病的概率只有18.98%。

我们可以总结出：男性患重大疾病的风险是高于女性，男性在0~72岁得重疾的概率是44.32%，而女性在0～78岁得重疾的概率是46.81%。平均寿命越长，这个概率也会越大。

患重大疾病的致死率并不是100%，而是根据年龄和不同案例的变化而变化。这些数据对于普通人来讲，多少都没什么关系，哪怕发病的概率是1%，落到普通人身上就是100%。因此，通过这些数据我们可以得出，自己主动关爱健康是极其重要的。否则，重疾这个"灰犀牛事件"会分分钟压垮我们的生活。

如果借助于可穿戴医疗设备，通过在女性内衣中植入相关的传感器来监测女性乳房的变化指标，一旦出现有乳腺癌的趋势，及时提醒用户到医院进行诊断、调理、治疗，这对于女性而言是一种超越所谓"刚需、痛点"之上的需求。

当人对于心脏的感知或是出现心绞痛或者心率严重不齐时，尤其是在夜间深度睡眠状态下，我们更是无法感知心率的状况，因此很多心脏病引发的死亡都在睡眠中发生。而基于与医院后台大数据连接的可穿戴设备，我们就可以随时、随地地监护我们的心率，当我们心率发生异常变化时，通过科学的医疗标准，系统通过可穿戴设备就能识别、评定我们的病情是属于轻微或是重度并会预判趋势。

"互联网＋"医疗健康的未来，其中一个很重要的特性就是将当前的疾病治疗模式前移至疾病预防，整个医疗服务的重心也将从短期急性病医疗向着慢性病治疗和预防性的健康保健转变。而且通过可穿戴设备以及大数据、云平台、人工智能的融合，还能借助于对用户日常生活行为习惯、饮食习惯等方面的监测做出分析、预测、判断，以及早地提醒用户进行相应的调整，达到预防疾病的效果。

四 互联网＋健康服务之难点

（一）健康管理公司盈利问题成行业痛点

在互联网盛行的今天，尤其是伴随着"互联网＋"时代的到来，传统

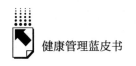

的卖货模式已经难以再激起消费者的消费欲望，而那些让羊毛出在猪身上的转移模式转移了传统交易的价格关注点，反而让消费者更容易接受。

在调研全国一些知名的健康管理公司来看，都在思考在什么场景下的盈利模式才能使企业盈利，然而百姓的健康知识匮乏，意识不强，不能自己为健康管理买单。

百姓的健康管理不是一个简单的 App 就能完成的，人为干预背后要有先进的适宜技术作为支撑，这构成了复杂的体系，有人、有框架结构和云计算模型，这是最难整合的部分。要做到这一点，绝对不简单，任何称之为有效行为医学的治疗手段都应该具备三大特征：第一，需要能从始至终激发用户热情，不间断、不放弃地完成计划，即要有足够的黏性依赖；第二，必须向医疗界证明它具有真实可靠、有效的治疗结果，要让客户信服；第三，探寻创新模式背后朴素的商业逻辑。各种形式的医疗服务创新和医疗技术创新非常火热，但真正产生盈利者寥寥，并且没有真正解决医疗的痛点。这是由于商业逻辑出现了偏差，创新没有触及商业本质，应当围绕刚性需求展开。

（二）医患资源不匹配

根据国家公布的数据看出，80%的医疗资源集中在大城市，地区之间的卫生医疗资源分配严重不均。农村和城市社区基层医疗机构缺乏合格的卫生人才和全科医师。结果是百姓看病无论大小病都要涌向大城市、大医院的就医观念；大医院收治了常见病、多发病患者，浪费了大量宝贵资源。

国家的高度重视医疗资源再分配。若不能改善资源配置现状，分级诊疗、急慢分治不能实现，线下就医那些"一号难求""医患关系紧张""看病贵"等难题，依旧会存在并蔓延到网上。甚至还会滋生出新的问题，例如不识字、不懂电脑的人就难以享受网络时代的成果。

（三）专业技术人才稀缺

随着国家大健康战略的提出，互联网＋医疗健康领域是一片热"火"

朝天。互联网医疗企业出现了人才招聘的最大瓶颈，推高了用人成本，一些重要岗位人才的薪酬增加了近70%，人才紧缺状况正在加剧。

市场和资本在医疗健康行业的推波助澜，导致这一新兴行业对人才的需求与日俱增。媒体招聘数据显示，互联网医疗的专业人才需求量较去年同期增长11.5%，其中系统设计师和软件开发师岗位的人才需求同比增长14.8%，医学编辑岗位需求同比增长12%。

互联网＋医疗健康的服务，首先要打造远程医疗健康云服务平台，帮助个人或者家庭成员进行健康管理，这需要大量的全科医生能提供在线服务，才能帮助客户进行健康管理。不论是自己招聘有资质的医生，还是与医院的医生合作，全科医生不足是普遍存在的重大问题。"互联网＋医疗健康服务"的核心是医疗服务，健康管理师、助理治疗师、康复理疗师和营养师急缺。

互联网＋医疗健康的营销人员，不仅能做移动医疗项目的讲解，还要有与医院打交道的专属经验，还要懂得医学知识，这种复合人才企业也招聘困难。

招不到人、招的人不能用，影响是非常大的，企业要付出很大的成本。互联网医疗行业用人成本的增加，主要是由于竞争激烈所致。恶性竞争加剧，不仅搅乱了市场、薪酬定位，也扰乱了企业员工的正常心态，导致人才流动加剧。

随着"互联网＋医疗健康服务"商业化路径越来越趋同，胜出的不是什么模式领先的公司，而是资金和人才储备最充足的企业。企业内部要形成培训体系，建立人才培养的标准，企业没有人才培养体系，永远不能解决人才问题。

参考文献

孟群、尹新、梁宸：《中国互联网医疗的发展现状与思考》，《中国卫生信息管理杂

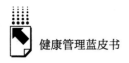

志》2016 年第 4 期。

陈根：《可穿戴医疗：移动医疗新浪潮》，电子工业出版社，2015。

陈根：《互联网＋医疗融合》，机械工业出版社，2015。

郭源生：《推进智慧医疗体系建设，创新健康管理服务理念》，《信息技术与标准化》2014 年第 4 期。

B.25
睡眠健康服务的发展与挑战

李涛平*

摘　要： 人的一生有超过 1/3 的时间与睡眠相伴，随着睡眠健康不断出现在大众视野，睡眠健康也成为公众健康问题的热点。与睡眠相关的疾病应该得到社会的重视，做到及时发现、及早治疗，这对于保障人的全身健康、控制慢性疾病的发生有非常重要的意义。本文从睡眠医学及睡眠健康服务的概念、内容与范畴、睡眠健康的发展现状及目前存在的问题等方面阐述了睡眠健康服务在现阶段发展状况。当前我国睡眠健康行业的发展存在着缺乏政策支持及产业规划，投入不足、收费偏低导致产业发展动力不足，行业标准化程度低，公众睡眠健康素养仍待提升，睡眠健康服务人力资源配置不足、人才短缺问题等多方面的挑战。

关键词： 睡眠健康管理　睡眠健康服务　睡眠健康技术　睡眠健康产业

一　睡眠医学与睡眠健康服务的界定

（一）睡眠医学的概念与发展

睡眠医学是一门新兴的发展迅速的综合性医学学科，目前已成为 21 世

---

* 李涛平，广东省医学会睡眠医学分会主任委员，南方医科大学南方医院睡眠医学中心主任，研究方向为呼吸系统急危重症的抢救，急（慢）性呼吸衰竭、肺部感染和肿瘤的诊疗，呼吸内科学疑难疾病诊治，呼吸机、纤维支气管镜的临床应用，睡眠呼吸暂停低通气综合征与全身多器官疾病的诊断与治疗。

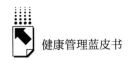

纪医学研究的重要课题之一。其研究内容主要是睡眠与睡眠障碍，是神经科学的重要组成部分，它除对睡眠进行基础研究外，还对各种睡眠疾病的发病机制、发展演变、诊疗措施、预防措施及其与其他疾病之间的相互关系进行研究[①]。

（二）睡眠健康服务的界定与发展

睡眠健康服务是指针对睡眠健康而提供的医疗保障服务，其中包括开展睡眠健康教育、提供睡眠疾病筛查和诊疗服务、提供睡眠健康保障服务等多个方面。睡眠健康服务覆盖全社会、全年龄、全人群，不论男女，不论儿童、少年、青年人、中年人还是老年人，都是睡眠健康服务的涵盖人群。

当前，睡眠障碍的发病率随 GDP 增高而不断攀升。对于上班族而言，睡眠不足可能导致缺勤或不能达到良好的工作状态，进一步将影响个人身体健康、社会生产力下降。可见目前睡眠不足已成严重的公共卫生问题，不断增加的工作压力使得现代人开始关注睡眠。伴随睡眠医学在我国的迅速发展，睡眠产业也蓬勃兴起。睡眠产业范围较广，除了床垫、枕头等睡眠家居产业外，它还包括改善睡眠的保健类产品、辅助治疗睡眠障碍的相关医疗产品等多个层面，甚至还有像睡眠心理学等尚未发展成熟的行业。睡眠健康产业逐步由单品走向系统和生态链，从一开始智能手环、智能手表等可穿戴设备的兴起，如今睡眠生态系统的打造，产品、技术与不同的场景结合，进而提升生活品质和生命质量。

（三）睡眠健康服务的主要内容

1. 睡眠疾病的筛查、诊断及治疗

影响睡眠健康的常见疾病包括[②]：睡眠呼吸暂停、发作性睡病，快速眼动期行为异常，非快速眼动期行为异常，夜间癫痫、梦游等。睡眠疾病往

---

① 刘娇艳：《睡眠医学的介绍》，*World J of Sleep Medicine*，2015，2（1）：2-6。

② 马利军：《2014 版 AASM 睡眠疾病国际分类解读》，《中华实用诊断与治疗杂志》2017 年第 3 期。

往伴随着间歇性呼吸停止、睡眠质量下降、日间困倦或思睡、夜尿增多等；可出现神经精神症状包括注意力不集中、记忆力下降、易怒、焦虑或抑郁等①。针对这些疾病的筛查、诊断及干预治疗是睡眠健康服务的重要组成部分。

2. 睡眠健康保健

睡眠产业市场潜力巨大，创造无限商机。随着我国睡眠科学近年来的迅猛发展，与睡眠健康相关的保健产业也呈现高速增长趋势，短时间内，与健康睡眠相关的众多产品出现在市场上，涉及的领域包括：床具（包括床垫及家纺在内）、用于改善睡眠的保健品（包括助眠用品和助眠食品）、睡眠医疗、睡眠服务等。随着睡眠市场的高速发展，截至 2015 年，我国睡眠产业的市场规模已达到 2114 亿元，市场潜力巨大，前景无限。

（四）睡眠健康服务的意义

睡眠健康正在成为公共卫生领域的热点，睡眠紊乱除了会造成生活质量下降、干扰正常的工作生活，还被专家共识认为是许多慢性疾病、心血管病、内分泌疾病的源头性疾病。常见的"打鼾"（俗称"鼾症"），就是其中一个重要的、与睡眠健康密切相关的疾病，医学上称之为"睡眠呼吸障碍"（OSA）。睡眠呼吸障碍会导致人在睡眠过程中出现反复的间断性缺氧，这也是导致人体多种慢病发生的原因。睡眠呼吸障碍会影响人体的心脑血管系统、内分泌系统、呼吸系统、泌尿生殖系统、消化系统、神经与精神系统、血液系统、眼部、耳鼻喉、口腔颅颌面等多个方面的健康②。不仅如此，OSA 还事关日常的生产生活安全，国外有调查发现患有 OSA 的驾驶者发生交通事故的概率是正常人的 7 倍。近年来的流行病学分析显示，我国人群 OSA 的患病率正在呈逐年攀升之势。

---

① 中国医师协会睡眠医学专业委员会：《成人阻塞性睡眠呼吸暂停多学科诊疗指南》，《中华医学杂志》2018 年第 4 期。

② 李涛平：《阻塞性睡眠呼吸暂停低通气综合征与多器官疾病的关系》，《中华肺部疾病杂志》2011 年第 4 期。

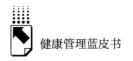

为了响应国家提出的"健康中国战略"，需要从源头上防止慢性疾病的发生、发展。而人的一生有超过 1/3 的时间在床上度过，与睡眠相关的疾病应该得到社会的重视，做到及时发现、及早治疗，这对于保证人的全身健康、控制慢性疾病的发生有非常重要的意义。

二 睡眠医学及健康服务的现状及发展趋势

（一）当前睡眠医学的发展情况

目前国际睡眠医学的发展特点主要是：政府和社会的重视度高，组织机构健全；学术交流活跃。学术刊物种类及睡眠专著出版量增大；多学科协作，睡眠医学发展为独立学科；睡眠医疗中心和诊所广泛建立。与发达国家相比，中国的睡眠医学起步较晚，虽有三十余年的历史，但近十年来发展很快，很多临床睡眠中心在全国相继建立，但主要针对阻塞性睡眠呼吸暂停，对于其他的睡眠疾病关注较少。国内仅有几家医院已经成立了独立的睡眠医学学科，如南方医科大学南方医院在 2006 年就建立了独立建制的睡眠医学中心，并在教学、科研及临床各方面均运作良好。2011 年，在卫生部组织的新职业调研中拟将睡眠技师列为遴选对象。但目前中国还没有一家大学设立睡眠医学专业，还没有睡眠医学专业医生考核和论证机构。中国睡眠医学的临床科研水平与美国、日本等国家的差距亦很大。然而，我国睡眠医学的发展和医疗机构远远不能满足 13 亿中国人对睡眠障碍治疗和睡眠保健的需求。

（二）世界主要国家的睡眠健康服务的发展情况

1. 北美睡眠医疗行业发展概况

根据流行病学调查，美国的失眠人数占总人口的 35%，以美国现有人口约 3.1 亿人计算，美国需要改善睡眠的人口超过 1 亿人。庞大的人口数量，以及较高的健康意识使得美国改善健康产业得以快速发展，并处于全球前列。人们主要通过药物治疗、器械治疗、营养补给等来改善睡眠质量。美国改善睡眠产品主要有保健品、医疗器械、药物。最新调查显示，睡眠不佳时，美国人往往倾向于服用各种助眠药物。老年人更青睐保健品和医疗器械。北美是全球最大的睡眠医疗市场，2010年北美睡眠医疗产业市场规模为580.8亿美元，2015年增长至802.9亿美元。美国改善睡眠产业需求市场主要分布在太平洋沿岸地区，约占行业总量的21%。中大西洋地区行业占比为19%。北美是全球睡眠医疗产业发展最为成熟的市场，未来仍有一定的增长潜力，预计到2022年市场规模将达到1185.2亿美元。

2. 日本睡眠医疗行业发展概况

睡眠不好会导致人体的免疫力降低、患病率升高，直接影响到人的身体健康和生活幸福。针对这一问题，日本公司看到了市场商机，纷纷推出监测睡眠质量或者改善睡眠质量的产品，也使得日本市场兴起了一股"睡眠产品"的研发和生产热潮。2012年，众多健康仪器制造商，如欧姆龙、百利达等公司，开始制造并销售号称能够测量睡眠状态的睡眠设备。最近，又出现能记录吃饭、运动、睡眠状态的"生命记录"（LifeLog）商品。而保健行业则推出以番红花、金针花等具备特殊功能的原材料生产的用于改善睡眠的产品。

欧姆龙向日本市场投放的"欧姆龙睡眠时间计"系列获得了市场认可，该系列产品的实际年收入达到了其最初预计销售目标的120%。该系列产品的女性顾客居多，部分人购买和使用这类产品是为了增加睡眠时间，更多人则是抱着提高睡眠质量、促进健康甚至美容的态度。同时期百利达公司推出了其睡眠仪"Sleep Scan"系列产品以占领市场。这些产品吸引了日本医疗机构、健康护理业、交通业、酒店服务业等多个行业的关注，如日本的通信运营商软银就向手机用户提供健康服务，软银针对智能手机的用户，通过腕带型"Fitbit Flex"设备帮助他们改善生活习惯，提供健康管理服务。另外，保健品料也在日本市场受到青睐，多种产品如连翘、缬草、甘菊、茶氨酸、甘氨酸、酵母肽、番红花和酸枣等在日本市场的受到瞩目。降火清毒、改善睡眠是中医擅长的领域，日本这股"改善睡眠质量"的热潮中蕴含大量商

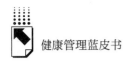
机，中医药产业或许可以从中得到启发，利用中医传统优势，研发出促进睡眠的中成药，从而在日本"睡眠产品"市场中占得先机。预计到2022年日本睡眠医疗产业市场规模将达到280.6亿美元。

3. 韩国睡眠医疗行业发展概况

同为东亚国家，作为中国近邻的韩国人的平均睡眠时间约为7小时49分，是世界上睡眠最不足的国家之一。虽然韩国人睡眠时间短，工作时间长，但劳动生产率却不到美国的一半。这也突出显示健康睡眠的重要性，睡眠不足不仅影响社会生产力，还降低人均寿命。可见韩国人睡眠不足已是一个严重的公共卫生问题。韩国睡眠医疗产业方兴未艾，2010年市场规模为95.9亿美元，2015年增长至137.2亿美元。韩国睡眠医疗产业市场潜力巨大，预计到2022年韩国睡眠医疗行业市场规模将达到210.4亿美元。

目前北美、欧洲和亚洲是全球范围内睡眠医疗产业的主要市场，这三大区域的总体市场份额占据了全球睡眠医疗产业市场近90%的份额。相比之下，其他区域的市场仍旧规模较小，处于待开发状态，可以预见这些市场未来潜力较大。

（三）睡眠健康监测技术进步显著

1. 睡眠疾病筛查技术发展情况

（1）睡眠监测等专业检查手段也未得到广泛普及，特别是对于广大基层医院而言，这些现状无形中加大了睡眠疾病筛查难度。面对这种情况，选择并使用适当的量表来筛查、评估睡眠障碍不失为一种应对方法。常用的评估量表有[1]：匹兹堡睡眠质量指数（PSQI）、阿森斯失眠量表（AIS）、失眠严重程度指数（ISI）、睡眠信念与态度（DBAS）、Epworth 嗜睡评分（ESS）、柏林量表、STOP 和 STOP-BANG 量表、斯坦福嗜睡量表等。

---

[1] 段莹、孙书臣：《睡眠障碍的常用评估量表》，*World of Sleep Medicine*，2016，（3）4：201 - 203。

（2）便携式睡眠监测仪（PMDs）[1]：睡眠监测仪有多导睡眠监测（PSG）和便携式睡眠监测仪。多导睡眠监测仪（PSG）是诊断睡眠窒息低通气综合征（OSA）的"金标准"。PSG需要在专门睡眠室中进行，需要专业技术人员分析结果，其技术要求较高。而便携式睡眠监测仪（PMDs）可在睡眠室之外，甚至在患者家中进行监测和诊断，这代表了一种更为简单的理念及技术方法。PMDs具有以下优点：在一个更加熟悉和舒适的环境中测试，较少的监测导联，睡眠中更少被打扰，技术难度下降及更少的花费等。尽管美国睡眠医学会（AASM）公布了有关PMDs在诊断睡眠呼吸暂停中的实用建议，不推荐PMDs用于无症状患者的筛查，但大量临床实践者、美国国家睡眠基金会及医疗保健方仍然认可PMDs对诊断和管理OSA的作用。OSA患者人数日益增多，单纯PSG并不能满足全国不同区域、不同经济条件、不同人群的诊断需要。因此，PMDs可为OSA的一种有用的筛查方式。

2. 睡眠疾病诊断技术发展情况

（1）多导睡眠仪（polysomnography，PSG）通过记录整夜睡眠过程中的脑电图、眼动图、肌电图、口鼻气流、胸腹运动、血氧饱和度等生理信号，经分析后得出有关睡眠结构、呼吸事件、血氧饱和度、鼾声和体位变化等睡眠数据，通过患者睡眠时的这些生理指标即可明确诊断睡眠呼吸暂停的性质（阻塞性、中枢性、混合性）及严重程度（轻度、中度、重度），是否伴有低氧血症，是否有睡眠结构紊乱等。故PSG是为睡眠疾病的诊断提供客观依据的一种监测技术，同时也是至今唯一可以科学、客观，并可量化地记录和分析睡眠的仪器，是诊断多种睡眠疾病的"金指标"。[2]

（2）低负荷及便携式睡眠呼吸暂停检测技术。

①微动敏感床垫：无捆绑、无粘贴的微动敏感床垫睡眠监测系统[3]是近

---

[1] 王宁宇、张娟：《便携式睡眠监测仪发展现状》，《中国医学文摘耳鼻咽喉学》2010年第6期。

[2] 李天宇、虎伟娟：《多导睡眠仪的临床应用现况》，*World J of Sleep Medicine*，2015，2（5）：292-296。

[3] 张庆丰：《微动敏感床垫睡眠监测系统在OSAHSOSA诊断中的应用》，《中国医学文摘耳鼻咽喉学》2010年第6期。

年来新出现的一种诊断技术，它可以监测患者睡眠时的逐拍心动周期、呼吸及体动等生理信号，以此为依据判别呼吸事件以及分辨不同的睡眠时相。其优点是检查时方便、舒适，监测过程中受试者的睡眠更接近自然状态，适用于临床诊断、病情评价和临床科研。微动敏感床垫系统与目前国际公认的PSG不同之处在于是利用敏感的压力传感来获取与脑电图相关的各种睡眠结构和参数，实现对睡眠的监测及分析。大量的临床研究证明微动敏感床垫测定睡眠窒息低通气指数（AHI）、窒息指数（AI）、阻塞性窒息指数（OAI）、混合窒息指数（MAI）、中枢窒息指数（CAI）、最低动脉血样饱和度（LsaO2）、平均动脉氧饱和度（MsaO2）等差异无明显统计学意义，而低通气指数（HI）差异有统计学意义[1]。微动敏感床垫诊断重度OSA时与PSG无差异，但对轻、中度OSA患者低通气的判断存在一定的缺陷。

②PAT睡眠诊断技术：在众多的便携式睡眠监测技术中，以色列Itamar公司的WatchPAT采用PAT外周动脉张力信号技术，在指尖周围创造均匀压力场，通过指尖动脉搏动容积变化反映出交感神经系统变化，从而识别睡眠呼吸障碍（SDB）事件和睡眠阶段特定的特征。WatchPAT能够精准区分睡眠和醒觉，得出真正睡眠时间，结合脉搏、血氧饱和度、腕动、鼾声和体位，进行睡眠分层和呼吸事件的诊断。一项荟萃分析显示WatchPAT所测得的RDI和AHI与行业金标准PSG的相关性达到88.9%[2]。2017版的美国睡眠医学指南明确指出PAT技术可用于成人阻塞性呼吸暂停的诊断[3]。PAT技术的出现使居家便携式睡眠诊断更加准确，便捷，患者舒适度有了更大的提高，监测过程中受试者的睡眠更接近自然状态，无须睡眠医师全夜值守，其报告可自动生成，同时提供全夜数据的实时回放，可以大量节约人

---

① 肖英、陈雄、孔维生：《微动敏感床垫与多导睡眠监测仪在OSA患者整夜睡眠监测中的同步比较研究》，中华医学会第十三次全国耳鼻喉—头颈外科学术会议。

② Yalamanchali S，FarajanV，HamiltonC，et al. Diagnosis of Obstructive Sleep Apnea by Peripheral Arterial Tonometry. *JAMA Otolaryngol Head Neck Surg*，2013，139（12）：1343 – 1350.

③ Clinical Practice Guideline for Diagnostic Testing for Adult Obstructive Sleep Apnea: An American Academy of Sleep Medicine Clinical Practice Guideline. *Kapur V.* Journal of Clinical Sleep Medicine，Vol. 13，No. 3，2017.

工判读时间，可广泛应用于居家及病房病人的睡眠诊断，作为 PSG 的有效补充。

③CPC（心肺偶联）：CPC 技术基于连续的心电信号，并运用傅里叶变换技术分析信号的两种特征：心率变异、由呼吸所引起的心电图 R 波振幅的波动（EDR）。该技术通过计算两种信号的互谱功率与相干度，生成睡眠期间心肺耦合动力学频谱图，据此评估睡眠质量。CPC 基于心电分析睡眠的理论基础在于，睡眠是全身整体的生理过程，睡眠时除脑电变化外，身体的其他生理信号亦可表现出睡眠的特征。心律受中枢神经直接控制，心电信号可以准确反映神经系统和睡眠的生理状态。另外，由于心电监测技术远比脑电简单可靠，对睡眠的干扰也大大降低，因而可更真实地反映睡眠的生理过程。

④生物雷达无接触式检测技术：基于雷达反射原理，采集睡眠状态下的呼吸频率、呼吸强度、心率及心跳强度、体动等睡眠窒息特征性参数，经最小均方自适应谐波抵消算法，检测信号通过滤波处理，最终获得睡眠窒息症的数据。优点是穿透力强，睡眠干扰少。

⑤简易血氧饱和度检测技术和简易呼吸气流检测技术：均为单项指标检测技术，可视作初筛应用，对中重度的 OSA 有指向意义。

3. 睡眠疾病治疗技术发展情况

对于睡眠呼吸暂停疾病的患者均应进行多方面的指导，并结合患者病情特点，提倡实施多学科个体化联合治疗。

（1）无创气道正压通气（NPPV）治疗：NPPV 作为一线治疗手段，有助于消除睡眠期低氧，改善睡眠结构紊乱，提高睡眠质量和生活质量，降低相关并发症发生率和病死率[1]。在进行 NPPV 治疗前，患者应通过规范的检查和诊断标准明确的诊断后，根据医师处方配置无创呼吸机。由于每个患者个体所需的消除睡眠窒息的气道压力是因人而异的，因此恒定的气道压力会

---

[1] 肖英、陈雄、孔维生：《微动敏感床垫与多导睡眠监测仪在 OSA 患者整夜睡眠监测中的同步比较研究》，中华医学会第十三次全国耳鼻喉—头颈外科学术会议。

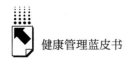
给患者的治疗带来不适感，还可能会加重睡眠障碍，故不同类型的气道正压通气方式也相继出现①。

①持续气道正压通气（CPAP）：CPAP 即持续正压通气（Continuous Positive Airway Pressure），即用面罩或鼻罩将持续的正压气流送入气道，以保证一定程度的气道内正压，从而防止气道萎陷，增加功能残气量，改善肺顺应性，并提高氧合作用。CPAP 治疗可以明显降低患者的睡眠呼吸暂停指数和觉醒指数，提高夜间最低血氧饱和度，改善 OSA 患者白天嗜睡的症状，因此推荐其作为 OSA 的初始治疗，但长期 CPAP 治疗对 OSA 患者的心血管疾病、病死率的影响及能否提高生存质量的证据不足[12]。

②自动 CPAP（AutoCPAP）：AutoCPAP 可根据病人的需求自动提供所需要的治疗压力，可以最小的治疗压力达到最佳治疗效果，所以舒适性较好，更符合"按需所供"的治疗原则，AutoCPAP 自动化程度高、操作简便，是目前使用最多的机器。

③双水平气道正压通气（Bi. PAP）：与 CPAP 不同的是，Bi. PAP 可以单独调节吸气相气道正压（IPAP）和呼气相气道正压（EPAP），即在患者吸气时施加一较高的正压，帮助其吸气；在呼气时给予一个相对较低的压力，以利肺内气体排出，使患者呼气更容易。同时，Bi. PAP 的面罩平均压力低于 CPAP 模式，面罩较少漏气，因此使用 Bi. PAP 模式的患者会感到较为舒适。

（2）口腔矫治器（MADs）治疗：用来治疗鼾症的口腔矫治器又叫阻鼾器，基本可以分为软腭提升器、舌保持器和下颌前移器三个类别，其中下颌前移器在临床中使用得最为广泛，其种类也最多，其主要是通过前移下颌来间接地将上气道扩大，从而达到治疗 OSA 的效果。临床研究表明，OSA 患者应用口腔矫治器可以降低睡眠呼吸暂停指数及改善嗜睡症状。但随访发现，呼吸机治疗在改善睡眠呼吸暂停指数和觉醒指数、增加最低血氧浓度方

① 王玮：《阻塞性睡眠呼吸暂停综合征治疗临床指南》（2013）解读，*Chinese Journal of Practical Internal Medicine*，2014，36（2）：173 - 175。

面是显著优于口腔矫治器治疗方法的。另外，由于长期的随访数据的缺乏，口腔矫治器治疗对 OSA 相关心血管疾病的影响尚不能明确。另外，治疗方案的个体化非常重要，选用呼吸机还是口腔矫治器进行治疗需要结合临床，比如对于不能耐受呼吸机治疗，或者是畏惧手术治疗的 OSA 患者，口腔矫治器可作为替代治疗。

（3）药物治疗：OSA 的药物治疗方案在目前的临床中仍是空白，曾有人尝试使用激素联合呼吸机治疗及多种药物联合治疗 OSA，但最终疗效均不佳。因此目前情况下不提倡药物治疗作为 OSA 的治疗方法。

（4）手术治疗：目前常见的手术治疗包括悬雍垂腭咽成形术（UPPP）、鼻中隔成形术、射频消融、咽成形术、悬雍垂软腭成形术、扁桃体切除术、腺样体切除术等，但目前手术治疗优于 CPAP 治疗的证据不足，且手术风险高、术后并发症多，易复发，因此，是否选择手术治疗 OSA 应权衡利弊。

（5）其他治疗：减肥。肥胖被证实是 OSA 的高危因素，而 OSA 又会导致肥胖加重，现有研究证实减肥可以有效改善肥胖患者的睡眠呼吸暂停指数，因此，对于 BMI 大于 30 的 OSA 患者应鼓励其减肥，同时辅助呼吸机治疗。而其他如体位治疗、鼻咽锻炼等治疗方法的研究数据太少，暂时无法在临床中进行广泛应用。

（6）预测和提高患者对于 OSA 治疗的依从性。虽然对于 OSA 患者呼吸机治疗是首选，但患者对疾病本身认识不足、治疗观念及佩戴鼻罩、面罩所带来的不适感、气流噪声等，使得呼吸机治疗的长期依从性很低。在一项由 Salepci 等人对 248 例接受呼吸机治疗的患者所进行的跟踪随访中，发现患者的主观依从性为 85%，客观依从性为 65%，而患者白天嗜睡的改善和呼吸机治疗对睡眠满意度的影响是两个主要的因素。另外一项由 Wang 等研究者对 OSA 患者使用呼吸机的时间的随访显示：只有一半患者愿意接受呼吸机治疗，有一半患者表示不愿意或是中途放弃了呼吸机的使用，无法适应佩戴呼吸机睡觉是导致这些患者依从性低的主要原因。有研究通过为期 2 周试验数据的简单预测方程来判断呼吸机治疗的依从性，研究发现患者佩戴呼吸机的依从性越高，睡眠呼吸暂停症状和嗜睡的改善越好。

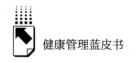
（四）睡眠健康服务需求巨大，市场前景看好

目前，我国睡眠医疗行业处于产业的快速成长期，未来行业发展前景巨大。中国睡眠研究会的调查研究表明，我国目前约有 4000 万人患有阻塞性睡眠呼吸暂停，成年人失眠发生率高达 38％，但重视度却远远不够。作为健康消费领域内的新兴产业，睡眠市场目前还缺乏相应的规范措施，在高额利润的驱动下，市场上涌现出大量睡眠相关产品，而这些产品质量参差不齐、鱼目混珠。所以当下的睡眠消费需要有权威机构的正确引导，以促进未来中国睡眠产业朝着高品质、高科技含量、多功能性及个性化服务的方向发展。

三　睡眠健康服务存在的问题及对策

（一）主要挑战

1. 缺乏发展睡眠健康服务的支持政策及产业规划

目前，就我国而言，睡眠市场呈现纷繁复杂的状态，包括睡眠健康产业、睡眠家居产业、睡眠服务产业等，改善睡眠的保健类产品、治疗睡眠障碍的医疗产品和技术等多个层面也包含在内。其中，睡眠健康产品大致分为两条线，一是改善睡眠产品，二是监测睡眠产品，在监测睡眠的产品中，又分为医疗级监测设备和非医疗级设备。面对如此众多的睡眠产品，通过政策扶持、指导，优化产业布局至关重要。

2. 睡眠健康服务投入不足，收费偏低导致产业发展动力不足

睡眠医学作为临床中一个相对特殊的学科，临床医师在睡眠障碍的诊断中往往需要依靠多导睡眠监测，只有正确识别多导睡眠图上的异常事件，才能正确诊断睡眠疾病，因此专业且经验丰富的睡眠医师、技师及护师显得尤为重要。睡眠专业人才的培养和睡眠医学中心的建设是规范睡眠诊疗、加强睡眠医学学科建设的重要措施。政府和医疗机构应当加紧制定相关政策，并

积极扩大经费方面的投入，以期能够促进临床睡眠医学的发展，以及专业人才队伍的建立和扩展。

目前，我国各地区进行睡眠监测的医院收费差异很大，且存在收费普遍偏低的情况，部分地区需要睡眠技师全夜值守的实验室多导睡眠监测收费仅为二三百元，对比发达国家水平差距显著，导致医疗机构开展相关睡眠健康服务的动力不足。因此，尽快完善相关收费制度刻不容缓。

3. 睡眠诊断及治疗的行业标准化程度有待提高

我国目前从事睡眠医学工作的大多数是从事呼吸科、耳鼻咽喉科、精神科或神经内科等学科方向的医生，他们中的大部分没有睡眠医学专业背景，对睡眠疾病的认识并不是那么全面。为了保障睡眠医学的发展，将睡眠医学作为一门独立的学科体系来发展是十分必要的，因此应立即着手在医学教育中开设独立的睡眠医学课程，并建立单独的学科考核体系。

另外，睡眠医学领域存在科学研究与临床实践脱节的问题，许多研究成果得不到临床转化。我国大多数临床医生缺乏时间和精力从事科学研究，而从事睡眠基础研究的科研人员缺乏临床实践经验，对临床诊疗方面的突出问题把握不够准确，研究内容往往脱离临床实际。

4. 公众对于睡眠健康的认识不足，重视程度低

充足而良好的睡眠被国际社会公认为健康标准之一，但是人们对睡眠重要性的认识却普遍缺乏。健康睡眠应该包括两个层面，睡眠的质和量。某些人可能只睡两三个小时但是第二天依然精力充沛，这部分人群的睡眠在质上达到要求了，但是在量上是远远不够的；某些人可能睡十来个小时，第二天还是浑浑噩噩，这部分人群的睡眠在质上还有待提高。目前，睡眠不佳甚至患有睡眠障碍的人群越来越多，但是很大一部分睡眠不良或者失眠的人群虽然意识到了这个问题，但却没有引起重视，或者说不知道应该如何改善。健康睡眠是一种人们对健康和生活品质的追求，目前我国人民在这方面的意识不是非常明确，存在重视程度低、对于相关治疗依从性低等问题。

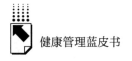

5.睡眠健康服务人力资源配置不足、人才短缺问题突出

睡眠医学属于新兴边缘性学科，许多医学院校并未将睡眠医学纳入必修课程或设立专门的睡眠医学学科，致使睡眠医学在广大医师团体中普及度较低，仅在少部分大型医院开展了睡眠医学相关科室。同时，睡眠医学作为交叉学科，涉及呼吸科、神经内科、耳鼻喉科及心理科等学科，虽然这些学科都有参与进来，但各学科之间不能进行全面交流和相互学习，采取的治疗手段很有偏颇，与发达国家相比还有很大的差距，比如我国绝大多数医疗机构中没有睡眠中心，睡眠医学人才不足及专科建设质量参差不齐等。目前我国虽有部分大型三甲医院建立了睡眠监测室，但缺乏专业的睡眠医生，很多医疗机构甚至缺少发展睡眠医学最基本的条件，同时理论与技术缺乏互动和交流，加之对睡眠中心的建设存在经验不足等问题，使得睡眠中心和睡眠门诊的建设参差不齐。

（二）对策建议

1.加快出台睡眠健康服务产业发展的相关政策与规划

政策支持将会为睡眠健康服务提供良好的支持环境，相关规划的出台也将能为睡眠健康产业的发展创造良好的空间。增加经费投入，才能为睡眠健康服务提供大的施展平台。

（1）加快建立适合我国实际的睡眠健康服务体系

为了做好睡眠健康服务工作，建立健全的睡眠健康服务体系是非常必要的。建议从以下三方面着手进行工作：首先是完善三甲医院睡眠中心的建设，完善科室建设和人才吸纳，在三甲医院医师群体中普及睡眠健康的重要性，进行学科间的交流与学习。其次是整合基层社区医疗服务资源，包括完善人才培养、交流体系，利用社区医院资源进行群众宣教、分级诊疗、患者跟踪等，推动睡眠健康队伍的培养。最后是着力进行睡眠产业的数字信息化并建立健全行业标准，将睡眠健康服务管理纳入数字信息化建设管理的体系内，做好数据的监测维护工作。对包括诊疗在内的睡眠健康服务，建立和健全规范化标准和工作流程，保障睡眠健康服务工作持续深入地开展。

（2）加大科研与科技创新投入

当前，我国在睡眠监测新技术、新产品的研发与生产上，与国外存在较大差距，应大力开展加强睡眠健康管理的科学研究，鼓励包括睡眠监测、诊断、治疗等多方面的技术创新。同时，政府政策应进行适当倾斜和激励，鼓励和发展睡眠相关研究的成果转化尤为重要，将创新技术转化为创新产品，满足不同睡眠疾病、不同人群进行的需求。

政策支持将会为睡眠健康服务提供良好的支持环境，相关规划的出台也将能为睡眠健康产业的发展创造良好的空间。增加经费投入，为睡眠健康服务提供大的施展平台。

2. 加强国民睡眠健康科普教育，提升睡眠健康素养

在生活方式趋向快节奏的今天，保持良好的睡眠，既是维护身心健康的基础，也是生活品质的重要组成部分，更能够预防慢病的发生和发展。关注睡眠健康，既可以达到"健康中国"的愿景，从一定程度上也可以降低民众和国家的医疗开支。将健康教育纳入国民教育体系，需针对全年龄、全民进行：在素质教育阶段，加强健康宣教，将睡眠健康纳入其中；加大睡眠健康科普宣传的力度，普及睡眠健康知识，努力提升大众对于睡眠健康重要性的认知。无论是社区医院还是大型综合医院，各个医疗机构及相关从业人员，都应不断进行健康宣讲及教育，不断培养大众的科学及健康素养。

在加强对于普通民众的科普教育外，更应将睡眠健康教育扩展到一些特定领域，如飞机、高铁、地铁、公交等公共交通领域的驾驶员，以及出租车、货车的司机群体等。提升这类人群的睡眠健康素养，制定政策或行业要求推动他们进行定期睡眠筛查并对检出 OSA 者进行干预，有利于全社会的国民生活和经济生产安全。睡眠健康与行业的安全生产及健康发展息息相关，因此针对一些领域的专职从业人员，更应加大宣教力度。

3. 加快睡眠医学与睡眠健康服务的人力资源开发和人才培养

不断吸引和培养人才，才能为构建睡眠健康管理服务体系提供基本保

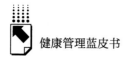

证。国家卫生健康委员会在"十三五"规培教材新增了《睡眠医学》部分，睡眠医学已成为对专科医师进行规范化培训重要的组成部分之一。针对睡眠技师的培养，也在通过职业技术教育项目不断培训人才。

提高正确的睡眠医学理念在医疗界的继续教育推广，提高睡眠相关疾病被认识程度和被诊治水平，从预防的角度降低重大慢性疾病的发生率，将大幅度提高我国人民群众的生活质量和生存寿命。

附 录

Appendix

B.26

慢病健康管理中国专家共识

中关村新智源健康管理研究院

中国卫生信息与健康医疗大数据学会慢病防治与管理专业委员会

中华医学会健康管理学分会慢病管理学组　中南大学健康管理研究中心＊

前　言

当前我国正处于经济社会转型期，慢性非传染性疾病（以下简称"慢病"）步入高负担期，具有"患病人数多、疾病负担重、服务需求大"的特点，已成为经济社会发展的重大公共卫生问题和社会问题。为此，全国卫生与健康大会、《"健康中国2030"规划纲要》《"十三五"卫生与健康规划》等均将慢病防控作

＊ 武留信，中关村新智源健康管理研究院研究员，邮箱：Wuliuxin_ xh@126.com；陈志恒，通讯作者，中南大学湘雅三医院健康管理科学科主任，邮箱：873127193@qq.com；王雅琴，中南大学湘雅三医院健康管理科医学博士，邮箱：269380030@qq.com。

为重要工作目标和战略任务，同时国务院颁布《中国防治慢性病中长期规划（2017～2025年)》中，强调健康中国的重中之重在于慢病的有效防控，慢病有效防控的重中之重在于慢病健康管理。但我国在慢病防控的落地实施过程中，健康管理只停留于理论传播和学术交流层面，健康管理与促进服务仅局限于"只检不管"的单一服务状态，慢病关注的重心仍聚焦在"重治轻防"和"以疾病为中心"的传统医疗服务方式上，而慢病防控的"预防前移，重心下移"的方针并未取得确实成效。因此，亟待以体现健康管理和慢病健康管理理念为核心，联合多学科、跨行业、多部门协同形成具有中国国情特色的慢病健康管理专家共识，用于指导我们慢病健康管理的理论研究与实践。

本共识历时两年，在广泛征询政府相关部门、疾病预防控制中心、健康管理（体检）机构、公共卫生和临床相关学科的基础上形成，主要内容包括：慢病健康管理概念与实施意义、慢病健康管理实施策略、慢病健康管理方法与技术工具、慢病健康管理服务体系与实施场所、慢病健康管理实施主体与人员职责、慢病健康管理主要面临的学科问题与展望六个部分。

一 慢病健康管理概念与实施意义

（一）慢病健康管理概念与范畴

2009年白书忠、武留信等首次提出"慢病健康管理"概念[①]。"慢病健康管理指针对慢病及其危险因素进行定期检查、连续监测、评估与综合干预管理的医学行为及过程，是健康管理医学服务的重要内容，其目的是最小的投入获取最大的慢病防治效果"。在此基础上，《中国健康管理与健康产业发展报告（2018）》对该概念进一步深化和完善，提出"慢病健康管理是指运用健康管理学的理论、技术和手段对个体或群体的慢病风险实施筛查、评估、干预和动态跟踪；针对全人群开展全生命周期的慢病危险因素预防和慢病高危人群及患者

---

① 白书忠、武留信、陈刚：《中国慢性非传染性疾病管理的目标与对策》，《中华健康管理学杂志》2009年第6期，第323～328页。

的综合管理。"强调慢病健康管理是健康管理理念和方法在慢病防治中的具体应用，慢病健康管理服务体系的构建是对疾病预防控制体系的优化、完善和提升。

慢病健康管理与传统的疾病管理有明显的不同。疾病管理指针对疾病发生发展的各个阶段采取以临床诊治为主的管理措施，提供不同服务，也就是对疾病采取"全诊治过程管理"。其特点是以疾病发生发展的自然过程为基础，重心是患病后的临床诊治、康复、并发症的预防与治疗等。慢病健康管理和疾病管理两者比较见表1。

表1　慢病健康管理与疾病管理比较

	慢病健康管理	疾病管理
管理重点范畴	零级预防和一级预防	二级预防和三级预防
管理核心	以人的健康为中心	以疾病为中心
管理广度	针对慢病及相关危险因素的整体综合管理	专病专项的慢病诊治管理
管理深度	生命全周期、疾病全过程	疾病临床诊治阶段的管理
管理目标	提升健康素养,预防慢病危险因素流行和慢病的发生发展	提高慢病患者生存质量,降低慢病并发症、致残率和致死率

（二）慢病健康管理实施意义

1. 慢病健康管理实施的必要性

我国疾病负担相关研究和调查[①]显示，慢病及其危险因素流行飙升，

① 国家卫生计生委疾病预防控制局:《中国居民营养与慢性病状况报告（2015 年）》,人民卫生出版社, 2015；陈伟伟、高润霖、刘力生、朱曼璐、王文、王拥军、吴兆苏、李惠君、顾东风、杨跃进、郑哲、蒋立新、胡盛寿、代表中国心血管病报告编写组:《中国心血管病报告 2017》,《中国循环杂志》2018 年第 1 期, 第 1～8 页；Xu Y, Wang L, He J, Bi Y, Li M, Wang T, Wang L, Jiang Y, Dai M, Lu J *et al.* Prevalence and control of diabetes in Chinese adults. JAMA. 2013；310（9）：948－959；Zhang L, Wang F, Wang L, Wang W, Liu B, Liu J, Chen M, He Q, Liao Y, Yu X *et al.* Prevalence of chronic kidney disease in China：a cross-sectional survey. Lancet. 2012；379（9818）：815－822；Zhou M, Wang H, Zhu J, Chen W, Wang L, Liu S, Li Y, Wang L, Liu Y, Yin P *et al.* Cause-specific mortality for 240 causes in China during 1990－2013：a systematic subnational analysis for the Global Burden of Disease Study 2013. Lancet. 2016；387（10015）：251－272；Torre LA, Bray F, Siegel RL, Ferlay J, Lortet-Tieulent J, Jemal A. Global cancer statistics, 2012. CA Cancer J Clin. 2015；65（2）：87－108；Chen W, Zheng R, Baade PD, Zhang S, Zeng H, Bray F, Jemal A, Yu XQ, He J. Cancer statistics in China, 2015. CA Cancer J Clin. 2016；66（2）：115－132.

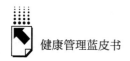
严重损害国民健康，加重疾病负担，成为影响我国经济社会发展的重大公共卫生问题和健康中国建设面临的严峻挑战。我国现有的慢病防控服务实践仍停留在"以疾病治疗为中心"和传统的防发病防复发的预防体系层面，与当下的慢病防控严峻形势和人民群众日益增长的健康服务需求不适应，因此亟待建立以"健康管理"为核心的慢病健康管理服务体系和实践模式。

2. 慢病健康管理实施的可行性

为应对卫生与健康领域面临新的形势与更高要求，慢病健康管理已上升为国家战略，成为"十三五"深化医药卫生体制改革规划的重要内容，强调加强慢病分级诊疗，家庭医生签约服务，推进防、治、管协同融合发展。国外 Framingham 心脏研究①、MRFIT 研究②、Interheart③ 研究、PURE④ 研究

---

① Dawber TR, Meadors GF, Moore FE, Jr. Epidemiological approaches to heart disease: the Framingham Study. Am J Public Health Nations Health. 1951; 41 (3): 279 – 281.

② Multiple risk factor intervention trial for the prevention of coronary heart disease (MRFIT). J Med Soc N J. 1975; 72 (4): 339.

③ Teo KK, Ounpuu S, Hawken S, Pandey MR, Valentin V, Hunt D, Diaz R, Rashed W, Freeman R, Jiang L *et al*. Tobacco use and risk of myocardial infarction in 52 countries in the INTERHEART study: a case-control study. Lancet. 2006; 368 (9536): 647 – 658; Yusuf S, Hawken S, Ounpuu S, Dans T, Avezum A, Lanas F, McQueen M, Budaj A, Pais P, Varigos J *et al*. Effect of potentially modifiable risk factors associated with myocardial infarction in 52 countries (the INTERHEART study): case-control study. Lancet. 2004; 364 (9438): 937 – 952.

④ Yusuf S, Rangarajan S, Teo K, Islam S, Li W, Liu L, Bo J, Lou Q, Lu F, Liu T *et al*. Cardiovascular risk and events in 17 low-, middle-, and high-income countries. N Engl J Med. 2014; 371 (9): 818 – 827; Miller V, Yusuf S, Chow CK, Dehghan M, Corsi DJ, Lock K, Popkin B, Rangarajan S, Khatib R, Lear SA *et al*. Availability, affordability, and consumption of fruits and vegetables in 18 countries across income levels: findings from the Prospective Urban Rural Epidemiology (PURE) study. Lancet Glob Health. 2016; 4 (10): e695 – 703; Dehghan M, Mente A, Zhang X, Swaminathan S, Li W, Mohan V, Iqbal R, Kumar R, Wentzel-Viljoen E, Rosengren A *et al*. Associations of fats and carbohydrate intake with cardiovascular disease and mortality in 18 countries from five continents (PURE): a prospective cohort study. Lancet. 2017; 390 (10107): 2050 – 2062.

和国内大庆糖尿病研究①、首钢模式的高血压防治研究②、脑卒中一级预防研究（CSPPT)③、中国动脉粥样硬化性心血管疾病风险预测（Prediction for ASCVD Risk in China, China-PAR）研究④证明，开展慢病健康管理是有效防控慢病循证研究证据最充分，效果最为明显的科学举措与有效途径。国内外先行成功案例，如芬兰北卡慢病健康管理⑤、开滦职工高血压管理预防脑卒中⑥及我国"慢性病综合防控示范区"建设取得的成效也印证了慢病健康管理的有效性和可行性。

3. 慢病健康管理实施的重要性

开展慢病健康管理是我国新时期提高国民健康素养，有效遏制慢病及其危险因素流行飙升，减轻疾病负担，解决人民群众日益增长的健康需求与现行医疗卫生服务不均衡、不充分之间矛盾的重大举措和有效途径。同时，慢病健康管理相关新产业、新技术、新产品、新业态的形成与发展，将成为更高质量、更高水平发展我国医疗卫生事业和大健康产业的重要引擎；对提高国民健康寿命，圆梦健康中国具有重大的意义。

---

① 王金平、陈燕燕、巩秋红、安雅莉、沈晓霞、李光伟：《糖尿病和心血管病预防的破冰之旅——大庆糖尿病预防研究30年》，《中国科学：生命科学》2018年第8期，第902~908页。

② 吴锡桂、顾东风：《我国心血管病人群防治工作的回顾和展望》，《中华预防医学杂志》2003年第2期，第9~11页。

③ Huo Y, Li J, Qin X, Huang Y, Wang X, Gottesman RF, Tang G, Wang B, Chen D, He M et al. Efficacy of folic acid therapy in primary prevention of stroke among adults with hypertension in China: the CSPPT randomized clinical trial. JAMA. 2015；313（13）：1325 – 1335.

④ Yang X LJ, Hu D. Predicting the 10 – Year Risks of Atherosclerotic Cardiovascular Disease in Chinese Population: The China-PAR Project（Prediction for ASCVD Risk in China）. Circulation 2016 Nov 8；134（19）：1430 – 1440.

⑤ 郇建立：《慢性病的社区干预：芬兰北卡项目的经验与启示》，《中国卫生政策研究》2016年第7期，第8~14页。

⑥ 吴锡桂、顾东风、武阳丰、于学海、王淑玉、王楠、高玖鸣、段秀芳、周北凡、刘力生：《首都钢铁公司人群心血管病24年干预效果评价》，《中华预防医学杂志》2003年第2期，第21~5页。

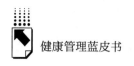
二 慢病健康管理实施策略

（一）实施慢病四级预防策略

慢病四级预防是指针对慢病发生发展的四个不同阶段和目标人群，即慢病危险因素出现前的全人群、慢病高风险人群、慢病早期人群和慢病中晚期人群，四个不同慢病发生发展阶段的个体和群体，分别采取差异化预防干预策略，达到防止慢病发生或阻止延缓慢病进展的目的①（见表2）。慢病四级预防体系强调贯彻预防前移或中医"治未病"的理念，突出以人的健康为中心，以健康或疾病危险因素发生前的防控为重点，强调从"新生命出生之前""风险未出现时""病变未发生时"和"身体未衰老时"的全生命周期健康维护，构建以全人群慢病危险因素预防或"零级预防"为核心的"四级预防"慢病健康管理新体系②。

表2 慢病四级预防体系

	零级预防	一级预防	二级预防	三级预防
疾病阶段	无风险阶段	疾病风险阶段	疾病早期阶段	疾病中晚期阶段
目标人群	全人群	慢病高风险人群	慢病早期人群	慢病中晚期人群
预防目标	改变危险因素赖以产生和发展的自然和社会环境，从而避免或消除慢病危险因素发生及流行	针对已形成的慢病危险因素以及慢病高危人群采取针对性的干预控制措施，预防或延迟疾病发生	早期发现和及时治疗，延缓慢病发展进程和阻止相关并发症的发生	防止慢病伤残、促进功能恢复，提高生存质量

---

① 曾光：《论零级预防》，《中华预防医学杂志》2008年第5期，第296~297页。
② Si J, Yu C, Guo Y, Bian Z, Qin C, Yang L, Chen Y, Yin L, Li H, Lan J *et al.* Chronic hepatitis B virus infection and risk of chronic kidney disease: a population-based prospective cohort study of 0.5 million Chinese adults. BMC Med. 2018; 16 (1): 93.

	零级预防	一级预防	二级预防	三级预防
核心内容	理想健康状态、环境健康、生殖健康、行为健康、心理健康、儿童健康等	阳性家族史 不良环境暴露 阳性生物学指标 不良生活及行为因素等	早期疾病筛查与诊断 早期治疗及病程进展控制	防疾病复发 防临床事件 防早残、早亡
主要措施	政府层面制定相关政策法规,社会及行业组织协同参与,提高国民健康素养和普及健康生活方式等	普及慢病预防知识,提高慢病危险因素知晓率和自我健康管理能力,开展慢病风险筛查和干预等	开展慢病精准筛查、突破关键技术发展适宜技术,建立慢病防治标准规范等	提高慢病综合诊治水平、规范临床诊疗与疾病康复路径,发展康复智能辅助器具等

（二）人群分层管理策略

1. 全人群策略

全人群策略是针对预防慢病危险因素在全人群流行所采取的综合健康管理策略①。主要强调慢病的零级预防。以健康融入所有政策为核心,以普及健康文明生活方式为导向,发展健康文化,优化健康服务,不断提升全民健康意识和行为能力;以建设健康支持性环境为重点,以建设"健康细胞工程"为抓手,持续推进健康城市、健康乡村,健康社区、健康学校、健康企业和健康家庭建设,以实现健康中国的目标。

2. 高风险人群策略

高风险人群策略是针对已明确的慢病危险因素和慢病风险人群开展的综合健康管理策略。主要强调慢病的一级预防。针对单一危险因素,采取专项防治行动,如"三减三健"（减盐、减油、减糖、健康口腔、健康体重、健康骨骼）行动;针对多个危险因素聚集个体或群体,开展慢病危险人群筛查、慢病危险评估和慢病分层管理,达到预防或推迟慢病发生的目的。

---

① 吕筠李:《高危人群策略与全人群策略解读》,《中华流行病学杂志》2010 年第 2 期,第 231~232 页。

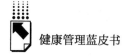
3. 慢病患者策略

慢病患者策略是针对已明确诊断的慢病患者所采取的综合健康管理策略。主要对应慢病二级预防和三级预防。包括强化以不良生活方式改善为核心的慢病危险因素干预策略，和以早期精准诊断、优化诊疗流程、规范治疗策略、提高诊疗服务质量、加强智慧康复为重点的慢病患者管理策略，达到延缓病情进展，防止并发症的发生及复发，降低慢病导致的致残和过早死亡。

4. 特殊人群策略

针对儿童、青少年、妇女、老年人群开展的综合健康管理策略。以国家基本公共卫生服务项目为导向，针对特殊人群实施精准慢病健康管理策略。针对儿童青少年主要通过健康教育，提高健康素养；促进健康生活方式，确保营养平衡，适度开发儿童青少年体格机能，提高心理健康和社会适应能力，预防代谢性疾病的发生，减少成年后心脑血管病风险①。妇女慢病健康管理主要围绕女性恶性肿瘤、生殖内分泌系统疾病、妊娠期高血压和妊娠期糖尿病、骨质疏松等重点疾病，开展孕产期、更年期、绝经后等特殊时期慢病预警及干预管理②。针对老年人慢病危险因素聚集、慢病多发、身体器官功能退化的特点和我国养老模式特点，实施以家庭主动慢病健康管理、社区辅助慢病健康管理、养老机构医养结合的慢病健康管理的综合策略。通过运用适龄化的老年智能或智慧慢病健康管理技术和

---

① Hayman LL, Meininger JC, Daniels SR, McCrindle BW, Helden L, Ross J, Dennison BA, Steinberger J, Williams CL, American Heart Association Committee on Atherosclerosis H *et al.* Primary prevention of cardiovascular disease in nursing practice：focus on children and youth：a scientific statement from the American Heart Association Committee on Atherosclerosis, Hypertension, and Obesity in Youth of the Council on Cardiovascular Disease in the Young, Council on Cardiovascular Nursing, Council on Epidemiology and Prevention, and Council on Nutrition, Physical Activity, and Metabolism. Circulation. 2007；116（3）：344 – 357.

② 中国女性心血管疾病预防专家共识组：《中国女性心血管疾病预防专家共识》，《中国心血管病研究》2012 年第 5 期，第 321 ~ 328 页；中国医师协会心血管内科医师分会女医师工作委员会中：《绝经后女性血脂异常管理的中国专家共识》，《中华心血管病杂志》2014 年第 4 期，第 279 ~ 283 页。

产品，达到普及老年人慢病危险因素监测管理和提高老年人生存质量的目的①。

（三）心血管病和恶性肿瘤的相关危险因素健康管理策略

1. 心血管疾病危险因素及管理策略

根据《心血管病一级预防中国专家共识》②《中国心血管病预防指南（2017）》③《中国体检人群心血管病危险因素筛查与管理专家共识》④ 等规范性文件，确认目前公认的 8 项可改变的心血管代谢疾病传统危险因素包括吸烟、腹型肥胖、缺乏运动、饮食蔬菜水果摄入不足、精神紧张、血脂异常、糖尿病、高血压。针对这些传统危险因素的干预策略：重点在于全人群及慢病高危人群的零级预防和一级预防。通过改变不健康的生活行为方式，例如戒烟，增加体力活动、控制体重、合理膳食、减少钠盐摄入量，限制有害使用酒精等，同时配合药物控制血压、血脂及血的糖的异常水平及预防用药（低剂量抗血小板聚集或抗凝药物）等。目的是提高全民健康素养，保持理想的心血管健康状态，预防心血管疾病危险因素的流行和心血管病的发生。

---

① 中华医学会老年医学分会老年神经病学组，老年人认知障碍诊治专家共识撰写组：《中国老年人认知障碍诊治流程专家建议》，《中华老年医学杂志》2014 年第 8 期，第 817 ~ 825 页；《老年人颈动脉粥样硬化性疾病诊治中国专家建议》写作组、中华医学会老年医学分会《中华老年医学杂志》编辑委员会：《老年人颈动脉粥样硬化性疾病诊治中国专家建议》，《中华老年医学杂志》2014 年第 2 期，第 113 ~ 120 页；VanderWalde N, Jagsi R, Dotan E, Baumgartner J, Browner IS, Burhenn P, Cohen HJ, Edil BH, Edwards B, Extermann M *et al.* NCCN Guidelines Insights：Older Adult Oncology, Version 2. 2016. J Natl Compr Canc Netw. 2016；14（11）：1357 – 1370.

② 中国医师协会心血管内科医师分会、《中华内科杂志》编辑委员会：《心血管疾病一级预防中国专家共识》，《中华内科杂志》2010 年第 2 期，第 174 ~ 185 页。

③ 中国心血管病预防指南写作组、中华心血管病杂志编辑委员会：《中国心血管病预防指南（2017）》，《中华心血管病杂志》2018 年第 1 期，第 10 ~ 25 页。

④ 中华医学会健康管理学分会、中华医学会心血管病学分会、中华医学会超声医学分会、《中华健康管理学杂志》编辑委员会：《中国体检人群心血管病危险因素筛查与管理专家共识》，《中华健康管理学杂志》2015 年第 6 期，第 398 ~ 412 页。

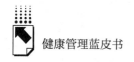
2. 常见恶性肿瘤危险因素及管理策略

根据 2018 年美国癌症协会发布的《癌症一级预防计划》①，目前权威证据证实与恶性肿瘤有关的可预防性危险因素包括烟草及烟草制品（包括主动吸烟及二手烟暴露）、含酒精饮品、体脂水平超标、不良饮食方式（蔬菜水果摄入不足、摄入过多加工肉制品或红肉、全谷物或膳食纤维摄入不足等）、体力活动不足、感染性病原体〔幽门螺杆菌（H. pylori）、乙型肝炎病毒（HBV）、丙型肝炎病毒（HCV）、人乳头瘤病毒（HPV）、嗜淋巴细胞性疱疹病毒（EBV）、人类免疫缺陷病毒（HIV）、卡波济肉瘤相关疱疹病毒（KSHV）、人类 T 淋巴细胞白血病病毒 I 型（HTLV -1）〕、紫外线照射、医用电离辐射和室内氡暴露浓度增高。恶性肿瘤危险因素的干预策略：重点在于全人群的科学防癌知识宣教，针对感染性病原体进行疫苗接种、防致癌病原体传播和扩散，同时增强健康支持性环境建设，如健康城镇、提高食物和饮料安全、规范食品标签标示内容、提高烟草消费税等；高危人群加强早期筛查和预防性干预。目的是降低恶性肿瘤的发病率。

（四）常见慢病的健康管理策略

1. 心血管代谢疾病早期筛查及管理策略

根据国内外高血压、脑卒中、糖尿病、血脂异常等心血管代谢疾病的相关权威指南共识，进行早期筛查和管理②。目标是早期发现、规范管理风险

---

① Gapstur SM, Drope JM, Jacobs EJ, Teras LR, McCullough ML, Douglas CE, Patel AV, Wender RC, Brawley OW. A blueprint for the primary prevention of cancer: Targeting established, modifiable risk factors. CA Cancer J Clin. 2018; 68 (6): 446 – 470.

② 《中国糖尿病防控专家共识》专家组：《中国糖尿病防控专家共识》，《中华预防医学杂志》2017 年第 1 期；《中国 2 型糖尿病防治指南（2017 年版）》，《中国实用内科杂志》2018 年第 4 期，第 292～344 页；《中国高血压防治指南》修订委员会：《中国高血压防治指南 2018 年修订版》，《心脑血管病防治》2019 年第 1 期；诸骏仁、高润霖、赵水平、陆国平、赵冬、李建军：《中国成人血脂异常防治指南（2016 年修订版）》，《中国循环杂志》2016 年第 10 期，第 937～953 页；王文志：《脑血管病一级预防指南》，中华医学会第十三次全国神经病学学术会议，2010。

人群和慢病患者。筛查策略：根据风险分层，通过有计划地筛查管辖区成年人；在日常诊疗过程中检测发现异常者；在各种公共活动场所，如老年活动站、单位医务室、居委会等进行检测；通过各类从业人员健康体检、进行基线调查等机会筛查途径进行早期筛查。管理策略：被检出的高危人群或慢病前期人群开展各种方式的健康教育和健康促进，以非药物治疗为主，通过有效管理来降低转变为慢病患者的可能性[1]；被检出的确诊患者，纳入规范化管理，有效控制相关危险因素和慢病指标，如血糖、血压、体重等，预防和减少并发症的发生[2]；同时，组织慢病患者建立自我管理小组，提高自我管理效能，促进管理效果。

2. 常见恶性肿瘤早期筛查与管理策略

根据国内外肺癌、胃癌、食管癌、结直肠癌、肝癌等高发恶性肿瘤的权威筛查防治指南共识，按照规范化筛查流程进行早期筛查和管理[3]。目标以早诊早治为载体，提高常见恶性肿瘤的早期诊断率、早期治疗率和五年生存率。筛查策略：各地卫生行政部门根据当地恶性肿瘤流行特点，科学确定优先开展早诊早治的肿瘤种类；结合本地区卫生资源状况，组织制订适合本地情况的早诊早治工作计划和具体实施方案，包括确定人群范围、技术指导及工作承担单位；建立健全包括流行病学、临床检查及组织病理诊断等多学科协作的早诊早治技术队伍；规范早诊早治工作流程。管理策略：对筛查出的常见癌症高危人群及时进行预防性干预，降低癌症的发病率；对于确诊的恶

---

① 吴兆苏、霍勇、王文、赵连友、朱鼎良：《中国高血压患者教育指南》，《中国医学前沿杂志（电子版）》2014 年第 3 期，第 78 ~ 110 页。

② 《中国糖尿病防控专家共识》专家组：《中国糖尿病防控专家共识》，《中华预防医学杂志》2017 年第 1 期；《中国高血压基层管理指南》修订委员会：《中国高血压基层管理指南（2014 年修订版）》，《中华健康管理学杂志》2015 年第 1 期，第 10 ~ 30 页。

③ 国家消化系疾病临床医学研究中心、中华医学会消化内镜学分会、中华医学会健康管理学分会、中国医师协会内镜医师分会消化内镜专业委员会、中国医师协会内镜医师分会消化内镜健康管理与体检专业委员会、国家消化内镜质控中心、中国抗癌协会肿瘤内镜专业委员会：《中国早期胃癌筛查流程专家共识意见（草案，2017 年，上海）》，《中华消化杂志》2018 年第 2 期，第 87 ~ 92 页；中华医学会放射学分会心胸学组：《低剂量螺旋 CT 肺癌筛查专家共识》，《中华放射学杂志》2015 年第 5 期，第 328 ~ 335 页。

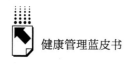

性肿瘤患者，落实规范化诊疗，切实保证癌症患者有效早诊早治，提高治疗效果和生存质量。

3. 慢性阻塞性肺病早期筛查与管理策略

根据《慢性阻塞性肺疾病诊治指南（2013 年修订版）》[①]《慢性阻塞性肺疾病全球倡议》[②]《慢性阻塞性肺疾病基层诊疗指南（2018 年）》[③] 进行慢性阻塞性肺疾病的早期筛查和管理。目标是加强慢性阻塞性肺疾病高危人群的识别和患者的整体评估，规范慢性阻塞性疾病的诊治，有效减轻患者的病痛，提高生命质量，降低病死率。筛查策略：慢性阻塞性肺疾病具有高致残、高发病率、低知晓率的特点，且临床起病隐匿，往往出现延迟诊断现象。因此提高早期筛查率，首先要加强公众和医务人员，特别是基层医务工作者对慢性阻塞性肺疾病的认识，充分利用筛查问卷和肺功能检查进行慢性阻塞性疾病高危人群的识别和患者早期诊断。管理策略：针对我国慢性阻塞性肺疾病发病的地域特点，采取综合防控措施；针对慢性阻塞性肺疾病可改变的危险因素，如吸烟、空气污染、职业性粉尘和化学物质、生物燃料烟雾、呼吸道感染进行健康宣教和行为模式改变，及流感疫苗和肺炎球菌疫苗接种；针对慢性阻塞性肺疾病高危人群采取重点干预策略；针对患者通过肺康复、健康教育、自我管理、结合疫苗接种、营养支持、个体化药物综合治疗和呼吸支持治疗，改善患者的身体和精神状态，提高生存率。

4. 精神心理疾病早期筛查与管理策略

根据国内外焦虑、抑郁、认知功能障碍、失眠等相关精神心理疾病的筛

① 《慢性阻塞性肺疾病诊治指南（2013 年修订版）》，《中国医学前沿杂志（电子版）》2014 年第 2 期，第 67～80 页。

② COPD 全球倡议 2017 年最新指南：《临床医学研究与实践》2017 年第 2 期，第 201 页。

③ 中华医学会、中华医学会杂志社、中华医学会全科医学分会、中华医学会呼吸病学分会慢阻肺学组、中华医学会《中华全科医师杂志》编辑委员会、呼吸系统疾病基层诊疗指南编写专家组：《慢性阻塞性肺疾病基层诊疗指南（2018 年）》，《中华全科医师杂志》2018 年第 11 期，第 856～870 页。

查和管理指南或共识，进行早期筛查和管理①。目标是早期预防、早期识别、早期干预、全程治疗、促进功能康复，减轻或缓解症状强度或频率，改善照料者负担和患者生活质量。筛查策略：规范精神分裂症、抑郁症、焦虑症、阿尔茨海默病等主要致残性精神心理疾病的筛查识别，结合临床症状评估、量表评估和客观测评评估。管理策略：重点做好妇女、儿童、青少年、老年人、残疾人等群体的心理健康服务。对于高危人群积极开展精神心理健康促进工作，加强精神心理健康知识和疾病科普工作，规范发展心理治疗、心理咨询等心理健康服务。对精神疾病患者，做好综合管理工作和治疗康复，强调人性化的非药物干预，结合药物治疗，督导服药，注意药物的安全性、疗效和耐受性，防止药物成瘾和复发，同时加强严重精神障碍患者救治救助工作，注重精神卫生、用药和家庭护理等方面的信息宣教和指导，提供专业照护与照护者支持。

三 慢病健康管理方法与技术工具

（一）慢病健康管理基本方法

1. 慢病信息采集与建档

慢病相关信息主要来源于各种医疗卫生服务过程中的记录、健康体检记录、专题健康记录、疾病调查记录等。采集方式有访谈法、问卷法、实地观察法等。慢病信息通过电子建档和区域信息平台整合，实现互联互通。

---

① 中华医学会精神医学分会老年精神医学组：《神经认知障碍精神行为症状群临床诊疗专家共识》，《中华精神科杂志》2017 年第 5 期；中华医学会精神医学分会老年精神医学组：《老年期抑郁障碍诊疗专家共识》，《中华精神科杂志》2017 年第 5 期；中国睡眠研究会：《中国失眠症诊断和治疗指南》，《中华医学杂志》2017 年第 24 期。

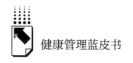

2. 慢病评估

慢病评估是指根据采集或收集到的慢病信息，进行综合分析与分层分类评价，以评估当下的健康状态，查找现存或潜在的健康问题或重大疾病线索，预测在未来一定时间内发生某种慢病或因为某种特定慢病死亡的可能性的过程。慢病风险评估包括健康状态等级评估、慢病风险的分层评估等。

3. 慢病干预

慢病干预是指根据慢病风险评估结果，制定干预计划和方案，有针对性的帮助个体或群体采取有效行动、纠正不良的生活方式，消除或减轻影响慢病的危险因素，实现健康管理计划目标的过程。干预措施涵盖生活方式干预指导（膳食营养和运动干预指导）、慢病预防指导、环境健康指导、心理干预指导、疾病康复指导、慢病自我管理指导和就医诊疗指导等。

4. 慢病监测随访

慢病监测随访是指动态连续记录追踪管理者健康状况的演变过程，及对健康干预内容的执行情况和效果进行动态跟踪评价的过程。慢病监测随访不同于单一专病的临床随访，强调全生命周期全程的慢病风险跟踪与综合健康管理。倡导采用智能化健康监测技术产品和智慧化的服务模式及流程。

（二）慢病健康管理流程

慢病健康管理的基本流程是集健康信息采集、分层分类健康评估、针对性或个性化健康干预、随访监测与干预效果评估于一体的动态闭环（见图1）。可遵循该基本流程制定针对专病专项的差异化慢病健康管理流程，如高血压差异化健康管理流程[①]（见图2）。

[①] 《中国高血压防治指南》修订委员会：《中国高血压防治指南 2018 年修订版》，《心脑血管病防治》2019 年第 1 期。

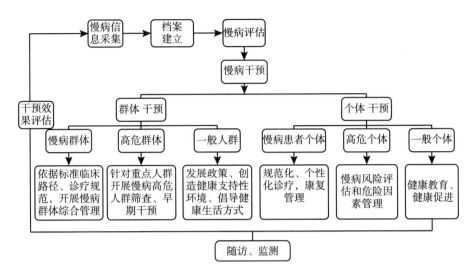

图 1 慢病健康管理流程

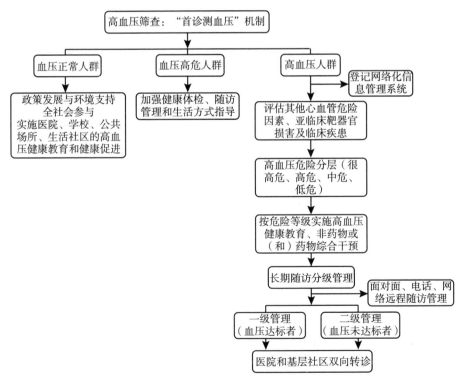

图 2 高血压慢病健康管理流程

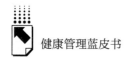

（三）慢病健康管理主要技术产品

依据《"十三五"国家科技创新规划》和《"十三五"卫生与健康科技创新专项规划》，慢病健康管理主要包括四大类慢病健康管理技术和四大类慢病健康管理产品。

1. 慢病健康管理技术

慢病健康管理主要技术涵盖慢病防、治、管全过程，主要包括：（1）围绕心脑血管疾病、恶性肿瘤、慢性阻塞性肺疾病、糖尿病、神经精神疾病和肾脏等重大慢病的先进诊疗技术和基层适宜技术；（2）围绕慢病风险辨识、慢病风险预警、慢病自主干预环节的无创检测、穿戴式监测、生物传感、健康物联网、健康危险因素干预等关键技术；（3）围绕慢病临床诊疗的蛋白组学、基因组学、精准医学、医学人工智能、疾病早期发现、新型检测与成像、生物治疗、微创治疗等前沿技术；（4）围绕特殊人群的儿童青少年生长发育和营养、儿童疾病预防、妇女重点疾病防治、老年健康评估、老年共病、伤害防治及综合防治、智能康复等专项技术。

2. 慢病健康管理产品

慢病健康管理主要产品覆盖慢病全因素、全程管理，主要包括：（1）医学影像设备、医用机器人、新型植入装置、新型生物医用材料、体外诊断产品、中医医疗器械、基层适宜的诊疗设备、移动医疗等医疗器械产品；（2）老年人护理照料、残疾人生活、教育和就业辅助、残疾儿童抢救性康复等领域的产品，加快人机智能交互、照护机器人、3D打印、脑机接口、虚拟现实等康复辅助产品；（3）基于可穿戴设备和移动通信的健康指标和常用检验指标、整体多维度健康测评、低负荷/动态连续人体参数测量及健康状态辨识与评估等健康评估监测产品；（4）慢病相关预防、诊断试剂、疫苗、临床诊疗药物、中医药等医药产品。

四 慢病健康管理服务体系与实施场所

（一）慢病健康管理服务体系

1. 基于城市医联体的慢病健康管理服务体系

城市医联体主要以三级公立医院或者业务能力较强的牵头综合医院为主体，功能定位为慢病患者危急重症治疗及疑难疾病的诊疗，而联合的社区卫生服务机构、护理院、专业康复机构等将医院的慢病健康管理服务范畴加以延伸，承担后续的治疗、康复、护理服务。该服务体系有效推进慢病治疗与健康管理相结合①，在慢病患者的"一体化"管理和连续性诊疗服务中发挥重要作用。

2. 基于县域医共体的慢病健康管理服务体系

县域医共体是农村医联体的主要形式，以县级、乡镇卫生院、村卫生室三级联动医疗服务体系为支撑，功能定位以基本公共卫生服务为重点，借助家庭医生签约制度，做好慢病预防控制工作，及为诊断明确、病情稳定的慢病患者、康复期患者、老年病患者等提供健康管理服务。

3. 基于跨区域专科联盟的慢病健康管理服务体系

跨区域专科联盟以不同区域的专科医院和医疗机构的特色专科为依托，联合国家级医学中心及临床医学研究中心，形成补位发展的区域特色专科联盟，突出慢病专科特色，达到提升重大慢病的预防能力、救治能力和科研支撑能力。

4. 基于"互联网＋"的慢病健康管理服务体系

"互联网＋"的慢病健康管理服务指通过信息化手段和智能化工具，实现慢病精准风险评估，并结合移动可穿戴带设备和智慧健康线上服务实现全

---

① 王蕾、张齐、高韩王：《医疗联合体国内外研究现状及发展动态》，《中国医院管理》2017年第 7 期，第 21～23 页。

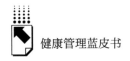
方位慢病动态管理，为慢病高危人群及患者提供全面、连续、主动管理的一种新型慢病健康管理服务体系[①]；同时，通过远程医疗服务网络向基层、边远和欠发达地区进行慢病的技术普及和人才培养，以提升区域的慢病服务能力和健康扶贫效果。

5. 基于健康管理（体检）机构的慢病健康管理服务体系

健康管理（体检）机构的慢病健康管理服务体系涵盖各级医疗机构中的健康管理（体检）中心、独立的健康管理（体检）机构，依托"新农合"、城市社区卫生服务中心和功能社区卫生机构的健康管理（体检）机构。功能定位为慢病的早期筛查、风险评估和随访干预指导，针对全人群及慢病高风险人群进行健康教育和健康促进，针对慢病患者进行追踪管理和康复服务，从根本上改变健康管理（体检）停留在理论的被动局面，推动健康体检服务向慢病健康管理服务的真正跨越。

（二）健康管理服务实施场所

1. 家庭

家庭是实施慢病主动健康管理的基本单元，是落实家庭医生签约和开展慢病健康管理服务的基础。依托城市社区卫生服务中心、乡镇卫生院、村卫生室，以全科医生、家庭医生为实施主体，开展家庭慢病健康管理服务。服务内容包括：基于家庭的健康咨询、健康教育和健康指导；通过建立家庭智能化慢病健康管理单元，对家庭成员实施慢病风险监测服务，对已患慢病的家庭成员实施慢病就医指导和康复管理。

2. 城市社区

城市社区是慢病危险因素流行和慢病康复人群集聚地，是各级各类医疗卫生机构开展慢病健康管理的主战场。依托城市医联体、疾病预防质控中心及健康管理（体检）机构，以医院临床医生、社区全科医生、家庭医生为

① 孟群、尹新、陈禹：《互联网＋慢病管理的研究与实践》，《中国卫生信息管理杂志》2016年第 2 期，第 119 ~ 123 页。

实施主体，对社区所辖人群开展慢病危险因素监测、评估、跟踪干预；对慢病患者开展规范性综合诊疗和健康管理服务；并充分应用智能可穿戴技术和互联网＋慢病健康管理模式，提高辖区慢病健康管理服务有效性和可及性。

3. 农村和乡镇

农村和乡镇是慢病风险人群及慢病患者的高发区，是开展慢病健康管理和健康扶贫的主阵地。依托县域医共体、疾病预防质控中心及健康管理（体检）机构，以乡村医生、家庭医生为实施主体，对所在县域乡镇的慢病危险因素进行监测，对常见慢病稳定期患者进行规范治疗和管理；通过建立慢病健康管理县域协作网提升慢病健康管理的服务水平和服务能力。

4. 工作场所

工作场所是开展健康与生产力管理的重要场所，也是预防职业伤害和开展群体慢病健康管理的重要阵地。以职工医院、城市医院、健康管理（体检）机构为依托，以企业门诊部或医务室为实施主体，开展职业健康风险和慢病危险因素监测和管理，对慢性职业病伤和慢病患者进行规范化诊治和管理。通过改善职业环境和实施群体运动、营养、心理等综合干预措施提高工作场所慢病健康管理的依从性、有效性和实施效果①。

五　慢病健康管理实施主体与人员职责

（一）卫生行政部门

各级卫生行政部门是开展慢病健康管理的领导及管理部门，主要负责慢病健康管理与政策规划的制定，创造慢病健康管理支持性环境，组织建立慢病健康管理相关制度、筹资及付费机制，支持鼓励社会力量和非公立医疗健康机构开展慢病健康管理服务，并协同相关社会组织和第三方机构制定慢病

---

① 朱明若、李姣姿：《工作场所健康管理的概念与方法及成功实例》，《中国预防医学杂志》2003 年第 4 期，第 245～248 页；杨添安、黎彬：《我国工作场所慢性非传染性疾病防控研究》，《医学与社会》2011 年第 3 期，第 59～67 页。

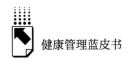
健康管理认证评价体系，组织开展慢病健康管理实施效果评价，依法依规检查督促慢病健康管理各实施主体职责和任务的落实。

（二）疾病预防控制机构

各级疾病预防控制机构是开展慢病防控和慢病健康管理的牵头部门和协调部门，在卫生行政部门的领导下，主要负责全国和区域慢病监测网络的建设和慢病健康管理综合示范区建设，具体组织落实全国和区域慢病危险因素的流行病学调查、公共慢病健康管理服务项目的落实，为各级各类慢病健康管理实施机构和场所提供专业指导和人员培训，并协助卫生行政部门制定颁布慢病健康管理相关法律、法规和技术标准及规范。

（三）综合医院和专科医院

综合医院是所在区域或医联体开展慢病健康管理专业技术依托单位；专科医院是开展专病专项慢病健康管理专业技术力量依托单位；县医院或医共体是县域开展慢病健康管理的组织者和专业技术依靠单位。依据医联体、医共体、专科联盟不同的服务体系和服务模式组织开展慢病健康管理服务，通过强化医院慢病健康管理服务意识和对基层医疗机构及全科医生、家庭医生的教育培训和专业指导，提高所在区域慢病健康管理服务水平和能力。

（四）基层医疗卫生机构和健康管理（体检）机构

各级各类基层医疗卫生机构和健康管理（体检）机构是开展慢病健康管理的主体，依托所在区域的综合医院和专科医院、国家或区域临床医学中心，开展综合或专项慢病健康管理。借助"互联网＋"慢病健康管理模式和智能化慢病监测评估技术实施分类分层的健康管理服务，发挥全科医生、家庭医生、健康管理师、营养师、康复师及护理人员等主体责任，推进国家基本公共卫生服务项目和基层慢病健康管理任务的落实。

六　慢病健康管理面临的主要学科问题和展望

当前慢病健康管理服务发展面临的主要学科问题包括：慢病健康管理国情教育与国民慢病管理素养提升研究；慢病健康管理理论与政策研究；零级预防和慢病健康管理基础研究及转化应用；常见慢病早期精准筛查与干预关键技术的研发与创新；新医改体制下的不同慢病健康管理服务体系的构建与完善等。

慢病健康管理发展展望：在《"健康中国2030"规划纲要》和中国防治慢性病中长期规划的推动下，随着慢病防控理念的更新和健康管理实践的进步，我国慢病健康管理支撑政策和服务体系将更加完善；慢病健康管理的技术产品更加丰富、服务模式更加创新、服务路径更清晰、标准规范更加系统；有利慢病健康管理的环境更加优良；慢病健康管理在有效防控慢病，促进国民健康水平、推动健康产业发展中的作用将更加凸显。

共识专家指导委员会（*按姓氏汉语拼音排序*）

陈敏生　陈　翔　邓云龙　孔灵芝　李景波　唐北沙　唐世琪
田惠光　武留信　王小平　袁　洪　朱　玲　周脉耕　曾　强
赵水平　周志广

共识起草委员会（*按姓氏汉语拼音排序*）

曹　霞　陈志恒　丁　立　范竹萍　郭智萍　更　登　韩　萍
黄守清　姜树强　孔　娟　罗　毅　李洪军　李　敏　李双庆
吕永曼　强东昌　沈振海　宋震亚　汪　荷　王惠君　王　巍
王永红　王佑娟　武留信　夏燕妮　徐志坚　俞冠东　姚　华
张　晗　张　锦　张　卿　张　群　张志勉　张连仲　郑延松
朱　玲

共识执笔组成员

武留信　王雅琴　朱　玲　陈志恒　李　莹　杨娉婷　田利源

Abstract

At present, China is in the critical stage of economic and social transformation and upgrading. The change and development of macro-environment has created favorable conditions for promoting the development of health service industry. Accelerating the development of health service industry is an inevitable requirement for deepening the reform of medical and health system, improving people's well-being and the health quality of the whole people. It is also an important measure to promote the optimization and adjustment of economic structure. It is of great significance to realize the goal of building a well-off society in an all-round way and the "Chinese Dream" of the great rejuvenation of the Chinese nation. In order to present the new trends and formats of health management and health service industry in China in time, Zhongguancun Xinzhiyuan Health Management Research Institute and the Health Management Research Center of Central South University jointly initiated and organized experts and scholars in relevant fields throughout the country to compile this report. It mainly focuses on three aspects: new trends and new formats, new problems and new challenges, new strategies and new countermeasures for the development of China's health service industry. It includes the general report, regional report, survey report, comprehensive report, and the hot spot report. From the perspective of health management, this paper comprehensively, systematically and thoroughly reports the current situation of the development of health service industry in China and the main problems and challenges, and accordingly puts forward strategies and suggestions to deal with them.

Keywords: Health Service Industry; Health Management; New Commercial Forms

Contents

I General Report

B. 1 New Trends and New Commercial Forms of Health

Service Industry in China

Wu Liuxin, Cao Xia, Zhu Ling and Chen Zhiheng / 001

Abstract: This report mainly focuses on three aspects of the development of China's health service industry: the new trends and new formats, the new problems and challenges, and the new strategies and new countermeasures. From the perspective of health management, this report discusses the current situation and main challenges of health service industry in China, and puts forward countermeasures and suggestions accordingly. As an outline, the general report has comprehensively and systematically summarized the development and achievements of China's health service industry since 2013. Overall, it presents six major trends and more than ten major formats. However, some new challenges are emerging. The main countermeasures and suggestions are as follows: firstly, to improve the service system and promote coordinated development; secondly, to increase scientific and technological innovation and promote the development of new formats; thirdly, to build multiple platforms to achieve shared development; fourthly, to accelerate the transformation of achievements and promote market-oriented development; fifthly, to strengthen standards and norms to achieve high-quality development.

Keywords: Health Service Industry; Health Management; New Commercial Forms

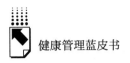
Ⅱ Regional Reports

B. 2 Tianjin Health Service Industry Development Report

Su Haiyan, Zhang Qing / 039

Abstract: Tianjin municipal party committee and government attach great importance to the development of health service industry, promote the health industry planning, establish and improve the organization and management system, and constantly improve the social security system. This article discusses the overall situation of the development of Tianjin health service industry, including medical services, health management (physical examination) services, commercial health insurance services, health and pension services, Internet + health services and traditional Chinese medicine health services. This article also focuses on the development of Tianjin health management industry, including system construction, personnel training, discipline construction, academic research and the implementation of health management. Under the guidance of the health management branch of Tianjin medical association and Tianjin health management association, and under the norms and supervision of Tianjin Medical Quality Control Center for comprehensive physical examinations and health management, Tianjin health management industry actively promotes the comprehensive and pragmatic development of health management services.

Keywords: Tianjin; Health Service; Health Management

B. 3 Development Report of Zhejiang Health Service Industry

Wang Ya, Zhang Xingwen and Yu Ying / 059

Abstract: In 2017, the health service industry in Zhejiang province achieved rapid growth with an output value of 216. 9 billion yuan and an industrial added

536

value of 66. 5 billion yuan, accounting for 3. 65% of the GDP. The carriers of "four one batches" were promoted effectively, including characteristic towns, industrial bases, key enterprises and key projects. Remarkable progress has been made in eight key areas, which are private health service, commercial health insurance, traditional Chinese medicine etc. The health service industry is supported strongly by the pharmaceutical industry, medical equipment manufacturing and other related industries, and new business forms and new products are emerging in an endless stream. It is gradually becoming an important industry supporting the high-quality economic development of Zhejiang province.

Keywords: Zhejiang; Health Service Industry; Health Industry; Health Characteristic Towns

B. 4　Health Service Industry Development Report of Hubei Province　　　　　　　　　*Wang Jin, Tang Shiqi* / 076

Abstract: Accelerating the development of health service industry is an important measure for Hubei Province to transform its economic development mode and promote supply-side structural reform. It is also an inevitable requirement for improving the health of the whole people and building a well-off society in an all-round way. There is a large number of medical health education, medical and scientific resources, and a large reserve of medical talents in Hubei Province. The health service industry has a good foundation for development and has formed a certain industrial scale. At the same time, the Hubei provincial government attaches great importance to the health of the people, and has promulgated a serious of health industry-related policies such as "Implementation Opinions of the Provincial Government on Promoting the Development of Health Service Industry", "13th Five-Year Plan for the Development of Medicine and Health in Hubei Province" and "The Healthy Hubei 2030 Action Outline". These policies have made a well top-level design for the development of the health service industry in Hubei Province. However, both in terms of industrial structure

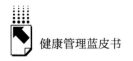

and development level, there is still a long way to go in the development of the health service industry in Hubei Province.

Keywords: Hubei Province; Health Service Industry; Health Management

B. 5   Ningxia Internet ＋ Medical Health Service Industry

Development Report   *Yu Yaping, Cao Xia* / 092

Abstract: Ningxia Hui Autonomous Region, which is located in the west of China, is underdeveloped in economy, lacks medical resources, and has a high proportion of patients going to hospitals across provinces. Many patients with serious diseases need to seek medical treatment from a long distance. Both the tiredness after the long trip for seeing a doctor and the increased expenditure of seeking medical treatment in different places cause heavy burden to the patients and their families in Ningxia Hui Autonomous Region. How to form a multi-level hierarchical diagnosis and treatment model, create a win-win situation and benefit the people/public. This report on the development of health services in Ningxia is analyzed from four aspects, namely, the current medical situation in Ningxia, the status quo of Ningxia's Internet ＋ medical health, specific examples, Prediction of future trends and discoveries.

Keywords: Internet ＋; Internet ＋Medical Health; Ningxia

B. 6   The Development Report of Health Service Industry

of Hainan Province   *Zeng Yu, Huang Xiaoling* / 102

Abstract: Under the background of the construction of Hainan Pilot Free Trade Zone, this study analyzed the developing environment, current status, trend and existing problems of the health service industry in Hainan Province and proposed the following measures: constructing the multi-level health service system; basing on the advantages and features of Hainan; increasing private investments; improving the education and employment system of talents; innovating system and mechanism.

Keywords: Hainan; Health Service; Industry Development

Ⅲ   Institutional Investigation Reports

B. 7   Competitiveness Report of Health Management Centers of the Third Class Hospitals in China 2018

Tian Liyuan, Liu Jianwen, Zhu Ling, Wang Xinglin and Wu Liuxin / 123

Abstract: The report mainly analyzed the competitiveness evaluation results of health management centers in the third class hospitals in mainland China by Asclepius hospital management research center and Zhong guan cun xin zhi yuan health management institute in 2018. The regional distribution, related factors and competitive factors of top 100 health management centers are analyzed. From the perspective of distribution, the distribution of top 100 health management centers is uneven, mainly concentrated in the eastern region, with the largest number in East China and the largest number in Beijing, Shanghai and Guangdong province. In view of the distribution in the province, the development of Jiangsu Province is the most balanced. From the perspective of competitiveness factors, the talent team has been preliminarily formed, but the academic research level and professional service ability are still weak. Pre-physical examination questionnaire, post-physical examination health management and Internet + health management (physical examination) services were carried out in the primary stage. Evaluation or certification by the third-party has become an effective way to continuously improve quality and enhance competitiveness. In view of the problems existing in the competitive factors of the top 100 health management (physical examination) institutions in tertiary hospitals, corresponding improvement suggestions are put forward.

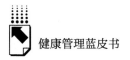

Keywords: Health Management (Physical Examination) Center; Competitiveness; Quality Control

B. 8   Investigation Report on the Current Situation of
           Health Management Institutions in China

Qiang Dongchang , Wu Liuxin / 146

Abstract: In order to master the current situation, development trend and problems of the health management, We investigate the number, scale, organization construction and service capabilities of health management institutions in the mainland of China. The results show that the health management industry in China has maintained a rapid development momentum since 2000. The coverage of health examination has further expanded to underdeveloped economy areas. The number of health management institutions has increased greatly, the number of service personnel and annual average income have increased considerably, and the service content and quality have been improved. Obviously, it is developing towards specialization, customization, informationization and standardization. However, there are still some problems and challenges worth paying attention to, such as unbalanced regional development, low quality supervision, homogeneous price competition, outstanding shortage of human resources and talents, uneven professional technical level and service capacity, incomplete service chain, standard deficiency, etc. Therefore, it is necessary to speed up the construction of quality supervision and integrity system, to speed up formatting the health examination service items, to speed up the skill training, to speed up the study of standards. Only in this way can promote the better service, higher quality and better results of physical examination.

Keywords: Health Management; Physical Examination Institutions; Organization Construction; Service Capability; Quality Control

Abstract：Based on the national health information group standard, we collected the health self-test questionnaire data from 90, 208 subjects in 33 physical examination units in 2018. The results showed that about 1/3 of the population had ideal or good health literacy status. The male, the older, the less educated, the individual of freelance, and the farmers were more likely to have poor health literacy. "To know is easy, but to do is difficult" was reflected in the part of health life and behavior survey and health education should be pay special attention to metabolic disease related knowledge in the part of healthy basic knowledge and concepts survey. In conclusion, the health literacy status of physical examination population in China is not optimistic. It is necessary to carry out health education activities based on the characteristics of different populations, and increase health education for physical examination crowd.

　　Keywords：Physical Examination Population；Health Literacy；Life Behavior

Abstract：Based on the national health information group standard, we collected the health self-test questionnaire data from 90, 208 subjects in 33 physical examination units in 2018. The results showed that about 47% of the population is overweight or obese；24% people were smokers；30% people were drinkers；36% of people do not participate in physical exercise and only 16% of participate reach the standard exercise time in the exercise of the population；22% of participate intake more than 500g vegetables and fruits per day；Only half of the people had ideal state of spirit；32% and 13% people had bad or poor sleep status,

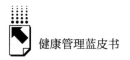
respectively. The proportion of smoking and drinking were significantly higher in male participants compared with than that of female participants, while lack of physical activity is more common in female participants. The top three subjective symptoms were fatigue (55. 6%), decreased vision (48. 4%) and loss of appetite, indigestion or abdominal distension (31. 3%) Therefore, the health-related behavior in Chinese physical examination is not optimistic. It is necessary to increase the health education for the people in the physical examination.

Keywords: Physical Examination Population; Risk factors; Life Behavior

IV   Comprehensive Reports

B. 11   Bright Points and Puzzlements of Private Medical Institutions

Zhu Ling, Wang Yaqin / 213

Abstract: Since the new round of deepening medical reform was launched, the enthusiasm of private medical institutions has reached an unprecedented height, presenting explosive growth and diversified development, showing " four growths": the growth of number of institutions, the growth of number of beds, the increase in the number of employees and the increase in the volume of services. As an useful supplement to the government run medical institutions, the private medical institutions have become an important part of China's health service system. At the same time, there are still a series of prominent problems in the development of private medical institutions in China, resulting in no effective competition with government run medical institutions. Then, what are the main problems, what are the keys to solve these problems, which solutions can break through the current barriers, what support strategies are needed, and where are the breakthroughs? This report focuses on highlights and confusions of the private medical institutions, and deeply interprets the related policies in China. The report systematically analyzes the development status of private medical institutions, explores the successful cases and practical experiences, and deeply discusses the policies and environment behind these problems. The report provides decision-making basis for the Chinese concept, strategy and model of the private medical institutions and plans the future for the private medical institutions in the new era.

Keywords: Private Medical Institutions; New Health Care Reform; Health Service

B. 12   Report on Development of Chinese Rehabilitation

　　　　Service Industries　　　　*Chen Lidian, Tao Jing and Liu Yanxi* / 251

Abstract: Promoted by the Strategy of Healthy China, the focus of sanitation and health of China has been changed from "Disease-centered" to "Health-centered". A high-level of function is the primary element of health. As a service of keeping and improving human function level, rehabilitation can alleviate status of illness, accelerate the recovery of disease and improve health conditions, which make it become an important content in Healthy China Project. China's rehabilitation service industries has entered a brand new stage of development. This research report discussed the current situation and development trend of rehabilitation service industries in China, and analyzed the main problems in the development of rehabilitation from the following aspects. The popularization of rehabilitation concepts, supply of rehabilitation services, the cultivation of professional personals, and the degree of informatization. This research report proposed strategies and suggestions for promoting the development of China's rehabilitation service industries.

Keywords: Rehabilitation Medicine; Rehabilitation for the Aged Community; Based Rehabilitation; Rehabilitation Big Data

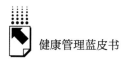
B. 13 Advantages and Characteristics of TCM Health Management Service of "Preventive Treatment of Disease"

Li Li, Wang Peng, Ye Peihan and Li Zheng / 265

Abstract: The idea of "preventive treatment of disease" in TCM has a long history, and the discipline system has been constantly enriched and developed. Focusing on the main line of health detection, evaluation, intervention and tracking services, TCM health management of "preventive treatment of disease" has the advantages of theory, practice, technology, products, culture, policy and other aspects, and has the service characteristics of four diagnosis and examination, physical identification, state evaluation, overall conditioning, syndrome differentiation and treatment, and natural Taoism and law. As a vigorous emerging discipline, TCM health management of "preventive treatment of disease" represents the future development direction of medicine. Opportunities and challenges coexist, which requires the government, society and individuals to make efforts and constantly integrate into the historical trend of modern health management of "great prosperity of disciplines and great development of industries".

Keywords: Preventive Treatment of Disease; Health Management; Advantages; Characteristics

B. 14 New Policy and Demands for the Service of General Medicine and Health Management

Mao Lingna, Song Zhenya / 282

Abstract: Health management is an essential part of general practitioner's job content. People's health demand is constantly updated and differentiated with the development of disease spectrum and science technology. General medicine and health management will joint more tightly under the new situation. The core ability of general practice is helpful to meet residents' health requirement. We combed the relations between general medicine and health management in this article, and described the history and status of the health management job in community health care centers. We concluded that there is a bright future for general practitioners to do the job of health management in community health care centers in China.

Keywords: General Practice; General Practitioner; Health Management; Health Benefit

B. 15   Demand and and Challenge of Commercial Health

Insurance Services from the Perspective of

Health Management Services   *Li Shi*, *Wang Xiaoyi* / 302

Abstract: China's commercial health insurance has gradually developed since the 1980s. After more than 30 years, with the steady development of economic development, the economic structure has been continuously optimized, the income level of residents has been continuously improved, and the awareness of national insurance has been continuously strengthened. Under the golden age of booming development, the scale of health insurance premiums has grown rapidly from 69. 172 billion yuan in 2011 to 438. 946 billion yuan in 2017. At the same time, with the improvement of national health awareness, health management has attracted more and more people's attention. In this context, health management has become an important topic for commercial insurance companies, and it is actively integrated with the health management service industry. Exploring the innovative development model, after several years of development, the "insurance & health management" model has won people's hearts. Based on the background of the industry, this paper revisits the origin and development of health insurance, analyzes the development status of health insurance and the new opportunities in the development process, and deeply analyzes the characteristics and forms of the

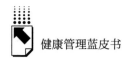
deep integration of health insurance and health management. Also pointed out the problems. Finally, objectively expounded the challenges faced by the future development of health insurance and made specific recommendations.

Keywords: Insurance; Commercial Health Insurance; Health Management

B. 16　New Trends of Health Science and Technology Services

Li Ying , Wang Jiangang / 317

Abstract: Health science and technology services refer to science and technology consulting, information and services that focus on people's physical and mental health. Health science and technology service industry has two attributes: science and technology and service. It belongs to health service industry and is also an important part of science and technology service industry. With the implementation of the Healthy China Strategy, health science and technology services have developed rapidly, and become an important means to improve the competitiveness of biotechnology industry, promote medical reform, improve national health and promote national economic development. In recent years, China's Health Science and technology service industry has a good momentum of development, service content is constantly enriched, service mode is constantly innovative, service quality and capacity are steadily improved. Moreover, great progress has been made in research and development and its services, inspection and certification services, and entrepreneurship incubation services, which have great prospects for development. In a word, China's Health Science and technology service industry is still in the early stage of development. There are still many problems to be solved, such as insufficient motivation for transformation of achievements, imperfect service system and lack of human resources.

Keywords: Science and Technology Services; Health Science and Technology Services; Life Science and Biotechnology

V   New Format Reports

Abstract: Traditional Chinese medicine (TCM) health management has broad prospects for social application. It fits the needs of medical model transformation, the needs of national medical reform, and plays an important role in the three major roles of TCM. New technologies and new developments in TCM health status management, as well as bottlenecks in development and targeted solutions are systematically reviewed in this report. It can provide new ideas for the subsequent promotion of theoretical innovation and practical creation of TCM health management theory.

Keywords: TCM Health Management; Health Status; Artificial Intelligence; Big Data

Abstract: Medical health retail is a new form of business which combines medical health services with commercial retailing. Compared with the traditional medical health services, medical health retail can better meet people's personalized, diversified and convenient medical health needs. The emergence and development of medical health retail industry is the result of economic development, technological progress and changes in social medical demand. It is also an effective way to solve the current contradiction between supply and demand of medical care

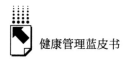
in China. Medical health retail is still in its infancy in China, but with the government's strong support in policy and expert professionals, the medical health retail industry will expand continuously.

Keywords: Medical Health Retail; Medical Mall; Private Clinic

B. 19　New demand and trend of Medical and Health

Tourism Service　　　　　　　*Zhao Linlin*, *Cao Xia* / 378

Abstract: Medical and health tourism is one of new business type of health service industry. It is an organic combination of routine tourism and programs, such as prevention, health care, fitness and health. In October 2016, the State Council issued the "healthy China 2030" program. The strategy has become an important engine for the development of health tourism industry in China. Medical and health tourism as an important part of health service industry, under the guidance of the concept that "green water and green mountain is Jinshan silver mountain" must be set up and put into practice in the 19th National Congress of the Party, the green ecological benefits are continuously stable and added value. The scale of promoting health tourism is increasing year by year. This report mainly introduces the present situation of medical health, the new demand and trend of medical health tourism, and analyzes the problems, challenges and prospects of the present stage.

Keywords: Healthy Living; Medical and Health Tourism; Health Town

Ⅵ Hot Spot Reports

Abstract: With the continuous development of society and technology, "obesity threatens the world like global warming and bird flu." Obesity and its associated chronic diseases have become important public issues around the world. In recent years, the obesity rate of Chinese people has increased rapidly. "Healthy Weight" is a special action to promote the healthy lifestyle of the whole people established by the Medium and Long-term Prevention and Control Plan for Chronic Diseases in China (2017 - 2025). It is an important strategy for prevention and treatment. This paper analyzes the status quo of weight management services in China, and points out the challenges and problems faced by concept understanding, technical methods, standard norms, system mechanisms, model paths and talent teams, and proposes targeted measures and strategies.

Keywords: Weight Management; Health Management; Health Service; Health Industry

Abstract: The main contents of reproductive health services include: infant and child reproductive health services, adolescent reproductive health services, maternal reproductive health care, perimenopausal reproductive health care, male reproductive health care, and sexual health care. In 2018, the National Key

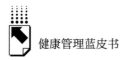
Special Research and Development Program of the Ministry of Science and Technology has focus on reproductive health projects. With the rapid development of China's reproductive health industry, reproductive health technology research and development and product quality have further improved, new technologies and new products have emerged. The demand for reproductive health services brought about by the "the universal two-child policy" has become a new engine and new impetus to promote the development of overall reproductive health services and lead transformation. Reproductive health management and physical examination, tourism, Internet, fitness and leisure, medicine and health products integration, brings to reproductive health and development of new industries, new formats, new models. China's "One Belt and One Road" initiative not only strengthens intergovernmental cooperation, but also establishes new development cooperation mechanism also brings new opportunities for reproductive health services and industrial development. At present, reproductive health services are mainly faced with insufficient support from relevant national supporting policies, insufficient national awareness of reproductive health services, low reproductive health literacy, lack of access standards and norms for industries and institutions, imperfect national reproductive health service systems, and single reproductive health services, new technology, new product integration and transformation application, the reproductive health service professional team is weak.

Keywords: Reproductive Health Services; Universal Two-child Policy; New Technology; New Product

B. 22   Construction of Bone Health Management Service System

Guo Zhiping, Teng Junyan, Li Xiaoling and Li Na / 450

Abstract: With the youth of bone diseases, bone and related diseases have become a major threat to public health. The important value of bone health management lies in the improvement of the quality of bone health life of the population and the effective intervention of the pre-disease state of the high-risk population. It is a health management system with bone characteristics following the development trend of health concepts. This paper expounds the development status of bone health management service system at the present stage from the aspects of connotation, main content and category of bone health management service, development status and existing problems of bone health. It aims to improve the national awareness of bone health management service system, improve the construction of bone health management service system, strengthen the construction of talent team, increase capital investment and build education communication platform, which is of great significance to promote the promotion of bone health management service.

Keywords: Bone Health; Health Managemen; System Building

Abstract: Oral health is one of the important criterions to evaluate the overall health. As the barometer, oral health plays important role in promoting overall health. Oral health is regarded as one of the ten criterions of overall health by WHO. In the document " China's medium-and long-term plan to combat chronic diseases" issued in the year 2017, oral disease is listed as one of the five chronic diseases, which also contain cardiovascular disease and cancer. However, many Chinese do not aware the importance of oral health management. Meanwhile, the oral management service is in shortage in the basic medical facilities. These deficiencies also make oral health management have great developmental potential. Oral health management is based on the oral clinic, and contains oral health management and promotion. It begins from building profile, and after health evaluation and risk warning, oral health is promoted ultimately. Oral health service has long service cycle and multiple levels, and is needed by a wide range of people. It is one of the health management services with most developmental potential, and will promoting health retail probably.

Keywords: Oral Health; Health Management; Health Promoting

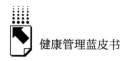
B. 24 Highlights and Difficulties of Internet +Health Care Services

Feng Nanhai, Chen Liang- en / 487

Abstract: In 2018, the State Council of the People Republic of China issued the opinions on promoting the development of "Internet +medical health". It clearly pointed out that the medical consortium should actively use Internet technology to promote the construction of an orderly hierarchical diagnosis and treatment pattern. Internet + medical health is based on Internet technology, transferring part of the services that can be carried out off-site to the Internet platform and providing medical and health services for different consumer groups. Nowadays, "Internet + Medical Health" has become a hotspot in the industry, and many concepts have emerged. These concepts overlap with each other, but their essence is to change the traditional medical service mode by means of information technology. This report explores the highlights and difficulties of Internet + health care services from multiple perspectives.

Keywords: Internet + ; Internet +Medical; Internet +Medical Health

B. 25 Development and Challenges of Sleep Health Services

Li Taoping / 497

Abstract: Since people spend more than one third of their lives sleeping, sleep health is increasingly becoming a hot topic in public health and a subject of constant discussion. If the diseases which related to sleep received the attention from society that they deserve, and were diagnosed and treated in time, it would be of great significance for ensuring overall physical health and controlling chronic diseases. This paper demonstrates the current development status of the sleep health service in terms of the concepts, content and scope of sleep medicine and sleep health service, as well as the progress and existing problems of sleep health. The sleep health industry in China currently faces challenges in several aspects including the lack of policy support and industrial planning, shortage of the motive force of industrial development due to the lack of input and low-charge fees, low level of industrial standardization, insufficient sleep health awareness among the public, shortage of manpower resource allocation, shortage of talents, etc.

Keywords: Sleep Health Management; Sleep Health Service; Techniques of Sleep Health; Sleep Health Industry

Ⅶ Appendix

❖ 皮书起源 ❖

"皮书"起源于十七、十八世纪的英国,主要指官方或社会组织正式发表的重要文件或报告,多以"白皮书"命名。在中国,"皮书"这一概念被社会广泛接受,并被成功运作、发展成为一种全新的出版形态,则源于中国社会科学院社会科学文献出版社。

❖ 皮书定义 ❖

皮书是对中国与世界发展状况和热点问题进行年度监测,以专业的角度、专家的视野和实证研究方法,针对某一领域或区域现状与发展态势展开分析和预测,具备原创性、实证性、专业性、连续性、前沿性、时效性等特点的公开出版物,由一系列权威研究报告组成。

❖ 皮书作者 ❖

皮书系列的作者以中国社会科学院、著名高校、地方社会科学院的研究人员为主,多为国内一流研究机构的权威专家学者,他们的看法和观点代表了学界对中国与世界的现实和未来最高水平的解读与分析。

❖ 皮书荣誉 ❖

皮书系列已成为社会科学文献出版社的著名图书品牌和中国社会科学院的知名学术品牌。2016 年,皮书系列正式列入"十三五"国家重点出版规划项目;2013~2019 年,重点皮书列入中国社会科学院承担的国家哲学社会科学创新工程项目;2019 年,64 种院外皮书使用"中国社会科学院创新工程学术出版项目"标识。

中国皮书网

（网址：www.pishu.cn）

发布皮书研创资讯，传播皮书精彩内容
引领皮书出版潮流，打造皮书服务平台

栏目设置

关于皮书：何谓皮书、皮书分类、皮书大事记、皮书荣誉、

皮书出版第一人、皮书编辑部

最新资讯：通知公告、新闻动态、媒体聚焦、网站专题、视频直播、下载专区

皮书研创：皮书规范、皮书选题、皮书出版、皮书研究、研创团队

皮书评奖评价：指标体系、皮书评价、皮书评奖

互动专区：皮书说、社科数托邦、皮书微博、留言板

所获荣誉

2008 年、2011 年，中国皮书网均在全国新闻出版业网站荣誉评选中获得"最具商业价值网站"称号；

2012 年，获得"出版业网站百强"称号。

网库合一

2014 年，中国皮书网与皮书数据库端口合一，实现资源共享。

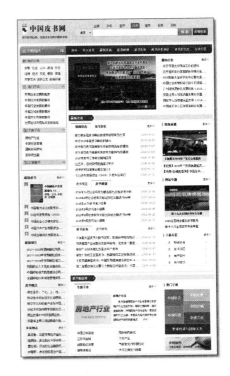

权威报告·一手数据·特色资源

皮书数据库
ANNUAL REPORT(YEARBOOK)
DATABASE

当代中国经济与社会发展高端智库平台

所获荣誉

- 2016年，入选"'十三五'国家重点电子出版物出版规划骨干工程"
- 2015年，荣获"搜索中国正能量 点赞2015""创新中国科技创新奖"
- 2013年，荣获"中国出版政府奖·网络出版物奖"提名奖
- 连续多年荣获中国数字出版博览会"数字出版·优秀品牌"奖

成为会员

通过网址www.pishu.com.cn访问皮书数据库网站或下载皮书数据库APP，进行手机号码验证或邮箱验证即可成为皮书数据库会员。

会员福利

- 已注册用户购书后可免费获赠100元皮书数据库充值卡。刮开充值卡涂层获取充值密码，登录并进入"会员中心"—"在线充值"—"充值卡充值"，充值成功即可购买和查看数据库内容。
- 会员福利最终解释权归社会科学文献出版社所有。

社会科学文献出版社 皮书系列
SOCIAL SCIENCES ACADEMIC PRESS (CHINA)
卡号：323975568965
密码：

数据库服务热线：400-008-6695
数据库服务QQ：2475522410
数据库服务邮箱：database@ssap.cn
图书销售热线：010-59367070/7028
图书服务QQ：1265056568
图书服务邮箱：duzhe@ssap.cn

S 基本子库
UB DATABASE

中国社会发展数据库（下设 12 个子库）

全面整合国内外中国社会发展研究成果，汇聚独家统计数据、深度分析报告，涉及社会、人口、政治、教育、法律等 12 个领域，为了解中国社会发展动态、跟踪社会核心热点、分析社会发展趋势提供一站式资源搜索和数据分析与挖掘服务。

中国经济发展数据库（下设 12 个子库）

基于"皮书系列"中涉及中国经济发展的研究资料构建，内容涵盖宏观经济、农业经济、工业经济、产业经济等 12 个重点经济领域，为实时掌控经济运行态势、把握经济发展规律、洞察经济形势、进行经济决策提供参考和依据。

中国行业发展数据库（下设 17 个子库）

以中国国民经济行业分类为依据，覆盖金融业、旅游、医疗卫生、交通运输、能源矿产等 100 多个行业，跟踪分析国民经济相关行业市场运行状况和政策导向，汇集行业发展前沿资讯，为投资、从业及各种经济决策提供理论基础和实践指导。

中国区域发展数据库（下设 6 个子库）

对中国特定区域内的经济、社会、文化等领域现状与发展情况进行深度分析和预测，研究层级至县及县以下行政区，涉及地区、区域经济体、城市、农村等不同维度。为地方经济社会宏观态势研究、发展经验研究、案例分析提供数据服务。

中国文化传媒数据库（下设 18 个子库）

汇聚文化传媒领域专家观点、热点资讯，梳理国内外中国文化发展相关学术研究成果、一手统计数据，涵盖文化产业、新闻传播、电影娱乐、文学艺术、群众文化等 18 个重点研究领域。为文化传媒研究提供相关数据、研究报告和综合分析服务。

世界经济与国际关系数据库（下设 6 个子库）

立足"皮书系列"世界经济、国际关系相关学术资源，整合世界经济、国际政治、世界文化与科技、全球性问题、国际组织与国际法、区域研究 6 大领域研究成果，为世界经济与国际关系研究提供全方位数据分析，为决策和形势研判提供参考。

法律声明

　　"皮书系列"（含蓝皮书、绿皮书、黄皮书）之品牌由社会科学文献出版社最早使用并持续至今，现已被中国图书市场所熟知。"皮书系列"的相关商标已在中华人民共和国国家工商行政管理总局商标局注册，如LOGO（▧）、皮书、Pishu、经济蓝皮书、社会蓝皮书等。"皮书系列"图书的注册商标专用权及封面设计、版式设计的著作权均为社会科学文献出版社所有。未经社会科学文献出版社书面授权许可，任何使用与"皮书系列"图书注册商标、封面设计、版式设计相同或者近似的文字、图形或其组合的行为均系侵权行为。

　　经作者授权，本书的专有出版权及信息网络传播权等为社会科学文献出版社享有。未经社会科学文献出版社书面授权许可，任何就本书内容的复制、发行或以数字形式进行网络传播的行为均系侵权行为。

　　社会科学文献出版社将通过法律途径追究上述侵权行为的法律责任，维护自身合法权益。

　　欢迎社会各界人士对侵犯社会科学文献出版社上述权利的侵权行为进行举报。电话：010-59367121，电子邮箱：fawubu@ssap.cn。

社会科学文献出版社